中国土单方

谢 普 编著

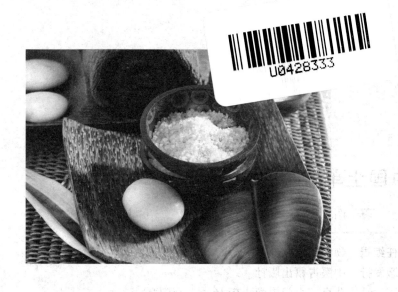

中医古籍出版社

图书在版编目(CIP)数据

中国土单方/谢普编著. －北京：中医古籍出版社,2017.4
ISBN 978－7－5152－1501－3

Ⅰ.①中… Ⅱ.①谢… Ⅲ.①土方－汇编②单方(中药)－汇编
Ⅳ.①R289.5

中国版本图书馆 CIP 数据核字(2017)第 142922 号

中国土单方

编　著　谢　普

责任编辑　魏　民
出版发行　中医古籍出版社
社　　址　北京东直门内南小街 16 号(100700)
印　　刷　北京中振源印务有限公司
开　　本　787mm×1125mm　1/16
印　　张　26
字　　数　350 千字
版　　次　2017 年 7 月第 1 版　2017 年 7 月第 1 次印刷
印　　数　0001～5000 册
书　　号　ISBN 978－7－5152－1501－3
定　　价　68.00 元

前 言

土方是指民间流行的、不见于医药专门著作的药方。单方是指单味药制剂，是与复方相对应的一个概念（复方是指两种或两种以上的药物混合制剂，可以是中药、西药或中西药混合）。顾名思义，所谓土单方，是指历代民间流行的、不见于医药专门著作的单味药制剂。在我国，应用单味药物或食物等防病治病的历史悠久，疗效确切，深入人心。从古至今，医者都重视和提倡"精方简药"，民间流传着"单方一味，气死名医"之说。为归纳整理这些珍贵的民间宝库，也为方便广大患者，我们组织人员编写了这本《中国土单方》，以求实现求全致用，造福百姓的目的。

本书以功能为纲，以单味药为目，以方为主，精选了历代民间土单方、土方两千余条，内容涉及内科、外科、妇科、儿科、眼科、耳鼻喉科临床病科，既有常见病、多发病，又有疑难重病，具有较高使用价值及可信度。

本书对每一科的各种病症都做了简明的概述，让读者对本病的病因病机、临床症状等基本情况有一了解，然后对各种病症配有若干条验方，每一条验方针对不同的证型病人，内容包括"用法"、"功能主治"、"疗效"、"来源"几部分。条目清晰有序，资料翔实齐全，语言'通俗易懂，力求达到医学知识多寡不同层次读者能读懂会用。由于方中剂量是针对一般患者，对一些特殊体质患者，不可"按图索骥"，草率行事，应根据具体病情和体质差异，在医生指导下正确使用。

在本书编写过程中，参考和引用了一些国内公开发行中医药学术期刊杂志的部分资料，由于时间紧迫，条件有限，未能与作者一一联系，在此我们深表歉意，同时送上我们深深的感谢！编写内容难免有疏漏之处，希望读者提出宝贵意见。

目 录

第一章 解表药与土单方 1

一、发散风寒药与土单方 1

麻黄 1
桂枝 3
紫苏 5
香薷 7
羌活 8
细辛 9
荆芥 10
白芷 12
苍耳子 14
辛夷 16
鹅不食草 18
葱白 20
生姜 23

二、发散风热药与土单方 25

薄荷 25
葛根 26
牛蒡子 27
蝉蜕 29
桑叶 31
菊花 33
升麻 35
柴胡 36
蔓荆子 37

桉叶 ··· 38
　　一枝黄花 ··· 40

第二章　清热药与土单方 ·· 42

一、清热泻火药与土单方 ··· 42
　　石膏 ··· 42
　　栀子 ··· 45
　　决明子 ·· 46

二、清热燥湿药与土单方 ··· 48
　　黄芩 ··· 48
　　黄连 ··· 49
　　黄柏 ··· 51
　　龙胆草 ·· 53
　　苦参 ··· 53

三、清热凉血药与土单方 ··· 55
　　生地黄 ·· 55
　　玄参 ··· 57
　　牡丹皮 ·· 58
　　赤芍 ··· 59
　　紫草 ··· 61

四、清热解毒药与土单方 ··· 63
　　金银花 ·· 63
　　连翘 ··· 64
　　蒲公英 ·· 66
　　大青叶 ·· 67
　　板兰根 ·· 68
　　鱼腥草 ·· 70
　　白头翁 ·· 71
　　射干 ··· 73
　　马勃 ··· 74
　　白蔹 ··· 75
　　马鞭草 ·· 76

五、清虚热药与土单方 ··· 78
　　青蒿 ··· 78
　　地骨皮 ·· 80

第三章　泻下与土单方药 ·········· 83

一、攻下药与土单方 ·········· 83
  大黄 ·········· 83
  芒硝 ·········· 86
  芦荟 ·········· 88
  番泻叶 ·········· 90

二、润下药与土单方 ·········· 92
  火麻仁 ·········· 92

三、峻下逐水药与土单方 ·········· 93
  牵牛子 ·········· 93
  甘遂 ·········· 95
  大戟 ·········· 98
  巴豆 ·········· 100

第四章　利水渗湿药与土单方 ·········· 104

  茯苓 ·········· 104
  泽泻 ·········· 107
  车前子 ·········· 110
  木通 ·········· 112
  滑石 ·········· 114
  海金沙 ·········· 117
  石韦 ·········· 119
  萹蓄 ·········· 121
  瞿麦 ·········· 123
  萆薢 ·········· 124
  赤小豆 ·········· 125
  玉米须 ·········· 127
  茵陈蒿 ·········· 128

第五章　温里药与土单方 ·········· 131

  肉桂 ·········· 131
  吴茱萸 ·········· 133
  胡椒 ·········· 136
  丁香 ·········· 137

花椒 …………………………………………………………………… 139

第六章　祛风湿药与土单方 …………………………………… 142

独活 …………………………………………………………………… 142
威灵仙 ………………………………………………………………… 143
蚕沙 …………………………………………………………………… 145
木瓜 …………………………………………………………………… 147
番木瓜 ………………………………………………………………… 149
防己 …………………………………………………………………… 149
豨莶草 ………………………………………………………………… 151
徐长卿 ………………………………………………………………… 153
桑寄生 ………………………………………………………………… 154
桑枝 …………………………………………………………………… 155
雷公藤 ………………………………………………………………… 156
青风藤 ………………………………………………………………… 158

第七章　芳香化湿药与土单方 …………………………………… 161

苍术 …………………………………………………………………… 161
藿香 …………………………………………………………………… 163
佩兰 …………………………………………………………………… 164
砂仁 …………………………………………………………………… 166
厚朴 …………………………………………………………………… 167
白豆蔻 ………………………………………………………………… 169

第八章　理气药与土单方 ………………………………………… 171

香附 …………………………………………………………………… 171
荔枝核 ………………………………………………………………… 173
佛手 …………………………………………………………………… 174
川楝子 ………………………………………………………………… 175
陈皮 …………………………………………………………………… 177

第九章　活血祛瘀药与土单方 …………………………………… 179

川芎 …………………………………………………………………… 179
乳香 …………………………………………………………………… 181
没药 …………………………………………………………………… 183

延胡索	185
郁金	186
莪术	187
丹参	188
虎杖	190
益母草	192
鸡血藤	193
桃仁	194
红花	196
五灵脂	198
牛膝	199
穿山甲	201
土鳖虫	202
水蛭	203
王不留行	205
刘寄奴	207

第十章 止血药与土单方　209

大蓟	209
小蓟	211
地榆	213
苎麻根	215
紫珠	216
槐花	220
槐角	221
侧柏叶	222
仙鹤草	224
白及	225
棕榈	227
血余炭	229
三七	230
菊叶三七	232
景天三七	233
茜草	234
蒲黄	235

花蕊石 ·· 237
艾叶 ·· 238
藕节 ·· 240
鸡冠花 ·· 240

第十一章 常见病实用中医土方 ···································· 242

一、内科土方 ·· 242

支气管炎 ·· 242
哮喘 ·· 245
胃炎 ·· 249
胆囊炎 ·· 251
乙型肝炎 ·· 253
肾炎 ·· 257
泌尿系感染 ·· 260
肾病综合征 ·· 264
心律失常 ·· 267
高血压 ·· 269
冠心病 ·· 273
风湿性心脏病 ·· 278
心力衰竭 ·· 281

二、外科土方 ·· 282

疖病 ·· 282
颈痈 ·· 284
急性颈淋巴结炎 ··· 287
流行性腮腺炎 ·· 289
甲状腺腺瘤 ·· 290
急性乳腺炎 ·· 292
乳腺增生病 ·· 295
乳腺导管扩张症 ··· 298
慢性前列腺炎 ·· 300
良性前列腺增生症 ·· 302
小腿慢性溃疡 ·· 304
带状疱疹 ·· 306
湿疹 ·· 309

三、妇科土方 ·· 312

- 月经先期 312
- 月经后期 314
- 月经过多 315
- 月经过少 316
- 经期延长 318
- 闭经 319
- 痛经 321
- 经行乳胀 326
- 经行咳嗽 327
- 经行胃脘痛 328
- 经行泄泻 328
- 经行荨麻疹 329
- 经行发热 330
- 经行头痛 331
- 经行吐衄 332
- 经行淋痛 333
- 经行目赤肿痛 333
- 经行疱疹 334
- 经行口糜 334
- 带下过多 335
- 恶阻 338
- 滑胎 340
- 妊娠小便不通 342
- 妊娠身痒 343
- 妊娠贫血 344
- 产后发热 344
- 产后身痛 346
- 产后恶露不绝 348
- 产后小便不通 349
- 产后乳汁自溢 350
- 妇人脏躁 351
- 阴痒 352
- 功能失调性子宫出血 352
- 高泌乳素血症 357
- 席汉氏综合征 358

四、儿科土方 ……359

- 支气管炎 ……359
- 支气管肺炎 ……362
- 支气管哮喘 ……365
- 病毒性心肌炎 ……367
- 尿崩症 ……371
- 单纯性肥胖症 ……372
- 肝糖原累积症 ……373
- 性早熟 ……375
- 急性肾小球肾炎 ……376
- 肾病综合征 ……379
- 尿路感染 ……382
- 癫痫 ……384
- 脑积水 ……386
- 脑性瘫痪 ……388
- 轻微脑功能障碍综合征 ……389
- 神经衰弱 ……391
- 肝豆状核变性 ……393
- 营养性缺铁性贫血 ……394
- 再生障碍性贫血 ……397
- 特发性血小板减少性紫癜 ……399
- 白血病 ……402

第一章　解表药与土单方

凡能疏肌解表、促使发汗，用以发散表邪、解除表症的药物，称为解表药。

解表药多属辛散之品，辛能发散，可使外邪从汗而解，故适用于邪在肌表的病症。也即《内经》所说的"其在皮者，汗而发之"的意义。解表药的临床应用主要有以下几点：

1. 感受外邪，具有恶寒、发热、头痛、身痛、无汗、脉浮等表症者。
2. 表邪郁闭，麻疹透发不畅者；水肿初期或麻疹初期兼有表证者，以及其它疾病具有表证需要发汗解表者。

根据解表药的性能，可以分为发散风寒，发散风热两类。

解表药应用注意事项：

1. 解表药虽有辛散发汗之共性，但其性质又有温、凉不同，所以用以治疗表证时必须注意辨证准确，分清表寒证或是表热证，以免药石误投，贻误治疗。
2. 解表药发汗作用有强有弱，须视病症具体表现选择应用。
3. 对解表药发汗力较强的药物应控制用量，中病即止，以免发汗太过而耗伤津液，导致亡阳或亡阴。
4. 温暖季节及东南地区用量宜小，寒冷季节及西北地区用量可酌情增大。
5. 解表药一般忌用于表虚自汗、阴虚发热、久病体虚及失血等症。
6. 解表药多属辛散轻扬之品，不宜久煎，以免有效成份挥发而降低疗效。

一、发散风寒药与土单方

麻黄

【来源】　本品为麻黄科植物草麻黄、中麻黄或木贼麻黄的干燥草质茎。

【别名】　麻黄草、龙沙、卑相、卑盐、田麻黄。

【处方用名】　麻黄、净麻黄、蜜炙麻黄。

【用法用量】　常用量：3－10克，水煎服。

【产地采收】　麻黄生于河床、河滩、干草原、固定砂丘。主产河北、山西、新疆、内蒙古和陕西等省区。秋季割取绿色的草质茎枝，晒干。以色淡绿、无木质茎及杂质者为佳。

【炮制研究】 麻黄有生用、炙用或捣绒用。麻黄生用发汗力强，炙用发汗力弱，故发汗解表宜生用，宣肺平喘生用、炙用均可。麻黄去节后为净麻黄，发汗力更强。捣绒发汗力弱。麻黄根有止汗作用。麻黄茎与根的化学成分不同，茎含麻黄型生物碱，根含大环精胺等几种类型生物碱。药理作用相反，前者升压，后者降压。

【性味归经】 辛、微苦，温。归肺、膀胱经。

【功能主治】 发表散寒，宣肺平喘，利水消肿。用于风寒感冒、胸闷喘咳、风水浮肿、支气管哮喘。主要应用于：外感风寒，症见恶寒无汗的表实证，常伍用桂枝以增强发汗作用，如麻黄汤。表实咳喘。由于外邪束肺所致之咳喘，寒配杏仁，如三拗汤；热喘配生石膏、甘草，如麻杏石甘汤。水肿兼见表证者，常伍用生石膏、生姜、甘草等治疗水证。

注意事项：表证自汗，气虚咳喘，脾虚水肿者不宜用；高血压，动脉硬化，心功能不全者应慎用。

【毒副作用】 美国FDA已批准麻黄碱及其盐类可做为OTC药（非处方药）而用于治疗伤风感冒、呼吸道过敏以及哮喘等。但近来发现服用含麻黄或麻黄碱的药品或制品产生如下副作用：血压升高，乃至中风；失眠，忧郁症，腹泻，皮炎，乏力等。

【现代研究】 麻黄中含多种生物碱，以麻黄碱为主要有效成分。其次含有假麻黄碱、麻黄定碱及苄基甲胺，少量挥发油、儿茶酚、鞣酸及多种无机盐。麻黄碱的药理作用与肾上腺素相似，但较和缓而持久，主要作用为松弛支气管平滑肌，当支气管处于痉挛状态时，其作用更为显著，故有止喘作用。并有兴奋心肌，收缩血管，升高血压作用。假麻黄碱有显著利尿作用。挥发油有发汗作用，并对流感病毒有抑制作用。

【常用单方】

【方一】

麻黄12克

【用法】 取上药，再取雌乌鸡1只，将乌鸡捏死或吊死（勿用刀割颈放血）。去毛及内脏，洗净，放入沙锅或铝锅内，加水以淹没乌鸡为度。将麻黄和牛蒡子各12克用纱布包裹后，放入锅内与乌鸡同煮，炖煮至乌鸡肉熟烂为度，取出麻黄、牛蒡子，用少量食盐调味，勿加其他调味品。每次食乌鸡肉、喝汤各半碗（约500毫升），早晚各服1次。

【功能主治】 祛风除湿。主治风湿性关节炎，症见关节肿痛，反复发作，遇阴雨或风雪天加剧。关节屈伸不利，行走艰难。局部肿胀，皮肤不红，舌淡红，苔薄白，脉沉弦紧。

【疗效】 应用本方治疗5例,均服药1剂而愈。
【来源】 刘康平等,四川中医,1984(1):531

【方二】
麻黄粉适量
【用法】 取70%麻黄粉和30%白胡椒混匀,每用1克置黑膏药中趁热合拢贴一侧或两侧肺俞穴,每日或隔日换药1次。
【功能主治】 宣肺平喘。主治风寒咳嗽。
【疗效】 共治疗235例,好转42例,无效11例,总有效率为96.2%。
广西中医药,1987,10(1):8

【方三】
麻黄2~4克
【用法】 取上药,酌配前胡4-8克,用水煎成300毫升左右,稍加白糖。频频口服,每天1剂。
【功能主治】 宣肺止泻。主治小儿腹泻。
【疗效】 用本方共治疗小儿腹泻138例(均无明显脱水),痊愈126例(占91.3%)。其中服药1剂痊愈者52例,服2剂痊愈者72例,服3剂痊愈者2例。
【来源】 郭松河等,中西医结合杂志,1988(6):351

【方四】
麻黄15克
【用法】 取上药,加清水1小碗,武火煮沸5分钟,温服,每天2剂。
【功能主治】 祛风止痒。主治顽癣。
【疗效】 应用本方治疗42例,均获痊愈。
【来源】 蔡抗四等,中医杂志,1992(1):53

桂枝

【来源】 为樟科植物肉桂的干燥嫩枝。
【别名】 柳桂、嫩桂枝、桂枝尖。
【处方用名】 桂枝、川桂枝、桂枝尖。
【用法用量】 水煎服。常用量:3~9克。
【产地采收】 分布福建、广东、广西、云南等地。药材主产于广西、广东、云南等地。干燥的嫩枝呈圆柱形,外表棕红色或紫褐色,气清香,味甜微辛。以幼嫩、棕红色、气香者为佳。

【炮制研究】 桂枝历代有去皮、去粗皮、焙制、甘草汁炙、蜜制等炮制方法。近代除了生用，还有炒制和蜜制等方法。桂枝炒制后挥发油含量有所降低，且能通过控制不同的加热温度和时间使油量降的程度各异。故炒制桂枝既能有效降低毒性保证用药安全，还能使有效成分（挥发油）的含量得到一定保证。桂枝蜜制后，挥发油含量略有增加，且蜜制后还长于温中补虚，散寒止痛，多用于虚寒胃痛等。

【性味归经】 辛、甘，温。归心、肺、膀胱经。

【功能主治】 发汗解肌，温经通脉。主治与应用：外感风寒、无汗表实证。症见恶寒发热，身痛无汗，脉浮紧，与麻黄相须为用，促使发汗解表。外感风寒，有汗表虚证，与白芍配伍，调和营卫以疗表虚邪实之外感证，解表而无大汗之弊。风寒湿痹，邪阻经络所致之肢节疼痛，尤以肩臂疼痛为佳，以防风、附子、羌活、桑枝为伍。月经失调、痛经、闭经、血虚寒凝者以桂枝温经通脉，助当归、白芍、川芎、红花等以调经散寒。血虚心悸、脉结代，桂枝温通以振奋心阳，与炙甘草、党参、阿胶相配用，治心律失常等证。

注意事项：桂枝辛温助热，能旺盛血行，故对温热病，阴虚火旺，出血患者忌用；孕妇、月经过多者慎用。

【现代研究】 本品含挥发油，主要为桂皮醛。现代研究表明，桂枝所含桂皮醛能扩张皮肤血管，刺激汗腺分泌，故有解热作用。镇痛作用主要作用于大脑感觉中枢，提高痛觉阈，能缓解血管痉挛性头痛。还有健胃作用。能促进唾液和胃液分泌，以助消化。桂皮油有强心、利尿作用。桂皮油对葡萄球菌、痢疾杆菌、沙门氏菌、炭疽杆菌等有抑制作用。对流感病毒亦有抑制作用。

【常用单方】

【方一】

桂枝末若干

【用法】 取桂枝末若干，食醋调成饼状，睡前用温水熨脐10分钟，后贴于脐部，纱布固定，晨起取下，每晚一次。

【功能主治】 温经通脉。主治小儿遗尿。

【疗效】 华乐柏用上方治疗小儿遗尿32例，总有效率达90%以上，疗程短者3~4次，长者半月即可见效。

【来源】 华乐柏，中医杂志，1995.（1）：7

【方二】

桂枝尖20克

【用法】 桂枝尖20克，黑色大蜘蛛（去头足，焙干）10克，共研末，过筛，瓶装密封备用。每次服0.25克/公斤，早晚各一次，用开水或奶粉或稀粥送服，治疗 2~4 周。

【功能主治】 温经通脉。治疗小儿腹股沟斜疝。

【疗效】 袁宇华用上方治疗可复性腹股沟斜疝 55 例，结果痊愈 52 例，好转 1 例。

【来源】 袁宇华，湖南中医杂志，1986．（2）：22

【方三】

桂枝 60 克

【用法】 桂枝 60 克，加水 1000 毫升，武火煎 10 分钟后待温浸洗患处，每次 10~15 分钟，每日早晚各一次。

【功能主治】 温经通脉。用于治疗冻疮。

【疗效】 治疗冻疮 14 例，效果良好，一般 1-6 次即愈。

【来源】 新中医，1986．（增三）：16

【方四】

桂枝 30 克

【用法】 桂枝 30 克与防风 20 克、赤芍 15 克水煎，趁热擦洗患部，每次 20 分钟，每日 2 次，以局部皮肤潮红为度。

【功能主治】 发汗解肌。适于面神经麻痹症。

【疗效】 共治疗 30 例，结果治愈 26 例，好转 3 例，无效 1 例。

【来源】 湖南中医杂志，1987，8（2）：封四

紫苏

【来源】 本品为唇形科植物紫苏的干燥嫩枝叶。

【别名】 赤苏、红苏、红紫苏、香苏。

【处方用名】 苏叶、紫苏叶。

【用法用量】 水煎服。常用量：3~10 克。

【产地采收】 主产于江苏、浙江、河北等地。以身干、叶大、色紫、不碎、香气浓、无枝梗、无杂质者为佳。

【炮制研究】 临床常用生品入药。炮制方法：净制除去杂质及老梗，切制喷淋清水，切碎，干燥。紫苏叶长于解表散寒。苏梗长于理气安胎。

【性味归经】 甘辛、微温、有小毒。入肺、脾。

【功能主治】 发表散寒，行气宽中，解鱼蟹毒。用于感冒风寒，发热恶寒，肢节疼痛，寒泻，头痛鼻塞，兼见咳嗽或胸闷不舒者，可发表散寒、行气宽中、解鱼蟹毒。主要用于治疗风寒感冒、脾胃气滞及进食鱼蟹导致的腹痛、腹

泻，还能宽胸利膈、顺气安胎等。

【现代研究】 本品主要含挥发油、精氨酸、枯酸、色素等。紫苏叶能扩张毛细血管，刺激汗腺分泌而发汗。减少支气管分泌物及缓解支气管痉挛而镇咳祛痰。促进消化液分泌，增强胃肠蠕动。所含紫苏醛有较强防腐作用；紫苏水浸液对葡萄球菌、大肠杆菌及流感病毒有抑制作用。

【常用单方】

【方一】
鲜紫苏叶 5 克
【用法】 先用75%酒精涂擦鱼疣痣，进行消毒，再将鱼疣痣用无菌剪或刀削去老皮（出血为止），然后用洗净的鲜紫苏叶涂擦患处（以浆汁干为度），每天 2 次。
【功能主治】 解毒消疣。主治鱼疣痣。
【疗效】 据王勇报道，应用本方治疗本病效果良好，一般用药 1～2 天鱼疣痣自行消散而愈。
【来源】 四川中医，1987，(12)：10

【方二】
紫苏叶适量
【用法】 将紫苏叶制成水提取液（1毫升含生药2克），消毒后再以此液浸润擦镜头纸、棉球或纱布，贴敷宫颈出血处。
【功能主治】 治疗宫颈出血。
【疗效】 共治疗 108 例，以息肉摘除或活检创面出血为主，总有效率达79，63%。
【来源】 中医杂志，1988，(8)：49

【方三】
鲜紫苏叶适量
【用法】 先将疣体及其周围消毒，用注射针头挑破疣体，取洗净的鲜紫苏叶与食盐一起揉擦疣体 10～15 分钟，擦后可用敷料包扎，以后嘱病人自己每天用该法揉擦 1 次，但不需消毒及再挑破疣体，也不必包扎。每天 1 次，每次 10～15 分钟，一般 3～6 次可愈。
【功能主治】 解毒消疣。主治寻常疣。
【疗效】 据张国龙报道，应用本方治疗本病效果良好，一般 2～3 次即可痊愈，若疣体挑破得彻底，揉擦 1 次即可痊愈。
【来源】 湖南中医杂志，1989，(5)：13

【方四】

鲜紫苏茎叶250克或干紫苏50克

【用法】 鲜紫苏每次250克，干紫苏50克左右，加水500ml，煎沸后10分钟（干紫苏煎12分钟左右），倒在干净的洗盆里，凉到40℃左右，用干净纱布浸湿后轻轻拍打患处，轻者每日1次，重者每日早、晚各1次。洗后局部皮肤擦干，保持清洁干燥，并卧床休息0.5~1小时，仰卧屈膝两腿分开，保证充分睡眠，禁手抓、热水烫，戒烟酒，避免辛辣等刺激性食物。

【功能主治】 散热止痒，收敛除湿。治疗阴囊湿疹。

【疗效】 19例全部经3~5天治疗症状消失，未再复发，无任何其他不良反应。

【来源】 陈耀珍，实用中医药杂志，2002.18（4）：23。

香薷

【来源】 本品为唇形科植物江香薷的地上部分。

【别名】 香菜、香戎、香茸、紫花香菜、蜜蜂草。

【处方用名】 香薷、陈香薷、香茹。

【用法用量】 内服：煎汤，3~9克，或研末。

【产地采收】 生于山野。分布辽宁、河北、山东、河南等地。以江西产量大，品质佳，商品习称江香薷。夏、秋季采收，当果实成熟时割取地上部分，晒干或阴干。以质嫩、茎淡紫色、叶绿色、花穗多、香气浓烈者为佳。

【炮制研究】 临床常用生品入药。炮制方法：拣去杂质，用水喷润后，除去残根，切段，晒干即得。

【性味归经】 味辛，微温。入肺、胃经。

【功能主治】 发汗解暑，行水散湿，温胃调中。治夏月感寒饮冷，头痛发热，恶寒无汗，胸痞腹痛，呕吐腹泻，水肿，脚气。表虚者忌服。

【现代研究】 香薷含有挥发油0.3%，其中主成分为香薷二醇。还含甾醇、酚性物质和黄酮甙等。香薷挥发油具有较强的广谱抗菌性能，并试用于预防流感取得了初步效果，对A型脑膜炎球菌有较好抑制作用，对治疗阴道霉菌都有一定作用。

【常用单方】

【方一】

鲜香薷草适量

【用法】 用香薷草液清洗口腔溃疡面，然后再含液，并保留3分钟，每天用药3次，严重者用药4次，1周为1个疗程。

【功能主治】 用于治疗口疮。
【疗效】 共治疗85例,结果痊愈71例,好转13例,未愈1例,总有效率为98,82%。
【来源】 湖南中医药导报,2003.9(7):32

羌活

【来源】 为伞形科植物羌活、宽叶羌活或川羌活的根及根茎。
【别名】 羌青、护羌使者、胡王使者、羌滑、退风使者、黑药等。
【处方用名】 羌活、川羌活。
【用法用量】 内服:煎汤,2~5钱;或入丸、散。
【产地采收】 羌活生于高山灌木林或草丛中,分布青海、四川、云南、甘肃等地。宽叶羌活,又名:鄂羌活。分布四川、青海、陕西、河南等地。川羌活,分布四川、湖北、陕西、甘肃等地。春、秋挖取根及根茎,去净茎叶细根、泥土,晒干或烘干。以上均以条粗壮、有隆起曲折环纹、断面质紧密、朱砂点多、香气浓郁者为佳。
【炮制研究】 临床常用生品入药。炮制方法:拣去杂质,洗净,润透,切片,晾干。
【性味归经】 辛苦,温。入膀胱、肾经。
【功能主治】 散表寒,祛风湿,利关节。治感冒风寒,头痛无汗,风寒湿痹,项强筋急,骨节酸疼,风水浮肿,痈疽疮毒。用于外感风寒,恶寒发热,头痛身痛及风寒湿邪侵袭所致的肢节疼痛、肩背酸痛,尤以上半身疼痛为佳。血虚痹痛忌服。
【现代研究】 羌活中主要含有挥发油、香豆素,除此为外还含有糖类、氨基酸、有机酸、甾醇等。羌活具有抗炎镇痛、抗心律失常、抗心肌缺血、促进脑循环、抗血栓形成及抗菌等药理作用。
【常用单方】

【方一】
【用法】 用羌活提取物制成脉齐液(每1毫升相当于羌活生药1克)口服,每日60~150 ml,分3~4次服,疗程7~14天。
【功能主治】 早搏。
【疗效】 治疗各种早搏74例,总有效率为58,1%。
【来源】 中华内科杂志,1988,27(7):452

细辛

【来源】 马兜铃科多年生草本植物北细辛、汉城细辛或华细辛的根。

【别名】 小辛、细草、独叶草、金盆草、山人参、大药。

【处方用名】 细辛、辽细辛、北细辛。

【用法用量】 内服：煎汤，用量不宜过大，临床上有细辛不过钱之说，常用量：1～3克。外用：研末撒、吹鼻或煎水含漱。

【产地采收】 细辛喜凉爽、湿润的环境。主产于辽宁、吉林、黑龙江、陕西、河南、山东等地，以辽宁产的质量为佳。以根多、色灰黄、叶色绿、香气浓、味辣而麻舌者为佳品；以根少、香气淡、麻辣味轻者为次。

【炮制研究】 临床上细辛一般生用。

【性味归经】 辛，温。入肺、肾经。

【功能主治】 祛风，散寒，行水，开窍。治风冷头痛、鼻渊、齿痛、痰饮咳逆、风湿痹痛。多用于外感风寒，表现为发热恶寒、头身疼痛、鼻塞流涕、无汗；肺寒伏饮而咳喘、痰多色白、清稀如泡沫；风寒湿痹、腰脊、骨节痹痛，俯仰屈伸不利，头风头痛，经久不愈的眉棱骨痛，龋齿作痛；宣通鼻窍用于鼻渊、鼻塞头痛、时流浊涕等。

注意事项：气虚多汗，血虚头痛，阴虚咳嗽等忌服。

【毒副作用】 细辛含马兜铃酸等化合物，其中所含的马兜铃酸为硝基菲酸类成分，虽然它们具有一定的生理活性，如抗癌，抗感染及吞噬细胞活性的作用，还可提高抗菌素及化疗药物的治疗效果，但同时又是一种有毒成分，具有强烈的肝肾毒性，长期或过量服用易导致癌症或肾衰竭等。近年来，国内外已有不少因服过量含马兜铃酸的中药而导致肾衰竭的病例。

【现代研究】 现代研究表明，细辛含挥发油约3%，主要为甲基丁香酚及黄樟醚等。细辛醇浸剂、挥发油、煎剂均有一定的抑菌作用。有解热、抗炎、镇痛作用。对气管有明显的松弛作用。对心脏有明显的兴奋作用。还有麻醉、抗变态反应及抗组织胺等作用。

【常用单方】

【方一】

细辛50克

【用法】 取上药，研为细末。每次用细辛末9～15克加水，再加少量甘油或蜂蜜，调成糊状，摊于纱布上，贴于脐部，用胶布密封，至少贴3天。对顽固性病例可连续贴敷2次。

【功能主治】 消肿生肌。主治阿弗他口腔炎。

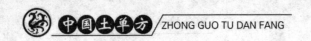

【疗效】 据何思深报道,应用本方治疗106例,总有效率为93.4%。
【来源】 新医药学杂志,1977,(1):13

【方二】
细辛30克
【用法】 取上药,研为极细末。在肿块及其周围敷一薄层,用胶布贴封不漏气,外盖热水袋热敷。
【功能主治】 通络散结。用于治疗肌肉注射所致局部肿块。
【疗效】 据姚锋报道,应用本方治疗100余例,一般用药24小时即可止痛,此后肿势渐消,硬结消散。
【来源】 中医医刊,1982.(2):49

【方三】
细辛150克
【用法】 取上药。每天用细辛5克,泡茶1杯。口服,连泡3次,连用1个月。
【功能主治】 壮阳起痿。主治阳痿。
适应症:症见阴茎痿软,举而不坚,甚至不能勃起,伴有头晕,失眠多梦,腰痛遗精等。
【疗效】 据徐应坤报道,应用本方治疗25例,均获良效。
【来源】 中国中药杂志,1989,(7):56

【方四】
细辛2.5克
【用法】 取上药,研为细末,加适量小麦粉用温水调成粘稠饼状,直径为3～4厘米,厚度为0～5厘米,直接敷于肚脐上,外用塑料膜及纱布固定,早晚各换药1次,3天为1个疗程。
【功能主治】 消肿生肌敛疮。主治小儿口舌生疮。
适应症:症见舌头、口腔粘膜多处溃疡,疼痛,流涎,拒食,有的下颌淋巴结肿大。
【疗效】 据段锦芝报道,应用本方治疗89例,痊愈75例,好转12例,无效2例,总有效率93.68%。
【来源】 中医药学报,1991.(3):39

荆芥

【来源】 荆芥为唇形科一年生草本植物荆芥的干燥茎叶及花穗。

【别名】 假苏、四棱杆蒿、香荆芥。

【处方用名】 荆芥、荆芥穗、炒荆芥、荆芥炭。

【用法用量】 水煎服，常用量：3～9克。或入丸、散，适量。

【产地采收】 主产于江苏、浙江、江西、湖北、河北等地，其中以江苏太仓及江西吉安所产者质量最好。以色淡黄绿、穗长而密、香气浓、味凉者为佳

【炮制研究】 临床上荆芥除了生用，还有炒制和炒炭等方法。荆芥生品辛散力较强，具有祛风解表的功效。用于感冒、头痛、麻疹、风疹、咽喉不利、疮疡初起。炒制荆芥辛散作用降低，具祛风理血作用。炒炭后辛散作用极弱，具有止血功效，用于衄血、便血、崩漏等出血证和产后血晕。

【性味归经】 辛、微温。入肺、肝经。

【功能主治】 解表祛风、透疹、炒炭止血。主治与应用：（1）外感风寒证。症见恶寒发热、无汗、头身疼痛，常配羌活、防风等。（2）外感风热证。症见发热恶寒、目赤咽痛。合银花、连翘、桑叶、菊花。（3）麻疹透发不畅，常配防风、蝉蜕。（4）荆芥炭有止血作用，配其它止血药可用于多种血症，如便血、崩漏等。

注意事项：表虚自汗者慎用。

【现代研究】 现代研究表明，荆芥中所含化学成分种类较多，主要有挥发油类、单萜类、单苷类、黄酮类、酚酸类等成分，其中以挥发油的报道为最多。油中主要成分为右旋薄荷酮、消旋薄荷酮及少量右旋柠檬烯。药理研究：（1）解热作用：其煎剂及浸剂均能使汗腺分泌旺盛，皮肤血循环加强，有和缓的解热作用。（2）抗菌作用：1：1000浓度能抑制结核杆菌生长。（3）荆芥炒炭后能缩短出、凝血时间。

【常用单方】

【方一】

荆芥穗120克

【用法】 取上药，研为细末，过筛。每次用30克装入纱布袋内，均匀地撒布于患处，然后用手掌反复揉擦至发热为度。若病变范围较广，可分片进行。

【功能主治】 祛风止痒。急慢性荨麻疹及一切皮肤瘙痒病。

【疗效】 据马玉静报道，应用本方治疗荨麻疹，轻者1～2次见效，重者2～4次奏效。

【来源】 中医杂志，1965．（12）：18

【方二】

荆芥穗适量

【用法】 先取大白萝卜1个，在其中央挖一凹窝，将荆芥穗（研为细末）

10 克和蜂蜜、香油各 15 毫升放入窝内，放置火上烧约 2 小时。此为 3 岁小儿 1 次服用量，年龄小者酌减，每天睡前服 1 次。

【功能主治】 疏风宣肺、止咳平喘。主治小儿支气管哮喘。

【疗效】 据王天顺报道，应用本方治疗 13 例，经 2～4 天后痊愈 11 例，好转 2 例。

【来源】 中原医刊，1982. (6): 280

【方三】
荆芥穗适量

【用法】 取上药，炒至焦黄，研细过筛。每次用 6 克加童便 30 毫升口服。

【功能主治】 疏风止血。主治产后血晕。

【疗效】 据马自泽报道，应用本方治疗 25 例，治愈 18 例，好转 5 例，无效 2 例。

【来源】 四川中医，1987，(6)：35

【方四】
荆芥适量

【用法】 将上药放入用清洁棉布制成的长方形小袋中，加固后塞入患儿前胸 6 小时。用量：1 周岁以内 5～10 克，1 周岁以上酌增。

【功能主治】 疏风散邪。主治小儿感冒。

【疗效】 据柯群智报道，应用本方治疗本病有较好疗效，一般用药 1 次即可见效，必要时隔 6 小时再用 1 次。

【来源】 浙江中医杂志，1990. (5): 225

白芷

【来源】 白芷为伞形科植物兴安白芷、川白芷、杭白芷等的干燥根。

【别名】 香白芷、杭白芷

【处方用名】 白芷，香白芷，祁白芷，杭白芷，川白芷。

【用法用量】 水煎服，常用量为 3～10 克。或入丸、散，适量。

【产地采收】 主产于河北、河南、四川、浙江等地。二月、八月采根，曝干。以条粗壮、体重、质硬、粉性足、香气浓为佳品；条细小、体轻、香气淡者质量较次。

【炮制研究】 白芷历史上曾有焙、炒、蒸等多种加工炮制方法，但目前已不再使用，被硫磺烟熏所取代。大量相关报道均发现白芷熏硫后香豆素及挥发油的含量大大下降，最大时可达 70% 以上。有研究发现采用直接晒干能最大有效

第一章 解表药与土单方

保存香豆素类成分，此外切片后晒干也能较好保存香豆素类成分。

【性味归经】 辛，温。归肺、胃经。

【功能主治】 具有解表，祛风燥湿，消肿排脓，止痛作用。用于外感风寒，头痛、鼻塞，能散风寒，止头痛，常与防风、羌活等配伍应用，如九味羌活汤。用于阳明经头痛、眉棱骨痛、头风痛、齿痛，本品芳香上达，祛风止痛，单用即都梁丸，或与川芎、防风等配伍应用，如川芎茶调散。又为治鼻渊头痛的要药，常配伍苍耳、辛夷等药，如苍耳散；用于疮疡肿痛，未溃者能消散，已溃者能排脓，有消肿排脓、止痛之功，为外科常用之品。治乳痈常配伍瓜蒌、贝母、蒲公英等，以解毒散结消肿，治疮肿可配伍银花、天花粉等。用于寒湿带下证，能燥湿止带，常与海螵蛸、白术、茯苓等配伍应用。若配伍清热除湿的黄柏、车前草等，亦可用于湿热带下证。此外，本品亦可用于皮肤风湿瘙痒症，能祛风止痒。

由于本品温燥，故阴虚血热者忌服。

【现代研究】 本品含有香豆素类，主要有氧化前胡素、欧前胡素、异欧前胡素、比克白芷醚、比克白芷素等，还含有挥发油、甾醇类化合物等，具有显著的解热、镇痛、抗炎作用。对大肠杆菌、痢疾杆菌、伤寒杆菌、副伤寒杆菌、绿脓杆菌等多种类型的致病细菌及多种类型的癣菌都有一定的抑制作用。能抑制平滑肌痉挛，提高皮肤对紫外线的敏感性，加强紫外线对皮肤的作用。此外，尚有扩张血管、止血等作用。

【常用单方】

【方一】

白芷适量

【用法】 取上药，洗净晒干，研为细末，炼蜜丸如弹子大。每次嚼服一丸，以清茶或荆芥汤化下，每天2次。

【功能主治】 祛风止痛。主治头风头痛、眩晕。

【疗效】 据记载，本方对治疗眩晕、妇女产前产后伤风头痛皆有效验。

【来源】 《历代无名医家验案》

【方二】

白芷30克

【用法】 取上药，水煎。分2次服，每天1剂。

【功能主治】 祛风止痛。主治后头痛。

【疗效】 据空军衡阳医院外科报道，应用本方治疗73例，治愈69例，好转3例，无效2例。

【来源】 新医学，1976．（3）：128

【方三】

生白芷适量

【用法】 取上药,研为细末。用黄酒调敷于患处,每天换药1次。

【功能主治】 祛风消肿止痛。主治膝关节积水。症见膝关节肿胀,行走受限,或有疼痛,浮髌试验阳性。

【疗效】 据钱焕祥报道,应用本方治疗本病有效,一般7~10天见效。

【来源】 浙江中医杂志,1989,(3):102

【方四】

新鲜白芷全草60~70克

【用法】 取上药,越鲜越好,最好随采随用。水煎服,每天1剂,15天为1个疗程。

【功能主治】 利水消肿。主治肝硬化腹水。

适应症:腹部膨隆,腹胀不适,饮食减少,小便短赤,下肢浮肿等。

【疗效】 据傅学锋报道,应用本方治疗11例,服药1个疗程后显效2例,有效4例,无效5例;服药2个疗程后显效4例,有效4例,无效3例;服药3个疗程后显效7例,有效2例,无效2例。总有效率为81.8%。一般连服15~30天腹水可消退或基本消退。

【来源】 中草药,1995.(4):204

苍耳子

【来源】 为菊科一年生草本植物苍耳的果实。

【别名】 野茄子、刺儿棵、疔疮草、粘粘葵。

【处方用名】 苍耳子、苍耳、炒苍耳子。

【用法用量】 水煎服,常用量:3~10克。或入丸散,适量。

【产地采收】 主产于山东、江西、江苏等地。9~10月割取地上部分,打下果实,晒干,去刺,以粒大、饱满、色绿黄色者为佳品。

【炮制研究】 苍耳子多以炮制品入药,生品少用。苍耳子毒蛋白为其毒性成分之一,经水浸泡或加热处理,可降低毒性,如炒焦、炒炭后能破坏其毒性。有学者认为苍耳子药用必须炒至焦黄,使脂肪油中所含毒蛋白变性,凝固在细胞中不被溶出,而达到去毒目的。

【性味归经】 性温,味辛、苦。主归肺经。

【功能主治】 祛风除湿止痛、宣通鼻窍。为治风湿痹痛、鼻渊头痛之要药。可用于风寒湿痹、关节疼痛、痛无定处、四肢拘挛、活动不便等症。或用于治疗外感风寒所致头痛鼻塞、鼻渊流浊涕、不闻香臭、额窦疼痛者。本品性温善升,有散气耗血之弊,故气虚、血虚之头痛者忌服。

【毒副作用】　苍耳全株有毒,以果实毒性最大。临床上由于剂量过大而造成急性中毒或口服时间过长而造成体内慢性蓄积中毒。其有毒成分为苍术苷类,动物实验表明中毒后肝脏有退行性变性或坏死,肾脏曲管上皮浊肿,其中肝脏损害最严重,与四氯化碳损害相似,继发性脑水肿所致惊厥可能是死亡直接原因。临床误诊苍耳子中毒的病例不少,可引起中毒性肝炎,肾功能衰竭或并发阿斯综合征,严重者出现腹水,消化道出血等。

【现代研究】　现代研究表明,全草含苍耳甙、脂肪油、生物碱、维生素C和色素等。果实含脂肪油9.2%、其中亚油酸64.2%,棕榈酸5.32%,含苍耳子苷1.2%、树脂3.3%。药理研究具有抗微生物,抗凝血,免疫抑制,抗氧化物以及抗炎与镇痛作用等,临床上用于治疗鼻渊流涕,腰腿痛,慢性气管炎,荨麻疹,泌尿系统感染和腮腺炎等。对金黄色葡萄球菌、乙型链球菌、肺炎双球菌和红色毛癣菌有抑制作用。可扩张血管,其煎剂对离体动物心脏有抑制作用,可使心率减慢,收缩力减弱,并有镇咳作用。

【常用单方】

【方一】
苍耳草60克（干品30克）
【用法】　取上药,水煎服,每天1剂。
【功能主治】　疏风止血。主治功能性子宫出血。
【疗效】　据记载,应用本方治疗本病,轻者3～5.重者7～10天即可见效。
【来源】　录自《中药大辞典》

【方二】
苍耳子适量
【用法】　取上药,研为细末,炼蜜为丸,每丸重3克,每次服1～2丸,每天3次。或制成苍耳子片,每片1.5克,每次2片,每天3次,连服2周。
【功能主治】　疏风通窍。主治慢性副鼻窦炎。
【疗效】　据王辉武等记载,应用本方治疗本病有效率在80%以上。
【来源】　录自《中药新用》

【方三】
鲜苍耳子100克
【用法】　取上药,捣烂,水煎15分钟,去渣,打入鸡蛋2～3个于药液内煮熟。于疟疾发作前2小时将蛋与药液1次服下。
【功能主治】　截疟。主治疟疾。

【疗效】 据湖北中医学院报道，应用本方治疗24例，治愈21例，复发3例，再服2剂亦愈。
【来源】 中草药经验交流，1970. (9)：12

【方四】
干苍耳草（或捣碎苍耳子）6000克
【用法】 取上药，放入锅内加清水浸过后，加热煮沸1小时，滤出煎液。用同样方法连煎3次，然后把3次煎液混合，用两层纱布过滤后，以文火浓缩至2000毫升，加尼泊金10克摇匀，分装于经高压消毒的500毫升瓶内，封口备用。每天服4次，每次服100~125毫升（相当于生药120~150克/天），连续服药15天，生药用量不能大于每天150克。如服药1周时出现厌食、恶心、呕吐者，可停药3-5天再继续服。肝肾功能损害者忌用。
【功能主治】 祛风除湿解毒。主治肠伤寒。
【疗效】 据何文坚报道，应用本方治疗15例，退热时间最快者10小时1例，3天内者7例，4~8天者4例。肝脾肿大5~7天消失。7例血、粪、胆汁伤寒杆菌培养阳性者，治疗后全部转阴。
【来源】 上海中医药杂志，1981. (8)：23

辛夷

【来源】 为木兰科植物望春花或武当玉兰的花蕾。
【别名】 木笔花、玉兰、、房木、姜朴花、报春花等。
【处方用名】 辛夷、辛夷花、木笔花、春花。
【用法用量】 水煎服，3-6克。或入丸散。外用适量，研末吹鼻或水浸、蒸馏滴鼻。
【产地采收】 主产于河南、安徽、四川等地。冬末春初花未开放时采收，除去枝梗，阴干。以花蕾未开，身干，色绿，无枝梗者为佳。
【性味归经】 味辛，性温。入肺、胃经。
【功能主治】 发散风寒、宣通鼻窍。虽有辛散之性，但解表作用并不明显，尤为医治风寒感冒引起的鼻塞、鼻渊的要药。多用于外感风寒，发热、恶寒无汗、头痛、鼻塞流涕、苔薄白、脉浮紧等症。或用于风寒犯肺所致的鼻渊，不闻香臭、鼻流清涕；或肺热所致的鼻渊，鼻塞、浊涕不止、色黄腥臭。
本品多服能令人头昏目赤，故剂量不宜过大。阴虚火旺者忌服。
【现代研究】 现代研究表明，本品含挥发油2.86%，主要成分为松油二环烯、桉油精、柑醛等。此外还有松树脂二甲醚、望春花素和木素等木脂体成分。具有抗变态反应作用。能扩张血管，对微血管扩张尤为明显。有一定的降压作用。具有抗微生物作用。体外试验对肿瘤细胞有抑制作用,抑制率在50%～70%。此外还有麻醉作用和兴奋子宫的作用,已孕子宫比未孕子宫更为敏感。

【常用单方】

【方一】

辛夷50克

【用法】 取上药,研碎,用酒精浸泡3天,然后过滤,滤液加热蒸发浓缩成粘稠状浸膏,将此浸膏与20克无水羊毛脂混合均匀,再加凡士林100克调匀即成辛夷浸膏。用时将此膏均匀地涂于凡士林纱条上,或直接做成辛夷浸膏油纱条,填入鼻腔内,放置2～3小时后取出,每天或隔天1次,10次为1个疗程。

【功能主治】 祛风通窍。主治肥大性鼻炎。

【疗效】 据阎承先等报道,应用本方治疗100例,痊愈44例,进步44例,无效12例。一般用药4～5次后鼻通气改善。

【来源】 天津医药杂志,1961.(2):94

【方二】

辛夷16克

【用法】 1000毫升小麻油,温热后加入打碎的辛夷16克、苍耳子160克,浸泡24小时,再用文火煎至800毫升左右,冷却后过滤后,瓶装备用,每天滴鼻3次,每次2滴。

【功能主治】 疏风通窍。主治慢性和萎缩性鼻炎。

【疗效】 共治疗1576例,显效率73.8%,有效率86.9%。

【来源】 中西结合杂志,1984.4(4):211。

【方三】

辛夷花3克

【用法】 上药用开水冲泡后频饮,每日1～2剂。

【功能主治】 祛风通窍。主治过敏性鼻炎

【疗效】 治疗120例,痊愈67例,显效67例,好转18例,无效6例。

【来源】 中药通报,1985.10(5):45

【方四】

辛夷花200克

【用法】 取上药,粉碎后装入蒸馏瓶中,加水过药面,蒸馏3～4小时,取出蒸馏液用分层漏斗分层,可得辛夷花挥发油3毫升、芳香水500毫升,芳香水内加0.5%尼泊金防腐,加0.9%氯化钠调至等渗过滤,取滤液加上原挥发油,用5%吐温助溶分装于小瓶内,高压灭菌后备用。用时将棉片用药液浸湿塞入鼻腔，保留15～20分钟后取出。每天1次，7次为1个疗程。亦可用辛夷花液滴鼻。

【功能主治】　祛风通窍。主治过敏性鼻炎、慢性鼻炎。

【疗效】　据汪宗文报道，应用本方治疗过敏性鼻炎82例、慢性鼻炎18例，基本痊愈率分别为80%和66.6%，好转率分别为18,2%和27,7%。

【来源】　中西医结合杂志，1989，9（8）：501。

鹅不食草

【来源】　为菊科植物荽的带花全草。

【别名】　鹅儿不食草、食胡荽、石胡荽、野园荽、鸡肠草、满天星、沙飞草、地胡椒、球子草等。

【处方用名】　鹅不食草、石胡荽

【用法用量】　3～9克，水煎服；或捣汁服。外用适量，捣烂塞鼻；或研末搐鼻；或捣服。

【产地采收】　我国各地都有分布，但主产于江苏、浙江、湖北等地。以身干、灰绿色、有花序、无泥杂、嗅之打喷嚏者为佳。

【炮制研究】　拣净杂质，切段，晒干。

【性味归经】　味辛，性微温。主归肺、肝经。

【功能主治】　散寒通窍、化痰止咳、祛湿止痛。为治风寒表证、鼻渊、风寒湿痹痛的常用药。多用于外感风寒表证、头痛身痛、鼻塞流清涕、恶寒者，或鼻渊所致的鼻塞、涕多、头痛等。还能去翳明目，用于目赤翳障。亦可用于治外感风寒或寒痰咳嗽、痰白清稀者。还可用于风寒湿痹、肢体关节疼痛及跌打损伤、瘀血肿痛者。

本品性温，有助火伤阴的副作用，故阴虚火旺者慎用。其味辛辣，对胃部有刺激性，故胃热作痛、吐血者慎用。

【现代研究】　全草中含多种三萜成分、蒲公英赛醇、蒲公英甾醇、山金车烯二醇及另一种未知的三萜二醇尚含有豆甾醇、谷甾醇、黄酮类、挥发油、有机酸等。有抗过敏、抗癌、抗突变等作用。挥发油和乙醇提取液体部分有某些止咳、祛痰、平喘作用，沉淀部分止咳效果不明显，无祛痰作用。

【常用单方】

【方一】

鲜鹅不食草全草适量

【用法】　先用小刀割平患处，再将全草连枝叶捣烂涂患处。

【功能主治】 腐蚀赘疣。主治鸡眼。

【疗效】 据报道,应用本方治疗6例,均获痊愈。一般3~5天即可。

【来源】 浙江中医杂志,1957,(8):24

【方二】

鹅不食草适量

【用法】 取上药,研为细末。让患者自行吸入少许,每天2~3次;或用消毒棉花包裹塞鼻,20~30分钟取出,每天1次。

【功能主治】 祛风寒、通鼻窍。主治急性鼻炎、慢性单纯性鼻炎、肥厚性鼻炎、变态反应性鼻炎。

【疗效】 据报道,应用本方治疗急性鼻炎12例,慢性单纯性鼻炎23例,肥厚性鼻炎16例,变态反应性鼻炎11例,在62例中,用药2~9天后有35例症状消失,25例症状减轻,2例效果较差。

【来源】 浙江中医杂志,1960.(2):87

【方三】

新鲜鹅不食草2500克

【用法】 取上药,加水煎取500毫升,再加入等量糖浆。按患者年龄,成人每天20~40毫升,分4次服;1-5岁儿童每天5~10毫升,5岁以上每天15毫升,分3~4次服。

【功能主治】 祛痰止咳。主治百日咳。

【疗效】 据报道,应用本方治疗300例,治愈率为90%。平均用药后24小时内咳嗽症状减轻。

【来源】 广东医学(祖国医学版),1964.(4):22

【方四】

鹅不食草鲜、干品备适量

【用法】 取上药干品9克,研为细末,加凡士林调成软膏,均匀摊于纱布上,再用鲜草15克,捣烂如泥,铺在软膏上。患者左侧面部歪斜贴右侧,右侧面部歪斜则贴左侧,每2天换药1次,一般2~3次即可痊愈。

【功能主治】 散寒通络。主治面神经麻痹。

【疗效】 据廖鸿矾报道,应用本方治疗40例,痊愈39例,好转1例。在治疗过程中如面部有痒感或虫爬感或出现小疱疹,一般2~3天可自行消退。

【来源】 中草药通讯,1974.(2):65

【方五】

鲜鹅不食草200克

用法：取上药，洗净，捣取汁，加白糖、白酒少许。1次服完，每天1剂，连服5～10剂。

【功能主治】　利水通淋。主治膀胱结石。

【疗效】　据陈洁报道，应用本方治疗7例，治愈4例，好转2例，无效1例。

【来源】　广西中医药，1984.（4）：34

【方六】

鹅不食草适量

【用法】　取上药，制成鹅不食草点鼻液或油膏应用。点鼻液是用药加水煎煮成1％的溶液，每天3次滴鼻。油膏是将其配以10％凡士林软膏，均匀涂在纱布上，剪成2厘米长，放在敷料缸内消毒备用。应用时在鼻镜窥视下，每个鼻腔放置1条，15～20分钟取出，每天放置1次，7次为1个疗程。

【功能主治】　散风寒、通鼻窍。主治过敏性鼻炎。

【疗效】　据陈锡润报道，应用本方治疗62例，显效25例，好转34例，无效3例。

【来源】　陕西中医，1987，8（2）：74

【方七】

新鲜鹅不食草全草200克

【用法】　取上药，用水洗净后晾干。可根据损伤部位大小、范围而酌情调整用量，然后用铁锅或瓦锅放置于煤炉上烧热，待热后把鹅不食草放入锅中，来回翻转几次，再放入60度米酒100毫升，待热后把药倒入事先准备好的双层纱布上包好，趁热放患处来回擦按3～5分钟；然后把药再敷于患处，每天1次，一般连续用3～5次后，效果显著。

【功能主治】　活血止痛。主治急性软组织挫伤、扭伤。

【疗效】　据吴传辉报道，应用本方治疗50例，痊愈30例（10天内患处肿胀消失，疼痛即止，行走自如），显效13例（10天内局部肿胀完全或基本消失），好转4例（10天内局部肿胀消退达治疗前的2/3以上），无效3例。5例合并撕裂性骨折，3例合并皮肤轻度和中度挫伤，创面按常规消毒后敷药获正常愈合。

【来源】　新中医，1990.22（5）：55

葱白

【来源】　葱白为百合科多年生草本植物葱近根部的鳞茎。

【别名】 香白、葱白头。

【处方用名】 葱白、葱白头

【用法用量】 常用量为3~10克,水煎服。外用适量。

【产地采收】 我国各地均有种植。采无定时,鲜品生用,随采随用,除去须根及绿叶,剥去外膜,供药用。

【性味归经】 味辛,性温。主归肺、胃经。

【功能主治】 发汗解表,通阳。用于感冒风寒、发热、恶寒、腹泻、腹痛等症。小便不利、腹胀、腹痛及膀胱气化失司引起的小便不利,以及寒凝腹痛等症。

因本品辛温发散,故表虚多汗,阴虚阳亢者慎用。古人云:葱与蜜同食能杀人,故一般不宜与蜂蜜、食糖同用。

【现代研究】 本品挥发油,油中主要成分为蒜素;又含二烯丙基硫醚。叶鞘和鳞片细胞中有草酸钙结晶体。又含维生素C、维生素B1、维生素B2、烟酸、脂肪油和粘液质。脂肪油中含棕榈酸、硬脂酸、花生酸、油酸和亚油酸。粘液汁中主要成分为多糖类,其中有20%纤维素、3%半纤维素、41%原果胶及24%水溶性果胶。葱白挥发性成分等对白喉杆菌、结核杆菌、痢疾杆菌、葡萄球菌及链球菌有抑菌作用,此乃作用于细菌的酶系统所致。

【常用单方】

【方一】

鲜葱白1根

【用法】 取上药,约10厘米长,配白胡椒7粒,共捣如泥。填敷于肚脐上,外用塑料薄膜覆盖,胶布固定。

【功能主治】 通阳化气利尿。主治小便不通、产后尿潴留。

【疗效】 据梁振山报道,应用本方治疗12例,皆获痊愈。一般敷药3~4小时见效。

【来源】 新中医,1984.(9):封三

又据邬显良报道,单用葱白切碎炒热,趁热外敷小腹部,对产后小便困难亦有良效。

【来源】 河北中医,1986.(3):20

【方二】

鲜葱白20根

【用法】 取上药,洗净,切碎略压出汁,与去壳鸡蛋2个一块放碗内搅拌,用少许菜油起油锅,将其煎成7x7厘米鸡蛋饼1块。用纱布包裹,乘热外敷神阙穴。

【功能主治】 温胃止吐。主治寒性呕吐。
【疗效】 据汪良华报道,应用本方治疗用例,有效17例,无效4例。
【来源】 广西中医药,1989,(5):16

【方三】
鲜葱白10根
【用法】 取上药,加芒硝10克,共捣成泥。敷患者腹部神阙穴(肚脐眼),上盖塑料薄膜及纱布,用橡皮膏固定以防药液外流和敷药脱落,每天1次。敷药前先用酒精棉球擦净脐部污垢,以利药物吸收,天冷时可将药料加温后再敷。
【功能主治】 利水消肿。主治腹水。
【疗效】 据劳如玉报道,应用本方治疗42例,有14倒尿量明显增加,腹胀消失;26例尿量增加,自觉腹胀减轻;2例无效。有效的40例均在敷药后半小时至4小时生效。
【来源】 浙江中医杂志,1987,(1):497

【方四】
葱白450克
【用法】 先取上药200克,煎汤熏洗乳房20分钟,再用上药250克,捣烂如泥敷患处,每天2次。
【功能主治】 解毒通乳、行瘀散结。主治:急性乳腺炎(瘀乳期)。
适应症:乳房肿痛,局部发红,压痛明显,质硬,无波动感,扪之灼热,可伴有发热。
【疗效】 据邹伟等报道,应用本方治疗30例,发病均在1天内就诊,用药1天内症状消失者21例,2天内症状消失者9例。
【来源】 河南中医,1994.(4):254

【方五】
连须葱白1根
【用法】 先将患处用温水洗净,消毒后用手术刀削去鸡眼老皮,削至渗血为度。再取上药,洗净,捣烂如泥,加入蜂蜜少许调匀,敷患处,外用纱布包扎固定,3天换药1次。本方不可内服。
【功能主治】 软坚散结。主治鸡眼。
【疗效】 据刘大骥报道,应用本方治疗本病有效。
【来源】 四川中医,1987,(1):42

生姜

【来源】 为姜科植物姜的鲜根茎。

【处方用名】 生姜（用新鲜者）

【用法用量】 内服：煎汤，3～9克；或捣汁。外用：捣敷，擦患处或炒热熨。

【产地采收】 全国大部分地区有栽培。主产四川、广东、山东、陕西等地。夏季采挖，除去茎叶及须根，洗净泥土。以块大、丰满、质嫩者为佳。

【炮制研究】 临床上除生用外，还有煨姜。煨姜性味辛温具有和中止呕的功用。适用于脾胃不和、恶心呕吐等症。《本草纲目》记载"生用发散，熟用和中"。

【性味归经】 辛，微温。入肺、脾、胃经。

【功能主治】 发汗解表、温中止呕、解毒。用于风寒感冒、发热、恶寒、胃寒呕吐、胃热呕吐、中鱼蟹毒、呕吐腹泻等症。生姜能解鱼蟹毒，单用或配紫苏同用。此外，生姜又能解生半夏、生南星之毒，煎汤饮服，可用于中半夏、南星毒引起的喉哑舌肿麻木等症。

阴虚内热者忌服。

【现代研究】 现代研究表明，本品含挥发油，油中主要为姜醇、姜烯、水芹烯、柠檬醛、芳香醇、甲基庚烯酮、壬醛、α-龙脑等，尚含辣味成分姜辣素。生姜能促进消化液分泌，有增进饮食作用；有镇吐、镇痛、抗炎消肿作用；醇提物能兴奋血管运动中枢、呼吸中枢、心脏；正常人嚼生姜，可升高血压；对伤寒杆菌、霍乱弧菌、堇色毛癣菌、阴道滴虫均有不同程度的抑杀作用。最近有报告说：生姜能调节人体前列腺的水平。

【常用单方】

【方一】
鲜生姜适量

【用法】 取新鲜多汁的生姜1块，洗净，切成薄片。用时取生姜片放入口中咀嚼，边嚼边咽姜汁，一般嚼1～3片后呃逆可止。伴有急性口腔炎、咽喉炎者慎用。

【功能主治】 温胃止呃。主治呃逆。

【疗效】 ：据吕秉义报道，应用本方治疗30例，均获良效。

【来源】 新中医，1985.（2）：6

【方二】
鲜生姜适量

【用法】 取上药三块如鸡蛋黄大,去皮,切碎,放鸡蛋1个搅拌均匀,再放入油中煎成黄色。趁热吃,每天晨起1次,7天为1个疗程。
【功能主治】 温肺散寒、止咳平喘。主治咳喘。
【疗效】 据刘同贤报道,应用本方治疗本病有效。
【来源】 中医函授通讯,1991.(2):46

[方三]
生姜适量
【用法】 取上药,捣烂榨汁。用药棉蘸姜汁敷于患处,灼伤轻者,敷药1次即可。严重者可用姜汁纱布湿敷24-48小时,创面干洁后自行结痂,脱落痊愈。
【功能主治】 消炎退肿止痛。主治水、火烫伤。
【疗效】 据蔡良平报道,应用本方治疗近500例,均获满意疗效。一般能立即止痛,已起泡红肿者,能消炎退肿,消水泡;水泡已破者,敷之亦无刺激。
【来源】 新中医,1984.(2):22
又据崔南样报道,应用本方治疗19例,亦获痊愈。
【来源】 浙江中医杂志,1990.(10):451

[方四]
鲜生姜120克
【用法】 取上药,磨碎,开水淬汁,用姜汁调蜂蜜120毫升。1次顿服,或在半小时内频频服完;小儿酌减,每天1~2次。
【功能主治】 驱蛔止痛。主治蛔虫性肠梗阻。
【疗效】 据李育章报道,应用本方治疗64例,总有效率为96,8%,有效驱蛔率为61.3%。
【来源】 湖南医药杂志,1981.(3):2

[方五]
鲜生姜60克
【用法】 取上药,配羊角辣椒(去子)60克,置95%的酒精300毫升内,浸泡10~15天,去渣,装瓶备用。用棉球蘸药液涂擦患处,每天1-2次,治疗时间按病情而定。
【功能主治】 温经散寒、活血通络。主治冻疮未溃者。
【疗效】 据赵广忠报道,应用本方治疗22例,均收到满意效果。
【来源】 新中医,1978,(5):15

二、发散风热药与土单方

薄荷

【来源】 本品为唇形科植物薄荷的茎叶。

【别名】 蕃荷菜、菝蔺、吴菝蔺、南薄荷、升阳菜等。

【处方用名】 薄荷、薄荷叶、苏薄荷

【用法用量】 内服：煎汤（不宜久煎），3～6克；或入丸、散。外用：捣汁或煎汁涂。

【产地采收】 生于小溪沟边、路旁及山野湿地，或为栽培。全国大部分地区均产，主产江苏、浙江、江西。大部分产区每年收割2次，第1次（头刀）在小暑至大暑间。第2次（二刀）于寒露至霜降间，割取全草，晒干。以身干、无根、叶多、色绿、气味浓者为佳。

【炮制研究】 拣净杂质，除去残根，先将叶抖下另放，然后将茎喷洒清水，润透后切段，晒干，再与叶和匀。

【性味归经】 辛，凉。入肺、肝经。

【功能主治】 疏散风热，清利头目，利咽，透疹，疏肝解郁。多用于外感风热，表现为发热恶寒、口渴、舌红、脉浮数，或有头痛者。或用于风热、肝火上扰所致眩晕、目赤肿痛、烂弦风眼、痒涩多泪及咽痛喉肿、声嘶音哑者。亦可用于肝郁气滞之胁痛。此外，还能解鱼蟹毒。

本品芳香辛散，发汗耗气，故体虚多汗者，不宜使用。

【现代研究】 本品主含挥发油。油的主要成分为薄荷醇以及薄荷酮、异薄荷酮等。薄荷油内服通过兴奋中枢神经系统，使皮肤毛细血管扩张，促进汗腺分泌，增加散热，而起到发汗解热作用；薄荷油能抑制胃肠平滑肌收缩，能对抗乙酰胆碱而呈现解痉作用；薄荷油能促进呼吸道腺体分泌而对呼吸道炎症有治疗作用；体外试验薄荷煎剂对单纯性疱疹病毒、森林病毒、流行性腮腺炎病毒有抑制作用，对金黄色葡萄球菌、白色葡萄球菌、甲型链球菌、乙型链球菌、卡他球菌、肠炎球菌、福氏痢疾杆菌、炭疽杆菌、白喉杆菌、伤寒杆菌、绿脓杆菌、大肠杆菌等有抑菌作用；薄荷油外用，能刺激神经末梢的冷感受器而产生冷感，并反射性的造成深部组织血管的变化而起到消炎、止痛、止痒作用。此外，尚有健胃、解痉、利胆和抗早孕作用。

【常用单方】

【方一】

薄荷油适量
【用法】 取上药,涂搽患处,每天2~3次。
【功能主治】 散结消瘤。主治肉瘤。
【疗效】 据王金学报道,应用本方治疗11例,经20-45天后均获满意疗效。
【来源】 湖北中医杂志,1982.(1):25

【方二】

薄荷15克
【用法】 取上药,与桂圆6粒一起煎服,每天2次,依出疹轻重情况连服2~4周。
【功能主治】 疏风止痒。主治慢性荨麻疹。
【疗效】 据章杏仙报道,应用本方治疗40例,显效32例,好转4例,无效4例。
【来源】 福建医药杂志,1980.2(5):6

葛根

【来源】 葛根为豆科多年生落叶藤本植物葛的干燥根。
【别名】 干葛、甘葛、粉葛、葛麻茹、黄葛藤、野扁葛等。
【处方用名】 葛根、粉葛根、干葛根、煨葛根。
【用法用量】 煎服,10~15克。外用捣敷。
【产地采收】 生于山坡草丛中或路旁及较阴湿的地方。全国大部地区有产,主产河南、湖南、浙江、四川等地。春、秋采挖,洗净,除去外皮,切片,晒干或烘干。以块肥大、质坚实、色白、粉性足、纤维性少者为佳;质松、色黄、无粉性、纤维性多者质次。
【性味归经】 甘、辛,凉。归脾、胃经。
【功能主治】 解肌退热,透发麻疹,生津止渴,升阳止泻。治伤寒、温热头痛项强,烦热消渴,泄泻,痢疾,斑疹不透,高血压,心绞痛,耳聋。
【现代研究】 本品主要含黄酮类物质,大豆素、大豆甙,还有大豆素-4.7-二葡萄糖甙、葛根素、葛根素-7-木糖甙,葛根醇、葛根藤素及异黄酮甙和淀粉。葛根能扩张冠脉血管和脑血管,增加冠脉血流量和脑血流量;葛根总黄酮能降低心肌耗氧量,增加氧供应;葛根能直接扩张血管,使外周阻力下降,而有明显降压作用,能较好缓解高血压病人的"项紧"症状。葛根素能抑制血小板凝集;葛根有广泛的β-受体阻滞作用;黄豆贰元对小鼠离体肠管有明显解痉作用,能对抗乙酰胆碱所致的肠管痉挛;葛根还具有明显解热作用,并有轻微降血糖作用。

【常用单方】

【方一】

葛根 10～15 克

【用法】 取上药,水煎。分 2 次口服,每天 1 剂,连用 2～8 周为 1 个疗程。

【功能主治】 高血压病。

【疗效】 据中国医学科学院药物研究所报道,应用本方治疗伴有颈项强痛的高血压病 92 例,解除颈项强痛症状的有效率为 90%。多数患者在用药第 1 周即起作用,可持续 1～2 周。有些病人停药 3～9 个月不复发,但本方的降血压作用不明显。

【来源】 医学研究通讯,1972.(2):14

【方二】

葛根 100 克

【用法】 取上药,加水浓煎。先热敷患处 30 分钟,后浸洗患处。

【功能主治】 活血消肿止痛。主治跌打损伤。

【疗效】 据王金学报道,应用本方治疗 8 例,皆获良效。认为葛根具有活血、消除局部炎症的作用。

【来源】 新中医,1984.(5):50

【方三】

葛根素 4～5mg/kg

【用法】 葛根素 4～5mg/kg,用注射用水稀释至 50ml 静脉注射,约 4 小时后再按 4～5mg/kg 加入 5% 葡萄糖 500ml 内,日间 12 小时维持静滴,共 6 天。

【功能主治】 治疗冠心病。

【来源】 《中华心血管病杂志》1985.(3):175

牛蒡子

【来源】 本品为菊科植物牛蒡的成熟果实。

【别名】 鼠粘草、夜叉头、蒡翁菜、便牵牛、饿死囊中草、象耳朵、老母猪耳朵、疙瘩菜、老鼠愁、鼠见愁等。

【处方用名】 牛蒡子、大力子、鼠粘子、熟牛蒡、炒牛蒡。

【用法用量】 内服：煎汤，5～10克；或入散剂。外用：煎水含漱。

【产地采收】 主产河北、吉林、辽宁、浙江、黑龙江等地。此外，四川、河南、湖北、陕西等地亦产。以东北产量较大，浙江所产品质较优。一般8～9月果实成熟时，分批采集。晒干，打出果实，除去杂质，再晒至全干。以粒大、饱满、外皮灰褐色者佳。

【炮制研究】 生用或炒黄用。牛蒡子成熟于秋天，因得天地之凉气而具有寒凉之性，炒制后可减低其寒滑之弊，缓和药性，无损中焦阳气，并具有特异香气，可增强药效。

【性味归经】 辛、苦，寒。入肺、胃经。

【功能主治】 疏散风热，祛痰止咳，清热解毒。用于外感风热，咽喉红肿疼痛，临床应用以风热表症兼有咽喉肿痛者为宜；用于麻疹透发不畅：牛蒡子散风热而透疹，对麻疹初起、疹出不畅者，往往配升麻、葛根、蝉蜕、薄荷等同用；此外，用于咳嗽咯痰不畅及疮痈肿痛等症。

由于本品性寒滑利，能滑肠通便，故脾虚腹泻者忌用；痈疽已溃、脓水清稀者也不宜应用。

【毒副作用】 牛蒡子提物毒性较小，牛蒡子甙能引起蛙、小鼠和兔强直性厥，呼吸细弱，随后运动消失，最后转入麻痹状态。牛蒡子炮制后毒性较小，未炮制的毒性较大。此外有服用牛蒡子致过敏反应的相关报道。

【现代研究】 本品含牛蒡子甙、脂肪油、维生素A及生物碱等。牛蒡子煎剂对肺炎双球菌有显著抗菌作用；水浸剂对多种致病性皮肤真菌有不同程度的抑制作用；牛蒡子有解热、利尿作用；最近发现牛蒡子有抗肿瘤作用，其粗提取物呈选择毒性，较低量就可以抑制癌细胞增殖，使肿瘤细胞向正常细胞接近，可能成为强有力的抗癌生药。

【常用单方】

【方一】

牛蒡子适量

【用法】 取上药，炒熟，研成细粉，过筛储存备用。2～5岁儿童每次服1克，5～9岁儿童每次服1.5克，10～15岁儿童每次服2克，成人每次服3克。每天3次，饭后用温开水送服，共服2天。流行期间，除服药预防外，仍应注意控制传染源，切断传播途径等。

【功能主治】 疏风清热解毒。主治猩红热。

【疗效】 据记载，应用本方预防猩红热，经临床观察344例，发病者7例；服药后12天内未发病者337例，占98%。一般在接触病者3天内服药预防效果较佳，6天后服药预防效果不佳。如再次接触病者需重新再服1次。服药中未发现不良反应。

【来源】　录自《中药大辞典》

【方二】

炒牛蒡子200克

【用法】　炒牛蒡子200克，研细末去皮，每日3次内服，每次3~5克。

【功能主治】　疏散风热，解毒散结。治疗扁平疣。

【疗效】　治疗14例扁平庆患者均获痊愈。

【来源】　姜辉等，《四川中医》，1999，17（9）：32

【方三】

牛蒡子适量

用法：将牛蒡子粉碎，过80目药筛备用，使用前将牛蒡子粉经微波炉灭菌加温至熟，用食用包装纸分装成小袋，每小袋3克，储藏备用。治疗时用牛蒡子冲剂治疗，3~6岁每次1/2袋~2/3袋，7~13岁每次2/3袋~1袋，每日2~3次；温开水冲服或吞服，也可加糖冲服或拌服。5天为1疗程，1疗程不愈者可连用2~3疗程。

【功能主治】　疏散风热、消炎排脓。治疗小儿慢性鼻窦炎。

【疗效】　治疗48例。1疗程痊愈10例（20.83%），显效13例（27,08%），有效25例（52.08%），无效0例。1疗程痊愈显效率为47,12%，总有效率为100%。1疗程未愈病例经2~3疗程治疗，多获痊愈或显效，只有2例仍感觉有少许粘稠鼻涕未排尽，随着脓性鼻涕消失，慢性咳嗽及咯痰均自然消失。

【来源】　吕仁柱等，交通医学，2003.17（3）：310

蝉蜕

【来源】　为蝉科昆虫黑蚱羽化后的蜕壳

【别名】　蜩甲、蝉壳、伏蜩、枯蝉、蜩蟟退皮、蝉退壳、金牛儿、蝉退、蝉衣、催米虫壳、了皮等。

【处方用名】　蝉蜕、蝉退、蝉衣、蝉壳。

【用法用量】　煎服，3~10克，或单味研末冲服。一般病证用量宜小，止痉则需大量。

【产地采收】　主产山东、河南、河北、湖北、江苏、四川等地，以山东产量较大。夏季采收，去净泥土，晒干。以色黄、体轻、完整、无泥砂者为佳。

【炮制研究】　拣去杂质，洗净晒干。

【性味归经】　甘，寒。归肺、肝经。

【功能主治】　疏散风热，透疹止痒，明目退翳，止痉。用于风热感冒，咽痛音哑。本品甘寒清热，质轻上浮，长于疏散肺经风热，宣肺疗哑，故可用治风热感冒或温病初、麻疹不透、风疹瘙痒、目赤翳障、惊痫夜啼、破伤风证等。

《别录》有"主妇人生子不下"的记载，故孕妇当慎用。

【现代研究】　本品含大量甲壳质和蛋白质、氨基酸、有机酸等。蝉蜕具有抗惊厥作用，其酒剂能使实验性破伤风家兔的平均存活期延长，可减轻家兔已形成的破伤风惊厥，蝉蜕能对抗士的宁、可卡因、菸碱等中枢兴奋药引起的小鼠惊厥死亡，抗惊厥作用蝉衣的身较头足强；蝉蜕能抑制小白鼠的自发活动，能协同环己巴比妥钠的麻醉作用而表现有镇静作用；蝉蜕尚有解热作用，其中蝉蜕头足较身部的解热作用强。

【常用单方】

【方一】

蝉蜕适量

【用法】　取上药，放在阳光下晒干，研成极细粉，贮存于瓶中防潮备用。用时嘱病人侧卧，以1:5000高锰酸钾液清洗直肠脱出之粘膜处，然后把蝉蜕粉撒于该处。一般休息片刻后即可回缩，每天1次。如1次不愈，可连续用5次。

【功能主治】　收涩固脱。主治脱肛。

【疗效】　据郑锋报道，应用本方治疗15例，疗效满意。

【来源】　新中医，1980.（增刊二）：49

【方二】

蝉蜕适量

【用法】　取上药，去头足，焙干后研成细末。成人每天2次，每次45~60克，用黄酒90~120毫升调成稀糊状，口服或经胃管注入。新生儿用5~6克，黄酒10~15毫升，入稀粥内调成稀糊状，做1次或数次喂之。儿童用量按年龄增减。在整个治疗过程中蝉蜕末用量随痉挛症状缓解而递减。

【功能主治】　息风止痉。主治破伤风。

【疗效】　据王明琛报道，应用本方治疗8例，均于7~17天内痊愈。无1例使用过破伤风抗毒血清。

【来源】　陕西中医，1985.（7）：322

【方三】

蝉蜕适量

【用法】　取上药,洗净晒干,炒焦研末,过筛,加炼蜜制成蜜丸,每丸重9克。每天服2~3次,每次1丸,温开水送下。
【功能主治】　疏风止痒。主治慢性荨麻疹。
【疗效】　据江苏省皮肤病防治研究所报道,应用本方治疗30例,治愈7例,显效15例,好转5例,无效3例。
【来源】　皮肤病防治研究通讯,1972.(3):215

【方四】蝉
蜕适量
【用法】　取上药,去头足,每次用9克加水500~600毫升,煎至400毫升,去渣加适量红糖。1次服完,若5~6小时不能解小便,可重复再服1次。
【功能主治】　宣肺利水、提壶揭盖。主治产后尿储留。
【疗效】　据陈莲珍报道,应用本方治疗125例,总有效率为97,6%。
【来源】　湖北中医杂志,1983.(5):40

【方五】
蝉蜕50—100克
【用法】　取上药,放人烤箱内烘干,研成极细粉,越细越好,装瓶备用。先用1%的白矾水将脱肛部分洗净,涂以香油,再涂本品,然后缓缓地将脱肛还纳。每天1次,直至痊愈。
【功能主治】　收涩固脱。主治小儿脱肛。
【疗效】　据靳长金报道,应用本方治疗30例,均获治愈,平均疗程34天。
【来源】　中医药研究,1989,(1):20

桑叶

【来源】　为桑科落叶乔木植物桑树的叶。
【别名】　铁扇子、桑叶、冬桑叶等。
【处方用名】　桑叶、冬桑叶、经霜桑叶、晚桑叶、老桑叶、炙桑叶。
【用法用量】　煎服,5~10克;或入丸散。外用煎水洗眼。
【产地采收】　全国大部分地区均产,以南部育蚕区产量较大。10~11月间霜后采收,除去杂质,晒干。以叶片完整、大而厚、色黄绿、质脆、无杂质者为佳。
【炮制研究】　生用或蜜炙用。桑叶蜜制能增强润肺止咳的作用,故肺燥咳嗽多用蜜制桑叶。
【性味归经】　苦、甘、寒。归肺、肝经。

【功能主治】 疏散风热，清肺润燥，平肝明目。用于风热感冒，头痛咳嗽、肺热燥咳、肝阳眩晕，目赤昏花等。此外，本品甘寒，尚能凉血止血，还可用治血热妄行吐血、衄血之证，可单用，或配其他止血药同用。

【现代研究】 本品含脱皮固酮、芸香甙、桑甙、槲皮素、异槲皮素、东莨菪素、东莨菪甙等。鲜桑叶煎剂体外试验对金黄色葡萄球菌、乙型溶血性链球菌等多种致病菌有抑制作用，煎剂有抑制钩端螺旋体的作用；对多种原因引起的动物高血糖症均有降糖作用，所含脱皮固酮能促进葡萄糖转化为糖元，但不影响正常动物的血糖水平；脱皮激素还能降低血脂水平。

【常用单方】

方一

桑叶适量

【用法】 取上药，研成极细粉。每次9克，用米汤送下，每天1剂，连服3～5剂。

【功能主治】 固涩敛汗。主治盗汗。

【疗效】 据魏龙骧报道，应用本方治疗顽固性夜间出汗，均获满意疗效。

【来源】 新医药学杂志，1978，(4)：9

方二

经霜桑叶适量

【用法】 取上药，用清水洗净，晾干，每1000克加水4000毫升，在水浴锅内煮沸30分钟，取计用双层纱布过滤，然后向过滤液内加沸水至4000毫升，静置4小时，将澄清液置水浴锅内煮沸后，加0.04%尼泊金乙酯再煮沸10分钟，冷却装瓶，灭菌后备用。每天服600毫升，分3次服，连服1个月为1个疗程。

【功能主治】 分清别浊、收涩固精。主治乳糜尿。

【疗效】 据王培义等报道，应用本方治疗46例，服用1－6个疗程后，有效率为93.48%，其中治愈率为82.61%，好转率为10.87%。

【来源】 山东中医杂志，1991.(5)：20

方三

鲜桑叶适量

【用法】 取上药数片，洗净后，捣烂取汁。每次滴耳1～2滴，每天3次。

【功能主治】 抗菌消炎。主治化脓性中耳炎。

【疗效】 据朱培忠等报道，应用本方治疗本病有效，一般2～3天即愈。

【来源】 四川中医，1985.(5)：封三

【方四】

嫩桑叶适量

【用法】 取上药,去蒂,漂洗干净,晒干研末。另将黑芝麻120克捣碎,熬成浓汁,加蜂蜜500克炼至滴水成珠,加入桑叶末500克,制成蜜丸如梧桐子大。每次服100丸,温开水送服,早晚各服1次。忌油腻、辛热、刺激性食物。

【功能主治】 祛风清热、润肤养颜。主治肝经虚热引起的头晕眼花、津枯便秘、皮肤粗糙、须发早白。

【来源】 本方原名"扶桑至毫丹",又称桑麻丸、扶桑丸,出自于古书《寿世保元》。现中成药有售,除自制外,也可直接购服。

【方五】

桑叶注射液

【用法】 将桑叶制成注射液肌注,日2次,每次4ml,7日为1疗程。

【功能主治】 用于治疗银屑病。

【来源】 《中国农村医学》,1983;(3):24

菊花

【来源】 本品为菊科多年生草本植物菊的头状花序。

【别名】 节华、金精、甘菊、真菊、金蕊、家菊、馒头菊、簪头菊、甜菊花、药菊等。

【处方用名】 菊花、白菊花、甘菊花、滁菊花、亳菊花、杭白菊、黄菊花、杭菊花。

【用法用量】 煎服,10~15克。

【产地采收】 由于产地、花色及加工方法的不同,又分为白菊花、杭菊花、滁菊花。主产于浙江、安徽、河南和四川等省。花期采收,阴干生用。以花朵完整、颜色鲜艳、气清香、无杂质者为佳。

【炮制研究】 菊花一般生用。炮制方法:拣净叶梗、花柄及泥屑杂质。

【性味归经】 辛、甘、苦,微寒。归肺、肝经。

【功能主治】 疏散风热,平肝明目,清热解毒。用于风热感冒、发热头痛、目赤昏花、眩晕惊风、疔疮肿毒等。

【现代研究】 本品含挥发油,油中为龙脑、樟脑、菊油环酮等,此外,尚含有菊甙、腺嘌呤、胆碱、水苏碱、微量维生素A、氨基酸及刺槐素等。1:1~1:5菊花水浸剂或煎剂,对金黄色葡萄球菌、多种致病性杆菌及皮肤真菌均有一定抗菌作用;高浓度时,对流感病毒PR3和钩端螺旋体也有抑制作用。菊花制剂有扩张冠状动脉,增加冠脉血流量,提高心肌耗氧量的作用,并具有降压作用，还能抑制毛细血管通透性而有抗炎作用；菊花浸膏灌胃，对人工发热家兔有解热作用。

【常用单方】

【方一】

杭菊花适量

【用法】 每天取上药20克，用开水1000毫升冲泡，分3次饮用，连服2个月为1个疗程。或代茶常年饮用。

【功能主治】 平肝清热、疏风止痛。主治偏头痛、失眠。

【疗效】 据刘炳风报道，应用本方治疗32例，治愈23例，有效9例。显效时间最短半个月，最长2个月。有6例坚持每天代茶饮用，治愈了多年的失眠症，有3例病人的高血压好转。

【来源】 河南中医，1995.（4）：234

【方二】

白菊花300克

【用法】 取上药水煎2次，将药液合并浓缩至500毫升。每次服25毫升，每天2次，2个月为1个疗程。

【功能主治】 扩冠降压。主治：冠心病、心绞痛。症见心悸、胸闷，甚则心前区疼痛、心慌气急、头晕头痛、四肢麻木等。

【疗效】 据王辉武等记载，应用本方治疗61例，缓解心绞痛的总有效率为80%，改善心电图的总有效率为45.09%，有2/3的病人于20天内心绞痛缓解或消失。30例合并高血压的患者，有19例血压降低。

【来源】 录自《中药新用》

【方三】

菊花30克

【用法】 取上药，放入30度的白酒100毫升内，浸3天后去渣，浸出液可加适量开水、白糖顿服。每天1次，连服3天为1个疗程。停药观察3天，若无效再开始第2个疗程。

【功能主治】 解毒消疣。主治寻常疣。

【疗效】 据谢小琛报道，应用本方治疗数十例，疗效颇佳。

【来源】 福建中医药，1985.（1）：36

【方四】

菊花30克

【用法】 取上药，猪心1只。将菊花塞人猪心内，加水适量，不用佐料，文人慢煲熟透为宜。去渣吃肉喝汤，每3天吃1次。

【功能主治】 清肝明目。主治中心性视网膜脉络膜炎。

【疗效】 据钟国城报道，应用本方治疗本病多例，一般3～5次可愈。

【来源】 新中医，1990．（5）：38

升麻

【来源】 本品为毛茛科多年生草本植物大三叶升麻或兴安升麻（北升麻）和升麻的根茎。

【别名】 周升麻、周麻、鸡骨升麻、鬼脸升麻、绿升麻等。

【处方用名】 升麻、川升麻、炙升麻。

【用法用量】 内服：煎汤，3～10克；或入丸、散。外用：研末调敷，煎水含漱或淋洗。

【产地采收】 主产辽宁、吉林、黑龙江等地。广东、福建所产的广东升麻，为菊科植物麻花头的根，在当地亦习惯作升麻使用。春、秋采挖，除去地上茎苗和泥土，晒至须根干时，用火燎或用竹筐撞去须根，晒干。以个大、整齐、外皮黑色、无细根、断面灰色者为佳。

【炮制研究】 生用或蜜制用。生用主要用作发表透疹解毒，制用则偏重升阳举陷。

【性味归经】 辛、甘，微寒。归肺、脾、胃、大肠经。

【功能主治】 发表透疹，清热解毒，升举阳气。用于风热头痛，麻疹不透，齿痛口疮，咽喉肿痛，气虚下陷，久泻脱肛，崩漏下血等。

麻疹已透，以及阴虚火旺，肝阳上亢，上盛下虚者，均当忌用。

【现代研究】 本品含升麻碱、水杨酸、咖啡酸、阿魏酸、鞣质等；兴安升麻含升麻苦味素、升麻吉醇、升麻吉醇木糖甙、北升麻醇、异阿魏酸、齿阿米素、齿阿米醇、升麻素、皂甙。升麻对结核杆菌、金黄色葡萄球菌、白色葡萄球菌和卡他球菌有中度抗菌作用；北升麻提取物具有解热、抗炎、镇痛、抗惊厥作用；升麻对氯化乙酰胆碱、组织胺和氯化钡所致的肠管痉挛均有一定的抑制作用，还具有抑制心脏、减慢心率和降低血压作用。其生药与炭药均能缩短凝血时间。

【常用单方】

【方一】

升麻4克

【用法】 取上药，研为细末，备用。再取鸡蛋1个，在其顶端钻一黄豆大圆孔，将药末从圆孔放入蛋内搅匀，取白纸一小张蘸水将孔盖严，口向上平放于蒸笼内蒸熟。去壳吃蛋，早晚各1次，10天为1个疗程，1个疗程结束后，停药2天再进行第2个疗程，第3个疗程完后判定疗效。服药期间忌重体力劳动及房事。

【功能主治】 升举中气。主治子宫脱垂。

【疗效】 据李治方报道，应用本方治疗120例，经3个疗程后治愈104例，显效12例，无效4例。

【来源】 四川中医，1986.（11）：47

【方二】

升麻30~50克

【用法】 取上药，浓煎取汁。用纱布蘸药液湿敷患处，要保持局部湿润。同时禁食生姜、大蒜、鱼、蛋等辛辣之品及发物。

【功能主治】 清热解毒、消炎止痛。主治带状疱疹。

【疗效】 据周熙东等报道，应用本方治疗数例，均在3~5天内痊愈。

【来源】 四川中医，1988，（6）：42

柴胡

【来源】 为伞形科多年生草本植物柴胡（北柴胡）和狭叶柴胡（南柴胡）的根或全草。

【别名】 地熏、茹草、柴草等。

【处方用名】 柴胡、北柴胡、硬柴胡、南柴胡、细柴胡、软柴胡、醋炒柴胡、鳖血炒柴胡。

【用法用量】 水煎服，3~10克.；或入丸、散。

【产地采收】 北柴胡主产于辽宁、甘肃、河北、河南等地；南柴胡主产于湖北、江苏、四川等地。春、秋挖取根部，去净茎苗、泥土，晒干。以根条粗长、皮细、支根少者为佳。

【炮制研究】 生用或醋炙用。和解退热宜生用，疏散肝郁宜醋炙，骨蒸痨热当用鳖血拌炒。

【性味归经】 苦，辛，微寒。归肝、胆经。

【功能主治】 疏散退热，疏肝解郁，升阳举陷。用于寒热往来，感冒发热；肝郁气滞，月经不调，胸胁疼痛；气虚下陷，久泻脱肛（善治气虚下陷神倦发热，食少便溏，久泻脱肛，胃、子宫下垂等症）。另外，本品还可退热截疟，又为治疗疟疾寒热的常用之品，常与黄芩、常山、草果等同用。

柴胡性升散，古人有"柴胡劫肝阴"之说，若肝阳上亢，肝风内动，阴虚火旺及气机上逆者忌用或慎用。

【现代研究】 柴胡根含α-菠菜甾醇、春福寿草醇及柴胡皂甙，另含挥发油等。狭叶柴胡根含皂甙、挥发油、柴胡醇、春福寿草醇、α-菠菜甾醇。柴胡具有镇静、安定、镇痛、解热、镇咳等广泛的中枢抑制作用；柴胡及其有效成分柴胡皂甙有抗炎作用；柴胡皂甙又有降低血浆胆固醇作用；柴胡有较好的抗脂肪肝、抗肝损伤、利胆、降转氨酶作用；柴胡煎剂对结核杆菌有抑制作用；柴胡挥发油还有抗感冒病毒作用，还有增强机体免疫的作用。

【常用单方】

【方一】

柴胡注射液2ml

【用法】 用北柴胡的干燥根，以蒸馏法制成注射液，每安瓿2毫升，相当于原生药2克，备用。取上述柴胡注射液肌肉注射，每次2ml，日2次。

【功能主治】 解表退热。治疗上呼吸道感染。

【来源】 录自《常用中药八百味精要》第52页

【方二】

柴胡注射液2ml

【用法】 柴胡注射液肌注（每ml相当于含原生药1克），每次2ml，每日2次。（10岁以上首剂3ml）。

【功能主治】 解表退热。治疗流行性腮腺炎。

【来源】 《新中医》，1986.18（6）：14

蔓荆子

【来源】 为马鞭草科落叶小灌木植物单叶蔓荆或蔓荆的成熟果实。

【别名】 蔓荆实、荆子、万荆子、蔓青子等。

【处方用名】 蔓荆子。

【用法用量】 水煎服，5~10克。

【产地采收】 主产山东、浙江、江西、福建。此外，河南、江苏、安徽、湖南、湖北、广东、广西、云南等地亦产，多系野生。秋季果实成熟时采收。晒干，去净杂质，贮干燥处，防止潮湿霉烂。以粒大、饱满、气芳香、无杂质者为佳。

【炮制研究】 生用或炒用。

【性味归经】 苦，辛，平。入肝、膀胱、肺经。

【功能主治】 疏散风热，清利头目。用于风热感冒，头痛头风；目赤肿痛，目昏多泪等。此外，取本品祛风止痛之功，也可用治风湿痹痛，多配羌活、独活、川芎、防风等同用，如羌活胜湿汤。

血虚有火之头痛目眩及胃虚者慎服。

【现代研究】　本品含挥发油，主要成分为茨烯、蒎烯，并含微量生物碱和维生素A，及牡荆子黄酮，即紫花牡荆素。蔓荆子有一定的镇静、止痛、退热作用。蔓荆叶蒸馏提取物具有增进外周和内脏微循环的作用。

【常用单方】

【方一】
蔓荆叶适量
【用法】　以20%的蔓荆叶煎剂滴鼻，日3～5次，每次3～5滴，连续2天。
【功能主治】　疏风通窍。治疗过敏性鼻炎。
【来源】　《广西卫生》，1976．（1）：32

桉叶

【来源】　桉叶为桃金娘科植物蓝桉的叶。
【别名】　灰杨柳、玉树、小球核桃、蓝油木、杨草果桃、灰叶桉等。
【处方用名】　桉叶。
【用法用量】　内服：煎汤，3～10克。外用：煎水洗、研粉撒或熬膏敷。
【产地采收】　我国南部及西南部各地都有栽培。主产四川、云南、广东、广西等地。全年可采，折取其叶，阴干或鲜用。
【性味归经】　苦、辛凉。主入肺、大肠经。
【功能主治】　疏风清热、宣肺止咳、清热解毒、祛风止痒。适用于风热感冒、发热无汗、咳嗽，或温病初起有表证，或湿热泻痢、热毒疮痈疔肿、咽喉肿痛、水火烧烫伤、疥癣湿疹、皮肤瘙痒、丝虫病、钩虫病等。
【毒副作用】　曾有报道桉叶油中毒29例，其中7例死亡。致死量最小的仅3.5毫升，但也有服至30毫升而得以恢复者。中毒症状为上腹部烧灼感、恶心、呕吐、眩晕、乏力、皮肤苍白或青紫、四肢发冷、脉搏细速、昏沉欲睡，甚至谵妄、惊厥。病人呼气中有强烈的桉叶油气味，可持续1～2天，有时尿、粪中也有气味。部分敏感患者对常用量亦可引起皮炎。
【现代研究】　现代研究表明，桉叶含挥发油0.92～2.89%，其主要成分是1.8-桉叶素、蒎烯、香橙烯、枯醛、松香芹醇和1-乙酰-4-异丙叉环戊烯等。又含芸香甙、槲皮甙、槲皮素，还分出桉树素。有抗菌、驱风、镇痛、驱钩虫和局部麻醉等作用。桉叶的水提取液能抑制金黄色葡萄球菌及副伤寒杆菌的氧消耗及其琥珀酸脱氢酶活性。蓝桉中提出的桉叶油在6%以上的浓度，试管内能抗结核杆菌,用于10余例肺结核患者(吸入或气管滴入)亦有一定疗效。蓝桉叶浸剂和桉叶油可作为吸入剂用于呼吸系疾患,特别是上呼吸道感染;慢性支气管患者内服后有祛痰作用,哮喘时既可内服又可吸入。

【常用单方】

【方一】

鲜桉叶适量

【用法】 取上药,成人20片(约2.5克),15岁以下小儿15片,水煎2次,第1次加清水500毫升,煎至250毫升,于疟疾发作前1~2小时顿服;第2次再用清水500毫升,煎至250毫升,于疟疾发作后4小时内服,每天1剂。可根据疟疾控制情况,连服3-5天。

【功能主治】 解毒截疟。主治疟疾。

【疗效】 据中国人民解放军建字844部队卫生队报道,应用本方治疗52例,服药第1天控制症状者30例,第2天控制症状者13例,第3天控制症状者4例,但有5例未能控制症状;在治疗过程中有4例患者的疟原虫未转阴,其余48例经血检转阴。

【来源】 赤脚医生杂志,1976.(6):21

【方二】

桉叶适量

【用法】 取上药,洗净,加水煎煮,滤液浓缩成糊剂,备用。治疗时先用艾叶煎水洗涤疮面后,外涂本方,隔天换药1次。

【功能主治】 解毒敛疮。主治下肢溃疡。

【疗效】 据郭段宝报道,应用本方治疗16例,一般用药4次见效,7次痊愈,仅有1例无效。

【来源】 浙江中医杂志,1985.20(1):20

【方三】

大叶桉叶1000克

用法:取上药,加水煎熬浓缩至10%溶液。用纱布湿敷患处,每天3次,每次1~2小时。

【功能主治】 解毒止痛。主治带状疱疹。

【疗效】 据柳州铁路中心医院内科报道,应用本方治疗5例,效果明显,均于3~4天后疱疹干燥结痂脱落。

【来源】 中草药通讯,1974.(3):65

【方四】

鲜大叶桉叶 25 克

【用法】 取上药,加水过药面,蒸馏得 150 毫升,每 100 毫升加氯化钠 0.9 克,装瓶消毒,备用。每天滴眼 4 次。

【功能主治】 消炎止痛。主治传染性结膜炎。

【疗效】 据原广西军区生产建设兵团二师九团卫生队报道,应用本方治疗 63 例,收到满意效果。一般 1-4 天治愈。

【来源】 新医学,1972.(1):30

【方五】

鲜桉叶桉叶适量

【用法】 取上药,用水冲洗干净,以 1000 克桉叶加水 2000 毫升的比例用大锅煎熬成 1:1 煎剂,去渣,置冰箱保存。每次 20 毫升,每天 3 次,口服。

【功能主治】 清热解毒、利咽消肿。主治急性扁桃体炎。

【疗效】 据陈明敦报道,应用本方治疗 62 例,治愈率为 93.5%。平均 3.6 天治愈。

【来源】 福建中医药,1959,(5):81

一枝黄花

【来源】 一枝黄花为为菊科植物一枝黄花的全草或带根全草。

【别名】 野黄菊、山边半枝香、洒金花、黄花细辛、黄花一枝香、千根癀、土泽兰、百条根、铁金拐、签子草、小白龙须、黄花马兰、大败毒、红柴胡等。

【处方用名】 一枝黄花

【用法用量】 内服:煎汤,10~15 克。外用:捣敷或煎水洗。

【产地采收】 生于山野、林缘。全国大部分地区都有分布。夏、秋间采收。以身干、带花叶、茎紫红者为佳。

【性味归经】 辛、苦,性凉,有小毒。主归肝、胆、肺经。

【功能主治】 疏风清热、宣肺止咳、解毒消肿。适用于风热表证、发热口渴、咽喉肿痛、咳嗽痰多、痈疽疮疖、毒蛇咬伤、跌打损伤、癌肿疼痛等。

本品苦凉有毒,内服不宜过量。孕妇忌服。

【现代研究】 现代研究表明,全草含酚、鞣质、挥发油、皂甙、黄酮类等成分。有明显的抗菌作用。尚有祛痰平喘、利尿作用。对急性出血性肾炎有止血作用,还具有抗肿瘤活性。

【常用单方】

【方一】
一枝黄花适量
【用法】 取上药,水煎洗涤患处,每天5~6次,每天更换1剂,连用2~5周。
【功能主治】 杀虫疗癣。主治手足癣。
【疗效】 据游天才等报道,应用本方治疗病程5~10年6例,均痊愈。
【来源】 福建中医药,1962.(3):30

【方二】
一枝黄花50克(鲜草)
【用法】 取上药(干草减半),配葱2根,加水约400毫升,煎至200毫升,倒出药液,加冰糖或白砂糖少许。分2次服,每天1剂。2岁以下儿童药量减半,连服2~7天。
【功能主治】 宣肺止咳。主治百日咳。
【疗效】 据蓝义芳报道,应用本方治疗87例,痊愈79例,无效8例。
【来源】 赤脚医生杂志,1978,(3):13

【方三】
一枝黄花适量
【用法】 取上药鲜品30~60克或干品15~30克,水煎,代茶饮用。另用上药鲜品适量,捣烂绞汁,加食盐、醋少许拌匀,徐徐含咽。
【功能主治】 清热解毒、消肿止痛。主治小儿急性扁桃体炎。
【疗效】 据赵伟强等报道,应用本方治疗300例,服药1~3剂而愈者204例,4~6剂而愈者93例,无效3例。
【来源】 四川中医,1990.(1):48

第二章 清热药与土单方

凡以清解里热为主要作用的药物，称为清热药。

清热药都是药性寒凉，主要用于热病高热、痢疾、痈肿疮毒、以及目赤肿痛、咽喉肿痛等呈现各种里热证候、即是《内经》所说"热者寒之"的意义。根据各药的专长，分为下列六小类：

（一）清热泻火药：能清气分热，对气分实热症，有泄热的作用。

（二）清热燥湿药：药性寒凉，偏于苦燥，有清热化湿的作用，可用于湿热病症。

（三）清热凉血药：专入血分，能清血分热，对血分实热有凉血清热作用。

（四）清热解毒药：有清热解毒作用，常用于治疗各种热毒的病症。

（五）清虚热药：能清虚热、退骨蒸，常用于午后潮热，低热不退等症。

清热药性属寒凉，多服久服能损伤阳气，故对于阳气不足，或脾胃虚弱者须慎用，如遇真寒假热的证候，当忌用。

清热药应用注意事项：

1. 清热药品种繁多，性能各异，在应用时必须根据热证类型及邪热所在部位，选则相适应的清热药进行治疗。

2. 清热药又必须根据兼夹病症予以适当配伍，如表邪未尽里热又盛，可配解表药同用；湿热者可配利水渗湿药；热盛里实者可配攻下药；热盛动风者，可配息风药、热入心包、神志昏迷者，可配开窍药；血热妄行者可配止血药；邪热伤阴者可配养阴药等。此外，如里热气血两燔，又可清气凉血相兼同用。

3. 清热药必须中病即止，不可多服久服，以免伤阳；苦寒燥湿药又可能伤阴，应予慎用。

4. 清热药应用时，必须视病情轻重及药物质地，斟酌用量，并注意用法。

一、清热泻火药与土单方

石膏

【来源】 本品为硫酸盐类矿物硬石膏族石膏，主要含水硫酸钙。采挖后，除去泥沙及杂石。

【别名】 又名细理石、白虎等。

【处方用名】 生石膏、煅石膏。

【用法用量】 15－60克，水煎服。入汤剂宜先煎。

【产地采收】 主产于湖北、安徽、甘肃、四川、山东等地。生石膏洗净，干燥，打碎，除去杂石，粉碎成粗粉。

【炮制研究】 生石膏为含水硫酸钙，加热至80－90度开始失水，至225°C时可全部脱水转化成为煅石膏，其物理性状等已不同于石膏，应属长石（硬石膏）的性状，但化学成份无变化。生、煅石膏粉末中无机元素含量以煅石膏为多，而水溶液中溶出的无机元素含量则以生石膏为高。溶出率随结晶水的减少而减少。生石膏能微溶于水，在盐酸溶液中溶解度增大，说明在体温和胃酸的情况下能增加石膏的溶解度。

【性味归经】 甘、辛、大寒，归肺、胃经。

【功能主治】 清热泻火，除烦止渴。用于外感热病、高热烦渴、肺热喘咳、胃火亢盛、头痛、牙痛。脾胃虚寒及血虚、阴虚发热者忌服。

【毒副作用】 过敏反应：有个别病例用石膏绷带固定后出现接触性皮炎，皮肤有瘙痒及灼热感，并见弥漫性红斑及粟粒状丘疹。

【现代研究】 石膏有解热作用，小剂量对心脏有兴奋作用，大剂量有抑制作用。另外，石膏还有扩张血管和缩短血凝时间等作用。石膏能提高肌肉和外周神经兴奋性。石膏能增强平滑肌功能和提高肌体的免疫能力。

【常用单方】

【方一】

生石膏粉500克

【用法】 取上药，加桐油150毫升，盛于干净器皿内，反复搅拌，调和成面团状备用。确诊患者，可立即将桐油石膏调和剂直接敷于腹部。单纯性阑尾炎以麦氏点（即肚脐与骨盆右侧前突出点连线的中外1/3交界处）为中心敷药，敷药面应超过压痛范围以外5－10厘米；化脓性阑尾炎一般应超过压痛范围5～10厘米；形成弥漫性腹膜炎的患者，外敷范围上平剑突，两侧至腋中线，下至耻骨联合，敷药厚度均以2厘米为宜，敷药后用塑料薄膜及布料分层包裹。每24小时更换1次，连续使用，直至患者基本痊愈后，仍继续使用3～5天。敷药同时，可根据病情配合西药对症处理。

【功能主治】 解毒消炎。主治阑尾炎。

【疗效】 据董富银报道，应用本方治疗220例，有效率达91％。

【来源】 中西医结合杂志，1988，8（9）：569

【方二】

生石膏 250 克

【用法】 取上药，研为细末，加桐油 100 毫升，调成糊状。均匀地敷于患处，包扎，每天换药 1 次。如有溃破须将伤口敷平。换药时先用 15% 的温盐开水洗净患处。冬季桐油粘稠，需与生石膏粉多次搅拌，切勿加热熔化，以免变质影响疗效和引起急性皮炎。

【功能主治】 清热活血。主治血栓闭塞性脉管炎。

【疗效】 据张樟进报道，应用本方治疗本病有效，对破溃者效果尤佳。

【来源】 上海中医药杂志，1984.（2）：23

【方三】

生石膏适量

【用法】 取上药，研为细粉，与桐油按 3：1 调成桐油石膏糊。外敷，每天换药 1 次。

【功能主治】 消炎止痛。主治急性外科炎症。

【疗效】 据张慧航等报道，应用本方治疗外科急性炎症浸润期、淋巴结炎、蜂窝组织炎、丹毒等共 126 例，疗效满意。此法可避免切开引流，但已成脓或局部有溃疡者不宜用。

【来源】 中华外科杂志，1960.（4）：366

【方四】

生石膏粉 150 克

【用法】 取上药，与鲜白萝卜 50 克（黄瓜亦可）一起捣烂成糊。外敷关节及肌肉扭伤、趾骨骨折血肿等病患处 12～24 小时，必要时可重复用药。

【功能主治】 消肿止痛。主治急性扭、挫伤。

【疗效】 据王崇国等报道，应用本方治疗踝关节扭伤、腕关节扭伤等共 15 例，敷药后 30～240 分钟疼痛减轻或消失，敷 1～8 次治愈。但有血肿者需较长时间。

【来源】 福建中医药，1981，（4）：5

【方五】

生石膏粉适量

【用法】 将上药装入纱布袋内，均匀地撒布在患处。

【功能主治】 消炎止痛、生肌敛疮。主治烧伤。

【疗效】 据方景光报道，应用本方治疗 53 例，治愈 51 例。此法能减少分泌物渗出，促进结痂，防止感染，加速创面愈合。

【来源】 福建中医药，1960．（6）：21

栀子

【来源】 本品为茜草科植物栀子的干燥成熟果实。

【处方用名】 山栀、栀子、黄栀子、炒栀子、焦栀子、栀子炭。

【用法用量】 6-9克水煎服。外用生品适量，研末调敷。

【产地采收】 主产于湖南、江西、湖北、浙江、福建等省。9~11月果实成熟呈红黄色时采收，除去果梗及杂质，蒸至上汽或置沸水中略烫，取出，干燥。

【炮制研究】 生品以泻火利湿凉血解毒力强。但栀子苦寒之性较强，易伤中气且对胃有一定的刺激性，脾胃虚弱者易致恶心，炒后可缓和苦寒之性消除副作用。炒栀子与焦栀子功用相似，均能清热除烦，炒栀子比焦栀子苦寒之性略强，一般热较盛者可用炒栀子，脾胃较虚弱者用焦栀子。栀子炭偏于凉血止血，多用于吐血、咯血、尿血、崩漏等出血症。

【性味归经】 苦、寒，归心、肺、三焦经。

【功能主治】 泻火除烦，清热利尿，凉血解毒。用于热病心烦、黄疸、尿赤、血淋涩痛、血热吐衄、目赤肿痛火毒疮疡；外治扭挫伤痛。焦栀子凉血止血。用于血热吐衄，尿血崩漏。脾虚便溏者忌服。

【现代研究】 栀子煎剂及醇提取液有利胆作用，能促进胆汁分泌并能降低血中胆红素，可促进血液中胆红素迅速排泄。对溶血性链球菌和皮肤真菌有抑制作用。有解热、镇痛、镇静、降压及止血作用。

【常用单方】

【方一】
栀子适量

【用法】 取上药，加水煎煮3次，将每次所得的药汁合并，浓缩制成50%或10%的煎剂，饭后服用，每天3次。10%的煎剂，每次服10毫升，以后逐渐递增到50毫升；50%的煎剂，每次服10~15毫升。

【功能主治】 清热利湿、利胆退黄。主治急性黄疸性肝炎。

【疗效】 据楼方岭等报道，应用本方治疗19例，痊愈7例，接近痊愈10例，2例无效。平均住院39，3天。

【来源】 第二军医大学学术资料汇编，1962．（14）：14

【方二】
生栀子30~50克

【用法】 取上药，研为细末，用鸡蛋清1个、面粉和白酒适量，调成糊状。

贴在扭伤部位，用草纸或棉垫、布料覆盖，绷带固定。于扭伤当天敷药后休息，次晨取掉，不必辅用其他疗法。

【功能主治】　消肿止痛。主治扭、挫伤。

【疗效】　据吕明珠报道，应用本方治疗300例，经1次治愈者298例，情况不详者2例。一般敷药次晨即可消肿止痛，个别患者局部留有少许瘀斑，数天后可自行消失。本方对陈旧性损伤治疗较差，2~5天内扭伤者效果较佳。有骨折者当另作处理。

【来源】　四川中医，1988，（2）：44

【方三】

栀子40~60克

【用法】　取上药，加水煎汤。1次顿服。

【功能主治】　清热解毒。主治闹羊花（又称洋金花）中毒。

【疗效】　据蔡帮镇报道，应用本方治疗3例，均获痊愈。

【来源】　四川中医，1983．（4）：56

【方四】

生栀子9克

【用法】　取上药，研碎，浸入70%的酒精或白酒中，浸泡30~60分钟，取浸泡液与适量的面粉和匀，做成4个如5分钱币大小的面饼。睡前贴压于患儿的双侧涌泉穴和双侧内关穴，外包纱布并用胶布固定，次晨取下，以局部皮肤呈青蓝色为佳。

【功能主治】　清热泻火、凉血解毒。主治小儿发热。

【疗效】　据方红等报道，应用本方治疗50例，均获痊愈。其中治疗1次退热者22例，2次退热者18例，3次退热者10例。

【来源】　陕西中医，1991．（1）：554

决明子

【来源】　豆科一年生草本植物决明或小决明的成熟种子。

【别名】　千里光、马蹄决明、草决明。

【处方用名】　决明子、炒决明子、草决明。

【用法用量】　水煎服，9~15克。

【产地采收】　主产于安徽、广西、四川、广东等省，我国南北各地均有栽培。秋季采收，晒干，打下种子，除去杂质，生用或炒用。

【炮制研究】　生决明子长于清肝热，润肠燥，常用于目赤肿痛、大便秘结。炒制以后寒泻之性减弱，并能提高煎出效果，有平肝养肾之功，可用于头痛、头晕、青盲内障。高血压头痛、头晕，可用决明子炒黄，水煎代茶饮。

【性味与归经】　甘、苦、咸，微寒，归肝、肾、大肠经。

【功能与主治】　清肝明目，润畅通便。用于目赤目暗，肠燥便秘。气虚便溏者不宜应用。

【现代研究】　决明子含多种蒽醌类成分，主要有大黄酚、大黄素、大黄酸、大黄素甲醚、决明素等，并含有维生素A。决明子能降低血脂，抑制血清胆固醇的升高和主动脉粥样硬化斑块的形成。有降血压和抗菌作用。对细胞免疫有抑制作用，而对巨噬细胞的吞噬功能有增强作用。此外，尚有泻下、利尿及收缩子宫等作用。

【常用单方】

【方一】

决明子适量

【用法】　每天取上药20克，用开水500毫升冲泡后代茶饮用。

【功能主治】　降血脂。主治高血脂症。

【疗效】　据王靖报道，在基本不改变饮食习惯和不加其他降脂药的情况下，应用本方治疗24例，取得明显疗效。可使高胆固醇和高甘油三脂显著下降。

【来源】　辽宁中医杂志，1991．18（7）：29

【方二】

决明子适量

【用法】　取上药炒，再将其打碎，备用。每次取10~15克，水煎10分钟左右，冲入蜂蜜20~30克搅拌，每晚1剂，或早晚分服，亦可当茶饮。

【功能主治】　泻下通便。主治习惯性便秘。

【疗效】　据彭静山报道，应用本方治疗16例，治愈12例，有效4例。

【来源】　辽宁中医杂志，1983．（6）：33

【方三】

生草决明300克

【用法】　每次取上药25~50克，开水冲泡，代茶饮用。或研成粉末，每次25克，每天2次，开水冲服。

【功能主治】　软坚散结。主治男性乳房发育症。

【疗效】　据刘民元报道，应用本方治疗12例，均于35天内全部痊愈。

【来源】　浙江中医杂志，1993．（9）：415

【方四】

决明子 25~100 克

【用法】　根据病情轻重和体质强弱取上药，每天 1 剂，水煎服。

【功能主治】　软坚消肿。主治急性乳腺炎。

【疗效】　据刘昌海报道，应用本方治疗 8 例，均于 3 天内痊愈。

【来源】　山东中医杂志，1983．（6）：38

二、清热燥湿药与土单方

黄芩

【来源】　本品为唇形科植物黄芩的干燥根。

【别名】　山茶根子、黄金茶根、腐肠。

【处方用名】　黄芩、淡黄芩、子芩、炒黄芩、酒芩、黄芩炭。

【产地采收】　主产于河北、山西、内蒙古、辽宁、吉林等地。春、秋二季采挖，除去须根及泥沙，晒后撞去粗皮，晒干。

【炮制研究】　生黄芩清热泻火解毒力强。酒制入血分，并可借黄酒升腾之力，用于上焦肺热及四肢肌表之湿热，同时因酒性大热，可缓和黄芩的苦寒之性，以免伤害脾阳，导致腹痛。黄芩炭清热止血为主，用于崩漏下血，吐血衄血。

【性味归经】　苦、寒，归肺、胆、脾、大肠、小肠经。

【功能主治】　清热燥湿，泻火解毒，止血，安胎。用于湿温、暑温、胸闷、呕恶、湿热痞满、泻痢、黄疸、肺热咳嗽、高热烦渴、血热吐衄、痈肿疮毒、胎动不安。

【用法用量】　3~9 克，水煎服。

【现代研究】　现代研究表明，黄芩主含黄芩甙、黄芩成元、汉黄芩素、汉黄芩式、黄芩新素等 5 种黄酮类成分。有较广谱的抗菌作用，对流感病毒亦有一定的抑制作用。有抗变态反应、抗炎和解热作用。还有一定的镇静作用，以及有明显的降血压、降血脂作用。可以增加胆汁的排泄量，对离体小肠痉挛有解痉作用。此外，尚有解毒、抗癌、抗氧化等作用。

【方一】

黄芩 30~40 克

【用法】　取上药，加水煎成 200~400 毫升。分次频服。

【功能主治】　清热安胎止吐。主治妊娠呕吐。

【疗效】 据刘昭坤报道，应用本方治疗274例，有效率达97.45%。
【来源】 新中医，1993.（12）：47

【方二】
生黄芩适量
【用法】 取上药，选里外坚实、色黄微绿者（即子芩），整条洗净，刮去皮，用米泔水浸泡一夜，次日炙干。如此浸炙7次，然后研为细末，用醋糊为丸如绿豆大，晾干，装瓶备用。每天取70丸，分早晚各服1次，空腹温开水送下。
【功能主治】 清热调经。主治妇女更年期月经紊乱。
【疗效】 据张红玉等报道，应用本方治疗42例，有效率达95%。
【来源】 四川中医，1992.（4）：35

【方三】
黄芩3～5克
【用法】 取上药，加水煎服，每天1剂。或取上药适量，加水煎煮2次，合并滤液，浓缩制成浓度为50%的黄芩煎液，1岁以下小儿日服6毫升，1岁以上小儿日服8～10毫升，5岁以上小儿酌情加量，皆分3次服。
【功能主治】 清热解毒。主治急性呼吸道感染。
【疗效】 据乐绣盛报道，应用本方治疗63例，总有效率为80.9%。3天内体温大多恢复正常，症状消失时间多为4天。
【来源】 江西医药，1961.（11）：16

黄连

【来源】 本品为毛茛科植物黄连的干燥根茎。
【别名】 川黄连、雅连、味连、支连等。
【处方用名】 黄连、川连、鸡爪黄连。
【用法用量】 水煎服2—5克，外用适量。
【产地采收】 1. 黄连：产于湖北、湖南、陕西、四川、贵州等地。
2. 短萼黄连：产于江苏、安徽、浙江、江西、福建、广东、广西等。
3. 三角叶黄连：栽培于四川西部。
4. 云南黄连：分布于云南西北部，西藏南部。
秋季采挖，除去须根及泥沙，干燥，撞去残留须根。
【性味归经】 苦、寒，归心、脾、胃、肝、胆、大肠经。
【功能主治】 清热燥湿，泻火解毒。用于湿热痞满、呕吐、泻痢、黄疸、高热神昏、心火亢盛、心烦不寐、血热吐衄、目赤吞酸、牙痛、消渴、痈肿疔疮；外治湿疹、湿疮、耳道流脓。酒黄连善清上焦火热，用于目赤、口疮。姜黄连清胃和胃止呕，用于寒热互结、湿热中阻、痞满呕吐。萸黄连舒肝和胃止呕，用于肝胃不和、呕吐吞酸。

阴虚烦热，胃虚呕恶，脾虚泄泻，五更泄泻者慎服。

【毒副作用】　婴儿口服黄连可引起黄疸。

【现代研究】　黄连含小檗碱、黄连碱、甲基黄连碱、掌叶防己碱、非洲防己碱等生物碱，有广谱抗病原微生物及抗原虫作用。有明显的解热作用。能改善心肌缺血，有明显的降压作用。有抗癌活性及抗溃疡、抗腹泻、抑制胃液分泌的作用。还可降低血糖、降低血清胆固醇、提高机体的非特异性免疫功能。

【常用单方】

【方一】

黄连适量

【用法】　取上药，磨成黄连粉内服，每次0.6克，每天4～6次。

【功能主治】　清肺解毒。主治大叶性肺炎。

【疗效】　据陶学煦等报道，应用本方共观察23例，其平均退热天数为2.9天。

【来源】　中华内科杂志，1959，7（9）：898

【方二】

黄连素适量

【用法】　取上药。每次300毫克，每天3次，口服，3个月为1个疗程。

【功能主治】　抗痨杀虫。主治肺结核。

【疗效】　据管明德报道，应用本方治疗30例，咳嗽、咯血、发热等症状全部消失，排菌者转阴率为83.3%，X线摄片病灶吸收好转。

【来源】　中国防痨，1959，2（4）：28

【方三】

黄连适量

【用法】　取上药及白糖各500克，食醋500毫升，山楂片1000克，加开水4000毫升，混合浸泡7天，即可服用。每天3次，每次50毫升，饭后服。

【功能主治】　清胃和中。主治萎缩性胃炎。

【疗效】　据张茵州等报道，应用本方治疗24例，除1例因坏死性胃炎死亡外，其余均坚持服药50～90天。胃镜复查，其中21例胃粘膜萎缩性病变消失；2例由萎缩性胃炎转为浅表性胃炎，胃液分析空腹总酸度、游离酸度均达正常范围，随访1～5年无1例复发。

【来源】　中医杂志，1986.（9）：401

【方四】

黄连素适量

【用法】 取上药。每次0.4克,每天3次,口服,连服1~3月为1个疗程。

【功能主治】 清胃泻火、降糖止渴。主治2型糖尿病。

【疗效】 据王敬光报道,应用本方治疗30例,除5例效果不明显外,其余25例病人的血糖均在1~3周内逐步下降,血清胰岛素较治疗前显著上升,"三多一少"症状消失,体力增加。

【来源】 河北中医,1990.12(3):10

【方五】

黄连10克

【用法】 取上药,用开水250毫升浸泡,冷却备用。洗净患脚,用消毒棉签蘸药液搽之,每天早晚各1次。如有剧痒,可用药液棉签擦洗,不得以手指乱搔。治疗期间,必须保持患处清洁干燥,不穿胶鞋,多穿布底鞋。

【功能主治】 燥湿止痒。主治脚湿气。

【疗效】 据李国呈报道,应用本方治疗23例,治愈22例,显效1例。用药时间5~11天。

【来源】 湖北中医杂志,1988,(2):56

黄柏

【来源】 本品为芸香科植物黄皮树"关黄柏"或黄檗的干燥树皮。前者习称"川黄柏",后者习称"关黄柏"。

【别名】 黄檗、檗木。

【处方用名】 黄柏、川黄柏、盐黄柏、酒黄柏、黄柏炭。

【用法用量】 3—12克,水煎服。外用适量。

【产地采收】 "川黄柏"主产于四川、贵州、湖北、云南等省。"关黄柏"主产于辽宁、吉林、河北等地。剥取树皮后,除去粗皮,晒干。

【性味归经】 苦、寒,归肾、膀胱经。

【功能主治】 清热燥湿,泻火除蒸,解毒疗疮。用于湿热泻痢、黄疸、带下、热淋、脚气、骨蒸劳热、盗汗、遗精、疮疡肿毒。盐黄柏滋阴降火,用于阴虚火旺、盗汗骨蒸。

本品苦寒,易伤胃气,故脾胃虚寒者忌用。

【现代研究】 黄柏主要含小檗碱、药根碱、黄柏碱、N—甲基大麦芽碱等。对金黄色葡萄球菌、溶血性链球菌、大肠杆菌、钩端螺旋体、致病性皮肤真菌等均有不同程度的抑制作用。可兴奋心肌，增加其收缩力。有降血压、抗心律失常、镇咳祛痰、抗溃疡作用。能增强白细胞的吞噬作用而加强机体的防御机能。此外，尚有抗炎、抗毒素、解热等作用。

【常用单方】

【方一】

黄柏适量

【用法】 取上药，用清水洗净切碎，晒干研粉，用10%酒精泛丸。每次服4克，每天2次，7天为1个疗程。

【功能主治】 清热燥湿止痢。主治慢性细菌性痢疾。

【疗效】 据周裕中报道，应用本方治疗40例，均获痊愈。多数病人在2个疗程内治愈，平均治愈天数为10，3天。

【来源】 中医杂志，1959，(8)：23

【方二】

黄柏30克

【用法】 取上药，用清水洗净，加水200毫升，煎取50毫升。将脚洗净，用浸过药液的脱脂棉将患趾四周包裹，外用塑料薄膜包扎，胶布固定。

【功能主治】 消炎止痛。主治甲沟炎。

【疗效】 据李树滋报道，应用本方治疗本病有效，一般经包扎2天即可痊愈。

【来源】 山东中医杂志，1991．(2)：56

【方三】

黄柏50克

【用法】 取上药，放入食用醋精200毫升中浸泡6~7天，纱布过滤，滤液分装于5毫升小瓶中备用。用时将患处用温水洗净，用竹签蘸药液点搽患处。涂药部位呈灰白色，这是该药高浓度的醋精脱水作用，使其患部萎缩，加之角质剥落溶解的协同作用，使患处苔癣样鳞屑脱落。如连用1~2周，苔癣样鳞屑脱落、结痂，新的皮肤长出，即为痊愈。

【功能主治】 清热燥湿、解毒疗疮。主治神经性皮炎。

【疗效】 据李庆有等报道，应用本方治疗36例，痊愈19例，显效12例，好转4例，无效1例。

【来源】 中医外治杂志，1995．(1)：8

龙胆草

【来源】 本品为龙胆科植物条叶龙胆的干燥根及根茎。

【别名】 龙胆、龙须草、山龙胆、苦草。

【处方用名】 龙胆草、苦胆草、龙胆、胆草、酒龙胆。

【用法用量】 3~6克，水煎服。

【产地采收】 全国各地均有分布，春、秋二季采挖，洗净，干燥。

【炮制研究】 龙胆草酒炙后，能缓和其苦寒之性，引药上行，如用于肝胆实火所致的龙胆泻肝汤。

【性味归经】 苦、寒，归肝、胆经。

【功能主治】 清热燥湿，泻肝胆火。用于湿热黄疸、阴肿阴痒、带下、强中、湿疹瘙痒、目赤、耳聋、胁痛、口苦、惊风抽搐。

脾胃虚弱，大便溏泻及无湿热实火者忌服。

【毒副作用】 神经系统：高热，神志不清，二便失禁，四肢弛缓性瘫痪，腱反射消失。

消化系统：恶心呕吐，腹痛，腹泻，严重者可出现肠麻痹。

心血管系统：心律减慢，血压下降。

【现代研究】 本品含龙胆苦甙、龙胆三糖、龙胆碱、龙胆黄碱等。具有保肝、利胆作用，能减轻肝组织坏死和细胞变性，能显著增加胆汁的流量。有健胃作用，能促进胃液及游离盐酸的分泌。还有明显的利尿和降压作用，以及有抗炎、抗过敏、抗菌作用。此外，尚有镇静、抗惊厥作用。

【常用单方】

【方一】

龙胆草15克

【用法】 取上药，洗净，加水250毫升煎后取煎液，加适量氯化钠洗眼，每天3~4次。

【功能主治】 清肝泻火。主治急性结膜炎。

【疗效】 据钟玉坤报道，应用本方治疗89例，其中85例用药1~2天痊愈，仅4例无效。

【来源】 新医药学杂志，1974.（8）：374

苦参

【来源】 本品为豆科植物苦参的干燥根。

【别名】　野槐、山槐、地参、苦骨、地槐根。

【处方用名】　苦参。

【用法用量】　常用量4.5～9克，水煎服。外用适量，煎汤洗患处。

【产地采收】　主产于山西、河南、河北等省，其他大部分地区亦产。春、秋二季采挖，除去根头及小支根，洗净，干燥，或趁鲜切片，干燥。

【炮制研究】　除去残留根头，大小分开，洗净，浸泡至约六成透时，润透，切厚片，干燥。

【性味归经】　苦、寒，归心、肝、胃、大肠、膀胱经。

【功能主治】　清热燥湿，杀虫，利尿。用于热痢、便血、黄疸尿闭、赤白带下、阴肿阴痒、湿疹、湿疮、皮肤瘙痒、疥癣麻风，外治滴虫性阴道炎。不宜与藜芦同用。

【现代研究】　苦参主要含苦参碱、氧化苦参碱、羟基苦参碱等多种生物碱。此外，尚含苦参醇等多种黄酮类。具有减慢心率、抗心肌缺血、抗心律失常、降血压、平喘、祛痰、镇静、解热、抗炎、镇痛等作用。对多种病原菌有较明显的抑制作用，能抑制免疫、升高白细胞，还有利尿和抗肿瘤作用

【常用单方】

【方一】

苦参适量

【用法】　取上药，研为细粉，装瓶备用。每次1克，每天4次，口服。

【功能主治】　清热燥湿止痢。主治急性细菌性痢疾。

【疗效】　据张守芳报道，应用本方治疗33例，痊愈32例，仅1例无效。

【来源】　中草药通讯，1977，(2)：30。

【方二】

苦参500克

【用法】　上药加冷水1000毫升，泡12～20小时，煎1小时，取汁400～600毫升；加水1000毫升，煎取300-500毫升，再加水1000毫升，煎取500毫升。将3次煎汁混合，浓缩成1000毫升，加糖适量。成人每次20毫升，小儿每次5～15毫升，睡前1次口服。

【功能主治】　清心安神。主治失眠。

【疗效】　据重庆红十字会医院儿科报道，应用本方治疗101例，有效率达95%。本方对感染性疾病引起的失眠效果较好。

【来源】　中草药通讯，1979，(2)：38

【方三】

苦参300克

【用法】 取上药,加冷水1000毫升,煎煮取汁500毫升,如法再煎2次。将3次煎汁混合,浓缩成1000毫升,加单糖浆适量调味,装瓶备用。每次50毫升,每天上下午各服1次,连服2~4周。

【功能主治】 宁心复脉。主治早搏。

【疗效】 据胡克报道,应用本方及苦参片剂治疗频发室性早搏32例,总有效率达90.6%。经比较,煎剂的疗效较好。

【来源】 新医药学杂志,1978,(7):41

【方四】

苦参30克

【用法】 取上药,加水500毫升,文火煎至80~100毫升,每夜睡前做保留灌肠。如病变部位较高时,灌完后把臀部抬高些以使药液充分流入。灌完后睡觉,防止药液排出,第2天排便。7天为1个疗程,休息2天,再做第2个疗程。

【功能主治】 清热燥湿。主治慢性结肠炎。

【疗效】 据韦荣贞报道,应用本方治疗10例,经3~4个疗程后痊愈6例,好转3例,1例好转后又复发。

【来源】 新中医,1988,(7);36

三、清热凉血药与土单方

生地黄

【来源】 本品为玄参科植物地黄的新鲜或干燥块茎。

【别名】 生地

【处方用名】 生地、生地炭。

【用法用量】 水煎服,鲜地黄12~30克,生地黄9—15克。

【产地采收】 主要为栽培。分布于河南、山东、陕西、河北等。秋季采挖,除去芦头、须根及泥沙,鲜用,或将地黄缓缓烘焙至约八成干。前者习称"鲜地黄",后者习称"生地黄"。

【炮制研究】 除去杂质,洗净,闷润,切厚片,干燥。生地炙炭后其苦寒之性降低,止血作用增强。

【性味归经】 鲜地黄甘、苦、寒,归心、肝、肾经。生地黄甘、寒,归心、肝、肾经。

【功能主治】 鲜地黄清热生津,凉血,止血,用于热盛伤阴、舌绛烦渴、发斑发疹、吐血、衄血、咽喉肿痛。生地黄清热凉血,养阴,生津,用于热病舌绛烦渴、阴虚内热、骨蒸劳热、内热消渴、吐血、衄血、发斑发疹。本品性寒而滞，脾虚湿滞腹满便溏者，不宜使用。

【现代研究】 本品含有梓醇、地黄素、维生素A、甘露酮、多种糖类、多种氨基酸等成分。地黄中的乙醇提出物对实验动物有降低血压及促进血液凝固的作用。中等量的地黄流浸膏有强心作用，对心脏衰弱作用更为显著。地黄具有皮质激素样免疫抑制作用，激素与生地黄同用，有助于激素的递减，可缩短疗程和抗放射线损伤。地黄还有一定的降血糖作用，但与剂型和剂量有关。地黄煎剂对实验性中毒性肝炎有防止肝糖元减少的作用。另外，地黄能抑制皮肤真菌，具有抗炎、抗增生和渗出等作用。最近，免疫学研究又证明地黄是一种免疫增强剂。

【常用单方】

【方一】

干地黄 90 克

【用法】 取上药，用清水洗净，切碎，加水约 600~800 毫升，煎煮约 1 小时，滤出药液约 300 毫升，为 1 天量，1 次或 2 次服完。儿童酌减。除个别病例连日服药外，均采用 6 天内连服 3 天，经 1 个月后，每隔 7~10 天连服 3 天。

【功能主治】 抗炎消肿。主治风湿性、类风湿性关节炎。

【疗效】 据卢存寿等报道，应用本方治疗风湿性关节炎 12 例，经治 12~50 天，有 9 例治愈，3 例显著进步，血沉恢复一般在症状消失之后。治疗类风湿性关节炎 11 例，显著进步 9 例，进步 1 例，无明显疗效 1 例。

【来源】 中华医学杂志，1965. 5（5）：290

【方二】

生地 30 克

【用法】 取上药，用清水洗净，与新鲜猪肉 30 克一起，加水适量煮或蒸。煮（蒸）到肉烂后，将药、肉及汤顿服，亦可分几次服完，每天 1 剂。

【功能主治】 清热解毒、凉血消肿。主治疮疖。

【疗效】 据李承煌报道，应用本方治疗 10 多例，疗效满意。

【来源】 广西中医药，1981.（4）：5

【方三】

干地黄 90 克

【用法】 取上药，用清水洗净，切碎，加水 1000 毫升，煎煮约 1 小时，滤得药液约 300 毫升，为 1 天量，1~2 次服完，儿童酌减。采用间歇给药法，即每次连续服药 3 天，第 1 次服药后停药 3 天，第 2 次停药 7 天，第 3 次停药 14 天后再服 3 天，总计 36 天，12 个服药日为 1 个疗程。满 1 个疗程后停药 1 个月，可开始第 2 个疗程。

【功能主治】 凉血祛风、消炎止痒。主治湿疹、神经性皮炎等皮肤病。

【疗效】 据卢存寿报道,应用本方治疗 37 例,治愈 28 例,显著进步 3 例,进步 5 例,无效 1 例。其中对湿疹的疗效最明显。多数患者在 5—16 天治愈。

【来源】 天津医药杂志,1966.8 (3):209

【方四】

干生地 90 克

【用法】 取上药,用清水洗净,切成碎片,加水约 900 毫升,煮沸并不断搅拌 1 小时后滤得药液约 200 毫升,1 次服完,连服 3 天。以后于第 7 天、第 16 天和第 33 天开始各连服 3 天,共 35 天,有 12 个服药日,此后每隔 1~3 个月视病情重复上述治疗 1 次。若身体衰弱或服药后轻度腹泻,可将干地黄减至 45~50 克,加炮姜 1.6 克,白术 8 克,水煎服,隔 5 天服药 5 天,间歇服用。除急救危象和必要的抗生素、补液外,不加用其他药物。

【功能主治】 补肾益精。主治席汉氏综合征。

【疗效】 据卢存寿报道,应用本方治疗 10 例,6 例恢复了工作和劳动能力,做轻工作的 3 例。神经衰弱、低血糖等症状均有改善。经 3~5 个月的治疗后,子宫恢复正常大小者 3 例,恢复月经者 1 例,恢复生育能力者 2 例。10 例的尿 17-羟皮质醇和 17-酮类固醇排出量均见增加。认为此法较激素补偿疗法合理,作用部位在下丘脑垂体系统。

【来源】 中西医结合杂志,1985.5 (8):476

玄参

【来源】 本品为玄参科植物玄参的干燥根。

【别名】 元参。

【处方用名】 玄参、黑玄参、乌玄参、润玄参、元参。

【用法用量】 常用量 9~15 克,水煎服。

【产地采收】 主产于长江流域及陕西、福建等省。冬季茎叶枯萎时采挖,除去根茎、幼芽、须根及泥沙,晒或烘至半干,堆放 3~6 天,反复数次至干燥。

【炮制研究】 除去残留根茎及杂质,洗净,润透,切薄片,干燥或微泡,蒸透,稍晾,切薄片,干燥。

【性味归经】 甘、苦、咸,微寒,归肺、胃、肾经。

【功能主治】 凉血滋阴,泻火解毒。用于热病伤阴、舌绛烦渴、温毒发斑、津伤便秘、骨蒸劳嗽、目赤、咽痛、瘰疬、白喉、痈肿疮毒。不宜与藜芦同用。

本品性寒而滞，对脾胃虚寒、食少便溏者慎用。

【现代研究】　玄参的主要成分为玄参素、植物自醇、亚麻酸、生物碱等。具有显著的降压和强心作用。可引起血糖轻微降低，但效果不及地黄。有中枢抑制作用及很好的退热作用。有抗病原微生物及其毒素的作用，对各种致病菌均有抑制作用。还有一定的抗炎作用。

【常用单方】

【方一】

玄参60克

【用法】　取上药，加水煎取浓汁500毫升，温饮，每天1～2次。

【功能主治】　清疏风热、泻火解毒。主治风热感冒。

【疗效】　据卢长涵报道，应用本方治疗50多例，均有良效。

【来源】　新中医，1992.（2）：6

【方二】

玄参适量

【用法】　根据病人年龄大小取上药，5～10岁用21克，水煎取汁80～100毫升；11～16岁用33克，水煎取汁150～180毫升；17岁以上用51克，水煎取汁200～250毫升。分4～5次口服，以温服为宜，或放入保温瓶内，便于服用，每天1剂。

【功能主治】　清热养阴、分清别浊。主治乳糜尿。症见小便混浊，色白如米泔水，尿时无尿道疼痛感。

【疗效】　据邢继贺报道，应用本方治疗7例，均获痊愈，一年后随访未见复发。

【来源】　中原医刊，1991，（5）：28

牡丹皮

【来源】　本品为毛茛科植物牡丹的干燥根

【别名】　丹皮、粉丹皮。

【处方用名】　牡丹皮、刮丹皮、粉丹皮、丹皮。

【用法用量】　常用量6～12克，水煎服。

【产地采收】　主产于河南、安徽、山东等地。秋季采挖根部，除去细根，剥取根皮，晒干。

【炮制研究】　迅速洗净，润后切薄片，晒干。

【性味归经】　苦、辛，微寒。归心、肝、肾经。

【功能主治】 清热凉血，活血化淤，用于温毒发斑、吐血衄血、夜热早凉、无汗骨蒸、经闭痛经、痈肿疮毒、跌仆伤痛。

本品辛寒行散，对血虚有寒、孕妇及月经过多者慎用。

【现代研究】 牡丹皮的主要成分为酚类、单萜类及鞣质类。如丹皮酚、牡丹酚甙、牡丹酚原甙、芍药甙等。对伤寒杆菌、大肠杆菌、金黄色葡萄球菌、溶血性链球菌、肺炎球菌等有较强的抗菌作用。有一定的抗流感病毒和明显的降血压作用。对蛙心有洋地黄样作用。通过抑制血小板凝集和释放而能抑制动脉粥样硬化斑块的形成。此外，尚有镇静、降温、解热、镇痛、解痉等作用。

【常用单方】

【方一】

牡丹皮适量

【用法】 取上药，水煎分3次服，初次用量每天为15～18克，如无不良反应，可增至每天50克。

【功能主治】 降血压。主治高血压病。

【疗效】 据沈阳市公安局医务所报道，应用本方治疗7例，一般用药3～5天血压明显下降，症状改善，经服6～33天，舒张压平均下降1.4千帕，收缩压平均下降4.5千帕，近期疗效较好。

【来源】 中医函授通讯，1991．（1）：33

【方二】

牡丹皮100克

【用法】 取上药，加水1000毫升，煮沸15分钟，取汁、挤渣，过滤后制成10%的煎液，每晚服50毫升，连服10次为1个疗程。

【功能主治】 抗过敏、通鼻窍。主治过敏性鼻炎。

【疗效】 据林新报道，应用本方治疗27例，痊愈12例，进步7例，无效及效果不明8例。

【来源】 中华耳鼻咽喉科杂志，1957，（2）：99

赤芍

【来源】 本品为毛茛科植物芍药或川赤芍的干燥根。

【别名】 赤芍药。

【处方用名】 赤芍、川赤芍、赤芍药。

【用法用量】 常用量6～12克，水煎服。

【产地采收】 芍药主产于内蒙古和东北等地。川赤芍等主产于四川，甘肃、陕西、青海、云南等地亦产。以内蒙古多伦所产质量最佳，称"多伦赤芍"。春、秋二季采挖。除去根茎、须根及泥沙，晒干。

【炮制研究】 除去杂质，分开大小，洗净，润透，切薄片，干燥。本品为圆柱形切片，直径0.5~3cm，厚0.3~0.5cm，切面黄白色或粉红色。

【性味归经】 苦，微寒，归肝经。

【功能主治】 清热凉血，散淤止痛。用于温毒发斑、吐血衄血、目赤肿痛、肝郁胁痛、经闭痛经、跌仆损伤、痈肿疮疡。不宜与藜芦同用。

本品苦寒，故血寒经闭不宜用。

【现代研究】 赤芍主要含芍药内酯甙、氧化芍药甙及芍药新甙等单萜类成分，并含有没食子酸等鞣质成分，具有扩张冠状血管、抗心肌缺血、抗血小板聚集、抗血栓形成、改善微循环及降低门脉高压的作用。对肝损伤有保护作用。能镇静、止痛、抗惊厥。对多种病原微生物有较强的抑制作用，对某些致病真菌及某些病毒也有抑制作用。芍药甙有较弱的抗炎作用，能预防应激性胃溃疡，并对胃、子宫等平滑肌有抑制作用。此外，尚能提高机体吞噬细胞的功能。还有一定的抗肿瘤和解热作用。

【常用单方】

【方一】

赤芍1000克

【用法】 取上药，加水煎煮2次，合并滤液，浓缩成1000毫升。每次40毫升（相当于生药40克），每天3次，口服，5周为1个疗程，连服2个疗程。

【功能主治】 活血化瘀、通脉止痛。主治冠心病、心绞痛。

【疗效】 据郭金广报道，应用本方治疗125例，取得较好疗效，不仅胸闷、心慌等症状及心电图有较明显的改善，而且对心绞痛的缓解率达96％。

【来源】 中级医刊，1984.（9）：49

【方二】

赤芍100克

【用法】 取上药，与丹参30克，加水煎煮2次，合并滤液，浓缩得400毫升。每次200毫升，每天2次，口服，每天1剂，10天为1个疗程。

【功能主治】 活血散瘀、保肝退黄。主治急性黄疸性肝炎。

【疗效】 据杨军等报道，应用本方治疗25例，均于3个疗程内治愈。平均退黄时间为13.6天。

【来源】 铁道医学，1989，17（3）：183

紫草

【来源】 本品为紫草科植物紫草的干燥根。

【别名】 老紫草、紫草茸。

【处方用名】 紫草、紫草根、老紫草、紫草茸。

【用法用量】 常用量5~9克，水煎服。外用适量，熬膏或用植物油浸泡涂擦。

【产地采收】 主产于新疆、辽宁、湖南、湖北等地。春、秋二季采挖，除去泥沙，干燥。

【性味归经】 甘、咸、寒，归心、肝经。

【功能主治】 凉血、活血，解毒透疹。用于血热毒盛、斑疹紫黑、麻疹不透、疮疡、湿疹、水火烫伤。

【现代研究】 紫草含有紫草聚糖、乙酰紫草醌、紫草酿、紫草烷等。有抗炎作用，对实验性炎症具有显著的抑制作用。对多种真菌及病毒亦有不同程度的抑制作用。有抗着床、抗早孕和降血糖、兴奋心脏的作用。此外，尚有缓和的解热作用，还有一定的抗癌作用。

【常用单方】

【方一】

紫草30~60克

【用法】 取上药水煎服，每天1剂。

【功能主治】 清热凉血、散瘀止血。主治血小板减少性紫癜。

【疗效】 据记载，曾用本方治疗1例经中西医综合治疗效果不明显的肺结核合并血小板减少性紫癜患者，效果明显。具体方法是第1天用30克，服后鼻衄即减；第2天加至60克，服后鼻衄停止。连服5剂，血小板计数明显增高，全身紫癜消退，病情转危为安。

【来源】 录自《中药大辞典》

【方二】

紫草800克

【用法】 取上药，轧碎，放入麻油5000毫升中熬后去渣，成紫草油，装入灭菌瓶内备用。按常规外科清创处理后采用包扎法或暴露法。包扎法：将灭菌纱布浸透紫草油后，四肢、躯干部位用单层或双层纱布铺开放在创面上，外用纱布、绷带包扎。对部分坏死较深产生分泌物，或纱布下积脓时，可在该部位剪去紫草油纱布，去除坏死组织及脓液后，再用紫草油纱布覆盖，可加紫外线照射。

根据分泌物情况增减换药次数。暴露法：头面、颈、会阴和躯干部，用无菌棉球涂紫草油在创面上或用单层紫草油纱布铺在创面上，不包扎，干燥时可反复涂药。治疗期间可根据创面大小、程度，给予全身支持疗法、抗感染、抗休克等对症处理。疗程为10～42天。

【功能主治】　清热解毒、凉血止痛。主治烧伤。

【疗效】　据谢培增等报道，应用本方治疗1153例，除1例死亡外，其余全部治愈。

【来源】　中医杂志，1988，29（4）：41

【方三】

紫草10克

【用法】　将上药浸泡在100毫升麻油（或豆油）内，放置6小时后即可应用；或将紫草浸泡在热沸的麻油内，待冷后即可使用。取紫草油涂敷在硬结皮肤上，面积超过硬结范围1～2厘米，外加塑料薄膜覆盖，用无菌纱布包扎在塑料薄膜外面，最好用胶布固定。或涂敷面不加保护措施，尽量使紫草油在皮肤表面上保持的时间长一些，每天涂敷2～6次。

【功能主治】　活血消肿。主治肌注后局部硬结。

【疗效】　据博文录报道，应用本方治疗100例，均获良效。硬结发现早、范围不大者，90%在涂敷24小时后即可消散，少数面积大、发现或用药晚者一般经2～5天可使之消散。

【来源】　中医杂志，1990．（10）：143

【方四】

紫草200克

【用法】　取上药，入麻油．750毫升中，炸枯滤过，呈油浸剂，备用。用消毒棉签蘸紫草油涂搽宫颈及阴道上端，隔天1次，10次为1个疗程，连用1～2个疗程。治疗期间禁止性生活，行经期间停药。

【功能主治】　抗菌消炎。主治宫颈糜烂。

【疗效】　据杨葆稚报道，应用本方治疗100例。痊愈84例，显效8例，好转4例，无效4例。

【来源】　中西医结合杂志，1986．6（4）：237

四、清热解毒药与土单方

金银花

【来源】 本品为忍冬科植物忍冬的干燥花蕾或带初开的花。

【别名】 双花、二宝花、银花、忍冬花。

【处方用名】 金银花、银花、金银花炭、银花炭、忍冬花、忍冬花炭、双花、双花炭、二花、二花炭。

【用法用量】 常用量6～15克，水煎服。

【产地采收】 忍冬主产于山东、河南，全国大部分地区均产。夏初花开放前采收，干燥；或用硫黄熏后干燥。

【炮制研究】 生用清热解毒，炮炭后具有活血化瘀的功效。

【性味归经】 甘、寒，归肺、心、胃经。

【功能主治】 清热解毒，凉散风热。用于痈肿疔疮、喉痹、丹毒、热血毒痢、风热感冒、温病发热。本品性寒，脾胃虚寒、气虚及疮疡脓清者慎用。

【现代研究】 金银花主含挥发油，还含有忍冬贰、木犀草素、绿原酸、肌醇、皂甙等，具有抗病原微生物（如金黄色葡萄球菌、溶血性链球菌、痢疾杆菌、肺炎双球菌、大肠杆菌等）的作用，其水煎剂对流感病毒、疱疹病毒等亦有抑制作用。具有明显的解热作用。能促进白细胞的吞噬功能，调节机体的免疫功能，减少肠内胆固醇吸收，降低血中胆固醇的含量。此外，尚有抗炎、抗癌瘤、保肝利胆、止血、抗生育等作用。

【常用单方】

【方一】

金银花露适量

【用法】 取上药。每次100毫升，每天3次，口服。必要时可增加服药次数，2周为1个疗程，可连服2个疗程。

【功能主治】 清热解毒。主治肿瘤放疗、化疗后口干症。

【疗效】 据浦鲁言报道，应用本方治疗978例，放疗组的有效率为87%，化疗组的有效率为74%，平均有效率为80.5%。两组的白细胞回升数占总病例的46.5%。

【来源】 江苏中医，1992.13（6）：15

【方二】

新鲜金银花30克

【用法】 取上药。水煎3次，分3次服，每天1剂。
【功能主治】 清热凉血、疏风止痒。主治荨麻疹。
【疗效】 据许绍生等报道，应用本方治疗3例，均在服用3剂后症状消失，观察3个月无复发。
【来源】 中华皮肤科杂志，1960.（2）：118

【方三】
金银花1000克
【用法】 取上药，粉碎成粗末，放入40%的酒精1500毫升中浸泡48小时，过滤取液，煎至400毫升，备用。用时先清洁阴道及子宫颈管口的分泌物，再涂药于子宫颈管口内，后涂子宫颈外表面。每天1次，2周为1个疗程。
【功能主治】 抗菌消炎。主治子宫颈糜烂。
【疗效】 据上海第一医学院附属妇产科医院报道，应用本方治疗本病有良效，多数使用1个疗程即能见效。
【来源】 中华妇产科杂志，1959，（2）：107。

【方四】
金银花适量
【用法】 取上药，炒至烟尽（勿成白灰色，否则无效），研为细末，加水做保留灌肠。6个月以下小儿用1克，加水10毫升；6～12个月小儿用1.5克，加水15毫升；1～2周岁小儿2～3克，加水20～30毫升，每天2次。
【功能主治】 抗菌止泻。主治婴幼儿腹泻。
【疗效】 据徐文褆报道，应用本方可作为治疗小儿消化不良的一种辅助疗法，有较好的效果。
【来源】 中级医刊，1965.（4）：207

连翘

【来源】 本品为木犀科植物连翘的干燥果实。
【别名】 落翘、黄花翘、空壳。
【处方用名】 连翘、青连翘、连翘壳、连翘心。
【用法用量】 常用量6—15克，水煎服。
【产地采收】 主产于我国华北、东北、长江流域至云南。秋季果实初熟尚带绿色时采收，除去杂质，蒸熟，晒干，习称"青翘"；果实熟透时采收，晒干，除去杂质，习称"老翘"。
【性味归经】 苦，微寒。归肺、心、小肠经。

【功能主治】　清热解毒，消肿散结。用于痈疽、瘰疬、乳痈、丹毒、风热感冒、温病初起、温热入营、高热烦渴、神昏发斑、热淋尿闭。本品苦寒伤胃，脾胃虚寒及痈疽属阴证者慎用。

【现代研究】　连翘含连翘酚、挥发油、三萜皂甙、齐墩果酸、熊果酸、生物碱及较多量芦丁等。有广谱抗菌、抗病毒作用，对多种革兰氏阳性及阴性细菌、流感病毒等均有抑制作用。有降血压和轻微的强心作用，还有保肝作用，能减轻四氯化碳所致的肝脏变性和坏死。此外，还有抗炎、镇吐、利尿、解热等作用。

【常用单方】

【方一】

连翘500克

【用法】　取上药，加工成细粉剂。成人每天20～25克，分3次饭前服。忌食辛辣食物及酒等。

【功能主治】　杀菌抗痨、消炎止血。主治肺结核。

【疗效】　据于成甫报道，应用本方治疗12例，1个月后自觉症状改善，其中1例空洞闭合，3例病变明显吸收，4例略吸收，4例无改变。

【来源】　辽宁医学杂志，：1960．（6）：63

【方二】

连翘30克

【用法】　取上药，加水用文火煎成150毫升。分3次饭前服（小儿酌减），连用5－10天。忌食辛辣及盐。

【功能主治】　清热解毒、利水消肿。主治急性肾炎。

【疗效】　据于成甫报道，应用本方治疗8例，有6例浮肿全部消退，2例显著好转，血压均明显下降；尿检6例转阴，2例好转。

【来源】　江西医药，1961．（7）：18

【方三】

连翘适量

【用法】　取上药，去梗洗净，曝干，装罐备用。每次用15～30克，开水冲泡或煎沸当茶饮，连服1～2周。

【功能主治】　清热通便。主治便秘。

【疗效】　据刘沛然报道，应用本方治疗各种原因引起的便秘有效。

【来源】　山东中医杂志，1985．（5）：44

【方四】

连翘心 60 克

【用法】　取上药，炒焦煎水服，或炒焦研末服，每次 10 克，每天 3 次。

【功能主治】　降逆止呃。主治呃逆。

【疗效】　据王之炳报道，应用本方治疗不同原因所致的呃逆，均收到良效。

【来源】　四川中医，1986．4（8）：23

蒲公英

【来源】　本品为菊科植物蒲公英的干燥全草。

【别名】　黄花地丁、婆婆丁。

【处方用名】　蒲公英、黄花地丁、球子草、白地茜、白珠子草、散星草、蚊子草、通天草。

【用法用量】　常用量 9～15 克，水煎服。外用鲜品适量捣敷或煎汤熏洗患处。

【产地采收】　主产于山西、河北、山东及东北各地。全国大部分地区均产。春至秋季花初开时采挖，除去杂质，洗净，晒干。

【性味归经】　苦、甘、寒，归肝、胃经。

【功能主治】　清热解毒，消肿散结，利尿通淋。用于疔疮肿毒、乳痈、瘰疬、目赤、咽痛、肺痈、肠痈、湿热黄疸、热淋涩痛。

【现代研究】　蒲公英含蒲公英甾醇、蒲公英素、蒲公英苦素、树脂、肌醇、莴苣醇、咖啡酸等，对多种致病菌有一定的杀菌作用，煎剂对某些病毒和真菌亦有抑制作用。煎剂在体外能显著提高人的外周血淋巴细胞母细胞转化率，激发机体免疫功能。有利胆及保肝作用，可使胆汁分泌增加，对肝损害有保护作用。此外，有一定的利尿作用。

【常用单方】

【方一】

蒲公英 600 克

【用法】　取上药，研为细末。每天 20 克，用开水浸泡 30 分钟后代茶饮用，1 个月为 1 个疗程，连服 1～2 个疗程。

【功能主治】　清热解毒、消炎愈疡。主治消化性溃疡。

【疗效】　据马凤友报道，应用本方治疗 91 例，治愈 51 例，好转 35 例，无效 5 例。

【来源】　中医药学报，1991．（1）：41

【方二】

新鲜蒲公英适量

【用法】 取上药，用清水洗净后捣烂榨汁，直接敷于痛处皮肤，外盖2层纱布，中间夹一层凡士林纱布，以减缓药汁蒸发。

【功能主治】 清热解毒、消炎止痛。主治肺癌性胸痛。

【疗效】 据裘钦豪报道，应用本方治疗20例，一般敷药30分钟左右疼痛减轻，止痛时间可达8小时左右。

【来源】 浙江中医杂志，1986．（11）：516

【方三】

蒲公英适量

【用法】 取上药，研末，用甘油与75%酒精按1：3比例调成糊状敷于患处，每天换药2次。

【功能主治】 解毒疗疮。主治痈疖疮疡、急性乳腺炎等。

【疗效】 据侯士雄报道，应用本方治疗痈疖疮疡、急性乳腺炎、腮腺炎等290多例，均收到满意效果。或用鲜品捣烂外敷、捣汁、水煎服，皆有良效。

【来源】 河北中医，1984．（4）：64

【方四】

蒲公英60克

【用法】 取上药，加水煎煮取汁2碗。温服1碗，剩下1碗趁热熏洗。

【功能主治】 抗炎消肿。主治甲亢术后突眼加重症。

【疗效】 据余静思报道，应用本方治疗3例，均获良效。一般用药1个半月即可。

【来源】 浙江中医杂志，1980．（8）：362

大青叶

【来源】 本品为十字花科植物菘蓝的干燥叶。

【别名】 大青、蓝叶。

【处方用名】 大青叶。

【用法用量】 常用量9~15克，水煎服

【产地采收】 主产于河北、北京、山西等地。夏、秋二季分2~3次采收，除去杂质，晒干。

【性味归经】 苦、寒，归心、胃经。

【功能主治】 清热解毒，凉血消斑。用于温邪入营、高热神昏、发斑发疹、黄疸、热痢、痄腮、喉痹、丹毒、痈肿。本品苦寒败胃，脾胃虚寒者忌用。

【现代研究】　现代研究表明，大青叶含有色氨酸、葡萄糖芸苔素、新葡萄糖芸苔素、靛蓝等。对金黄色葡萄球菌、甲型链球菌、脑膜炎双球菌、肺炎双球菌、大肠杆菌、痢疾杆菌及乙型脑炎病毒、腮腺炎病毒、流感病毒、钩端螺旋体等多种病原微生物均有一定的抑制作用。有抗炎、解热作用。此外，尚能增强机体白细胞对细菌的吞噬作用，对四氯化碳引起的肝损伤有一定的保护作用。

【常用单方】

【方一】

大青叶 30 克

【用法】　取上药，加水煎取 100 毫升。1 岁以下每次服 10～20 毫升，2～5 岁每次服 50 毫升，11－13 岁每次服 80 毫升，每 4 小时服 1 次，一般退热后 2～3 天停药。

【功能主治】　清热解毒。主治流行性乙型脑炎。

【疗效】　据福建中医研究所等报道，应用本方治疗 51 例，获得较好疗效。本方对轻中型效果较好。

【来源】　福建中医药，1965.（4）：11

【方二】

大青叶适量

【用法】　成人每次取上药 45 克，加水煎汁顿服；或取 90 克煎汁分 2 次服，连服至痊愈后 1～2 天停药。

【功能主治】　清热解毒、抗菌止痢。主治急性细菌性痢疾、急性胃肠炎。

【疗效】　据江西医学科学院报道，应用本方治疗 300 余例，均获得较好疗效。治疗后完全退烧时间为 1 天左右，排便次数和大便外观恢复正常平均不足 5 天。本方亦适用于小儿腹泻。

【来源】　医学科学论文汇编，1961.（4）：9

板兰根

【来源】　本品为十字花科植物菘蓝的干燥根。

【别名】　大兰根、靛青根、蓝靛根、大青叶根。

【处方用名】　板蓝根、大青根。

【用法用量】　常用量 9～15 克，水煎服。

【产地采收】　主产于河北、江苏、河南、安徽、陕西、甘肃、黑龙江等地。秋季采挖，除去泥沙，晒干。

【性味归经】　苦、寒，归心、胃经。

【功能主治】　清热解毒，凉血利咽。用于温毒发斑、舌绛紫暗、痄腮、喉痹、烂喉丹痧、大头瘟疫、丹毒、痈肿。

【现代研究】　板蓝根含靛蓝、靛玉红、靛贰、靛红、谷甾醇、芥子甙等。对多种革兰氏阳性和阴性细菌、流感病毒有抑制作用，对钩端螺旋体有杀灭作用。有一定的解热作用。板蓝根所含的靛玉红对动物移植性肿瘤有中等强度的抑制作用，对慢性粒细胞白血病有较好的疗效。

【常用单方】

【方一】

板蓝根适量

【用法】　取上药60～120克（5岁以内每天60克，5～14岁每天90克，成人每天120克），按每30克加水500毫升煎至100毫升的比例煎取。分2次服用，每天1剂。治疗过程中需配合西医降温、镇痉、抗呼吸衰竭等对症处理。

【功能主治】　清热解毒。主治流行性乙型脑炎。

【疗效】　据广西北海市人民医院传染科报道，应用本方治疗106例，治愈率为95.3%。

来源：新医学，1976.（4）：199

【方二】

板蓝根500克

【用法】　取上药，清水洗净，加水煎煮2次，合并滤液，浓缩为500毫升，置消毒容器内，备用。3岁小儿每次服20毫升，3～5岁小儿每次服25毫升，10岁以上每次服35毫升，每天3次。用药至伪膜脱落及症状消失3个月后停药。

【功能主治】　清热解毒利咽。主治白喉。

【疗效】　据郑如快报道，应用本方治疗12例，疗效颇佳。发热、声嘶、气喘等症状消失时间平均在用药3～4天后，且可使伪膜脱落，细菌培养转阴。

【来源】　广东中医，1960.（4）：192

【方三】

板蓝根50克

【用法】　取上药，加水700毫升，煎至450毫升，再取煎液1/3浓缩为50毫升，涂擦患处；余2/3药液分次含漱，每天5～6次，每天1剂。

【功能主治】　解毒消炎。主治口腔溃疡。

【疗效】　据王莲芬报道，应用本方治疗15例，多数病人用药3～4天痊愈。

【来源】　陕西中医，1989，（3）：126

鱼腥草

【来源】 本品为三白草科植物蕺菜干燥地上部分。

【别名】 蕺菜、蕺草、岑草、侧耳根。

【处方用名】 鱼腥草。

【用法用量】 水煎服,15~25克,不宜久煎。鲜品用量加倍,水煎或捣汁服。外用适量,捣敷或煎汤熏洗患处。

【产地采收】 主产于江苏、浙江、湖南、江西等地。夏季茎叶茂盛花穗多时采割,除去杂质,晒干。

【性味归经】 辛、微寒,归肺经。

【功能主治】 清热解毒,消痈排脓,利尿通淋。用于肺痈吐脓、痰热喘咳、热痢、热淋、痈肿疮毒。虚寒证及阴性外疡忌用。

【毒副作用】 过敏反应:食用新鲜鱼腥草可导致日光性皮炎;鱼腥草注射液可导致过敏性紫癜、荨麻疹、红斑、红疹、瘙痒、大表皮松解萎缩性药物皮炎、末梢神经炎,甚至可致过敏性休克,乃至死亡。

【现代研究】 全草主要含挥发油,油中含抗菌成分鱼腥草素、新鱼腥草素、月桂烯,另外尚含一些黄酮类化合物、有机酸类,能增强机体免疫功能,对病毒、钩端螺旋体、致病性真菌等均有不同程度的抑制作用。还具有利尿、抗肿瘤作用。

【常用单方】

【方一】鲜
鱼腥草50~100克

【用法】 取上药(干品减半),水煎服,每天1剂。如用鲜品,可先嚼服药叶20~40克,则效果更佳。

【功能主治】 清热解毒、抗菌止痢。主治急性细菌性痢疾。

【疗效】 据邹桃生报道,应用本方治疗300例,疗效颇佳,一般2~3剂可愈。

【来源】 浙江中医杂志,1988,(6):260

【方二】
鱼腥草180克

【用法】 取上药,加白糖30克。水煎服,每天1剂,连服5~10剂。

【功能主治】 清热解毒、利湿退黄。主治急性黄疸性肝炎。

【疗效】 据李学志报道,应用本方治疗20例,全部痊愈。

【来源】　山东医药，1979，（1）：35

【方三】
鲜鱼腥草 50～150 克
【用法】　取上药，冰糖适量。先把鱼腥草洗净，捣烂，然后把冰糖放入 200～500 毫升水中煮沸，再冲入鱼腥草中，加盖 5～7 分钟后即可服用。每天 1～2 次，连服 4 天。主治风热咳嗽。
【疗效】　据李桂贯报道，应用本方治疗 66 例，总有效率为 98，5%。
【来源】　广西中医药，1994．17（2）：71

【方四】
鱼腥草 500 克
【用法】　每天取上药 10 克，开水泡饮。全部服完为 1 个疗程。
【功能主治】　清热解毒、利水定眩。主治眩晕症，可伴有头痛、面赤、鼻衄、失眠多梦；更年期高血压等。
【疗效】　据黄冬度报道，应用本方治疗本病有效。
【来源】　浙江中医杂志，1991．（2）：90

白头翁

【来源】　本品为毛茛科植物白头翁的干燥根。
【别名】　翁草、山棉花、大将军。
【处方用名】　白头翁、白头公、白头草。
【用法用量】　常用量 9～15 克，水煎服。
【产地采收】　分布于我国北方各省。春、秋二季采挖，除去泥沙，干燥。
【性味归经】　苦、寒，归胃、大肠经。
【功能主治】　清热解毒，凉血止痢。用于热毒血痢、阴痒带下、阿米巴痢疾。本品苦寒，虚寒泻痢者忌服。
【现代研究】　白头翁含皂甙、白头翁素等，对阿米巴原虫、金黄色葡萄球菌、绿脓杆菌、皮肤真菌、酵母菌、白色念珠菌、流感病毒、阴道滴虫等有不同程度的抑制或杀灭作用。
【常用单方】

【方一】
白头翁 30 克
【用法】　取上药，加水煎煮 4 次，去渣取汁，混合后加红糖适量，分 2 次温服,每天1剂,连服30天。视病情可适当延长服用时间。

【功能主治】 解毒消肿。主治颈淋巴结肿大(瘰疬)。

【疗效】 据谢自成报道,应用本方治疗30余例,均获满意疗效。

【来源】 四川中医,1987,(5):33

方二

鲜白头翁20克

【用法】 取上药,鸡蛋3枚,先煎白头翁数沸后,再将鸡蛋打入药中,勿搅动,以免蛋散。待鸡蛋熟后,捞出鸡蛋,滗出药汁,吃蛋喝汤,使患者微微汗出。

【功能主治】 解毒消肿。主治流行性腮腺炎。

【疗效】 据吕广振等报道,应用本方治疗本病,一般1剂即愈,病重者次日可再进1剂。

【来源】 山东中医杂志,1986.(5):47

方三

鲜白头翁适量

【用法】 取上药,洗净捣烂(干根需先用温水泡涨,捣烂)。取适量放于痛牙处,上下齿紧紧咬着,2~3分钟后觉有麻木酸苦感、流涎水,即可止痛。如继续疼痛可再用2~3次,即可镇痛。

【功能主治】 消炎止痛。主治牙痛。

【疗效】 据方选书报道,应用本方治疗本病有效。

【来源】 四川中医,1988,(12):47

方四

白头翁叶(鲜品)适量

【用法】 取上药,冲洗干净,浸泡了凉开水中以防干燥。先将皮损局部用热水浸软,然后将叶片轻轻揉搓至有叶浆渗出,按皮损大小将揉皱的叶子紧贴于皮损处,上盖两层纱布,以手轻轻加压。一般敷贴5分钟后觉灼痛,20分钟后痛感消失,而后去之。一般1~2天后局部有水疱出现,痒感消失。如不出现水疱,需重复贴敷。如贴敷后水疱较大,疼痛较重,可抽去疱液后用呋哺西林纱布包扎,以防感染。

【功能主治】 祛风除湿、消炎止痒。主治神经性皮炎。

【疗效】 据丁华报道,应用本方治疗21例共50块皮损,均经3次贴敷后治愈。

【来源】 陕西中医,1990.(7):321

射干

【来源】 本品为莲子鸢尾科植物射干的干燥根茎。

【别名】 乌扇。

【处方用名】 射干、嫩射干、乌扇。

【用法用量】 常用量3—9克，水煎服。

【产地采收】 河南、湖北、浙江、安徽、江苏等地。产湖北者质量最优。春初刚发芽或秋末茎叶枯萎时采挖，除去须根及泥沙，干燥。

【性味归经】 苦、寒，归肺经。

【功能主治】 清热解毒，消痰，利咽。用于热毒痰火郁结、喉肿痛、痰涎壅盛、咳嗽气喘。

【现代研究】 射干含射干定、鸢尾贰、鸢尾黄酮贰、鸢尾黄酮等。对常见的致病性皮肤癣菌、流感病毒、腺病毒、疱疹病毒等有抑制作用。有一定的消炎、解热作用。能促进唾液分泌，并具有明显的利尿作用，对子宫颈癌有抑制作用。

【常用单方】

【方一】

射干15克

【用法】 取上药，水煎后加入适量白糖，分3次饭后服，每天1剂。或制成水泛丸，每次服4克，每天3次，饭后服，10天为1个疗程。

【功能主治】 清热通淋。主治乳糜尿。

【疗效】 据李象复报道，应用本方治疗104例，治愈94例，无效10例。

来源：中医杂志，1981．（5）：44

【方二】

射干150克

【用法】 取上药，加入猪油300毫升中，文火煎至射干焦黄，去渣冷却成膏。每次1匙，每天4~5次，含服，连用1个月。

【功能主治】 解毒利咽。

主治慢性单纯性咽喉炎。

【疗效】 据蒋治平报道，应用本方治疗17例，症状均消失，有效率达100%。

【来源】 四川中医，1986．4（12）：23

【方三】

射干 450 克

【用法】　取上药，加水 7800 毫升，煎煮 1 小时后，过滤加食盐 120 克，保持药液温度在 30~40 度之间，洗擦患部。

【功能主治】　清热消炎。主治水田皮炎。

【疗效】　据郭云芝报道，应用本方治疗 253 例，均获显著疗效。轻者 1 次、重者 2 次即可痊愈。

【来源】　广东医学（祖国医学版），1964．（5）：18

马勃

【来源】　本品为灰包科真菌脱皮马勃的干燥子实体。

【别名】　地烟、马屁包、牛屎菰。

【处方用名】　马勃。

【用法用量】　1. 5~6 克，水煎服。外用适量，敷患处。

【产地采收】　主产于内蒙古、甘肃、吉林、辽宁等省。夏、秋二季于实体成熟时及时采收，除去泥沙，干燥。

【性味归经】　辛、平，归肺经。

【功能主治】　清肺利咽，止血。用于风热郁肺咽痛、咳嗽，音哑，外治鼻衄、创伤出血。

【现代研究】　现代研究表明，马勃含有多种氨基酸和马勃菌酸、尿素等。局部应用有明显的止血作用，具有抗菌作用，对金黄色葡萄球菌、绿脓杆菌、变形杆菌及肺炎双球菌有一定的抑制作用，对少数致病真菌也有抑制作用。

【常用单方】

【方一】

马勃 3~6 克

【用法】　取上药研末，早晚各 1 次，饭后服，用白开水送下或随时含咽。

【功能主治】　解毒利咽。主治上呼吸道感染。

【疗效】　据张季平等报道，应用本方治疗上呼吸道感染（包括感冒并发急性支气管炎、慢性支气管炎、急性咽炎、急性扁桃体炎）182 例，治愈 121 例，进步 30 例，无效 31 例。

【来源】　江苏中医，1963．（2）：19

【方二】

马勃适量

【用法】　取马勃粉撒布患处，或用马勃絮垫、马勃绷带及马勃纱布包扎刀伤、挫伤、刺伤等出血处。

【功能主治】　止血。主治外伤出血。

【疗效】　据张季平等报道，应用本方观察467例，有效率为97，8%。

【来源】　江苏中医，1963.（2）：19

【方三】

马勃适量

【用法】　取干燥马勃撕成1～3厘米块状，放入小药袋中包好，装入消毒缸内，经高压消毒后备用。对外伤不规则创面先进行清创消毒，然后按创面大小选择相应的马勃块覆盖在创面上，用纱布包扎，再压迫3～5分钟即可。对软组织小面积坏死创面，待坏死组织取下后，直接将消毒马勃覆盖在创面上，包扎后压迫3～5分钟。经上述处理后，无须再次换药，待疮痂自行脱落即可。部分患者配合口服抗菌素。

【功能主治】　解毒止血。主治外伤不规则浅在性创面，躯干、四肢小范围皮肤伤口。

【疗效】　据朱万珍等报道，应用本方治疗191例，经一次处理后均于5—10天后创面结痂脱落而愈。

【来源】　四川中医，1995.（3）：48

【方四】

马勃适量

【用法】　取脱皮马勃，拣去杂质，再经高压消毒（30分钟）后备用。在清洗冻疮溃破面后取消毒的马勃粉均匀撒于创面上，盖上消毒纱布，包扎固定，每2天换药1次，至创面愈合为止。

【功能主治】　消肿敛疮。主治冻疮。

【疗效】　据仲济民等报道，应用本方治疗130例，换药4～5次创面愈合、红肿消退者126例，15天以上未愈者仅4例。

【来源】　中成药研究，1982.（12）：42

白蔹

【来源】　本品为葡萄科植物白蔹的干燥块根。

【别名】　见肿消、白根。

【处方用名】　白蔹。

【用法用量】　常用量4.5～9克，水煎服。外用适量，煎汤洗或研成极细粉敷患处。

【产地采收】 产于华北、东北、华东及河北、陕西、河南、安徽、湖北、四川等省。春、秋二季采挖，除去泥沙及细根，切成纵瓣或斜片，晒干。

【性味归经】 苦、微寒，归心、胃经。

【功能主治】 清热解毒，消痈散结。用于痈疽发背、疔疮、瘰疬、水火烫伤。不宜与乌头类药材同用。

【现代研究】 白蔹含有粘液质、淀粉、酒石酸、龙脑酸等。对多种皮肤真菌有不同程度的抑制作用。

【常用单方】

【方一】

白蔹干燥块根适量

【用法】 取上药，去皮研末，取 90 克（用量根据炎症面积加减）用沸水搅拌成团后，加 75%～95% 酒精调成稠糊状，外敷患处，每天 1 次，以愈为度。

【功能主治】 消炎止痛。主治痈、蜂窝组织炎、淋巴结炎、脓肿、各类炎性肿块等急性感染性外科炎症初期脓肿未形成者。

【疗效】 据安徽冬阳地区第一人民医院报道，应用本方治疗各种急性外科感染性疾病 31 例，效果较好，一般 2～3 天可愈。

【来源】 新医学，1972．（1）：38

【方二】

白蔹 2 个

【用法】 取上药，食盐适量，捣烂如泥，外敷患处。

【功能主治】 抗炎消肿。主治扭挫伤。

【疗效】 据记载，应用本方治疗扭挫伤 80 例，有效 66 例，无效 14 例，有的患者仅 4 天即肿消而愈。

【来源】 录自《全国中草药新医疗法展览资料选编》

马鞭草

【来源】 本品为马鞭草科植物马鞭草干燥地上部分。

【别名】 铁扫帚。

【处方用名】 马鞭草。

【用法用量】 常用量 4.5～9 克，水煎服。

【产地采收】 主产湖北、江苏、广西、贵州。此外，安徽、浙江、湖南、江西、福建、河北、四川等地亦产。

【性味归经】 苦、凉，归肝、脾经。

【功能主治】 活血散瘀、截疟、清热解毒、利水消肿。用于经闭、痛经、疟疾、喉痹、痈肿、水肿、热淋、外感发热、湿热黄疸、牙疳。孕妇慎用。

【现代研究】 全草含马鞭草甙、鞣质、挥发油；根和茎中含水苏糖；叶中含腺甙和胡萝卜素。另发现该植物含强心甙。具有抗炎、镇痛、镇咳、止血等作用。对疟原虫、金黄色葡萄球菌、痢疾杆菌、白喉杆菌等有抑制作用。此外尚有抗白喉毒素的作用。

【常用单方】

【方一】

马鞭草500克

【用法】 取上药，加水煎煮2次，合并滤液，浓缩成800毫升煎液。成人40～50毫升，小儿20～30毫升，均每天3次，口服。

【功能主治】 清热解毒、利湿退黄。主治传染性肝炎。

【疗效】 据记载，应用本方治疗80例，痊愈77例，显效2例，无效1例。黄疸消失时间平均为15天，各种消化系统症状3～12天消失，肝肿大有72例于14～35天消失，肝功能检查有79例在10－30天内恢复正常。

【来源】 录自《中药大辞典》

【方二】

马鞭草50克（干品）

【用法】 取上药，加水1000毫升，煎成300毫升。成人每次150毫升，8～14岁100毫升，5岁以下50毫升，均每天服2次，连服3～5天。若咽拭子培养不转阴者，则延长10天。

【功能主治】 清热解毒、利咽消肿。主治局限性咽白喉。

【疗效】 据衡阳市传染病医院报道，应用本方治疗194例，治愈率为98.4%。

【来源】 新医药学杂志，1975.（1）：34

【方三】

新鲜马鞭草60～250克

【用法】 取上药（干品减半），加水熬煎，取浓汁约300毫升。于疟疾发作前4小时、2小时各服1次，连服5～7天。

【功能主治】 解毒截疟。主治疟疾。

【疗效】 据中国人民解放军第97医院报道，应用本方治疗122例，治愈105例，无效17例，治愈率为86.9%。其中间日疟110例，治愈率为90%；恶性疟12例，治愈率为75%。

【来源】　中草药通讯，1971，（1）：26

【方四】
鲜马鞭草嫩头（或鲜根）适量
【用法】　取上药，加盐少许，捣烂，外敷，每2小时换1次。忌食猪肉、鸡等血腥食物。
【功能主治】　解毒疗疮。主治疗疮。
【疗效】　据记载，应用本方治疗300余例疗疮，治愈率达95%。
【来源】　录自《安徽单验方选集》

五、清虚热药与土单方

青蒿

【来源】　菊科植物黄花蒿的干燥地上部分。
【别名】　黄花蒿、香青蒿。
【处方用名】　青蒿、嫩青蒿。
【用法用量】　水煎服，3～9克。不宜久煎。或鲜用绞汁。
【产地采收】　全国各地均产。夏季开花前枝叶茂盛时期割取地上部分，除去老茎，阴干。
【性味归经】　苦、辛、寒，归肝、胆、肾经。
【功能主治】　清虚热，除骨蒸，解暑，截疟。脾胃虚弱、肠滑泄泻者忌服。
【现代研究】　青蒿含倍半萜类（如青蒿素）、黄酮类、香豆素类、挥发性成分等。所含青蒿素对血吸虫和疟原虫有直接杀灭作用，对鼠疟、猴疟及人疟均有显著抗疟作用。对多种细菌、皮肤癣菌、流感病毒等有较强的抑制和杀灭作用，并有明显的解热作用。免疫实验证明，青蒿素对体液免疫有明显的抑制作用，能促进细胞免疫，并具有免疫抑制和免疫调节作用。
【常用单方】

【方一】
鲜青蒿120克
【用法】　取上药，洗净，绞汁加水后服，或用60%开水浸泡24小时后服，或切细后用开水冲服，或水煎服。入煎时间不能超过15分钟，鲜品用量不能低于120克，在疟疾发作前3小时服用。
【功能主治】　截疟。主治疟疾。

【疗效】 据原江苏省高邮县医药科研组报道，应用本方治疗 120 例，有效率为 80%。

【来源】 陕西新医药，1975．（3）：19

【方二】

青蒿 25～30 克（干品）

【用法】 取上药，水煎（煎沸时间不超过 3 分钟）分服，每天 1 剂，连服 7 天。

【功能主治】 清热解毒、退热镇痛。主治登革热。

【疗效】 据李开国报道，应用本方观察 21 例，7 天内治愈率为 100%。疗效显著优于吗啉双胍。

【来源】 中草药，1985．16（6）：16

【方三】

鲜青蒿 200～300 克

【用法】 取上药，捣碎（不能让药汁流掉），即刻敷于脐部，上面覆盖 25×30 厘米塑料薄膜及棉垫各 1 块，胶布固定即可。敷药后，患者腹部有清凉感，待排尿后即可取下。

【功能主治】 除湿利水。主治尿潴留。

【疗效】 据聂昭义报道，应用本方治疗 45 例，一般多在 30—60 分钟内排尿。但对老年性前列腺肥大所致梗塞的尿潴留无效。

【来源】 中医杂志，1982．（4）：64

【方四】

青蒿（以四川、广西产者为优）500 克

【用法】 取上药，研为极细末，加蜂蜜 1000～1500 毫升调匀，制成丸剂，每丸重 10 克。每天服 4～6 丸，分早晚于饭后服。亦可服用青蒿浸膏片（每片 0.3 克），每天 30～45 片，分 2—3 次服；以及青蒿素，每天 0.3 克，渐增至 0.4～0.9 克，口服，疗程为 3 个月。

【功能主治】 清热解毒、调节免疫。主治盘形红斑狼疮。

【疗效】 据庄国康等报道，应用本【方三】种制剂治疗 50 例，缓解和基本缓解 30 例，有效 15 例，无效 5 例。30 例缓解和基本缓解者经 6 个月至 3 年随访有 3 例复发。其中蜜丸组的缓解率为 65.4%，总有效率为 96.2%。

【来源】 中华医学杂志，1982．（6）：365

【方五】

青蒿 20 克

【用法】 取上药，水煎分 2 次服，每天 1 剂。同时禁食 6~8 小时。有脱水及酸中毒者可给予补液。

【功能主治】 抗菌止泻。主治婴幼儿腹泻。

【疗效】 据盛增荫报道，应用本方治疗 16 例，均获痊愈。止泻时间 2~6 天。

【来源】 赤脚医生杂志，1979，(8)：18

【方六】

青蒿全株 70 克

【用法】 取上药（鲜品加大 2 倍），加水 1500 毫升，煎沸 3 分钟。待药液温度降至适宜时擦患儿全身，每天 3 次。

【功能主治】 解热退烧。主治小儿外感发热。

【疗效】 据梁卫平报道，应用本方治疗 100 例，均获痊愈。

【来源】 广西中医药，1995.18 (2)：18

【方七】

青蒿 500 克

【用法】 取上药，研为极细末，加炼过的蜂蜜适量调匀，制成丸剂，每丸重 9 克。每天服 4~6 丸，连服 1~3 个月。

【功能主治】 清热解毒。主治口腔粘膜扁平苔癣。

【疗效】 据庞劲凡等报道，应用本方治疗 10 例，收到较好疗效。

【来源】 上海中医药杂志，1982. (5)：30

地骨皮

【来源】 本品为茄科植物枸杞的干燥根皮。

【别名】 枸骨根皮、枸杞根皮。

【处方用名】 地骨皮、骨皮。

【用法用量】 9~15 克，水煎服。

【产地采收】 枸杞主产于河北、河南、陕西、山西、四川、江苏、浙江等省，多为野生，以河南、山西产量较大，江苏、浙江产品质较好。宁夏枸杞主产于宁夏、甘肃等地区。春初或秋后采挖根部，洗净，剥取根皮，晒干。

【性味归经】 甘、寒，归肺、肝、肾经。

【功能主治】 凉血除蒸，清肺降火。用于阴虚潮热、骨蒸盗汗、肺热咳嗽、咯血、衄血、内热消渴。外感风寒发热及脾虚便溏者不宜用。

【毒副作用】 有报道口服地骨皮煎剂后出现窦性心律不齐，偶发室性早搏，伴有头昏、心悸、恶心呕吐。

【现代研究】 地骨皮主要含甜菜碱、蜂花酸、亚油酸、桂皮酸、皂甙及多种酚类物质等。具有显著的解热作用。对伤寒杆菌、痢疾杆菌、结核杆菌、流感病毒等有抑制作用。有降血糖、降血压、降血脂、抗脂肪肝及免疫调节作用。

【常用单方】

【方一】
地骨皮60克
【用法】 取上药，加水3碗，煎取1碗，加少量白糖或加猪肉煎煮。隔天1剂，5剂为1个疗程，必要时可加服1~2个疗程。
【功能主治】 降血压。主治原发性高血压。
【疗效】 据罗耀明报道，应用本方治疗50例，显效20例，有效27例，无效3例，总有效率为94%。
【来源】 广东医学，1983．4（3）：46

【方二】
地骨皮50克
【用法】 取上药，加水1000毫升，慢火煎至500毫升，留置瓶中，少量频饮代茶。另辅用维生素C、维生素B。
【功能主治】 降血糖。主治糖尿病。
【疗效】 据王德修报道，应用本方治疗16例，多饮、多食、疲乏等临床症状均在1周左右基本控制，血糖恢复正常，尿糖转阴，有8例随访1年未复发。
【来源】 上海中医药杂志，1984．（9）：11

【方三】
鲜地骨皮适量
【用法】 取上药，洗净捣烂，外敷患处，每天换药1次。一般经2~3次换药后，坏死组织就能全部去掉，然后再按外科常规换药。
【功能主治】 消炎止痛。主治创面感染。
【疗效】 据牛德兰报道，应用本方治疗外伤感染不愈创面37例、蜂窝组织炎切开引流术后不愈创面13例，全部治愈。
【来源】 中华护理杂志，1986．21（4）：封2

【方四】

地骨皮 30 克

【用法】 取上药,加水 500 毫升,煎至 50 毫升,过滤。以棉球蘸药液填入已清洁的窝洞内。

【功能主治】 消炎止痛。主治牙髓炎。

【疗效】 据谭家齐等报道,应用本方治疗 11 例,均能立即止痛,并可连续止痛数日之久。

【来源】 辽宁医学杂志,1960.(4):41

【方五】

地骨皮 50 克

【用法】 取上药,研为粗末。用沸水冲泡,当茶饮用,每天 1 剂。

【功能主治】 清热止血。主治鼻衄。

【疗效】 据张宏俊等报道,应用本方治疗本病疗效满意。

【来源】 浙江中医杂志,1991.(3):118

第三章　泻下与土单方药

凡能攻积、逐水，引起腹泻，或润肠通便的药物，称为泻下药。

泻下药用于里实的症候，其主要功用，大致可分为三点：一为通利大便，以排除肠道内的宿食积滞或燥屎；一为清热泻火，使实热壅滞通过泻下而解除；一为逐水退肿，使水邪从大小便排出，以达到驱除停饮、消退水肿的目的。

根据泻下作用的不同，一般可分攻下药、润下药和峻下逐水药三类。

攻下药的作用较猛，峻下逐水药尤为峻烈。这两类药物，奏效迅速，但易伤正气，宜用于邪实正气不虚之症。对久病正虚、年老体弱以及妇女胎前产后、月经期等均应慎用或禁用。润下药的作用较缓和，能滑润大肠而解除排便困难，且不致引起大泻，故对老年虚弱患者，以及妇女胎前产后等由于血虚或津液不足所致的肠燥便秘，均可应用。

泻下药应用注意事项：

1. 泻下药因其性能可分为攻下、润下、峻下逐水三类不同药物，在应用上各有一定的适应症，必须根据病情选用适当药物进行治疗，否则病重药轻，不能奏效，病轻药重，又易伤正。

2. 泻下药每因兼夹病症而配合其它药物同用，如里实兼有表症者，可与解表药配合应用，采用表里双解的治法；里实而正虚者，采用攻补兼施之法，使泻下而不伤正。

3. 攻下药，药性较猛，峻下逐水药尤为峻烈，且多具毒性，此两类药物内服，易于耗伤正气，故必须注意用量用法，且中病即止，不可久服多服；体质虚弱及妇女胎前产后，均当慎用。

4. 部分攻下药和润下药，服后往往有腹痛等反应，可事前告知病患，以免疑惧。

一、攻下药与土单方

大黄

【来源】　为蓼科植物掌叶大黄、唐古特大黄或药用大黄的干燥根或根茎。

【别名】 黄良、火参、肤如、将军、锦纹大黄、川军。

【处方用名】 大黄、西大黄、川大黄、锦纹、西锦纹、生锦纹、西吉、川军、大黄粉、制川军、生大黄、生军、制军、熟军、炒大黄、熟大黄、酒大黄、酒军、黑大黄、大黄炭等。

【用量与用法】 5~10克，煎服。用作通便宜后下。

【产地采收】 9~10月间选择生长3年以上的植株，挖取根茎，切除茎叶、支根，刮去粗皮及顶芽，风干、烘干或切片晒干。

【炮制研究】 处方中写大黄、西大黄、川大黄、西吉、川军均指生大黄，又称生军，为原药去杂质，润透切片生用入药者，偏于泻下。

酒大黄又名酒军。为大黄片用黄酒喷淋拌匀，闷润吸尽，再用文火微炒入药者，偏于活血。

熟大黄又名制大黄、熟军、制军。为大黄块用黄酒喷淋拌匀，放瓦罐内密封，再放入锅中隔水炖透，取出晾干入药者，偏于活血。

黑大黄又名大黄炭。为大黄片放锅内用微火炒，待冒黄烟，大黄片呈棕黑色时，取出晾凉入药者，偏于止血。

【性味归经】 苦，寒。入胃、脾、心、大肠、肝经。

【功能主治】 泻下攻积，清热泻火，止血，解毒，活血祛瘀。1. 用于大便燥结，积滞泻痢，以及热结便秘、壮热苔黄等症。大黄泻下通便、清除积滞，故可用于大便不通及积滞泻痢、里急后重、溏而不爽等症；又因它能苦寒泄热，荡涤肠胃积滞，对于热结便秘、高热神昏等属于实热壅滞的症候，用之可以起到清热泻火的作用。在临床应用时，本品常与芒硝、厚朴、枳实等配伍。2. 用于火热亢盛、迫血上溢，以及目赤暴痛，热毒疮疖等症。大黄泻下泄热，有泻血分实热的功效，故又能用治血热妄行而上溢，如吐血、衄血；对目赤肿痛、热毒疮疖等症属于血分实热壅滞的症候，可配黄连、黄芩、丹皮、赤芍等同用。3. 用于产后瘀滞腹痛，瘀血凝滞、月经不通，以及跌打损伤、瘀滞作痛等症。大黄入血分，又能破血行瘀，故可用于上述瘀血留滞的实证，在使用时须配合活血行瘀的药物，如桃仁、赤芍、红花等同用。此外，大黄又可清化湿热而用于黄疸，临床多与茵陈、山栀等药配伍应用；如将本品研末，还可作为烫伤及热毒疮疡的外敷药，具有清热解毒的作用。

凡表证未罢，血虚气弱，脾胃虚寒，无实热、积滞、瘀结，以及胎前、产后，均应慎服。

【毒副作用】 生大黄尤其是鲜大黄服用过量可引起恶心、呕吐、腹痛、头昏。大黄蒽醌衍生物部可从乳汁分泌，授乳妇女使用，可致乳婴腹泻，故应慎用。大黄蒽醌类具有肝毒性，大鼠长期服用3~9个月，可出现肝组织退行性变化及甲状腺瘤。动物还可引起性腺退变及萎缩。可使妊娠大鼠死胎率增加，但尚未见胎仔畸形，故孕妇慎用。

【现代研究】 掌叶大黄、唐古特大黄及药用大黄的根状茎和根中含有蒽醌类化合物约 3%，包括游离和结合状态的大黄酚、大黄酸、芦荟大黄素、大黄素、蜈蚣苔素、大黄素甲醚。其主要的泻下成分为结合性大黄酸，二蒽酮类化合物——番泻甙 A、B、C。此外，尚含鞣质以及游离没食子酸、桂皮酸及泻甙其酯类等。本品有增加血小板、促进血液凝固等止血作用。本品可促进胆汁等消化液分泌，有利胆、排石、增进消化、保肝及退黄疸作用。大黄煎剂有抗炎和解热作用。大黄酊剂、浸剂经家兔试验有降压作用。大黄素对抗乙酰胆碱引起的小鼠离体肠痉挛作用强于对抗豚鼠气管痉挛的作用。本品有降低血清高胆固醇的作用。掌叶大黄及大黄酸、大黄素均有利尿作用，以大黄酸作用最强。大黄可提高患者体内干扰素水平。大黄对慢性肾功能不全大鼠，可明显降低血中尿素氮及肌酐含量。大黄能提高小鼠腹腔巨噬细胞的吞噬功能，对大鼠实验性胃溃疡有保护作用。大黄水煎液对小鼠肝匀浆过氧化脂质的生成具有明显的抑制作用。大黄及其提取物使大鼠胰淀粉酶活性降低。大黄酸及大黄素对小鼠黑色素瘤有抑制作用，大黄对酪氨酸酶有显著的竞争性抑制作用。大黄及其成分对艾氏腹水癌、肺癌、P388 白血病及小鼠乳腺癌等均有抑制作用。大黄的抗菌作用强，抗菌谱广，其有效成分已证明为蒽醌衍生物，其中以大黄酸、大黄素和芦荟大黄素的抗菌作用最好。此外对皮肤真菌亦有抗菌作用。蒽醌衍生物对机体免疫功能呈明显抑制，而大黄多糖则可明显提高机体免疫功能。此外，还有健胃、止血等作用。

【常用单方】

【方一】
生大黄适量
【用法】 取上药，研细末，水制为丸，每次 2 克，日服 1~2 次。
【功能主治】 凉血止血。主治肺咯血。
【疗效】 据杨德鸿等报道，应用本方治疗肺咯血患者 97 例，其中浸润性肺结核 85 例，干酪性肺炎 4 例，慢性血行播散型肺结核 3 例，慢性纤维空洞型肺结核、原发性非典型肺炎、肺脓疡、支气管扩张及肺癌所致咯血各 1 例。1~3 天止血者 20 例，4~8 天止血者 42 例，9~24 天止血者 14 例，平均止血时间为 6 天。97 例中有效者 76 例。
【来源】 中国防痨，1960.（2）：86

【方二】
大黄粉适量
【用法】 取上药 1 份，合陈石灰 2 份，炒至大黄成黑灰时取出研粉。将粉撒布于创面，或用麻油或桐油调涂患处。
【功能主治】 凉血解毒。主治烧伤。

【疗效】 据湖南省都东县医院报道，应用本方治疗400余例，均获显效。
【来源】 中华医学杂志，1973．(4)：225

【方三】
生大黄适量
【用法】 取上药，烘干，研为细末，备用。临用时以醋调匀（小儿可将醋稀释后用），外敷患处，每天或隔天清洗后更换。
【功能主治】 清热解毒。主治甲沟炎。
【疗效】 据李国仁报道，应用本方治疗15例，经1~3周治愈14例，无效1例。
【来源】 新医药学杂志，1979，(2)：10

【方四】
生大黄30克
【用法】 取上药，加水200毫升，煎沸，做保留灌肠，每天上午、下午各1次，疗程为5~7天。
【功能主治】 清热解毒，散瘀泄浊。主治肾功能衰竭。
【疗效】 据钱华平等报道，应用本方治疗5例，症状改善，尿量增多，神志清楚，而且血中非蛋白氮、肌酐、尿素氮均有下降。
【来源】 中医杂志，1980．(11)：18

芒硝

【来源】 为矿物芒硝经煮炼而得的精制结晶。
【别名】 盆消、芒消
【处方用名】 芒硝、朴硝、英硝、马牙硝、风化硝（将芒硝至于空气中，失去结晶水后，形成的白色粉末，功效与芒硝相似）、皮硝（为芒硝的粗制品，一般作为外用）、硝石、牙硝等。
【用量与用法】 内服：10~15克，冲入药汁内或开水溶化后服；或入丸、散。外用：研细点眼或水化涂洗。
【产地采收】 主产于河北、河南、山东、江苏、安徽等地的碱土地区。
【炮制研究】 取天然产的芒硝，用热水溶解，过滤，放冷即析出结晶，通称朴硝。再取萝卜洗净切片，置锅内加水煮透后，加入朴硝共煮，至完全溶化，取出过滤或澄清后取上层液，放冷，待析出结晶，干燥后即为芒硝（每朴硝100斤，用萝卜10~20斤）。也有取天然产的芒硝，经煮炼、过滤、冷却后，取上层的结晶为芒硝，下层的结晶为朴硝。
【性味归经】 苦、咸，寒。入胃、大肠经。

【功能主治】　泻下，软坚，清热。用于实热积滞、大便燥结。芒硝味咸苦而性大寒，功能润燥通便而泻实热，故对实热积滞、大便秘结之症，常配合大黄相须为用，泻热导滞的作用较为显著。此外，芒硝外用能清热消肿，如皮肤疮肿，或疮疹赤热、痒痛，可用本品溶于冷开水中涂抹；口疮、咽痛，可用本品配合硼砂、冰片等外吹患处，有清凉、消肿、止痛的功效。

脾胃虚寒及孕妇忌服。

【现代研究】　现代研究表明，芒硝主含含水硫酸钠，尚合少量食盐、硫酸钙、硫酸镁等。由于硫酸根离子不易被肠粘膜吸收，存留肠内形成高渗溶液，使肠内水分增加，容积增大，引起机械刺激，从而促进肠蠕动而发挥导泻通便作用。此外，对阑尾及脾脏的网状内皮系统有明显的刺激作用，使其增生并增强其吞噬能力。少量多次口服有一定的利胆作用。此外，本品还有抗感染作用。

【常用单方】

【方一】

芒硝200~300克

【用法】　取上药，平均分成2份，用双层纱布包裹后，分置于双侧乳房上，用胸带固定，经24小时（天热12小时）后取下。如1次未见效，可继续敷1~2次。

【功能主治】　退奶回乳。主治产妇奶水过多或欲断奶者。

【疗效】　据雷永仲报道，应用本方治疗36例，成功33例，另3例因停药而未成功。

【来源】　中华妇产科杂志，1957，5（5），40

【方二】

朴硝（如无朴硝可用芒硝或玄明粉代替）20克

【用法】　将上药放入已消毒的瓷碗内，加200毫升热开水沏开，待凉后用消毒棉棒蘸药液洗患眼，每天3次，冲洗后休息半小时。

【功能主治】　泻火明目。主治急性结膜炎。

【疗效】　据四艺华报道，应用本方治疗本病有效。其对病毒性、细菌性、假膜性急性卡他性结膜炎，流行性角膜炎等均有一定效果。

【来源】　中医杂志，1983．（7）：39

【方三】

芒硝30~60克

【用法】　取上药，用布包好。外敷腹部。

【功能主治】　清热消积。主治小儿食积。

【疗效】　据夏治平报道，应用本方治疗本病 10 余例，效果良好。
【来源】　广西中医药，1984．7（4）：36

【方四】
朴硝 500 克
【用法】　取上药，用开水 750 毫升溶化，待温度降至 20℃～30℃时洗浴，每天 1 次。
【功能主治】　清热止痒。主治慢性湿疹、疥疮等皮肤瘙痒症。
【疗效】　据徐初建报道，应用本方治疗 41 例，取得较好效果。一般 2 次即可见效，重者亦可与活血祛风药水煎内服，效果更好。
【来源】　四川中医，1985．3（8）：43

芦荟

【来源】　为双子叶植物药百合科植物库拉索芦荟、好望角芦荟或斑纹芦荟叶中的液汁经浓缩的干燥品。
【别名】　卢会、讷会、象胆、奴会、劳伟。
【处方用名】　芦荟、老芦荟、新芦荟
【用量与用法】　每次 1～2 克，宜作丸、散剂用，一般不入煎剂。
【产地采收】　全年可采。割取叶片，收集其流出的液汁，置锅内熬成稠膏，倾入容器，冷却凝固。
【性味归经】　苦，寒。入肝、大肠经。
【功能主治】　泻热通便，杀虫，凉肝。1．用于热结便秘或习惯性便秘。本品泻火通便，能治热结便秘、头晕目赤、烦躁失眠等症，可与茯苓、朱砂等配伍应用。2．用于肝经实火、头晕头痛、躁狂易怒等症。芦荟味苦性寒，既能凉肝清热，又可泻热通便，故对肝经实火而兼大便秘结者，可以起到"釜底抽薪"的功效。临床用此治疗肝经实火的躁狂易怒、惊悸抽搐等症，常与龙胆草、黄芩、黄柏、黄连、大黄、当归等同用。3．用于蛔虫腹痛或小儿疳积等症。本品既能泄热通便，又能驱虫，故对蛔虫腹痛，可与使君子、苦楝根皮等配合应用。此外，本品外用有杀虫之功，可用治癣疾。
脾胃虚寒及孕妇忌服。
【现代研究】　现代研究表明，芦荟含芦荟大黄素、芦荟大黄素甙等，还含微量挥发油。有泻下作用，其作用部位主要在大肠。能抑制肿瘤生长、延长患瘤动物的生存期。可增强机体免疫功能，促进创口再生愈合。还有抑菌、抗炎、护肝、镇静等作用。

【常用单方】

【方一】
芦荟叶适量
【用法】　取上药，按小儿年龄大小，选择芦荟叶的长短。2~3岁小儿选长18~21厘米的1张，短小的可用2张，不满周岁的小儿酌减。加冰糖或白糖煎煮，去渣取汁。饮汁，每天1剂，连服4~5天即可见效。若稍多服，亦无副作用。
【功能主治】　清肺止咳。主治百日咳。
【疗效】　据丁源报道，应用本方治疗多例，证明有相当疗效。
【来源】　药学通报，1955．3（6）：282

【方二】
芦荟适量
【用法】　取上药，研成细粉，用量视出血部位及出血程度而定。部位暴露者，将药粉撒于出血处，一般以覆盖住出血部位为度，出血部位隐蔽者，应找到出血点，用消毒药棉蘸粉堵塞出血处。
【功能主治】　凉血止血。主治各种原因出血。
【疗效】　据孙浩等报道，应用本方治疗各种原因出血148例，其中拔牙出血30例，鼻衄33例，口腔溃疡出血5例，血小板减少牙出血17例，肛裂出血6例，痔疮出血13例，一般软组织外伤36例等，经用药1次后均止血，连续观察1~7天未再出血。
【来源】　新医药学杂志，1979，（1）：9

【方三】
芦荟适量
【用法】　取上药，置于鲜童便或自己的尿中，浸1~2小时后取出，用清水漂洗备用。首次贴药前将患部用温水浸洗，使皮肤软化，用锋利刀片刮去角质层，然后将芦荟切去表皮，把肉质粘性一面贴患处，用胶布固定，每晚睡前换药1次。
【功能主治】　腐蚀赘疣。主治鸡眼。
【疗效】　据王良如报道，应用本方治疗18例，均获痊愈。轻者3~4次，重者6~7次。
【来源】　福建中医药，1982．（4）：27

【方四】

鲜芦荟叶适量

【用法】 取上药,洗净榨取汁,加入普通膏剂化妆品中(浓度为5%~7%)。使用时按一般化妆品用法涂擦,但用量宜稍多。轻者每天1次,中度者每天早晚各1次,重度者每天早、中、晚各1次。

【功能主治】 清热美容。主治青年痤疮。

【疗效】 据王啸天报道,应用本方治疗140例,显效(皮疹全部消退)82例,有效54例,无效4例。对伴有脓头、红肿或有脓性分泌物者疗效为佳。

【来源】 辽宁中医杂志,1987,11(9):27

番泻叶

【来源】 为双子叶植物药豆科植物狭叶番泻或尖叶番泻的小叶。

【别名】 旃那叶、泻叶、泡竹叶、印度番泻叶。

【处方用名】 泻叶、番泻叶

【用量与用法】 用温开水泡服,1.5~3克;煎服,5~9克,宜后下。

【产地采收】 ①狭叶番泻:在开花前摘取叶,阴干,按叶片大小和品质优劣分级,用水压机打包。②尖叶番泻:在果实成熟时,剪下枝条,摘取叶片,晒干,按完整叶与破碎叶分别包装。

【性味归经】 甘、苦,寒。入大肠经。

【功能主治】 泻下导滞。用于热结便秘。本品性寒味苦,质黏而润滑,能进入大肠经泻积热而润肠燥,故可用于热结便秘。但服量不宜过大,过量则有恶心、呕吐、腹痛等副作用,一般配木香、藿香等行气和中药品同用,可减少此弊。

体虚及孕妇忌服。

【毒副作用】 尖叶番泻叶1次服用100克及持续服用,可出现中毒症状。中毒者均表现神经系统障碍,用药剂量与持续时间成正比。大剂量20分钟后出现头晕,行路摇晃,口唇、颜面及四肢麻木等。总之,服用有效剂量番泻叶及其制剂具有安全、有效和不良反应小的特性,但大剂量和(或)长期滥用,能引起低血钾,可能的肠粘膜损伤,可能的药物性敏感性降低等。因此,番泻叶及其制剂用量以软便排泄为度,短期用药可以增强其安全性和有效性。

【现代研究】 现代研究表明,番泻叶主含番泻甙,还含有大黄酸、大黄酚的葡萄糖甙及少量芦荟大黄素葡萄糖甙等。番泻叶的有效成份直接刺激肠道引起强烈蠕动,使肠内容物的运输及大肠的排空运动加速,临床多用于老年性便秘及顽固性便秘,可发挥较好的疗效。还用于泌尿系统X线造影、腹部X线摄平片、乙状结肠镜等检查前全肠排空,对较小的和多发病灶观察尤为清晰,同时还可避免因清洁肠道灌肠引起的肠粘膜水肿和肠痉挛。它还有抗菌作用,对多种细菌及皮肤真菌有抑制作用。

【常用单方】

【方一】

番泻叶9克

【用法】 取上药,冲开水约150毫升,经3~5分钟,弃渣。1次服下,如便秘时间过久,隔10分钟将药渣再泡服1次。

【功能主治】 泻下通便。主治产褥期便秘。

【疗效】 据高鸿箴报道,应用本方治疗100例,多数病人服1次即可见效。服药后少数人有轻度下腹疼痛,未见乳汁减少、恶露增多或全身不适等不良影响;且通便后子宫复旧良好,恶露减少。但平素脾胃虚弱者不宜服用。

【来源】 中医杂志,1966.(5):32

【方二】

番泻叶10~15克

【用法】 取上药,用白开水200毫升冲泡服,每天2~3次。病重者除口服外,再以上药泡水取汁保留灌肠,每天1~2次。

【功能主治】 通腑泄热,消炎止痛。主治急性胰腺炎。

【疗效】 据张健报道,应用本方治疗130例,全部治愈。平均住院4.8天,腹痛缓解平均2.1天,体温恢复正常平均1.8天,尿淀粉酶测定恢复正常平均3.1天。

【来源】 福建中医药,1983.(3):32

【方三】

番泻叶30~60克

【用法】 取上药,煎至200~300毫升。代茶饮,1天内饮完,连服3~5天。服药后以排出稀便为度。

【功能主治】 通便解毒,泄热凉血。主治流行性出血热。

【疗效】 据乔富渠等报道,应用本方治疗流行性出血热发热50例,2~4天内全部退热;有明显腹痛者29例,3天内缓解者17例;用药前有明显低血压休克者9例,用药后2天内血压复升者7例。

【来源】 陕西中医,1984.(6):48

【方四】

番泻叶4克

【用法】 取上药，用开水 150～300 毫升泡 10 分钟。分 2～3 次服，连服数天至乳断。服药期间可有轻度腹痛、便稀，无其他明显不适。

【功能主治】 回乳断奶。主治奶水过多或欲断奶者。

【疗效】 据李明等报道，应用本方治疗 56 例，短则 3 天，长则 7 天而乳回。

【来源】 四川中医，1989，（2）：20

二、润下药与土单方

火麻仁

【来源】 为桑科植物大麻的种仁。

【别名】 麻子、麻子仁、大麻子、大麻仁、白麻子、冬麻子、火麻子、大麻。

【处方用名】 麻子、麻子仁、大麻子、大麻仁、白麻子、冬麻子、火麻子

【用量与用法】 煎服，10～15 克，打碎入煎。

【产地采收】 全国各地均有栽培。秋、冬果实成熟时，割取全株，晒干，打下果实，除去杂质。

【性味归经】 甘，平。入脾、大肠经。

【功能主治】 火麻仁甘、平，富含油脂，归脾、大肠经，有润肠通便作用。用于治疗津枯血少之肠燥便秘。其味甘性补，对老人、产妇之血虚津枯肠燥便秘，尤为适宜。脾胃虚寒者慎用。

【毒副作用】 火麻仁含脂肪、蕈毒素、胆碱等，食入大量（100～200 克），可致中毒，中毒症状为恶心、呕吐、腹泻、四肢麻木、哭闹、失去定向力、抽风、昏迷、瞳孔散大、血压下降、昏睡以致昏迷抽搐等。

【现代研究】 火麻仁种子含脂肪油，油中含饱和脂肪酸、油酸、亚油酸、亚麻酸；还含葫芦巴碱、异亮氨酸甜菜碱、白色蕈毒素、植酸钙镁；尚含蛋白质、麻仁球朊酶、维生素 B1、维生素 B2、蕈毒素、胆碱、挥发油、卵磷脂、甾醇、葡萄糖醛酸等。火麻仁中脂肪油有润滑肠道的作用，在肠中遇碱性肠液产生脂肪酸，刺激肠粘膜，使肠蠕动加快，并减少大肠吸收水分，从而产生泻下作用。火麻仁可使麻醉猫及正常大鼠血压显著下降。火麻仁可明显降低高脂饲料引起的大鼠血清胆固醇升高。本品水溶性生物碱对豚鼠及家兔的离体肠管均有明显的兴奋作用，可降低血清睾酮水平，并减少精液中精子的密度，抑制精子的活动性，因此可造成不孕。

【常用单方】

【方一】
火麻仁馏油
【用法】 采用减压干馏——减压分馏工艺方法,制取 200℃～300℃馏分,配制成 3%的火麻仁馏油涂膜剂。涂膜剂的基质为松香乙醇溶液。取上药,每日早晚两次外涂皮损处,7 天为 1 疗程,每周复诊 1 次。所有病人在治疗期间停用其它口服及外用药物。对照组应用肤轻松霜,方法与火麻仁馏油相同。
【功能主治】 抗炎,抗过敏,止痒和麻醉神经末稍。主治神经性皮炎。
【疗效】 据杨素华等报道,应用火麻仁馏油治疗 116 例神经性皮炎,最短 1 个疗程痊愈,最长 4 个疗程痊愈,平均 17,5 天。特别是对反复发作,长期外用皮质类固醇激素治疗无效的病例,更能收到满意疗效。
【来源】 临床皮肤科杂志,1997,(1):28～29

【方二】
火麻仁 50 克
【用法】 取上药,加水 300ml 浸泡 60 分钟,文火煎取 150ml。复煎加水 150ml,煮沸后 20 分钟取汁,2 次煎液相兑,早晚分服,每天 1 剂。以每天软便 2～3 次为度,不必尽剂。
【功能主治】 通腑润肺,以除肺脏虚火。主治虚火喉痹。
【疗效】 据于小勇报道,应用本方治疗虚火喉痹有满意疗效,经临床应用 30 余例,疗效确切,唯病人阴虚较重时,须配伍养阴之品。
【来源】 新中医,2002.34(1):29

三、峻下逐水药与土单方

牵牛子

【来源】 为双子叶植物药旋花科植物牵牛或毛牵牛等的种子。
【别名】 草金铃、金铃、黑牵牛、白牵牛、黑丑、白丑。原植物牵牛,又名:盆甑草、狗耳草、牵牛花、勤娘子、姜花、裂叶牵牛、打碗花、江良科、常看藤叶牵牛、喇叭花。毛牵牛又名:圆叶牵牛、紫花牵牛。
【处方用名】 二丑、黑白丑、牵牛子、炒二丑、黑丑、白丑、炒黑白丑、黑牵牛、白牵牛。
【用量与用法】 内服:入丸、散,每次 1.5～3 克;煎服,3～9 克。

【产地采收】　牵牛全国各地均有分布。毛牵牛全国大部分地区有分布。7~10月间果实成熟时，将藤割下，打出种子，除去果壳杂质，晒干。

【炮制研究】　处方中写二丑、黑白丑、牵牛子、黑丑、白丑等均指生牵牛子。为原药去杂质生用捣碎入药者。炒二丑又名炒牵牛子，为净牵牛子用文火炒至微黄捣碎入药者，减缓毒性，增强消积功效。

【性味归经】　苦，寒，有毒。入肺、肾、大肠经。

【功能主治】　泻水消肿，祛痰逐饮，杀虫攻积。1. 用于水肿腹水、二便不利、脚气等症。牵牛子泻下之力颇强，又能通利小便，可使水湿从二便排出而消水肿。如治水肿喘满、二便不利等症，可配合桑白皮、木通、白术、陈皮等同用；如用于腹水肿胀，可配合攻下逐水药如甘遂、芫花、大戟等同用。2. 用于痰壅气滞、咳逆喘满。牵牛子泻下而能祛痰逐饮，痰饮去则气机得畅，喘满得平，常与葶苈子、杏仁等配合应用。3. 用于虫积腹痛。牵牛子既能驱杀肠寄生虫，并有泻下作用，使虫体得以排除，常配伍槟榔、大黄等同用，对蛔虫、绦虫都有驱杀作用。

孕妇及胃弱气虚者忌服。

【毒副作用】　对人体有毒性，大量服用除直接引起呕吐、腹痛及粘液血便外，还可刺激肾脏，引起血尿，严重者可损及神经系统，尤以舌下神经易受损，致舌运动麻痹而语言障碍，重者可致昏迷。

【现代研究】　现代研究表明，牵牛子含牵牛子甙、牵牛子酸、没食子酸以及麦角醇、裸麦角碱、野麦角碱等。牵牛子有明显的泻下作用，牵牛子甙在肠内水解产生牵牛子素，刺激肠壁，增加蠕动，导致泻下。此药由尿排泄，能加强肾脏的活动，使尿量增加。牵牛子甙能兴奋离体兔肠和离体大鼠子宫。体外试验对蛔虫和绦虫有一定杀灭效果。

【常用单方】

【方一】　黑

白丑各适量

【用法】　取黑白丑各等分，炒熟，研成粉末，用鸡蛋1个加油煎至将成块时，把药粉撒在蛋上。于早上空腹服用，成人每次服3~4.5克，小儿酌减，每隔3天服1次，严重者可服3次。

【功能主治】　泻下驱虫。主治蛲虫病。

【疗效】　据杨子元报道，应用本方治疗41例，全部治愈，一般2次即可。

【来源】　新中医，1977，(1)：47

【方二】

牵牛子10克

【用法】 取上药,研成细粉,加入面粉100克(二者比例为1:10),烙成薄饼。空腹1次食尽,半月后重复1次。儿童用量减半。

【功能主治】 泻下驱虫。主治蛲虫病。

【疗效】 据王云翔报道,应用本方治疗35例,经治1次后症状全部消失,随访3~6月,只有2例复发(估计与再次感染虫卵有关)。

【来源】 新中医,1988,(1):6

【方三】

牵牛子适量

【用法】 取上药,洗净置锅内,文火炒约5分钟,研末,每晚睡前半小时服2~3g,疗程1个月。

【功能主治】 泻下通便。主治顽固性便秘。

【疗效】 据戚建明报道,应用本方治疗顽固性便秘23例,痊愈6例(26%),显效8例(35%),好转8例(35%),无效1例(4%),总有效率为96%。

【来源】 四川中医,2000.28(9):12

【方四】

牵牛子适量

【用法】 取上药,洗净、清炒,炒至微鼓起,粉碎、过筛、装胶囊即得。制成胶囊药含量为0.3克每粒。发作期口服牵牛子胶囊1.2克,3次/d;缓解期预防发作0.6克,3次/d。

【功能主治】 逐痰顺气。主治偏头痛。

【疗效】 据张怡然等报道,应用本方治疗偏头痛患者103例,有效及显效的患者在治疗期间均未见头痛发作,停药1年后,有效的患者无头痛发作,显效的患者3例偶有头痛发作,但其症状轻微;8例无效患者,服药期间头痛症状虽然有所缓解,但停药后就发作,发作间歇未见延长。

【来源】 实用医药杂志,2003.23(7):859

甘遂

【来源】 为双子叶植物药大戟科植物甘遂的根。

【别名】 主田、重泽、苦泽、甘泽、陵藁、甘藁、甸丑、陵泽、肿手花根。

【处方用名】 甘遂、漂甘遂、生甘遂、制甘遂、煮甘遂、醋甘遂、煨甘遂等

【用量与用法】 入丸散服,每次0.5~1克。外用适量,生用。内服醋制用,以减低毒性。本品药性峻烈,非气壮邪实者禁用。

【产地采收】 分布陕西、河南、山西、甘肃、河北等地。药材主产陕西、山东、甘肃、河南等地。春季开花前或秋末茎苗枯萎后采挖根部，除去泥土、外皮，以硫黄熏后晒干。

【炮制研究】 处方中写甘遂、漂甘遂指生甘遂，为原药去杂质在清水中反复浸漂，捞出切片晒干入药者。制甘遂又名煮甘遂。为漂甘遂与豆腐同煮至无白心时捞出，晒干切片入药者。毒性减小，药效增强。醋甘遂为漂甘遂片用米醋拌匀，稍闷，待醋吸干，再用文火炒至深黄色入药者。毒性减小。煨甘遂为漂甘遂片用麦麸炒至深黄色取出晾凉入药者。

【性味归经】 苦，寒，有毒。入肺、肾、大肠经。

【功能主治】 泻水逐饮，消肿散结。1.用于水肿腹水，留饮胸痛，以及癫痫等症。甘遂为峻下之品，具有攻水逐饮之功，故可用于胸水腹水、面浮水肿等症，常配合牵牛子、大戟、芫花等药同用。由于本品功能逐饮祛痰，故又能用于痰迷癫痫，可配朱砂应用。2.外用于湿热肿毒之症。甘遂研末水调外敷，能消肿破结，故可用于因湿热壅滞而结成的肿毒，但主要宜用于初起之时，并须配合清热解毒药内服。

气虚、阴伤、脾胃衰弱者及孕妇忌服。

【毒副作用】 毒副作用大，可引起呼吸困难，血压下降等。醋制后其泻下作用和毒性均有减轻。

【现代研究】 现代研究表明，甘遂含多种二萜类成分，如甘遂萜酯等。有明显的泻下作用，而以生甘遂作用较强，但毒性也大。具有抗生育作用，能中止妊娠。还能抑制机体免疫功能。此外，尚有镇痛、抗白血病作用。小鼠口服生甘遂和炙甘遂的乙醇浸膏，均呈明显泻下现象。生甘遂制剂的泻下作用较强，毒性也较大。甘遂注射液有明显的抗生育作用，对中期妊娠的豚鼠和孕羊均有引产作用。甘遂注射液能使母体血浆及羊水中前列腺素明显增高。甘遂水煎剂对大鼠无利尿作用，反而有尿量减少的倾向。甘遂乙醇及乙醚浸剂对实验性腹水大鼠的排尿量比水煎剂高。甘遂水煎醇沉物对免疫系统有明显的抑制作用。甘遂根的95%乙醇提取物有抗白血病作用。生甘遂小量能使离体蛙心收缩力增强，但其频率不变，大量时则抑制蛙心收缩。甘遂中含有的甘遂萜酯有镇痛作用。甘遂注射液无致畸和致突变作用。

【常用单方】

【方一】

生甘遂适量

【用法】 取上药，研末。每次1.5~2克，口服，连续服用7~20天。

【功能主治】 逐饮消肿。主治胸腔积液。

【疗效】　据郑平报道，应用本方治疗18例，获得满意疗效。
【来源】　中药通报，1987，（5）：7

【方二】
甘遂适量
【用法】　取上药，研为细粉。吞服，每次2克，每3～4小时1次。可同时配合纠正水电解质紊乱，抗菌消炎，解痉止痛。
【功能主治】　泻下通便，通腑散结。主治麻痹性肠梗阻、机械性肠梗阻、蛔虫性肠梗阻、粘连性肠梗阻。
【疗效】　据张漠瑞报道，应用本方治疗各种肠梗阻10例，均获得较好效果。
【来源】　浙江中医杂志，1990．（2）：78

【方三】
生甘遂50克
【用法】　取上药，研为细末。再取鸡蛋20枚，煮熟去壳，用竹筷子将蛋戳洞穿透，然后将甘遂与鸡蛋放入水中同煮15分钟，弃去药汤、药渣。每次进食鸡蛋1个，每天2次。
【功能主治】　消肿散结。主治慢性淋巴结炎。
【疗效】　据张建如报道，应用本方治疗21例，治愈16例，好转4例，无效1例。
【来源】　辽宁中医杂志，1990．（10）：32

【方四】
甘遂适量
【用法】　取上药，按每kg甘遂用0.4～0.5kg米醋比例拌匀，置于锅内用文火炒至微干后取出晾干，碾粉过80目筛即制成醋甘遂粉。每0.5克装入1枚胶囊中备用，于早餐后服。每天1粒。一般可连用5～7天。通常在服药后不久就出现解稀水样大便。出现腹泻时可口服10%氯化钾，每次10ml，每日3次，以防钾损失过多。同时适当静脉滴注人血白蛋白等以支持治疗，防止攻伐太过而伤及正气。
【功能主治】　逐饮消肿。主治肝硬化腹水。
【疗效】　据彭洁报道，应用本方治疗肝硬化腹水15例，显效9例，有效4例，无效2例，总有效率86.7%。
【来源】　广西中医药，1997，（4）：27

大戟

【来源】 为双子叶植物药大戟科植物大戟或茜草科植物红芽大戟的根。

【别名】 下马仙。

【处方用名】 大戟、大吉、京大戟、红大戟、醋大戟、煨大戟、红牙大戟、红芽大戟。

【用量与用法】 煎服,1.5~3克;入丸散服,每次1克。外用适量,生用。内服醋制用,以减低毒性。

【产地采收】 ①大戟分布东北、华东地区及河北、河南、湖南、湖北、四川、广东、广西等地。②红芽大戟分布福建、广东、广西、贵州、云南、西藏等地。春季未发芽前,或秋季茎叶枯萎时采挖,除去残茎及须根,洗净晒干。

【炮制研究】 处方中写大戟、大吉、京大戟、红大戟等均指生大戟,为原药去杂质,洗净,润切晒干入药者。有毒,用量宜小。醋大戟为大戟片用醋拌匀,至醋吸尽,再用文火炒干入药者,毒性减小。煨大戟为大戟片用麸炒至深黄色时取出晾凉入药者,减缓毒性。

【性味归经】 苦、辛,寒,有毒。入肺、肾、大肠经。

【功能主治】 泻水逐饮,消肿散结。1.用于水肿腹水,留饮胸痛等症。大戟攻水逐饮的功效,与甘遂相似,故可用于胸水、腹水、水肿喘满等症,多与甘遂、芫花等同用。2.用于疮痈肿痛及瘰胀等症。本品外用能消肿散结,内服能攻泻而通结滞。如常用成方玉枢丹,即是红芽大戟配伍千金子、山慈菇、五倍子、雄黄、麝香等品而成,外涂用于消疮肿,内服治瘰胀、腹痛、胸脘烦闷、呕吐泄泻等症。

患虚寒阴水及孕妇忌服,体弱者慎用。

【毒副作用】 京大戟对人及家禽有强烈的毒性及刺激性,接触皮肤引起皮炎,口服可引起口腔粘膜及咽部肿胀,剧烈呕吐及腹痛,腹泻。严重者脱水,电解质紊乱,虚脱,肾功能不良,甚至肾功能衰竭。动物试验证明,本品如与甘草配用,毒性明显增加。

【现代研究】 现代研究表明,京大戟含三萜类成分大戟甙、大戟色素体等,还含有生物碱及树脂等;红大戟含含蒽类成分。均具有剧烈的致泻作用,但无明显利尿作用。京大戟的泻下作用和毒性均强于红大戟。红大戟对金黄色葡萄球菌、绿脓杆菌、痢疾杆菌、肺炎双球菌及溶血性链球菌等有抑制作用。

【常用单方】

【方一】

新鲜红大戟带根全草适量

【用法】 先将毒蛇咬伤部位用力挤出含毒血水,然后取上药,洗净,捣成糊状。直接将药敷在伤口处,纱布包扎。再取洗净的大戟20克,煎汤服下,每天2次,令患者吐泻。

【功能主治】 泻下解毒,消肿止痛。主治毒蛇咬伤。

【疗效】 据张治国报道,应用本方治疗毒蛇咬伤,用药2～3天后毒可消除,使伤者脱离危险。

【来源】 植物杂志,1987,(6):13

【方二】
新鲜红大戟全草500克

【用法】 取上药,洗净后铁锅煎煮,取汁300毫升。顿服,出现呕吐下利后,狂势衰减不显者,次日继续用上药250克煎服。狂势得挫后,用糜粥调养。

【功能主治】 逐饮消痰,镇静安神。主治躁狂型精神分裂症。

【疗效】 据余惠民报道,应用本方治疗12例,均获痊愈。对全部病例进行远期疗效随访,其中1～5年者6例,6～10年者5例,10年以上者1例,均未见复发。本法只适应于邪正俱实者。

【来源】 广西中医药,1987,10(4):9

【方三】
红大戟3克

【用法】 取上药,放在口中含服,每天2次。

【功能主治】 解毒利咽。主治慢性咽炎。

【疗效】 据李治方报道,应用本方治疗54例,痊愈24例,显效21例,进步6例,无效3例。

【来源】 江西中医药,1987,18(4):3

【方四】
大戟根适量

【用法】 取上药,洗净,刮去粗皮后切片,每500克以食盐10克,加水适量拌匀,待水吸入后晒干或烘干呈淡黄色,研成细末,装胶囊。每次口服0.45～0.6克,空腹用温开水送下,隔日1次,连服6～9次为1个疗程。

【功能主治】 逐水退肿。主治急、慢性肾炎水肿。

【疗效】 据湖北中医学院报道,应用本方共观察60余例,均有显著的消肿作用,一般经治5～7天后水肿可完全消失。孕妇、心力衰竭、食道静脉曲张及体弱者禁用。

【来源】 录自《有毒中草药大辞典》

巴豆

【来源】 为双子叶植物药大戟科植物巴豆的种子。

【别名】 巴菽、刚子、江子、老阳子、双眼龙、猛子仁、巴果、巴米、双眼虾、红子仁、豆贡、毒鱼子、銮豆、贡仔、八百力、大叶双眼龙、巴仁、芒子。

【处方用名】 巴豆、巴豆仁、巴豆肉、大巴豆、肥江子、生巴豆、巴豆霜、炒巴豆仁。

【用量与用法】 入丸散服,每次0.1~0.3克,一般不入煎剂。大多制成巴豆霜用,以减低毒性。外用适量。本品有大毒,故非急症必须时,不得轻易使用。

【产地采收】 分布四川、湖南、湖北、云南、贵州、广西、广东、福建、台湾、浙江、江苏。药材主产四川、广西、云南、贵州。以四川产量最大,质量较佳。此外,广东、福建等地亦产。8~9月果实成熟时采收,晒干后,除去果壳,收集种子,晒干。

【炮制研究】 处方中写巴豆、大巴豆、肥江子、巴豆仁、巴豆肉均指炒巴豆仁,为原药用黏稠米汤浸拌,置阳光下曝晒去皮,取净。

仁炒至焦黑入药者,毒性减小。

生巴豆为净巴豆仁生用入药者,有大毒,多外用。

巴豆霜为生巴豆仁碾碎,用多层草纸包裹,压去油,然后研细过筛入药者。

【性味归经】 辛,热,有大毒。入胃、肺、大肠经。

【功能主治】 峻下冷积,逐水退肿,祛痰利咽,蚀疮。1. 用于寒积便秘,水肿腹水。巴豆药性猛烈,为温通峻下药,能祛寒积而通便秘,泻积水而消水肿,适用于身体实壮的水肿、腹水,以及寒积便秘等症。治寒积便秘,常配干姜、大黄等同用;治腹水水肿,可与杏仁等同用。2. 用于小儿痰壅咽喉、气急喘促等症。巴豆对痰壅咽喉、气急喘促、胸膈胀满、窒息欲死,内服配胆南星等,有豁痰开咽的功效;如症情危急,也可用巴豆霜少量灌服,促使吐出痰涎而通闭塞。3. 用于肺痈、咳嗽胸痛、痰多腥臭等症。巴豆祛痰作用甚强,用治肺痈,常配合桔梗、贝母等同用。4. 用于痰迷心窍、癫痫等症。巴豆攻泻劫痰,治癫痫痴狂,常与朱砂、牛黄等药同用,以祛痰而治窍闭。5. 用于疮疡化脓而未溃破者。巴豆外用有腐蚀作用,故可暂用于疮疡脓热而未溃破者,如验方咬头膏以巴豆配伍乳香、没药、蓖麻子等药,外贴患处,能腐蚀皮肤,促使溃破。

无寒实积滞,孕妇及体弱者忌服。

【毒副作用】 巴豆有大毒,人服巴豆油20滴可致死。内服巴豆中毒的主要症状为急性胃肠道炎症,并可发生严重的口腔炎,咽喉炎,剧烈腹泻,水泻或粘液血便，脉搏快而弱，血压下降，甚至休克。

【现代研究】 现代研究表明，巴豆含巴豆油，油中含油酸、亚油酸、肉豆蔻酸酸、巴豆酸等，另含蛋白质等。巴豆泻下的有效成分是巴豆油，能刺激肠道蠕动而致泻，大量的巴豆油引起剧烈泻下，甚至导致死亡。巴豆油提取物有抗肿瘤作用，同时巴豆油、巴豆树脂、巴豆醇酯有促进肿瘤发生作用。极少量的巴豆油口服、腹腔注射或皮下注射小鼠，均呈现镇痛作用。巴豆煎剂有较强的抑菌作用。巴豆毒素能抑制蛋白质的合成。巴豆油能通过化学感受器的作用，反射性地升高动物血压。巴豆毒素能溶解红细胞，对血细胞有凝集作用。巴豆油对血小板凝聚有促进作用。巴豆对皮肤、粘膜有刺激性。巴豆水浸液对钉螺、鱼虾、田螺及蚯蚓等均有毒杀作用。

【常用单方】

【方一】
巴豆仁适量
【用法】 取上药，切碎，置胶囊内。每次服100毫克，小儿酌减，每4~5小时用药1次，至畅泻为度，每24小时不超过400毫克。
【功能主治】 驱蛔利胆。主治胆绞痛、胆道蛔虫症。
【疗效】 据武汉医学院第二附属医院中西医结合治疗急腹症小组报道，应用本方治疗胆绞痛100例（其中胆系感染82例，胆石症18例）、胆道蛔虫症55例，均获满意疗效。
【来源】 新医药学杂志，1977，（2）：18

【方二】
巴豆仁60克
【用法】 取上药及猪脚1对，小儿及体弱者减半，共放大容器内加水炖至猪脚熟烂，去巴豆仁和骨，不加盐，每天分2次空腹服。如未愈，每隔1周再服1次，可连服20剂。
【功能主治】 消炎止痛。主治骨髓炎、骨结核、多发性脓肿。
【疗效】 据文有章报道，应用本方治疗23例，痊愈17例，好转5例，无效1例。服药后每天腹泻次数少于8次而全身情况尚好者，属服药正常反应，不必处理。
【来源】 湖南医药杂志，1979，（1）：39

【方三】
巴豆适量
【用法】 取上药1粒，去壳捣烂；川椒6克，研末过筛。上药以饭为丸，如油菜子大，晾干，每一蛀孔用棉裹 1 丸置入，每天 2 次。

功用：消肿止痛。

主治：龋齿疼痛。

附注：据陈宏生报道，应用本方治疗 22 例，均取得满意效果。一般置药 20 分钟即可止痛，重者亦只需 3 天。

【来源】 浙江中医杂志，1982.（11～12）：504

【方四】

巴豆适量

【用法】 取上药，去壳去皮，保留整仁不碎。将黄蜡（蜂蜡）化开，用针尖扎上巴豆，在已熔开的黄蜡中蘸一下，取出旋转冷却，使黄蜡将巴豆全部均匀包住，不可缺损即可。每天早饭前吞服 7 粒，病情严重者可早晚各吞服 7 粒。

【功能主治】 杀虫抗痨。主治结核病。

【疗效】 据杨春成报道，应用本方治疗 13 例，其中肺结核 3 例，痊愈 1 例，显效 2 例；肠结核 3 例，全部治愈；腰椎、膝关节结核 5 例，痊愈 3 例，显效 1 例，无效 1 例；淋巴结核 2 例，痊愈 1 例，显效 1 例。总有效率为 92.3%。

【来源】 四川中医，1983.（2）：54

【方五】

巴豆仁 120 克

【用法】 取上药，放入已熔化黄蜡 120 克的锅内炸成深黄色，滤出黄蜡液弃之（有毒），在竹筛上散开巴豆仁，待其上黄蜡凝后收起备用。每次 5 粒，每天 3 次，温开水送服（必须囫囵吞下），1 个月为 1 个疗程，停药 10 天后再服第 2 个疗程，以愈为度。

功用：软坚消痈。

主治：乳腺增生症。

附注：据吴运苍报道，应用本方治疗 458 例，痊愈或基本痊愈 455 例，无效 3 例。

【来源】 河南中医，1983.（3）：35

【方六】

巴豆 1 枚

【用法】 取上药，去壳留仁。将某油适量倒入粗糙土碗内，用手紧捏巴豆在碗底碾磨，磨尽备用。用时剃去头发，然后用棉签蘸上药液涂抹患处，最后用油纸覆盖并固定，7 天后揭去油纸，待痂壳自行脱落。涂药 3 天内局部可有轻度肿痛，数天后可自行消失。注意本药不宜重复使用及涂抹太多。

【功能主治】 解毒疗癣。主治头皮黄癣。
【疗效】 据周耀祖等报道，应用本方治疗本病有显效，一般涂药1次可愈。
【来源】 四川中医，1983.（4）：39

【方七】
巴豆100克
【用法】 取上药及黄蜡180克，先把黄蜡加热熔化，再加入去壳的巴豆，文火煮15分钟左右，将巴豆捞出晾干，以巴豆不崩不裂，有薄薄一层黄蜡为宜。每粒巴豆为丸丸，成人每次服5粒（需囫囵吞下），以后逐渐增加到每次20粒，每天3次，小儿和老人酌减，21天为1个疗程。
功用：消炎通窍。
主治：慢性鼻窦炎。
附注：据刘芳森报道，应用本方治疗90例，痊愈50例，好转31例，无效9例，总有效率为90%。一般1个疗程即愈，个别2～3个疗程方愈。
【来源】 河南医药，1983.3（4）：247

【方八】
巴豆适量
【用法】 取上药，去油，用鲜姜汁调成糊状，做成枣核大栓剂，中间留一小孔，外裹一层薄药棉。用时根据病情轻重，塞入一侧或双侧后鼻腔内，每天1次，每次置放1～2小时，7次为1个疗程。
【功能主治】 消痰平喘。主治支气管哮喘及哮喘性支气管炎。
【疗效】 据崔世远报道，应用本方治疗30例，治愈23例，显效6例，无效1例。本方对寒性哮喘疗效最好。
【来源】 辽宁中医杂志，1983.（9）：4

【方九】
巴豆适量
【用法】 将食醋适量倒入大碗内，取上药去壳留仁磨浆，以稠为度。患处先用100%食盐水或冷开水清洗，擦干，用棉签蘸药浆涂擦，每周1次。
【功能主治】 杀虫止痒。
主治：神经性皮炎。
疗效：徐如恩报道，应用本方治疗本病疗效显著。

第四章 利水渗湿药与土单方

凡能通利水道，渗除水湿的药物称为利水渗湿药。

利水渗湿药功能通利小便，具有排除停蓄体内水湿之邪的作用，可以解除由水湿停蓄引起的各种病症，并能防止水湿日久化饮，水气凌心等，故临床应用具有重要意义。

利水渗湿药主要适用于小便不利、水肿、淋症等病症，对于湿温、黄疸、湿疮等水湿为患，亦具有治疗作用。

利水渗湿药味多甘、苦、淡，性多寒、平。主要归肾、膀胱经，兼入脾、肺、小肠经。

茯苓

【来源】 为菌类植物药多孔菌科植物茯苓的干燥菌核。

【别名】 茯菟、茯灵、茯零、伏苓、伏菟、松腴、绛晨伏胎、云苓、茯兔、松薯、松木薯、松苓。

【处方用名】 茯苓、云苓、云茯苓、白茯苓、朱茯苓、硃茯苓、茯苓片、朱衣茯苓、硃衣茯苓、辰茯苓、连皮苓、带皮苓、连皮茯苓等。

处方中写茯苓、云苓、白茯苓均指生白茯苓，为原药去皮切片入药者。

朱茯苓又名朱衣茯苓、辰茯苓。为平片苓用清水喷湿，外用朱砂粉涂红晾干入药者。

【用量与用法】 煎服，10～15克。

【产地采收】 分布河北、河南、山东、安徽、浙江、福建、广东、广西、湖南、湖北、四川、贵州、云南、山西等地。主产安徽、湖北、河南、云南，此外贵州、四川、广西、福建、湖南、浙江、河北等地亦产。野生茯苓一般在7月至次年3月间到马尾松林中采取。加工：茯苓出土后洗净泥土，堆置于屋角不通风处，亦可贮放于瓦缸内，下面先铺衬松毛或稻草一层，并将茯苓与稻草逐层铺迭，最上盖以厚麻袋，使其"发汗"，析出水分，然后取出，将水珠擦去，摊放阴凉处，待表面干燥后再行发汗。如此反复3～4次，至表面皱缩，皮色变为褐色，再置阴凉干燥处晾至全干，即为"茯苓个"。切制：于发汗后趁湿切制，亦可取干燥茯苓以水浸润后切制。将茯苓菌核内部的白色部分切成薄片或小方块，即为白茯苓；削下来的黑色外皮部即为茯苓皮；茯苓皮层下的赤色部分，即为赤茯苓；带有松根的白色部分，切成正方形的薄片，即为茯神。切制后的各种成品，均需阴干，不可炕晒，并宜放置阴凉处，不能过于干燥或通风。似免失去粘性或发生裂隙。

【性味归经】 甘、淡，平。入心、脾、肾经。

【功能主治】 利水渗湿，健脾，化痰，宁心安神。1. 用于小便不利，水肿等症茯苓功能利水渗湿，而药性平和，利水而不伤正气，为利水渗湿要药。凡小便不利、水湿停滞的症候，不论偏于寒湿，或偏于湿热，或属于脾虚湿聚，均可配合应用。如偏于寒湿者，可与桂枝、白术等配伍；偏于湿热者，可与猪苓、泽泻等配伍；属于脾气虚者，可与党参、黄芪、白术等配伍；属虚寒者，还可配附子、白术等同用。2. 用于脾虚泄泻，带下，茯苓既能健脾，又能渗湿，对于脾虚运化失常所致泄泻、带下，应用茯苓有标本兼顾之效，常与党参、白术、山药等配伍。有可用为补肺脾，治气虚之辅佐药。3. 用于痰饮咳嗽，痰湿入络，肩背酸痛茯苓既能利水渗湿，又具健脾作用，对于脾虚不能运化水湿，停聚化生痰饮之症，具有治疗作用。可用半夏、陈皮同用，也可配桂枝、白术同用。治痰湿入络、肩酸背痛，可配半夏、枳壳同用。4. 用于心悸，失眠等症茯苓能养心安神，故可用于心神不安、心悸、失眠等症，常与人参、远志、酸枣仁等配伍。

虚寒精滑或气虚下陷者忌服。

【现代研究】 现代研究表明茯苓中茯苓糖为主成份，含量为84.2%，硬烷含0.68%，纤维素含量2.84%，三萜类化合物茯苓酸、松苓酸。此外，尚含有组氨酸、胆碱、葡萄糖等其他成份。另有报道，茯苓中 β-茯苓聚糖为主成份，即茯苓多糖，茯苓糖，约占干燥品的93%。其主要药理活性成份，具有抗肿瘤，提高免疫功能等作用。对免疫功能的影响。茯苓多糖体具有增强免疫功能的作用。它具有抗胸腺萎缩及抗脾脏增大和抑瘤生长的功能。羧甲基茯苓多糖还是免疫调节、保肝降酶、间接抗病毒、诱生和促诱生干扰素、减轻放射副反应、诱生和促诱生白细胞调节素等多种生理活性，无不良毒副作用。茯苓三萜化合物使胰岛素的分化诱导活性增强，三萜化合物本身也有分化诱导活性。茯苓素对 Na+-K+-ATP 酶和细胞中总 ATP 酶的激活作用，说明它也可能具有改进心肌运动和促进机体水盐代谢的功能。

【常用单方】

【方一】

茯苓500克

【用法】 取上药，烘干，研为细末，备用。每次6克，每天2次，口服；或于睡前服10克。同时外用酊剂（补骨脂25克、旱莲草25克，用200毫升75%酒精浸泡1周后即可），1天数次涂患处。

【功能主治】　健脾生发。主治斑秃。

【疗效】　据肖洪久报道，应用本方治疗8例，均在2个月内治愈，未出现副作用。

【来源】　中华皮肤科杂志，1982.（2）：110

【方二】

茯苓适量

【用法】　取上药，研为细粉，炒后放瓷瓶内备用。1岁以内每次1克，每天3次，口服。

【功能主治】　健脾渗湿止泻。主治婴幼儿秋季腹泻。

【疗效】　据林源震报道，应用本方治疗93例，治愈79例，好转8例，无效6例。

【来源】　北京中医，1985.（5）：31

【方三】

茯苓适量

【用法】　取上药，制成含量为30%的饼干。每次服8片（每片含生药3.5克），儿童减半，每天3次，1周为1个疗程。如制饼干有困难，则可采用研粉煮粥法，每次30克，每天3次。

【功能主治】　健脾利水。主治水肿。

【疗效】　据陈建南报道，应用本方治疗30例，显效23例，有效1例，无效6例。据观察，茯苓饼干的疗效比同量茯苓水煎液疗效满意。茯苓制成食品剂型，经220℃以上高温烘烤后，仍具排钠保钾作用。30例患者中，服本品前大便塘薄者24例，服用后1周左右大便完全恢复正常，睡眠好转11例，脾虚纳少者食欲日趋正常。

【来源】　上海中医药杂志，1986.（8）：25

【方四】

茯苓60克

【用法】　先取红鲤鱼1条（约250克），洗净去鳞，除鳃和内脏，加入上药及清水1000毫升，用文火炖至500毫升。分2次温服，每天1剂，连服20天。

【功能主治】　健脾利水消肿。主治妊娠水肿。

【疗效】　据张达旭报道，应用本方治疗35例，总有效率为96.29%。

【来源】　广西中医药，1990.（3）：7

泽泻

【来源】 为泽泻科植物泽泻的块茎。

【别名】 水泻、芒芋、鹄泻、泽芝、及泻、天鹅蛋、天秃、禹孙、禹泻、兰江、牛耳菜、酸恶俞。

【处方用名】 泽泻、泽泄、泽夕、炒泽泻、盐泽泻、盐水泽泻、建泽泻等。

【用量与用法】 煎服，5～10克。

【产地采收】 分布黑龙江、吉林、辽宁、河北、河南、山东、江苏、浙江、福建、江西、四川、贵州、云南、新疆等地。四川、福建有大面积的栽培。药材主产福建、四川、江西，此外贵州、云南等地亦产。商品中以福建、江西产者称"建泽泻"，个大，圆形而光滑；四川、云南、贵州产者称"川泽泻"，个较小，皮较粗糙。冬季叶子枯萎时，采挖块茎。

【炮制研究】 处方中写泽泻、泽泄、泽夕指生泽泻。为原药去杂质切片生用入药者。炒泽泻为泽泻片经麸炒或清炒后入药者。盐泽泻又名盐水泽泻，为泽泻片用盐水喷淋，待吸尽，再用文火炒至微黄入药者。

【性味归经】 甘、淡，寒。入肾、膀胱经。

【功能主治】 利水渗湿，泄热。1. 用于小便不利，水肿，泄泻，淋浊，带下，痰饮停聚等症。泽泻甘淡渗湿，利水作用与茯苓相似，亦为利水渗湿常用之品，且药性寒凉，能泄肾与膀胱之热，故对水湿偏热者，尤为适宜。治小便不利、水肿、淋浊、带下等症，常与茯苓、猪苓、车前子等配伍；治泄泻及痰饮所致的眩晕，可与白术配伍。此外，可用于肾阴不足、虚火亢盛，配地黄、山茱萸等同用，有泄相火作用。

肾虚精滑者忌服。

【毒副作用】 本品含有大量钾盐和刺激性物质，大量或长期使用，可导致水电解质失衡及血尿，甚至发生酸中毒，并引起恶心，呕吐，腹痛，腹泻及肝功能损害。泽泻乙醇提取物相当于生药 100g/kg 给小鼠灌胃，3d 后未见死亡。泽泻浸膏粉 1g 及 2g/kg（相当于临床剂量 20 及 40 倍）混于饲料中喂饲大鼠 3 个月，发育未见异常，但病理切片显示肝细胞及肾近曲小管有不同程度的浊肿与变性，且大剂量组较小剂量组明显，给药组较对照组明显。

【现代研究】 现代研究表明，本品主要含三萜类化合物泽泻醇 A、泽泻醇 B、乙酸泽泻醇 A 脂、乙酸泽泻醇 B 酯、表面泽醇 A 等；另含甾醇、生物碱、苷类、黄酮、有机酸、氨基酸、多糖、挥发油、脂肪酸、树脂、蛋白质、淀粉等成分。泽泻有明显的利尿作用，这与其含有大量的钾盐有关。而利尿作用的强弱则与采集季节、药用部位、炮制方法、给药途径及实验动物的种类有关。冬季采集的正品泽泻利尿作用最强,春季采集者则稍差。除盐泽泻外,其它炮制品都有一定利尿作用。泽泻能明显降低血清总胆固醇、甘油三酯和 1D1 - ch, 促进血清 HD1 - ch 水平升高,明显抑制主动脉内膜斑块的生成,预先给药则显示预防作用。另外,泽泻提取物也有抗血小板聚集、抗血栓形成及增强纤溶酶活性等作用,因而能从降低血脂、抑制内皮细胞损伤、抗血栓等多方面抑制或减轻动脉粥样硬化的发生、发展。泽泻经研究表明具有 Ca^{2+} 拮抗作用,还有抑制交感神经元释放去甲肾上腺素的作用。

【常用单方】

【方一】

泽泻 10~12 克

【用法】　取上药,水煎。每天早晚各服 1 次。

【功能主治】　泄热利湿、益肾止遗。主治遗精。

【疗效】　据侯土林报道,应用本方治疗相火妄动之遗精 14 例,均速获良效而愈。

【来源】　中医杂志,1983.（7）：53

【方二】

泽泻 15 克

【用法】　取上药,煎汤代茶饮,每天 1 剂。

【功能主治】　清热利湿、泻泄相火。主治强中症。症见阴茎坚挺不倒、胀痛难眠,心烦口渴,舌红苔薄黄,脉弦数。

【疗效】　据庄柏青报道,应用本方治疗强中症 3 例,均获治愈。

【来源】　中医杂志,1987,28（10）：65

薏苡仁

【来源】　为禾本科植物薏苡的种仁。

【别名】　解蠡、起实、赣米、感米、薏珠子、回回米、草珠儿、菩提子、赣珠、必提珠、苢草、薏米、米仁、薏仁、苡仁、苡米、草珠子、六谷米、珠珠米、胶念珠、尿糖珠、老鸦珠、菩提珠、药玉米、水玉米、沟子米、六谷子、裕米、尿端子、尿珠子、催生子、蓼荼子、益米。

【处方用名】　薏苡、苡仁、薏米、苡米、薏苡仁、生苡仁、生薏仁、炒薏仁、炒薏米、炒苡仁、焦薏仁、焦苡仁、生薏米、生薏苡仁、蒸苡米。

【用量与用法】　煎服,10~30 克。清利湿热宜生用,健脾止泻宜炒用。本品力缓,用量宜大。除入汤剂、丸散外,亦可作粥食用,为食疗佳品。

【产地采收】　秋季果实成熟后,割取全株,晒干,打下果实,除去外壳及黄褐色外皮,去净杂质,收集种仁,晒干。

第四章 利水渗湿药与土单方

【炮制研究】 处方中写薏苡仁、薏仁、苡仁、薏苡、薏米、苡米均指生薏苡仁，或称生薏仁、生苡仁。为原药去杂质生用入药者。

炒薏苡仁又名炒薏苡、炒薏仁、炒苡仁、炒薏米、炒苡米等。为净薏苡仁用文火炒到微黄，略带焦斑入药者。

焦薏仁又名焦苡仁。为净薏苡仁用文火炒至深黄色入药者

【性味归经】 甘、淡、微寒。入脾、、胃、肺经。

【功能主治】 利水渗湿，健脾，除痹，排脓消痈。1. 用于小便不利，水肿，脚气，湿温等症：薏苡仁功能利水渗湿，作用较为缓弱，然而因其性属微寒，故可用于湿热内蕴之症，对小便短赤，可与滑石、通草等同用；对湿温病邪在气分，湿邪偏胜者，可与杏仁、蔻仁、竹叶、木通等同用。本品又具健脾之功，用以治脾虚水肿、脚气肿痛，配伍茯苓、白术、木瓜、吴茱萸等同用。2. 用于泄泻、带下：本品既能健脾，又能渗湿，故适用于脾虚有湿的泄泻、带下，可与白术、茯苓等配伍。3. 用于湿滞痹痛、筋脉拘挛等症：本品能祛除湿邪、缓和拘挛，故可用于湿滞皮肉筋脉引起的痹痛拘挛，常与桂枝、苍术等配合应用。4. 用于肺痈、肠痈：薏苡仁上能清肺热，下利肠胃湿热，常用于内痈之症，具有排脓消痈之功。治肺痈胸痛、咯吐脓痰可与鲜芦根、冬瓜子、桃仁、鱼腥草等配伍；治肠痈，可与败酱草、附子等同用。

孕妇慎服。

【现代研究】 现代研究表明，薏苡仁含碳水化合物79，17%，脂肪4.65%，蛋白质16.2%及少量的维生素B1。种子含氨基酸（为亮氨酸、赖氨酸、精氨酸、酪氨酸等），薏苡素、薏苡酯、三萜化合物。具有抗炎和增强机体免疫功能及抗菌作用，薏苡全草（鲜品）榨汁或根部（干品）煎剂或薏苡仁乙醇提取物也是一种有效抗菌剂。还有镇痛、退热、抗癌和轻度降血糖作用。

【常用单方】

【方一】

薏苡仁10～30克

用法：取上药水煎。连渣服，每天1剂，连用2～4周。

【功能主治】 解毒消疣。主治扁平疣。

【疗效】 据李崇信报道，应用本方治疗27例，痊愈9例，显效11例，无效7例。

【来源】 中华皮肤科杂志，1958，(6)：492

【方二】

薏苡仁15克

【用法】 取上药，与蜜枣30克，加酒适量煎服。

【功能主治】 祛湿止痒。主治荨麻疹。
【疗效】 据邱家廷报道,应用本方治疗本病疗效满意。
【来源】 江西中医药,1980.(1):43

【方三】
薏苡仁 30~45 克
【用法】 取上药,加水浓煎,滤取药液,加白糖适量。分 3~5 次服,隔天 1 剂。
【功能主治】 利水消肿。主治婴儿睾丸鞘膜积液。
【疗效】 据李彦明报道,应用本方治疗本病 3 例,均获治愈。
【来源】 山东中医杂志,1985.(3):39

【方四】
生薏苡仁 60 克
【用法】 取上药,加水 300 毫升,煎至 200 毫升。分 2 次口服,每天 1 剂。
【功能主治】 消炎止痛。主治坐骨结节滑囊炎。
【疗效】 据黄继斗报道,应用本方治疗 25 例,均获痊愈。
【来源】 中医杂志,1987,(1):66

车前子

【来源】 为车前草科植物车前或平车前的种子。
【别名】 车前实、虾蟆衣子、猪耳朵穗子、凤眼前仁。
【处方用名】 车前子、车前仁、生车前子、炒车前子、炙车前子、盐车前子、酒车前子等。
酒车前子为净车前子用黄酒淋洒拌匀,微闷,待吸尽,再用文火炒干入药者。
【用量与用法】 煎服,10~15 克。宜包煎。
【产地采收】 ①大粒车前主产江西、河南。此外,东北、华北、西南及华东等地亦产。
②小粒车前主产黑龙江、辽宁、河北等地。此外,山西、内蒙古、吉林、陕西、甘肃、青海、山东等地亦产。秋季果实成熟时,割取果穗,晒干后搓出种子,簸去果壳杂质。
【炮制研究】 处方中写车前子指生车前子,为原药去杂质生用入药者。
炒车前子又名炙车前子。为净车前子用文火炒至微焦香时,取出晾凉入药者。

盐车前子又名盐水炒车前子。为净车前子用文火炒至微香时，喷洒盐水，翻炒均匀，取出晾凉入药者。

【性味归经】 甘，寒。入肾、肝、肺经。

【功能主治】 清热利水通淋，渗湿止泻，清肝明目，祛痰止咳。1. 用于小便不利，淋沥涩痛，水肿等症。车前子甘寒清热，质沉下行，性专降泄，具有良好的通利小便、渗湿泄热功效，用于湿热下注、小便淋沥涩痛等症，常与木通、滑石等配伍应用。对于水肿、小便不利等症，也具有显著功效，为临床所常用，主要用于实症；如肾虚水肿，可配熟地、肉桂、附子、牛膝等同用。2. 用于湿热泄泻。车前子能渗利水湿，分清泌浊而止泻，利小便而实大便，临床上以治湿热泄泻为宜，症情轻者，可以单味使用，较重者可配茯苓、猪苓、泽泻、苡仁等同用。3. 用于目赤肿痛或眼目昏花。车前子清肝热而明头目，不论虚实，都可配用，如肝火上炎所致的目赤肿痛者，可与菊花、决明子、青箱子等同用；如肝肾不足所致的眼目昏花、迎风流泪，可与熟地、菟丝子等同用。4. 用于咳嗽痰多。本品又有祛痰止咳之功，以用于肺热咳嗽较宜，可与杏仁、桔梗、苏子等化痰止咳药同用。

凡内伤劳倦，阳气下陷，肾虚精滑及内无湿热者，慎服。

【现代研究】 现代研究表明，车前子含多量粘液质、琥珀酸、车前烯醇、腺嘌呤、胆碱、车前子碱、脂肪油、维生素 A 和维生素 B 等。能降低尿草酸浓度及抑制尿石形成，从而抑制肾脏草酸钙结晶沉积，预防肾结石形成。有一定的降眼压作用。还能促进呼吸道粘液分泌，稀释痰液，因而有祛痰、止咳作用。能降低皮肤及腹腔毛细血管的通透性及红细胞膜的通透性，具有一定的抗炎作用。能提高肠道内水分，提高炭末推进百分率，改善排便情况，从而起缓泻作用。其缓泻作用与容积性泻药相类似，可用于老年人、体弱、孕妇便秘者。车前子中的果胶能降低实验性大鼠溃疡形成指数，延长胃排空时间，减轻离体兔肠的收缩，对抗氯化钡及组织胺所致痉挛。本品对伤寒杆菌、福氏痢疾杆菌、大肠杆菌、金黄色葡萄球菌、绿脓杆菌有抑制作用。

【常用单方】

【方一】

车前子 30 克

【用法】 取上药，浓煎取汁，加蜂蜜 30 毫升，和匀。每天分 3~4 次服。

【功能主治】 清肺化痰止咳。主治百日咳。

【疗效】 据钱存济报道，应用本方治疗百日咳有较显著的疗效。轻者 1 周，重者半月即可痊愈。

【来源】 浙江中医杂志，1958，(12)：32

【方二】

车前子 10 克

用法：取上药，烘干研末，用水送服。1 周后复查，如未成功隔 1 周再服 1 次，最多服 3 次。如无效即为失败。

【功能主治】　矫正胎位。主治胎位不正。

【疗效】　据记载，应用本方治疗 68 例，转正率达 90%。孕妇在产前检查发现胎位异常者，待妊娠 28～32 周时，试服车前子可望胎位矫正。

【来源】　福建医药科技简报，1960.（5）：3

【方三】

车前子适量

【用法】　取上药，炒焦研碎。4～12 个月小儿每次服 0.5 克，1～2 岁小儿每次服 1 克，每天 3～4 次。

【功能主治】　健脾助运、渗湿止泻。主治小儿单纯性消化不良。

【疗效】　据吕文玺报道，应用本方治疗 63 例，治愈（药后腹泻停止，大便恢复正常）53 例，平均 2.1 天治愈，好转 6 例，无效 4 例。

【来源】　天津医药杂志，1961.3（6）：402

【方四】

车前子 30 克

【用法】　取上药，纱布包，加水煎成 400 毫升左右，稍加白糖。分次饮服，此为 1 天量。

【功能主治】　健脾助运、渗湿止泻。主治小儿腹泻。

【疗效】　据黄冬度等报道，应用本方治疗 69 例，治愈 63 例，无效 6 例。

【来源】　中西医结合杂志，1961.（11）：697

木通

【来源】　为双子叶植物药木通科植物白木通或三叶木通、木通的木质茎。

【别名】　通草、附支、丁翁、丁父、蓄藤、王翁、万年、万年藤、燕覆、乌覆。

【处方用名】　木通、关木通、川木通、细木通、炒木通（木通片炒至见黑斑入药者）。

【用量与用法】　煎服，3～9 克。据报道，关木通 60 克水煎服，有致急性肾功能衰竭者，故用量不宜大。

【产地采收】　白木通分布江苏、浙江、江西、广西、广东、湖南、湖北、山西、陕西、四川、贵州、云南等地。药材产四川、湖北、湖南、广西等地。9

月采收，截取茎部，刮去外皮，阴干。

【性味归经】　苦，寒。入心、小肠、膀胱经。

【功能主治】　清热利水通淋，清泄心火，通乳，利痹。1. 用于小便不利、淋沥涩痛，水肿，脚气等症。木通寒能清热，苦能泄降，功能利水通淋，为治湿热下注、淋沥涩痛要药，常与车前子、滑石等同用。且利尿力强，对小便不利、水肿、脚气等症也常恃为要药，可配其它利水消肿药如桑白皮、猪苓等同用。2. 用于心烦不眠，口舌生疮。木通性味苦寒，能入心经，且能利通小便，导热下行而降心火，故可用于心火上炎、心烦尿赤、口舌生疮等症，常与生地、竹叶、甘草同用。3. 用于乳汁稀少。木通又能通利血脉而下乳汁，故可用于产后乳汁稀少，常与王不留行、穿山甲等配伍；或与猪蹄同煮服用。4. 用于湿热痹痛。木通又能通利渗湿，以治湿热痹痛、关节不利之症，常与薏苡仁、桑枝、忍冬藤等配伍应用。

内无湿热，津亏，气弱，精滑，溲频及孕妇忌服。

【毒副作用】　关木通与川木通虽然在高等医学院校教材《中药学》中通称木通，没有严格区分，但《中国药典》2000年版已明确指出了关木通苦寒、有毒，不可多用久服，肾功能不全及孕妇忌服，而川木通未见中毒病例报道。20世纪60年代国内吴松寒最早报道2例因大剂量服用关木通导致肾功能衰竭。此后陆续有木通肾毒性的个案报道。而真正对木通毒性引起足够重视的是90年代，1997年日本报道了多例服用当归四逆加吴茱萸生姜颗粒剂以及关木通茶而出现的急性肾功能衰竭病例。1999年英国《刺血针》杂志报道了2名因服用含有关木通的中草药茶治疗湿疹导致肾功能衰竭的病例。临床观察显示，短期大剂量应用木通引起急性肾功能衰竭，可伴近端及远端肾小管功能障碍，如肾性糖尿、低渗尿及肾小管酸中毒；且患者常伴有上消化道症状，如恶心、呕吐、上腹不适等。长期小剂量服药者易出现慢性肾脏病变，患者此时即使停药，肾功能损害仍可继续进展，其临床表现呈氮质血症或终末期肾功能衰竭，可有轻、中度高血压和较早的出现贫血，B超检查肾脏体积缩小。目前报道木通中毒的主要成分马兜铃酸和木兰花碱均是关木通的主要成分，研究显示，马兜铃酸是导致肾损害的最主要原因，木兰花碱还有神经节的阻断作用，故应避免使用关木通。一旦发现肾毒性损伤迹象，应立即停用该药，并应采取积极的对症治疗。

【现代研究】　现代研究表明，马兜铃科关木通所含化学成分主要是马兜铃酸A、B、C、D和马兜铃内酰胺，木兰花碱、β—谷甾醇等。毛茛科川木通主要成分为齐墩果酸、常春藤甙元、脂肪酸、β—谷甾醇等。木通科木通主要化学成分是木通皂甙、含豆甾醇等三萜化合物。有利尿、强心的作用，对痢疾杆菌、伤寒杆菌及某些皮肤真菌有抑制作用，并有一定的抗肿瘤作用。

【常用单方】

【方一】
木通（未注明品种）50~75克
【用法】 取上药，加水煎成50~100毫升，每次25~30毫升，每天2~3次，口服。
【功能主治】 通经活络。主治周期性麻痹。
【疗效】 据巩成勤报道，应用本方治疗4例，均在用药4剂后收到显著疗效。
【来源】 辽宁中医，1977，（1）：18

滑石

【来源】 为硅酸盐类矿物滑石的块状体。
【别名】 液石、共石、脱石、番石、夕冷、脆石、留石、画石。
【处方用名】 滑石、滑石粉、西滑石、飞滑石、水飞滑石。
【用量与用法】 煎服，10~15克；宜包煎。外用适量。
【产地采收】 产江西、山东、江苏、陕西、山西、河北、福建、浙江、广东、广西、辽宁等地。采得后，去净泥土、杂石。或将滑石块刮净，用粉碎机粉碎，过细筛后即成滑石粉。
【性味归经】 甘、淡，寒。入胃、膀胱经。
【功能主治】 清热利水通淋，清解暑热。1. 用于小便不利，淋沥涩痛及湿热泄泻等症。滑石性寒滑利，寒能清热，滑能利窍，为清热利水通淋常用之品，临床用于小便不利、淋沥涩痛等症，可配车前子、木通等品；用于湿热引起的水泻，可配合茯苓、薏苡仁、车前子等同用。2. 用于暑热烦渴，湿热胸闷等症。滑石又能清暑、渗湿泄热，对暑热病症可配合生甘草、鲜藿香、鲜佩兰等同用；治湿温胸闷、小便短赤，可配合生苡仁、通草、竹叶等同用。此外，本品外用还能清热收湿，用治湿疹、痱子等，可配石膏、炉甘石、枯矾等同用。

脾虚气弱，精滑及热病津伤者忌服，孕妇慎服。

【毒副作用】 美国国家环境卫生科学研究所拟于2002年公布的"致癌物报告"中，把常见于口服避孕药及用于荷尔蒙取代疗法的雌激素，及女性卫生用品如爽身粉等含有滑石粉成分的列为致癌物。研究人员发现，广泛用作女性停经后的取代疗法及口服避孕药物的雌激素，一向被认为有增加子宫内膜癌及乳癌的机会。而部分开采滑石粉的地方含有石棉，开采工人患肺癌机会亦相对较高。爽身粉含有滑石粉，亦增加卵巢癌的机会。

【现代研究】 滑石粉系天然的水合多聚硅酸盐，主要含水硅酸镁，为白色

第四章 利水渗湿药与土单方

细微无臭的结晶粉末,有腻滑感,具有吸附和收敛作用,外用能保护皮肤,防止摩擦,减少皮肤刺激并能吸收一定量的分泌物,保持局部干燥等作用。

【常用单方】

【方一】

滑石60克

【用法】 取上药,加水浓煎,过滤取汁调入蜂蜜120ml,白酒120ml口服,每日1剂,连服3剂为1个疗程。

【功能主治】 利水通淋。主治输尿管、膀胱结石。

【疗效】 据晋晨报道,应用本方治疗输尿管、膀胱结石20例,结果全部排出尿结石。排石时间最短为3天,最长2月,多数2~3周。

【来源】 临床验方集锦,第1版,福州;福建科学技术出版社,1982. 167

【方二】

滑石15克

【用法】 取上药,加水250ml用文火煎沸30分钟,去沉渣,加入适量红糖、食盐(略带有点甜味、咸味为度)即可。频服代茶饮之。

【功能主治】 利水渗湿。主治小儿秋季腹泻。

【疗效】 据曾长楼报道应用此法,寒热不偏,温凉适中,泻不伤正,补不恋邪,取之方便,服之有效,甚为满意。

【来源】 中国乡村医生杂志,1999,(10):42~43

【方三】

细滑石粉50~60克

【用法】 取上药,以沸水浸泡至水温适宜时,将其搅匀后稍作沉淀,取混浊药液200~250ml,1次服下,视病情需要可每天服1~2次以上。

【功能主治】 利水通淋。主治产后尿潴留。

【疗效】 据熊新年报道,经治30例,除1例无效外,29例均在4小时内排尿。

【来源】 新中医,2001. 33(7):38

【方四】

灭菌滑石粉

【用法】 用2.5%碘伏消毒水泡及周围皮肤,用备好的灭菌滑石粉小包置于水泡上,与创面充分接触,覆盖敷料包扎,换药1次/d,水泡吸收后巩固换药1~2d,然后采用暴露疗法,用碘伏涂擦创面即可,创面避免受压,帮助患者定时更换体位,7d为一个疗程。

【功能主治】　燥湿敛疮。主治Ⅱ期褥疮。

【疗效】　据王青丽等报道,应用此法治疗Ⅱ期褥疮效果好,无毒副作用,疮面结痂时间比较,治疗组最短3d,最长7d,平均为(4.77±1.60)d。

【来源】　中华护理杂志,2004.39(2):152

金钱草

【来源】　为唇形科植物活血丹的全草或带根全草。

【别名】　遍地香、地钱儿、钹儿草、连钱草、铜钱草、白耳草、乳香藤、九里香、半池莲、千年冷、遍地金钱、金钱艾、马蹄草、透骨消、透骨风、过墙风、巡骨风、蛮子草、胡薄荷、穿墙草、团经药、风草、肺风草、金钱薄荷、十八缺草、江苏金钱草、透骨草、一串钱、四方雷公根、钱凿草、钱凿王、大叶金钱草、野薄荷、马蹄筋骨草、破铜钱。

【处方用名】　金钱草、大金钱草、大叶金钱草。

【用量与用法】　煎服,30～60克。鲜者加倍,煎服或洗净捣汁饮服。外用适量。

【产地采收】　分布东北、华北、华东等地。药材主产江苏、广东、四川、广西。此外,浙江、湖南、福建等地亦产。夏、秋两季采收,除去杂质,晒干。

【性味归经】　甘、淡,微寒。入肝、胆、肾、膀胱经。

【功能主治】　清热利水通淋,除湿退黄,解毒。1.用于热淋、石淋。金钱草甘淡利尿,通淋排石,性寒清热,为清热利尿通淋要药,常用于热淋,尤善治疗石淋病症,可单味浓煎代茶饮服,或与海金沙、鸡内金等同用。2.用于湿热黄疸,肝胆结石。本品又能清热利湿,利疸退黄,用于湿热黄疸,可与茵陈、栀子同用。现代治疗胆石症配伍茵陈、黄芩、木香等同用。3.用于疮疡肿痛、蛇虫咬伤、烫伤等症。本品能清热解毒而消肿止痛,用于疔疮肿毒、蛇虫咬伤及烫伤等症,可用鲜金钱草捣汁饮服,以渣外敷局部。

脾胃虚寒慎用。

【现代研究】　现代研究表明,金钱草主含酚性成分、甾醇、黄酮类、氨基酸、挥发油、钾盐、胆碱等。四川大金钱草有利胆作用,能促进肝细胞分泌胆汁,使肝胆管内胆汁增多,内压增高,奥狄氏括约肌松弛并排出胆汁。由于其利胆作用,能使胆管泥沙状结石易于排出,胆道阻塞和疼痛减轻,黄疸消退。广东金钱草亦有利胆作用。对金黄色葡萄球菌、伤寒杆菌、痢疾杆菌、绿脓杆菌等均有抑制作用。江苏金钱草、广东金钱草及四川小金钱草均有利尿作用,还有显著的抗炎作用。

【常用单方】

【方一】

鲜金钱草适量

第四章 利水渗湿药与土单方

【用法】 取上药，洗净，加少量食盐捣烂，敷于肿处，不论一侧或两侧腮腺肿大，一般都两侧一起敷药。

【功能主治】 清热解毒、消肿止痛。主治流行性腮腺炎。

【疗效】 据蔡永生报道，应用本方治疗50例，全部治愈。腮腺肿大消退及体温下降平均为12小时。

【来源】 新医学，1972.（10）：49

【方二】

金钱草适量

【用法】 取上药，如有低热并伴明显症状者用30克，如无低热但有明显症状者用20克，无低热且症状较轻者用10克。开水浸泡后晨起顿服，或随意饮服。30天为1个疗程，一般服药2～3个疗程。

【功能主治】 消炎利胆。主治非细菌性胆道感染。

【疗效】 据李家珍报道，应用本方治疗52例，显著好转、好转和减轻者40例，无效12例，有效率为76.9%。治疗期间应坚持定时定量定疗程，药物要用开水充分浸泡，勿与糖、茶共饮。

【来源】 北京中医，1985.（1）：26

【方三】

鲜金钱草100克（干品减半）

【用法】 取上药水煎。口服，每天2次，每天1剂。

【功能主治】 清热解毒、消肿止痛。主治痔疮。

【疗效】 据颜赐坤报道，应用本方治疗30余例，一般服药1～3剂后肿痛即消。本法对内、外痔均有效。

【来源】 中国肛肠病杂志，1986.（2）：48

【方四】

大叶金钱草适量

【用法】 取上药，放瓦片上煅灰研末，备用。取适量用麻油调搽局部，每天2～4次，冬季外用敷料包扎。

【功能主治】 清热解毒、消肿止痛。主治带状疱疹。

【疗效】 据崔玉奎报道，应用本方治疗7例，疗效良好。

【来源】 浙江中医杂志，1986.（7）：306

海金沙

【来源】 为海金沙科植物海金沙的成熟孢子。

【别名】 左转藤灰、海金砂

【处方用名】 海金沙、金沙粉

【用量与用法】 煎服，6~12克；宜包煎。

【产地采收】 主产广东、浙江、江苏、江西、湖南、湖北、四川、广西、福建、陕西等地亦产。立秋前后孢子成熟时采收，过早过迟均易脱落。选晴天清晨露水未干时，割下茎叶，放在衬有纸或布的筐内，于避风处晒干。然后用手搓揉、抖动，使叶背之孢子脱落，再用细筛筛去茎叶即可。

【性味归经】 甘，寒。入小肠、膀胱经。

【功能主治】 清热利水通淋。用于石淋、热淋、膏淋。本品甘淡而寒，其性下降，功专通利水道，善泻湿热，为治淋症之常用药。用于热淋、石淋、膏淋等症，常与金钱草、泽泻、滑石、石韦等药配伍应用。

肾阴肾阳不足者慎用。

【现代研究】 现代研究表明，海金沙孢子含脂肪油、海金沙素、棕榈酸、硬脂酸、油酸、亚油酸等。海金沙草含绿原酸、新绿原酸、咖啡酸、山奈酚、低聚黄酮醇等。对金黄色葡萄球菌、绿脓杆菌、福氏痢疾杆菌、伤寒杆菌等均有抑制作用。具有利胆作用，能利尿排石，可引起输尿管蠕动频率增加以及输尿管上段腔内压力增高，从而有利于输尿管结石的下移。

【常用单方】

【方一】

鲜海金沙全草250克

【用法】 取上药，加黄酒250毫升，再加清水以浸过药面为度，武火急煎15分钟。待药汁微温顿服，每天2剂。

【功能主治】 消痈止痛。主治急性乳腺炎。

【疗效】 据李捕报道，应用本方治疗36例，全部有效。

【来源】 江西中医药，1992.（3）：61

【方二】

鲜海金沙茎叶30~60克

【用法】 取上药，用凉开水洗净后捣烂，加适量烧酒，调敷患处，用布带包好，每天1次。

【功能主治】 消肿止痛。主治带状疱疹。

【疗效】 据林正松报道，应用本方治疗28例，全部痊愈。一般用药1~2天疼痛即可消失，3~5天后疱疹干燥结痂脱落，5~6天即可治愈，不留后遗症。

【来源】 浙江中医杂志，1993.（11）：521

第四章 利水渗湿药与土单方

【方三】

海金沙适量

【用法】 取上药若干，装入空心胶囊，每次吞服3~5克（6~10粒），每日2~3次，或不装入胶囊用开水直接吞服，用量相同。

【功能主治】 缓急止痛。主治胃脘痛。

【疗效】 据兰小华等报道，应用本方治疗胃脘痛31例，8例显效（胃脘痛及伴随症状消失）；18例有效（胃脘痛减轻，发作次数减少，伴随症状好转）；5例无效（胃脘痛无改善甚至加重），总有效率为83.9%。

【来源】 浙江中医杂志，2001.（8）：343

【方四】

海金沙适量

【用法】 取上药，用麻油调成糊状，敷于患处约0.3cm厚并包扎，1次/d，同时口服病毒灵片0.4g，3次/d。

【功能主治】 清热解毒、生肌止痛。主治带状疱疹。

【疗效】 据楼英报道，应用本方治疗带状疱疹5例，均在5d内疼止，其中4例7d内结痂、脱痂、症状消失；1例10d内结痂、脱痂、症状消失。认为此法患者容易接受，且临床疗效满意。

【来源】 浙江临床医学，2002.4（4）：265

石韦

【来源】 为蕨类植物药水龙骨科植物石韦、庐山石韦、毡毛石韦、有柄石韦、北京石韦或西南石韦的叶。

【别名】 石皮、石韦、金星草、石兰、生扯拢、虹霓剑草、石剑、潭剑、金汤匙、石背柳。

【处方用名】 石韦、石韦、石尾。

【用量与用法】 煎服，5~10克。大剂30~60克。

【产地采收】 ①石韦分布安徽、江苏、浙江、福建、台湾、广东、广西、江西、湖北、四川、贵州、云南等地。②庐山石韦分布安徽、浙江、福建、台湾、广东、广西、江西、湖南、湖北、四川、贵州、云南等地。③毡毛石韦分布湖北、四川、陕西、云南、西藏等地。④有柄石韦分布黑龙江、吉林、辽宁、河北、河南、山东、安徽、江苏、四川、贵州、云南、陕西等地。⑤北京石韦分布河北、山东、湖北、山西、陕西、内蒙古等地。⑥西南石韦分布云南、四川、湖北等地。春、夏、秋均可采收，除去根茎及须根，晒干。

【性味归经】 苦、甘，微寒。入肺、膀胱经。

【功能主治】 清热利水通淋,清肺化痰。1. 用于热淋,石淋,血淋等症。石韦有清热利水通淋的作用,为治疗热淋、石淋所常用,可与滑石、海金沙、茅根等同用;因其又能止血,故治血淋亦有效验,可与蒲黄同用。2. 用于肺热咳嗽痰多。石韦能清肺化痰止咳,用于肺热咳嗽痰多,单用有效。亦可与清肺化痰之品配伍,目前还用于急、慢性支气管炎。

阴虚及无湿热者忌服。

【现代研究】 现代研究表明,石韦中含有芒果甙、异芒果甙、绵马三萜、三叶豆甙等。具有镇咳祛痰、治疗慢性气管炎、利尿作用。还有抗菌、抗病毒作用,能抑制痢疾杆菌、伤寒杆菌、金黄色葡萄球菌、变形杆菌、大肠杆菌等。

【常用单方】

【方一】

石韦全草适量

【用法】 根据年龄大小取上药,4~9岁用15克,10~15岁用30克,16岁以上用45克,每30克加水1000毫升,煎成300毫升,加冰糖30克。分3次服,每天1剂。

【功能主治】 祛痰平喘。主治支气管哮喘。

【疗效】 据上官锐报道,应用本方治疗11例,痊愈7例,喘息症状减轻者2例,无改变者2例。停药后复发者再用本方治疗仍有效。

【来源】 上海中医药杂志,1965.(2):18

【方二】

石韦30克

【用法】 取上药,与大枣10克同水煎。每天服1剂。必要时可据辨证酌加其他中药。

【功能主治】 升白细胞。主治白细胞减少症。

【疗效】 据李文海等报道,应用本方治疗47例,全部显效,其中服药6剂以内显效者45例,服12剂以内显效者2例。

【来源】 湖南中医杂志,1992.(1):7

【方三】

有柄石韦叮20片左右(相当于2~3克)

【用法】 取上药,加水500~1000毫升,水煎。分2次服,每天1剂。也可用开水浸泡,当茶饮用。

【功能主治】 利水通淋。主治急、慢性肾炎。

【疗效】 据记载,应用本方治疗急性肾炎39例,有效36例,无效3例。

治疗肾盂肾炎 20 例,有效 17 例,无效 3 例。治疗慢性肾炎数十例亦收到一定疗效。

【来源】 录自《中药大辞典》

【方四】

石韦 10～15 克

【用法】 取上药,用开水冲泡,代茶饮,水煎服效果更佳。每次可反复冲泡,直到水无茶色,再更换石韦饮用。

【功能主治】 清热利尿通淋。主治高血压病。

【疗效】 据崔希凤等报道,应用本方治疗高血压病 15 例,15 例病人皆显效,7 例轻型高血压病人完全停用降压药物,血压稳定;3 例中型高血压病人减少了降压药物品种或剂量,血压稳定;5 例重型高血压病人血压有所下降(原服 2 种以上降压药,血压始终不降)。认为此法,实惠,疗效好,应用过程中未发现明显毒副作用。但是此药属中草药性质,冲服不可能立竿见影,开始应根据病情同时服用降压药,待血压稳定后逐渐减停降压药。

【来源】 中国民间疗法,2006.14(1):59

萹蓄

【来源】 为双子叶植物药蓼科植物萹蓄的全草。

【别名】 畜辩、扁蓄、扁畜、粉节草、道生草、扁竹、扁竹蓼、乌蓼、大蓄片、野铁扫把、路柳、痞积药、斑鸠台、蚂蚁草、猪圈草、桌面草、路边草、七星草、铁片草、竹节草、扁猪牙、残竹草、妹子草、大铁马鞭、地蓼、牛鞭草、牛筋草。

【处方用名】 萹蓄、萹蓄草。

【用量与用法】 煎服,10～30 克,鲜品加倍。外用适量。

【产地采收】 全国大部分地区均产,以河南、四川、浙江、山东、吉林、河北等地产量较大。芒种至小暑间,茎叶生长茂盛时采收。割取地上部分,晒干。

【炮制研究】 去净杂质及根,洗净,润软,切段晒干。

【性味归经】 苦,微寒。入膀胱经。

【功能主治】 清热利水通淋,杀虫止痒。1. 用于热淋。本品苦行下降,能清利膀胱湿热而利水通淋,故适用于湿热下注、热淋涩痛等症,可与瞿麦、滑石、木通、车前子、栀子、甘草等同用。2. 用于皮肤湿疹,阴痒及蛔虫病。本品又有杀虫止痒作用,用于皮肤湿疹、阴痒等症,以本品煎汤外洗。治胆道蛔虫症,可用萹蓄和醋,加水煎服。

多服泄精气。

【现代研究】 现代研究表明，萹蓄含萹蓄甙、槲皮甙、没食子酸、咖啡酸、绿原酸、钾盐、硅酸等。具有显著的利尿作用，能增加钾、钠的排出。还有驱蛔虫、蛲虫及缓下作用。萹蓄能止血，可加速血液凝固，使子宫张力增高，同时可作为流产及分娩后子宫出血的止血剂。萹蓄煎剂对福氏痢疾杆菌、葡萄球菌、绿脓杆菌、皮肤真菌有抑制作用。此外，尚有利胆、降压作用。

【常用单方】

【方一】

鲜萹蓄30克

【用法】 取上药，洗净后切细捣烂，加入适量生石灰水，再调入鸡蛋清1个，涂敷患处。

【功能主治】 解毒消肿。主治流行性腮腺炎。

【疗效】 据湖南省凤凰县人民医院报道，应用本方治疗20多例，均获痊愈。一般敷药4小时后体温下降，最长12小时，大多数病例在1～3天获愈。

【来源】 中草药通讯，1971.（3）：46

【方二】

萹蓄500克（干品）

【用法】 取上药，加水煎成1000毫升，1次服完，小儿酌减。

【功能主治】 利胆驱蛔。主治单纯性胆道蛔虫症。

【疗效】 据孔祥景报道，应用本方治疗20例，服药后最短4小时见效，最长2天见效，用药最多2剂，大部分1剂而愈。

【来源】 山东医药，1978，（2）：14

【方三】

萹蓄50克（或鲜品250克）

【用法】 取上药，加水煎汁，每天服3次，4～7天为1个疗程。临床症状消失后继续治疗4天，17岁以下者用量根据年龄酌减。

【功能主治】 杀菌止痢。主治细菌性痢疾。

疗效：据高锡才报道，应用本方治疗101例，临床治愈86例，有效9例，无效6例，总有效率为94.05%。最短治愈时间为24小时，最长5天，平均2.86天。

【来源】 山东医药，1978，（5）：52

第四章　利水渗湿药与土单方

【方四】

萹蓄 100 克

【用法】　取上药水煎。2 次分服，每天 1 剂。

【功能主治】　驱虫止痒。主治蛲虫病。

【来源】　录自《常用中药八百味精要》。

瞿麦

【来源】　为双子叶植物药石竹科植物瞿麦或石竹的带花全草。

【别名】　巨句麦、大兰、山瞿麦、南天竺草、剪绒花、竹节草。

【处方用名】　瞿麦、巨麦、瞿麦穗。

【用量与用法】　煎服，10～15 克。

【产地采收】　全国大部分地区有分布，主产于河北、河南、辽宁、江苏等地。夏秋季花果期采割，干燥，生用。

【性味归经】　苦，寒。入心、小肠、膀胱经。

【功能主治】　利水通淋。用于热淋，本品味苦性寒，为沉降疏泄之品，利小便而导热下行，故可用于小便淋沥涩痛等症，常与滑石、车前子、萹蓄等同用。此外，本品尚有活血通经的作用，可用于瘀滞经闭。

脾、肾气虚及孕妇忌服。

【现代研究】　瞿麦全草含花色甙。石竹带花全草含三萜皂甙、石竹皂甙 A 和 B、瞿麦吡喃酮含三萜皂甙、石竹皂甙、蛋白质、粗纤维、磷酸、维生素 A、糖类等；还含胡萝卜素、少量生物碱、钾盐等。瞿麦煎剂口服有明显的利尿作用，并可增加氯化物的排除。本品对离体的犬、兔肠有明显的兴奋作用；对离体的蛙、兔心有抑制作用，可降低犬的血压。可杀死血吸虫，对金黄色葡萄球菌、大肠杆菌、伤寒杆菌、绿脓杆菌有一定的抑制作用。

【常用单方】

【方一】

瞿麦 30 克

【用法】　取上药，水煎服。

【功能主治】　化瘀消肿。主治食道癌、直肠癌。

【疗效】　据贾玉海等报道，应用本方治疗食道癌、直肠癌有效。

【来源】　录自《常用中药八百味精要》。

【方二】

瞿麦适量

【用法】 取上药,炒黄为末,用鹅涎调涂眦头,或用鲜品捣汁点眼。
【功能主治】 清热消肿。主治目赤肿痛。
【来源】 江苏新医学院,中药大辞典(下册)。

方三
瞿麦 50 克
【用法】 取上药,加水 1000ml,开锅后文火煎 20 分钟,取汁代茶饮。
【功能主治】 清热利水、破血通经。主治多种囊肿。
【疗效】 据成秀梅报道,北京中医学院附属保定医院李春棠老大夫应用本方治疗多种囊肿,取得了较好的疗效,且治疗方法简单经济,具有简、便、廉、验之特点,患者也易于接受。
【来源】 医学文选,1994.(1):12

萆薢

【来源】 为薯蓣科植物粉背薯蓣、叉蕊薯蓣、山萆薢或纤细薯蓣等的块茎。
【别名】 百枝、竹木、赤节、白菝葜、粉草薢、金刚、硬饭团、山田薯、土薯蓣、蔴甲头、粉背薯蓣。
【处方用名】 萆薢、必也、贝也、必下、川萆薢、粉草薢、川萆等。
【用量与用法】 煎服,10~15 克。
【产地采收】 主产于浙江、四川、湖北、广西等地。春、秋季采挖。切片,晒干,生用。
【性味归经】 苦、微寒。归肝、胃经。
【功能主治】 利湿去浊,祛除风湿。1. 用于膏淋,白带等证。萆薢能利水湿而分清泌浊,为治疗下焦湿浊郁滞所致膏淋、小便混浊的要药,常与石菖蒲、益智仁、乌梅等同用;用于妇女白带属于湿胜者,可与茯苓、白术等配伍。2. 用于风湿痹痛,腰膝酸痛等症。萆薢能祛风湿而舒筋通络,故可用于风湿痹痛等症,如寒湿痹痛,可与附子、桂枝等药配伍;湿热痹痛,可与桑枝、秦艽、生苡仁等配伍。

肾虚阴亏者忌服。
【现代研究】 现代研究表明,萆薢主含薯蓣皂甙等多种甾体皂甙,总皂甙水解后生成薯蓣皂甙元等。此外,还含有鞣质、淀粉、蛋白质等。能抑制胆固醇从小肠吸收而具有降低血脂作用。具有杀菌、镇静利尿及消除尿痛的作用。

第四章 利水渗湿药与土单方

【常用单方】

【方一】

新鲜萆薢适量

【用法】 取上药，每次30克，每天3次，水煎。连服2~3天，隔2天后，再按上述剂量煎服2天。

【功能主治】 预防麻疹。

【疗效】 据徐飞报道，应用本方在麻疹流行期间观察245名儿童，其中230名儿童服药后仅3名发生麻疹，发病率为1.33%；未服药者15例，9名发生麻疹，发病率达60%。

【来源】 广东中医，1960（11）：50

【方二】

萆薢（湖南产）适量

【用法】 取上药，研为细末，过60目筛，备用。每次5克，每天1次，温开水送服。30天为1个疗程，连服3个疗程。

【功能主治】 降血脂。主治高脂血症。

【疗效】 据方新生报道，应用本方治疗高胆固醇血症36例，显效18例，有效11例，改善4例，无效3例，血清总胆固醇平均下降2.79毫摩尔/升；治疗高甘油三酯血症56例，显效23例，有效22例，改善7例，无效4例，甘油三脂平均下降1.60毫摩尔/升，与治疗前比较均有显著性差异。

【来源】 上海中医药杂志，1988，（8）：4

赤小豆

【来源】 为双子叶植物药豆科植物赤小豆或赤豆的种子。

【别名】 赤豆、红豆、红小豆、小红绿豆、朱赤豆、金红小豆、朱小豆。

【处方用名】 赤小豆、赤豆、红小豆。

【用量与用法】 煎服，10~50克。外用适量。

【产地采收】 ①赤小豆分布广东、广西、江西及上海郊区等地。②赤豆全国各地广为栽培。药材赤小豆主产广东、广西、江西等地。夏、秋分批采摘成熟荚果，晒干，打出种子，除去杂质，再晒干。

【性味归经】 甘、酸、平。入心、小肠经。

【功能主治】 利水消肿，利湿退黄，消肿排脓。1.用于水肿、脚气等症。赤小豆性善于下行，通利水道，使水湿下泄而消肿，故适用于水肿胀满、脚气浮肿等症。可单味煎服，或与猪苓、泽泻、茯苓皮等药配伍同用。2.用于湿热黄疸。赤小豆能清热利湿退黄，用于湿热黄疸轻证，可与麻黄、连翘、桑白皮等同用。3. 用于疮疡肿痛。本品能消肿排脓，故可用于疮疡肿毒之症，可配赤芍、连翘等煎汁内服，亦可配芙蓉叶、陈小粉，研末外敷。

注意事项：①陶弘景："性逐津液，久食令人枯燥。"②《食性本草》："久食瘦人。"③《随息居饮食谱》："蛇咬者百日内忌之。"

【现代研究】　现代研究表明，赤小豆主要含蛋白质、脂肪、碳水化合物、粗纤维、鞣质、钙、磷、铁、硫胺素、核黄素、尼克酸等，具有抑菌及利尿作用。赤小豆胰蛋白酶制剂能抑制人体精子顶体酶的活性，有避孕作用。

【常用单方】

【方一】

赤小豆 500 克

【用法】　取上药，与活鲤鱼1条（重500克以上）一起，煮至豆烂。将豆、鱼、汤分数次服完，每天或隔天1剂，连续服用，以愈为止。

【功能主治】　利水消肿。主治肝硬化腹水。

【疗效】　据河北中医研究院报道，应用本方治疗2例，均获满意疗效。

【来源】　中医学术参考资料，1959，(1)：63

【方二】

赤小豆 1500 克

【用法】　取上药，每次用250克煮汤饮浓汁，每天早晚服用，连服3~5天。

【功能主治】　通乳。主治产后缺乳症。

【疗效】　据梁兆松报道，应用本方治疗20例，均获满意疗效。

【来源】　赤脚医生杂志，1975. (2)：593

【方三】

赤小豆 500 克

【用法】　取上药，研成细粉，备用。每次根据患处面积大小取适量，以鸡蛋清调敷患处，每天或隔天1次。

【功能主治】　利湿解毒。主治丹毒。

【疗效】　据夏治平等报道，应用本方治疗本病疗效较佳。

【来源】　陕西新医药，1975. (4)：41

【方四】

赤小豆 30 克

【用法】 取上药，与红豇豆 30 克、红枣 10～15 枚一起，煮烂。晨起空腹或临睡前服 1 次，1 个月为 1 个疗程。长期当饭吃效果更佳，不宜放糖。

【功能主治】 降血压。主治高血压病。

【疗效】 据王希荣报道，应用本方治疗 25 例，有效率达 90%，远期疗效 40%。对心律不齐、早搏、高脂血症、大便秘结等均有不同程度的疗效。

【来源】 河南中医学院学报，1978，(1)：14

玉米须

【来源】 为禾本科植物玉蜀黍的花柱。

【别名】 玉麦须、玉蜀黍蕊、棒子毛

【处方用名】 玉米须

【用量与用法】 煎服，30～60 克。

【产地采收】 主产于四川、河北、山东及东北等地。秋季收获玉米采收。

【炮制研究】 将原药除去杂质、衣壳（总苞片）及灰屑，晒干或烘干即得。

【性味归经】 甘，平。入肝、胆、膀胱三经。

【功能主治】 利水消肿。用于水肿、小便不利、湿热黄疸等症。本品甘淡而平，功能利水渗湿消肿，用于水肿、小便不利，可配合冬瓜皮、赤小豆等同用；本品又能使肝胆湿热从小便出，以利疸退黄，用治湿热黄疸，可配茵陈、平地木等同用。此外，本品近年来在临床应用上有所发展，常用于糖尿病、高血压、肝炎、胆道结石、鼻炎及哮喘等病症。

《随息居饮食谱》：不作药用时勿服。

【现代研究】 现代研究表明，玉米须中含硝酸钾、油脂、挥发油、生物碱、皂甙、葡糖苷、单宁、苦糖甙、矿物质、褐色染料、多糖、谷甾醇、豆甾醇、苹果酸、枸橼酸及一些脂溶性维生素 E 等。具有较强的利尿作用，能抑制蛋白质排泄。有较显著的降压作用，其降压与迷走神经有关。玉米须的发酵制剂有降血糖作用。还能促进胆汁分泌，降低其粘度及胆红质含量，因而可作为利胆药治疗无并发症的慢性胆囊炎、胆汁排出障碍的胆管炎。此外，它能加速血液凝固过程，增加血中凝血酶原含量，提高血小板数，故可作为止血药兼利尿药应用于膀胱及尿路结石。

【常用单方】

【方一】

干燥玉米须 50 克

【用法】 取上药，加温水 600 毫升，用文火煎煮 20～30 分钟，得 300～400

毫升滤液。每天1次或分次服完。

【功能主治】　利水消肿。主治慢性肾炎。

【疗效】　据刘慰祖等报道，应用本方治疗慢性肾小球肾炎9例，经10个多月观察，其中3例获得痊愈，2例进步，其余4例疗效不明显。

【来源】　上海中医药杂志，1982.（11）：5

【方二】

玉米须30～60克

【用法】　取上药，水煎。口服，每天1剂。

【功能主治】　利尿解毒、凉血止血。主治急性溶血性贫血并发血红蛋白尿。

【疗效】　据记载，应用本方治疗2例因食用野生植物"招乌棒"中毒引起的本病，分别于服药4小时及6小时后尿量增加，肉眼已看不到酱油样血尿，黄疸减退或消失。治疗过程中均静脉滴注5%葡萄糖盐水、维生素C及输血。

【来源】　江苏新医学院编，《中药大辞典》。

【方三】

玉米须60克

【用法】　取上药，洗净煎服，每日早、晚2次，同时服氯化钾1克，每日3次。

【功能主治】　利水消肿。主治水肿。

【疗效】　临床治疗12例，其中10例伴有严重的周期性水肿，或有胸水及腹水，2例水肿较轻，治疗3个月后，9例水肿完全消退，2例大部消退，最快1例于服药后10天水肿全消。一般于服药3天即开始有利尿现象，同时尿蛋白、非蛋白氮均有不同程度的下降，少数病例血浆有所升高，部分病例的酚红试验及血压转为正常。

【来源】　江苏新医学院编，《中药大辞典》。

【方四】

鲜玉米须100克

【用法】　取上药，切成段，晒干，装入烟斗内，用火点燃吸烟。每次1～2烟斗，每天5～7次，至症状消失为止。若在玉米须中加适量当归尾粉末则更好。

【功能主治】　通鼻窍。主治慢性副鼻窦炎。

【来源】　录自《中国民间百草良方》

茵陈蒿

【来源】　为双子叶植物药菊科植物茵陈蒿的幼嫩茎叶。

第四章 利水渗湿药与土单方

【别名】 因尘、马先、茵蔯蒿、茵陈、因陈蒿、绵茵陈、绒蒿、细叶青蒿、臭蒿、安吕草、婆婆蒿、野兰蒿。

【处方用名】 茵陈、茵陈蒿、因陈、绵茵陈、西茵陈、北茵陈。

【用量与用法】 煎服，10~30克。外用适量。

【产地采收】 全国大部地区均有分布。主产陕西、山西、安徽。此外，山东、江苏、湖北、河南、河北、四川、甘肃、福建等地亦产。春季幼苗高约三寸时采收，除去杂质，去净泥土，晒干。

【性味归经】 苦，微寒。入肝、胆、脾、胃经。

【功能主治】 清热利湿，利胆退黄。用于湿热黄疸，茵陈苦泄下降，功专清利湿热，为治黄疸之要药，主要用于湿热熏蒸而发生黄疸的病症，可单用一味，大剂量煎汤内服；亦可配合大黄、栀子等同用。若小便不利显著者，又可与泽泻、猪苓等配伍。本品退黄疸之效甚佳，故除用于湿热黄疸之外，对于因受寒湿或素体阳虚发生的阴黄病症，也可应用。但须配合温中祛寒之品如附子、干姜等药同用，以奏除阴寒而退黄疸的作用。

非因湿热引起的发黄忌服。

【毒副作用】 大量长期使用时，少数病人出现头晕，恶心，上腹饱胀，灼热，停药可逐渐自行消失。

【现代研究】 现代研究表明，茵陈蒿主要含有香豆素、茵陈炔内酯、茵陈香豆酸、绿原酸挥发油等成分。有显著的利胆作用，能促进胆汁分泌和排泄。能抗菌、抗病毒，对病原性霉菌、流感病毒、肝炎病毒等均有不同程度的抑制作用。还具有保肝、降血脂、扩张冠状动脉。降血压、利尿、解热镇痛和抗肿瘤作用。

【常用单方】

【方一】

茵陈30~45克

【用法】 取上药，水煎。日服3次，每天1剂。

【功能主治】 清热利湿、利胆退黄。主治急性黄疸性肝炎。

【疗效】 据黄玉成报道，应用本方治疗32例，均获治愈。疗程最长15天，最短3天，大部分7天。

【来源】 福建中医药，1959，（7）：42

【方二】

茵陈蒿15克

【用法】 取上药，开水冲泡，代茶饮用。1个月为1个疗程。

【功能主治】 利湿降脂。主治高脂血症。

【疗效】 据杨松年等报道，应用本方治疗82例，治疗后血清胆固醇平均下降42.4毫克。

【来源】 中医杂志，1980.（1）：39

【方三】

茵陈 30~60 克

【用法】 取上药，加水用文火煎至200毫升，1次顿服。小儿视年龄大小、体质强弱可分次服用或酌情减少用量，每天1剂。

【功能主治】 利胆驱蛔。主治胆道蛔虫症。

【疗效】 据袁津文报道，应用本方治疗78例，均获治愈。

【来源】 湖南中医杂志，1992.（3）：21

【方四】

茵陈 20 克

【用法】 取上药，加水150毫升，用文火煮沸10分钟，过滤取药液。代茶饮，3天为1个疗程。

【功能主治】 清热利湿。主治口腔炎、口腔溃疡。

【疗效】 据张彩琴报道，应用本方治疗23例，速效（用药2天，口疮面消失，局部无疼痛，饮食正常）17例，有效5例，无效1例。

【来源】 黑龙江中医药，1992.（6）：30

【方五】

茵陈 30 克

【用法】 取上药，煎服，每日1剂。

【功能主治】 清热退黄、疏肝利胆。主治母儿血型不合。

【疗效】 据王志新等报道，自1993年9月开始，使用大剂量茵陈治疗母儿血型不合孕妇，取得了满意的效果。186例经单味茵陈治疗后，总有效率达84.9%，高于用传统的复方制剂，说明单味大剂量茵陈治疗妊娠期母儿血型不合疗效显著。而且，由于妊娠期用药的特殊性，茵陈经过传统及现代医学实践已证实无明显毒副作用。单味茵陈治疗妊娠期母儿血型不合也避免了传统复方制剂在加减过程中选药及剂量差别所带来的困难及可能的毒副作用。因此，本文认为单味茵陈治疗母儿血型不合应为首选验方，适合于临床上的广泛推广应用。

【来源】 四川中医，2002.21（2）：20~21

第五章 温里药与土单方

凡能温里祛寒，用以治疗里寒证候的药物，称为温里药，又称祛寒药。

温里药性偏温热，具有温中祛寒及益火扶阳等作用，适用于里寒之症。即是《内经》所说的"寒者温之"之义。所谓里寒，包括两个方面：一为寒邪内侵，阳气受困，而见呕逆泻利、胸腹冷痛、食欲不佳等脏寒症，必须温中祛寒，以消阴翳；一为心肾虚，阴寒内生，而见汗出恶寒、口鼻气冷、厥逆脉微等亡阳症，必须益火扶阳，以除厥逆。

临床使用温里药时，应注意以下各点：

1. 外寒内侵，如有表证未解的，应适当配合解表药同用。
2. 夏季天气炎热，或素体火旺，剂量宜酌量减轻。
3. 温里药性多辛温燥烈，易于伤津耗液，凡属阴虚患者均应慎用。

肉桂

【来源】 为双子叶植物药樟科植物肉桂的干皮及枝皮。

【别名】 牡桂、紫桂、大桂、辣桂、桂皮、玉桂。

【处方用名】 肉桂、桂心、桂皮、紫油桂、肉桂末、肉桂粉、板桂、官桂、上肉桂、上官桂、炒官桂、牡桂、肉桂心、安桂、大安桂。

【用量与用法】 煎服，2～5克，研粉吞服或冲服每次1～2克。本品含有挥发油，不宜久煎，须后下，或另泡汁服。

【产地采收】 分布福建、广东、广西、云南等地。药材主产于广西、广东、云南等地。一般于8～10月间，选择桂树，按一定阔度剥取树皮，加工成不同的规格，主要有下列几种：①官桂：剥取栽培5～6年的幼树干皮和粗枝皮，晒1～2天后，卷成圆筒状，阴干。②企边桂：剥取十余年生的干皮，两端削齐，夹在木制的凸凹板内，晒干。③板桂：剥取老年桂树的干皮，在离地30厘米处作环状割口，将皮剥离，夹在桂夹内晒至九成干时取出，纵横堆叠，加压，约1个月后即完全干燥。至于"桂心"，即肉桂加工过程中检下的边条，除去栓皮者。各种肉桂商品均宜贮藏于干燥阴凉处，或入锡盒内，密闭保存。

【炮制研究】 1、拣净杂质，刮去粗皮，用时打碎；2、或刮去粗皮，用温开水浸润片刻，切片，晾干。3、捣碎，磨粉，成品称"肉桂粉"。

【性味归经】 辛、甘，热。入肾、脾、心、肝经。

【功能主治】 补火助阳，温经通脉，散寒止痛。1. 用于肾阳不足、畏寒肢冷，脾阳不振、脘腹冷痛、食少溏泄等症。肉桂，为大热之品，有益火消阴、温补肾阳的作用，故适用于命门火衰、畏寒肢冷、阳萎、尿频等症，常与温补肝肾药如熟地、枸杞、山茱萸等配伍；对脾肾阳虚所致的腹泻，可与山药、白术、补骨脂、益智仁等同用。2. 用于久病体弱、气衰血少，阴疽色白，漫肿不溃或久溃不敛之症。本品能振奋脾阳，又能通利血脉，故常用于久病体弱、气衰血少之症，用少量肉桂配入补气、补血药如党参、白术、当归、熟地等品之中，有鼓舞气血生长之功。治阴疽自陷，可与炮姜、熟地、鹿角胶、麻黄、白芥子、生甘草同用。3. 用于脘腹冷痛，寒痹腰痛，经行腹痛等症，肉桂能温中散寒而止痛，故遇虚寒性的脘腹疼痛，单用一味，亦有相当功效；如虚寒甚者，尚可与其它温中散寒药如附子、干姜、丁香、吴茱萸等合用。治寒痹腰痛，可用独活、桑寄生、杜仲、续断、狗脊等同用。治妇人冲任虚寒、经行腹痛，可与当归、川芎、白芍、艾叶等配伍。

阴虚火旺，里有实热，血热妄行者忌服，孕妇慎服。

【毒副作用】 曾有人顿服肉桂末 36 克，发生头晕、眼花、咳嗽、尿少、干渴、脉数等反应。

【现代研究】 现代研究表明，肉桂含挥发油，油中主要含有桂皮醛、桂皮酸、乙酸栓皮酯等，此外，尚含有粘液质、鞣质、桂皮多糖等。具有健胃作用，桂皮油对胃肠有缓和的刺激作用，可促进唾液及胃液分泌，增强消化功能，并能解除胃肠平滑肌痉挛，缓解胃肠痉挛性疼痛。它能抗血小板聚集，抑制血栓的形成。还能改善心脏血液供应，保护心肌。此外，还有抗溃疡、抗炎、抗肿瘤、抑菌、镇静、抗惊厥、镇痛、解热、升高白细胞和抗辐射等作用。

【常用单方】

【方一】

肉桂适量

【用法】 取上药，研为细末，装入瓶内密封备用。每次 3 克，用开水冲服，每天 3 次。症状减轻后改为每次 2 克，每天 3 次，连服 3 周为 1 个疗程。如同时配合肾气丸内服，则效果更佳。

【功能主治】 温肾纳气、止咳化痰。主治老年性慢性支气管炎属肾阳虚者。症见咳嗽痰多、色白，气急作喘，动则更甚，畏寒怕冷，口不渴，或伴腰膝冷痛、舌淡苔白、脉沉迟细弱等。

【疗效】 据刘济群报道，应用本方治疗。肾阳虚型患者多例有良效，均于 2 周内痊愈。

【来源】 陕西中医，1983. 4（1）：48

【方二】

肉桂 100 克

【用法】 取上药，研为细末，装入瓶内密封备用。用时每次取药末 10 克，醋调至糊饼状，每晚临睡前贴敷于双侧涌泉穴，胶布固定，第 2 天早晨取下。

【功能主治】 温肾暖脾摄津。主治小儿流涎属脾阳虚。

【疗效】 据兰茂璞报道，应用本方治疗 6 例，均收到满意疗效。一般连敷 3～5 次可告愈。

【来源】 中医杂志，1983．（8）：78

【方三】

肉桂 250 克

【用法】 取上药，研为细末，装入瓶内密封备用。每次 5 克，每天 2 次，口服，连服 3 周为 1 个疗程。

【功能主治】 温肾壮阳、散寒止痛。主治腰痛属肾阳虚者。症见腰部冷痛，得温则舒，得寒加重，活动不利，舌淡苔白。

【疗效】 据周广明报道，应用本方治疗 102 例，包括风湿性脊柱炎 35 例，类风湿性脊柱炎 5 例，腰肌劳损 55 例，原因不明者 7 例。治愈 47 例，显效 39 例，有效 14 例，无效 2 例。

【来源】 中西医结合杂志，1984．4（2）：115

【方四】

肉桂 200 克

【用法】 取上药，研为细末，装入瓶内密封备用。用时根据病损大小，取肉桂末适量，用好米醋调成糊状，涂敷病损处，2 小时后药糊干后即除去。若不愈，隔 1 周后再依法涂敷 1 次。

【功能主治】 抗炎止痒。主治神经性皮炎。

【疗效】 据崔世元报道，应用本方治疗 50 例，均收到满意疗效。一般轻者 1 次，重者 2～3 次即愈。

【来源】 辽宁中医杂志，1984．（4）：封三

吴茱萸

【来源】 为双子叶植物药芸香科植物吴茱萸的未成熟果实。

【别名】 吴萸、左力。

【处方用名】 吴茱萸、吴萸、吴芋、吴于、吴萸子、吴于子、淡吴萸、炙吴萸、炒吴萸、黄连炒吴萸、姜汁炒吴萸、盐炒吴萸等

处方中写吴茱萸、吴萸、吴芋、吴于、吴萸子、吴于子等均指生吴茱萸。为原药材去杂质生用入药者。

【用量与用法】 煎服，1.5~6克。外用适量。

【产地采收】 分布于长江流域及华南一带和陕西等地。药材主产贵州、广西、湖南、云南、陕西、浙江、四川等地。8~10月，果实呈茶绿色而心皮尚未分离时采收。摘下晒干，除去杂质。如遇阴雨，用微火炕干。

【炮制研究】 淡吴萸又名泡吴萸。系原药材经开水或甘草水浸泡，漂洗后晒干入药者。

炙吴萸为净吴萸用甘草汤浸泡，待吸尽汤液，用微火焙干入药者。

炒吴萸为净吴萸用文火炒至发泡，较原色稍深为度者。

黄连炒吴萸为净吴萸用黄连汁拌炒者。

姜汁炒吴萸为净吴萸用姜汁拌炒者。

盐炒吴萸为净吴萸用盐水拌炒者。

醋炒吴萸为净吴萸用醋拌炒者。

【性味归经】 辛、苦，热，有小毒。入肝、脾、胃、肾经。

【功能主治】 温中止痛，降逆止呕，助阳止泻，杀虫。1. 用于脘腹冷痛，疝痛，脚气疼痛，以及经行腹痛等症。吴茱萸温散开郁、疏肝暖脾，善解厥阴肝经的郁滞，而有行气止痛的良效。其治胃腹冷痛，可配温中散寒的淡干姜或行气止痛的广木香；治寒疝少腹痛，可配理气止痛的台乌药、小茴香及川楝子；治脚气疼痛，可配舒肝活络的木瓜。由于本品祛寒、止痛之功甚佳，故在临床上又常配合桂枝、当归、川芎等品，治妇女少腹冷痛、经行后期。还可配伍补骨脂、肉豆蔻、五味子，治脾肾虚寒、腹痛泄泻。2. 用于肝胃不和、呕吐涎沫等症。本品能疏肝理气，又有降逆止呕之功，故可用治肝胃不和而致呕吐涎沫，可配生姜、黄连等同用。

阴虚火旺者忌服。

【现代研究】 现代研究表明，吴茱萸果实的挥发油中含吴茱萸烯、吴茱萸内酯醇、柠檬苦素。果实中含吴茱萸碱、吴茱萸次碱、吴茱萸卡品碱、羟基吴茱萸碱等。具有止吐、降血压、抗胃溃疡、保肝利胆和明显的镇痛作用。能抑制胃痉挛性收缩，减少药物引起的刺激性腹泻次数，对小肠活动有双向调节作用。能兴奋子宫平滑肌。吴茱萸煎剂还有抑菌、杀虫以及利尿作用。

【常用单方】

【方一】

吴茱萸20克

【用法】 取上药，研细，加米醋适量调成糊状，敷脐部，胶布固定，24小时取下。

【功能主治】 温中止泻。主治婴幼儿泄泻。

【疗效】 据严凤山报道,应用本方治疗婴幼儿泄泻96例,1次治愈37例,2次治愈51例,3次治愈5例,好转3例,有效率100%。

【来源】 陕西中医,1987,8(10):46

【方二】

吴茱萸适量

【用法】 取上药,研末,用食醋调成糊状,每日3克,贴于双脚心用纱布包好,24小时更换1次,连用3天。

【功能主治】 理气降逆。主治婴儿肺炎呛奶。

【疗效】 据韦俊报道,应用本方辅佐治疗婴儿肺炎呛奶85例,显效64例,好转10例,无效11例,有效率87,6%。

【来源】 陕西中医,1989,10(2):78

【方三】

吴茱萸适量

【用法】 取上药,研为细末,备用。每次1~2克,用凉开水调成稠糊状,敷于双侧涌泉穴,每晚1次,次日清晨取下,6次为1个疗程。

【功能主治】 理气降逆。主治先天性喉喘鸣。本病在新生儿期即可出现症状,表现为吸气性喘鸣(如鸡鸣声),睡眠时减轻,哺乳及哭闹时加重。多数患儿全身情况尚好,无声哑,仅少数有明显吸气困难,甚至影响进食。

【疗效】 据张连城报道,应用本方治疗69例,均获痊愈。

【来源】 浙江中医杂志,1990.(7):307

【方四】

吴茱萸60~90克

【用法】 取上药,入锅炒烫;取生姜30克捣烂取汁,涂患者腹部。用纱布包裹炒热的吴茱萸,从右下腹至上腹,再至左上腹,反复热敷,每次约30分钟,每天2~3次。

【功能主治】 行气止痛。主治肠粘连。

【疗效】 据许祥勃报道,应用本方治疗100例,显效(腹痛完全消失,饮食、排便恢复正常)76例,好转(腹痛基本消失,肛门排气,能正常进食)18例,无效6例。

【来源】 广州医药,1993.24(4):2

胡椒

【来源】 为双子叶植物药胡椒科植物胡椒的果实。

【别名】 昧履支、浮椒、玉椒。

【处方用名】 胡椒、白胡椒、胡椒粉、黑胡椒。

【用量与用法】 煎服，2~4克；研末服，每次0.5~1克。外用适量。

【产地采收】 分布热带、亚热带地区，我国华南及西南地区有引种。国内产于广东、广西及云南等地。国外产于马来西亚、印度尼西亚、印度南部、泰国、越南等地。当果穗基部的果实开始变红时，剪下果穗，晒干或烘干后，即成黑褐色，取下果实，通称"黑胡椒"。如全部果实均已变红时采收，用水浸质数天，擦去外果皮，晒干，则表面呈灰白色，通称"白胡椒"。

【炮制研究】 拣净杂质，筛去灰屑。用时打碎，或研成细粉。

【性味归经】 辛，热。入胃、大肠经。

【功能主治】 温中散寒，下气消痰。用于胃寒呕吐、腹痛泄泻等症。胡椒性热，具有温中散寒的功效，故可用于胃寒所致的吐泻、腹痛等症，常配合高良姜、荜茇等同用；也可单味研粉放膏药中，外贴脐部，治受寒腹痛泄泻。胡椒又是调味品，少量使用，能增进食欲。

阴虚有火者忌服。

【现代研究】 现代研究表明，胡椒中含有多种酰胺类化合物，如胡椒碱、胡椒酰胺、次胡椒酰胺等，还含有挥发油，如向日葵素、二氢香苇醇、氧化丁香烯等。胡椒碱可作解热剂。胡椒内服可健胃，升高血压。胡椒碱有明显的抗炎、镇静及镇痛作用，可抑制小鼠自发活动和对硫喷妥钠的中枢作用有协同作用。胡椒碱衍生物抗痫灵具有肝药酶诱导作用。胡椒的水、醚或乙醇提取物，在体内外均有杀绦虫作用。

【常用单方】

【方一】

白胡椒1克

【用法】 取上药，研为细末，加葡萄糖9克，制成散剂备用。1岁以下每次0.3~0.5克，3岁以上每次0.5~1.5克，一般不超过2克，每天3次，连服1~3天为1个疗程。

【功能主治】 温中止泻。主治小儿消化不良性腹泻。

【疗效】 据夏宗骏报道，应用本方治疗20例，有脱水者适当补液，痊愈18例，好转2例。

【来源】 江西医药，1966. (4)：192

【方二】

白胡椒 1~2 粒

【用法】 取上药,研为细末,填患儿脐中,胶布固定,每 24 小时更换 1 次,连用 2~3 次。

【功能主治】 温中止泻。主治轻型婴幼儿单纯性腹泻。

【疗效】 据马雅彬等报道,应用本方治疗 209 例,治疗期间除中度脱水者辅以静脉补液外,不加其他药物。治愈 139 例,好转 31 例,无效 39 例,治愈率为 66.5%,总有效率为 81.3%。

【来源】 河北中医,1985.(4):23

【方三】

白胡椒 6 克

【用法】 取上药,煎水,分两次服。

【功能主治】 杀虫驱蛔。主治蛔虫病。

【疗效】 据穗颖报道,应用本方共治疗蛔虫病 3 例,全部治愈,未见毒性反应。

【来源】 山西中医,1991.7(4):39

【方四】

白胡椒 1 粒

【用法】 取上药,剪成两半,置于耳部穴位,胶布固定;而后用拇指捏压敷药部位至有发热感,每日 4~6 次。捏压时不宜搓捻以免移位,若胡椒破碎或捏压无刺激时,需重新更换。一般宜持续 2 周,如有反复宜继续第二疗程。取穴:神经衰弱——枕、肾、神门;神经衰弱综合征——皮质下、额、心。

【功能主治】 宁心安神。主治失眠等症。

【疗效】 初步观察,此法对失眠、头痛、头昏、入睡困难、睡眠浮浅等疗效显著,对多梦、记忆力减退等疗效较差。

【来源】 录自《中药大辞典》。

丁香

【来源】 为双子叶植物药桃金娘科植物丁香的花蕾。

【别名】 丁子香、支解香、雄丁香、公丁香。

【处方用名】 丁香、公丁、公丁香。

【用量与用法】 煎服,1.5~6 克。

【产地采收】 分布马来群岛及非洲,我国广东、广西等地有栽培。药材主产于坦桑尼亚、马来西亚、印度尼西亚等地,我国广东有少数出产。通常在9月至次年3月间,花蕾由青转为鲜红色时采收。

【炮制研究】 采下后除去花梗,晒干。

【性味归经】 辛,温。入胃、脾、肾经。

【功能主治】 温中降逆,温肾助阳,散寒止痛。1. 用于脘腹冷痛、呃逆、呕吐等症。丁香温中散寒,善于降逆,故为治胃寒呃逆、呕吐的要药。治呃逆,常与降气止呃的柿蒂配伍;治呕吐,可与降逆止呕的半夏同用。如遇胃热呕呃,因本品性温,则不宜应用。2. 用于肾阳不足,及寒湿带下等症,丁香又能温肾助阳,以治肾虚阳萎、寒湿带下等症,可与附子、肉桂、小茴香、巴戟天、肉苁蓉等同用。此外,丁香与肉桂等分,共研细末,名丁桂散,外用有温经通络、活血止痛的作用,可用于阴疽、跌打损伤等症。

热病及阴虚内热者忌服。

【现代研究】 现代研究表明,丁香花蕾中含挥发油即丁香油,油中主要含有丁香酚、乙酰丁香油酚等,还含有2a-羟基齐墩果酸甲脂以及谷甾醇、菜油甾醇等葡萄糖甙。此外,从花蕾中还能分解出具有抗病毒活性的丁香鞣质。丁香能增加胃酸排出量和胃蛋白酶活性,具有抗胃溃疡、保护胃粘膜的作用。还具有止泻、利胆、镇痛、抗缺氧、抗凝血、抗突变、抑菌杀虫等作用。

【常用单方】

【方一】

丁香适量

【用法】 取上药,研为细末,备用。每次取1.2～1.5克,放入患者肚脐窝内,用胶布盖贴,时间3～5天。注意用药时先将脐窝污垢擦洗干净,胶布不宜太小,贴时必须用手轻轻按摩数分钟,用药必须在未发作前4～6小时。

【功能主治】 截疟。主治疟疾。

【疗效】 据山东省医疗队报道,应用本方治疗100例,治愈94例,无效6例。

【来源】 山东医刊,1961.(9):封底

【方二】

公丁香1克(10～15粒)

【用法】 取上药,细嚼,嚼时有大量唾液分泌,切勿将其吐出,要徐徐咽下,待药味尽,将口内剩余药渣吞下。30分钟如不止,可连用3次。

【功能主治】 温中散寒、降逆止呃。主治呃逆。

【疗效】 据张崇尧报道,应用本方治疗238例,全部有效。其中立效者230例,30分钟以上呃止者8例。

【来源】 山东中医杂志，1980．（4）：53

【方三】
母丁香适量
【用法】 取上药，研为极细末，过100目筛，装瓶密封备用。用时取药末适量，填满脐窝，用敷料覆盖，外加胶布固定，2天换药1次，一般4~6次即可见效。注意卧床休息。
【功能主治】 温经通络、行气止痛。主治小儿疝气疼痛。
【疗效】 据徐来恩报道，应用本方治疗32例，痊愈23例，有效7例，无效2例。
【来源】 陕西中医，1986．7（9）：412

【方四】
母丁香40克
【用法】 取上药，研为细末，过筛，制成粉末，装瓶密封备用。用时取药末适量填满脐窝（高于皮肤0.2厘米），敷料覆盖，外加胶布"十"字固定，每2天换药1次，20天为1个疗程，间隔5~10天行第2个疗程。如因用药引起脐周湿疹，停药后即可消失。
【功能主治】 温经通络、消肿止痛。主治小儿睾丸鞘膜积液。
【疗效】 据索寿臣报道，应用本方治疗243例，痊愈148例，显效72例，有效20例，无效3例，总有效率达98,8%。
【来源】 陕西中医，1986．7（9）：412

花椒

【来源】 为双子叶植物药芸香科植物花椒或青椒的果皮。
【别名】 大椒、秦椒、蜀椒、南椒、巴椒、蓎藙、汗椒、陆拨、汉椒、川椒、点椒。
【处方用名】 花椒、川椒、蜀椒、炒川椒、点红椒。
【用量与用法】 煎服，2~6克。外用适量：研末调敷或煎水浸洗。
【产地采收】 我国大部分地区有分布。药材花椒主产河北、山西、陕西、甘肃、河南等地。青花椒主产于辽宁、江苏、河北等地。8~10月果实成熟后，剪取果枝，晒干，除净枝叶杂质，分出种子（椒目），取用果皮。
【炮制研究】 1、除去果柄及种子（椒目），置锅内炒至发响、油出，取出、放凉。2、炒制：取净花椒置锅内，用文火炒至有香气，取出放凉。3、醋制：取花椒用微火炒热，陆续淋醋，炒至醋尽，迅速出锅，闷1小时，使其发汗，晒干，每花椒1千克，用黄醋120克。4、盐制：取花椒用微火炒至有响声，喷淋盐水炒干即得。

【性味归经】　辛，热，有毒。入脾、胃、肾经。

【功能主治】　治积食停饮，心腹冷痛，呕吐，噫呃，咳嗽气逆，风寒湿痹，泄泻，痢疾，疝痛，齿痛，蛔虫病，蛲虫病，阴痒，疮疥。

阴虚火旺者忌服。孕妇慎服。

【现代研究】　现代研究表明，花椒果皮含挥发油，油中含月桂稀、香桧烯、紫苏烯、对聚伞花素、乙酸牦牛儿醇脂、柠檬烯及异茴香醚等。具有抗胃溃疡、抗腹泻以及保肝作用，对肠道平滑肌的运动有双向调节作用。还有镇痛抗炎、局部麻醉、抑菌杀疥螨等多种效应。并有抗凝及预防血栓形成的作用。花椒挥发油有麻醉止痛作用。花椒油有降血脂作用。花椒热水提取物可抑制子宫收缩。本品对白喉杆菌、炭疽杆菌、肺炎双球菌、金黄色葡萄球菌、伤寒杆菌、绿脓杆菌和某些皮肤真菌有抑制作用，并有杀灭猪蛔虫的作用。所含的挥发油小量对家兔离体肠管呈持续性的蠕动加强，大量则使之抑制。牦牛儿醇给家兔静脉注射，引起血压迅速下降，反射性引起呼吸兴奋。花椒对小鼠及大鼠的胃溃疡均有抑制作用。花椒提取物对小鼠腹泻有对抗作用。花椒水、醚提取物对醋酸引起的小鼠扭体反应有抑制作用。花椒醚提取物和水提物对实验性血栓形成有抑制作用。

【常用单方】

【方一】

川椒40克

【用法】　取上药，研为粗末，加水2000毫升，充分浸泡后，煮沸取滤液。待药液稍凉后，用毛巾蘸药液浸洗患处，每天早晚各1次，每次30分钟。用药过程中忌用肥皂、热水洗涤沐浴，忌食油腻、辛辣刺激及鱼腥等食物。

【功能主治】　消肿止痒。主治漆疮（漆性皮炎）。

【疗效】　据林有王报道，采用上法治疗9例，分别在2~5天内痊愈。

【来源】　广西中医药，1981.（5）：44

【方二】

花椒10克

【用法】　先取香油30克放锅内熬热，再投入花椒，炸至变黑、出味后即去花椒。待油温一次服下。

【功能主治】　驱蛔止痛。主治儿童蛔虫性肠梗阻。症见腹部绞痛、大便不通、恶心呕吐等，或胆道蛔虫症。

【疗效】　据王文亮报道，应用本方治疗胆道蛔虫症9例，均获痊愈，无不良反应。

【来源】 山东中医杂志，1982．（3）：164

【方三】
花椒 30 克
【用法】 取上药，加水 1000 毫升，煮沸 40~50 分钟，过滤。取滤液 25~30 毫升做保留灌肠，每天 1 次，连用 3~4 次。
【功能主治】 杀虫止痒。主治蛲虫病。症见肛门瘙痒，大便检查可找到虫卵。
【疗效】 据记载，应用本方治疗 108 例，临床症状均消失。粪检 3 次，虫卵皆为阴性。
【来源】 录自《全国中草药新医疗法展览会资料选编》（传染病）

【方四】
花椒 20 粒
【用法】 取上药与 100 克食醋相合，加水 50 毫升、蔗糖少许，煎沸，滤去花椒。待温后 1 次口服，呕吐者可少量多次短时间内服完。小儿酌情减量。服药后症状未完全消失者 4 小时后再服 1 剂。
【功能主治】 驱蛔止痛。主治胆道蛔虫病。症见右上腹剧痛，或伴呕吐等。
【疗效】 据张世棋报道，应用本方治疗 106 例，如胆道感染较重或呕吐不能进食者配合抗生素、输液支持疗法。以临床症状、体征消失后 48 小时无复发为临床治愈，症状明显减轻为好转。治愈及好转者 95 例，无效 11 例，总有效率为 89，62%。
【来源】 解放军医学杂志，1988，13（2）：139

第六章 祛风湿药与土单方

凡功能祛除风湿，解除痹痛的药物，称为祛风湿药。

风寒湿邪侵犯人体，留着于经络、筋骨之间，可以出现肢体筋骨酸楚疼痛、关节伸展不利，日久不治往往损及肝肾而腰膝酸痛、下肢痿弱。凡患风湿痹痛者，必须选用祛风湿药进行治疗。

祛风湿药主要适用于风湿痹痛，肢节不利，酸楚麻木以及腰膝痿弱等症，有的偏于祛除风湿，有的偏于通利经络，有的具有补肝肾强筋骨作用，可根据病情适当选用。

祛风湿药味多辛苦，性寒温不一，主要归于肝肾二经。

本类药物辛温香燥，易耗伤阴血，故阴亏血虚者应慎用。

独活

【来源】 伞形科植物重齿毛当归的根。

【别名】 资丘独活、恩施独活、巴东独活，独摇草，独滑，长生草。

【处方用名】 独活，川独活

【用法用量】 内服：煎汤，3~9克；浸酒或入丸、散。外用：煎水洗。

【产地采收】 生于山谷沟边或草丛中，有栽培。主产湖北、四川。春初苗刚发芽或秋末茎叶枯萎时采挖，除去须根，阴干或烘干。以根粗、香浓者为佳。

【炮制研究】 除去杂质，洗净，润透，切薄片，晒干或低温干燥。

【性味归经】 辛、苦，温。归肾、膀胱经。

【功能主治】 祛风除湿，通痹止痛，解表。治风寒湿痹，腰膝酸痛，手脚挛痛，慢性气管炎，头痛，齿痛。1、用于风寒湿痹、腰膝疼痛。独活辛散苦燥，善祛风湿，止痛，凡风寒湿邪痹着于肌肉关节者，无问新久，均可应有，尤以下部之痹证为适宜，故腰腿疼痛，两足痿痹不能行走，属于寒湿所致者，本品每持为要药。临床应用，除了与其他祛风湿药同用外，还配伍地黄、杜仲、桑寄生等补肝肾药、以标本同治、如独活寄生汤。2、用于风寒表证，兼有湿邪者本品能发散风寒湿邪而解表，但其力较羌活为弱，常与羌活同用。此外，本品亦用于少阴伏风头痛。

阴虚血燥者慎服。

【毒副作用】 由于软毛独活中含有补骨脂素衍生物,可引起日光性皮炎。

【现代研究】 毛当归根含当归醇、当归素、植物甾醇、葡萄糖和少量挥发油。软毛独活根含白芷素、虎耳草素等多种呋喃香豆精类。叶除含上述成分外,还含挥发油0.26~0.57%,补骨脂素等。药理研究显示①独活煎剂或流浸膏有镇静、催眠、镇痛、抗炎作用 ②独活粗制剂(品种未鉴定)予麻醉犬或猫静脉注射,有降压作用,但不持久。③独活能使离体蛙腹直肌发生收缩。

【常用单方】

【方一】

独活三两。

【用法】 以水三升,煮取一升,分服。耐酒者亦可以酒水等煮之。

【功能主治】 祛风除湿。主治产后中风,虚人不可服他药者。

【来源】 《小品方》一物独活汤

【方二】

独活30克

【用法】 取独活30克,鸡蛋6只,加水适量,一起烧煮,蛋熟后敲碎蛋壳,再煮15分钟,使药液渗入,去汤及药渣,吃鸡蛋,每日1次,每次2只,3日为1疗程。

【功能主治】 祛风除湿止眩。主治美尼尔综合征。

【疗效】 共治疗12例,疗效100%。服药最少2个疗程,最多5个疗程。

【来源】 王传丽等,时珍国药研究,1996.7(4):196。

【方三】

独活9克

【用法】 取上药,与红糖15克加水煎煮至100毫升。分3~4次服,1周为1个疗程。

【功能主治】 散寒止咳平喘。主治慢性气管炎。

【疗效】 据记载,应用本方治疗422例,显效29例,有效282例,无效111例,总有效率为74%。服药期间可有头昏头痛、舌发麻、恶心呕吐、胃部不适等副作用,一般不必停药。

【来源】 录自《中药大辞典》

威灵仙

【来源】 本品为毛茛科植物威灵仙的干燥根及根茎。

【别名】 山蓼、棉花团、山辣椒秧、黑薇。亦名能消，葳灵仙、葳苓仙、铁脚威灵仙、灵仙、黑脚威灵仙、九草阶、风车、鲜须苗、黑骨头、黑木通、铁杆威灵仙、铁搁帚、七寸风、铁脚灵仙、牛闲草、牛杆草、老虎须、辣椒藤、铁灵仙、灵仙藤、黑灵仙、黑须公、芝查藤根。

【处方用名】 威灵仙、酒威灵仙

【用法用量】 内服：煎汤，浸酒或入丸、散。5～10克；治骨鲠可用30克。外用捣敷。

【产地采收】 主产东北和山东。生于山地林边或草坡上。秋季采挖，除去地上部分及泥土晒干。

【炮制研究】 除去杂质，洗净，润透，切段，干燥。(1)酒制：取净威灵仙段，用黄酒拌匀，润透，置锅内用文火微炒干，取出，放凉即得。每威灵仙段100kg，用黄酒12-15kg。(2)蒸制：取原药材洗净，去芦切片，蒸1小时即可。

【性味归经】 辛、咸，温。归膀胱经。

【功能主治】 祛风湿，通经络，止痹痛，治骨鲠，消痰涎，散癖积。治痛风、顽痹、腰膝冷痛、脚气、疟疾、癥瘕积聚、破伤风、扁桃体炎、诸骨鲠咽。(1)祛风湿止痛：用于风湿痛。其性善行，能通行十二经络，故对全身游走性风湿痛尤为适宜。(2)消鱼骨：用本品30克（加醋）煎汤缓咽，用于诸骨鲠咽。亦可和入米醋、砂糖服。此外本品能消痰水，可用于噎膈、痞积。

本品性走窜，久服易伤正气，气虚血弱，无风寒湿邪者忌服。

【现代研究】 威灵仙的根含白头翁素、白头翁内酯、甾醇、糖类、皂甙、内酯、酚类、氨基酸。叶含内酯、酚类、三萜、氨基酸、有机酸。现代药理研究证实，威灵仙能消炎、提高痛阈，增强食道蠕动节律频率加快、降血糖。并有利胆作用，能增加家兔胆汁分泌量，促进胆红素排泄，松弛胆总管末端括约肌。

【常用单方】

【方一】

威灵仙适量

【用法】 取上药，研为细末，以米醋拌成糊状。30分钟后贴敷患乳，随干随换。

【功能主治】 软坚消痈。主治急性乳腺炎。

【疗效】 据周志生报道，应用本方治疗本病多例，疗效较好，一般1—3天即愈。

【来源】 浙江中医杂志，1984. 19（1）：39

【方二】

威灵仙30～60克

【用法】 取上药，加水 500—1000 毫升，煎熬浓缩至 250~500 毫升。外用熏洗前阴，药温要适度，每次熏洗半小时左右，每天 2~3 次，每次需将药液加温后方可应用。

【功能主治】 温肾化气。主治小儿尿频。

【疗效】 据张若芬等报道，应用本方治疗 56 例，痊愈 47 例，好转 5 例，无效 4 例。

【来源】 浙江中医杂志，1991.（7）：326

【方三】

威灵仙 15~25 克

【用法】 取上药，加清水 1000 毫升，用文火将水煎去大半，倒出药汁。待药液降温至 37℃ 左右泡洗患处，每天 2~4 次，每剂药可连用 2 天。

【功能主治】 祛风除湿、通络止痛。主治小儿鞘膜积液。

【疗效】 据李庆报道，应用本方治疗 10 余例，疗效满意，一般用药 3 剂即愈。

【来源】 辽宁中医杂志，1989，（6）：45

【方四】

威灵仙 100 克

【用法】 浸入食醋 1000 克内，约 2~4 小时，然后煮沸 15 分钟，待稍温后浸泡患处 20 分钟（先熏后洗），用力按摩患处。

【功能主治】 通络止痛。主治跟骨骨刺疼痛

【疗效】 1 日 3~4 次，1 剂用 2 天，一般 3~4 天，多则 7~15 天，疼痛缓解或消失。

【来源】 于庆平，单味威灵仙治疗坐骨神经痛，浙江中医杂志，1983.（5）：210

蚕沙

【来源】 为蚕蛾科昆虫家蚕蛾幼虫的干燥粪便。夏、秋二季采收，除去杂质，晒干。

【别名】 原蚕沙，原蚕屎，晚蚕沙，晚蚕矢，二蚕沙

【处方用名】 蚕沙、晚蚕沙、原蚕沙、蚕矢。

【用法用量】 内服：煎汤，包煎，10~15 克；或入丸、散。外用：适量炒熨、煎水洗或研末调敷。

【产地采收】 6~8 月收集，以二眠到三眠时的粪便为主，收集后晒干，簸

净泥土，除去轻粒及桑叶的碎屑。干燥的蚕沙，呈短圆柱形小粒，两端略平坦，呈六棱形。质坚而脆，遇潮湿后易散碎。微有青草气。以干燥、色黑、坚实、均匀、无杂质者为佳。主产浙江、四川、河南、江苏、湖南、云南、广东、安徽、甘肃、湖北、山东、辽宁等地。

【性味归经】　甘、辛，温。归肝、脾、胃经。

【功能主治】　祛风除湿，活血定痛，和胃化浊。治风湿痹痛，风疹瘙痒，头风头痛，皮肤不仁，关节不遂，急剧吐泻转筋，腰脚冷痛，烂弦风眼。1、用于风湿痹痛、肢体不遂、湿疹瘙痒。蚕沙能祛风除湿。如宣痹汤，以本品配伍防己、苡仁、滑石等，治疗湿痹痛证；《本草纲目》载，用蚕沙二袋，蒸热更互熨患处，治疗半身不遂；若治皮肤湿疹，可用本品煎汤外洗。2、用于湿浊内阻而致的吐泻转筋。

瘫缓筋骨不随，由于血虚不能荣养经络，而无风湿外邪侵犯者，不宜服。

【现代研究】　蚕沙含大量维生素A、B、C及蛋白质、叶绿素等。蚕沙所含游离氨基酸，随着蚕儿长大，粪中亮氨酸与组氨酸含量亦渐增多。蚕沙含多量胡萝卜素、多量维生素B。含铜，其含率至第五龄达到最高值。

【常用单方】

【方一】

晚蚕沙一两

【用法】　煎汤，一日三回分服，临服时和入热黄酒半杯同服。

【功能主治】　祛风湿止痹痛。主治风湿痛或麻木不仁。

【来源】　《现代实用中药》

【方二】

蚕沙适量

【用法】　以麻油浸蚕沙二、三日，涂患处。

【功能主治】　祛风除湿。主治烂弦风眼。

【来源】　《陈氏经验方》一抹膏

【方三】

蚕沙适量

【用法】　蚕沙放入砂锅内炒炭存性，研为极细粉备用。每晚睡前服6克，温开水送服，每晚1次，连服5天。

【功能主治】　调经止血。主治功能性子宫出血。

【疗效】　郭恒普临床验证，收到良好疗效。

【来源】　山东中医杂志，1987，（4）：43

【方四】

蚕沙60g

【用法】 水煎2次,早、晚温服,每日1剂。另用蚕沙120g,加水2500ml,煎汤熏洗患处,每天2次,每次20分钟。

【功能主治】 祛风除湿止痒。主治荨麻疹、风疹。

【疗效】 据金惠生等报道,应用本方治疗19例,均在1天左右治愈,未见任何不良反应。3个月后随访,未见复发。

【来源】 浙江中医药,1976.(2):47

木瓜

【来源】 本品为蔷薇科植物贴梗海棠的干燥近成熟果实。

【别名】 木瓜实,铁脚梨、皱皮木瓜、宣木瓜、红木瓜。

【处方用名】 木瓜、陈木瓜、光皮木瓜、宣木瓜、皱皮木瓜、炒木瓜、川木瓜、木瓜实、铁脚梨。

【用法用量】 内服:煎汤,6~12克;或入丸、散。外用:煎水熏洗。

【产地采收】 主产四川、湖北、安徽、浙江。9~10月采收成熟果实,置沸水中煮5~10分钟,捞出,晒至外皮起皱时,纵剖为2或4块,再晒至颜色变红为度。若日晒夜露经霜,则颜色更为鲜艳。以个大、皮皱、紫红色者为佳。

【炮制研究】 清水洗净,稍浸泡,闷润至透,置蒸笼内蒸熟,乘热切片,日晒夜露,以由红转紫黑色为度。炒木瓜:将木瓜片置锅内,用文火炒至微焦为度。

【性味归经】 酸,温。归肝、脾经。

【功能主治】 平肝和胃,去湿舒筋。治吐泻转筋,湿痹,脚气,水肿,痢疾。(1)用于风湿痹痛、筋脉拘挛、脚气肿痛。木瓜为治风湿痹痛所常用,筋脉拘挛者尤为要药,如木瓜煎,治筋急项强,不可转侧,即以本品配乳香、没药、生地。治脚气肿痛,冲心烦闷,常与吴茱萸、槟榔等配伍,如鸡鸣散。(2)用于吐泻转筋。可使吐利过多而致的足腓挛急得以缓解。如蚕矢汤治疗此症,即以本品与苡仁、蚕沙、黄连、吴萸等同用。(3)祛湿和胃:本品尚有消食作用,可用于湿盛之呕吐、腹泻、消化不良,常配草蔻。

下部腰膝无力,由于精血虚,真阴不足者不宜用。伤食脾胃未虚,积滞多者,不宜用。胃酸过多者不宜用。

【现代研究】 木瓜含苹果酸、酒石酸、枸橼酸、皂甙及黄酮类,鲜果含过氧化氢酶,种子含氢氰酸。木瓜中的维生素C远远多于桔子中的维生素C含量,木瓜不仅有助于消化而且还能防止胃溃疡,木瓜尤其有助于消化人体难吸收食物种类,因而能有效的预防肠道癌。对动物实验性关节炎有明显消肿作用,似有缓和胃肠肌痉挛和四肢肌肉痉挛的作用。

【常用单方】

【方一】
木瓜适量
【用法】 煮木瓜令烂，研作浆粥样，用裹痛处，冷即易，一宿三、五度，热裹便差。煮木瓜时，入一半酒同煮之。
【功能主治】 舒筋缓急止痛。主治脚膝筋急痛。
【来源】 《食疗本草》

【方二】
木瓜六钱。
【用法】 水煎，分二次服，每日一剂。
【功能主治】 主治荨麻疹。
【来源】 内蒙古《中草药新医疗法资料选编》

【方三】
木瓜100克
【用法】 取上药，加水4000毫升，煎去大半。待药温降至约37度时泡洗患处，每天洗2~3次，每剂药可连续用2天。
【功能主治】 疏化湿热。主治脚气感染。
【疗效】 据李书润等报道，应用本方治疗20例，取效满意，一般2—7天痊愈。
【来源】 浙江中医杂志，1992.（11）：523

【方四】
生木瓜（大者）1枚
【用法】 取上药，切片，浸酒1周。每次用约合生药9克，加水煎煮2次，分早晚2次服，每天1剂。
【功能主治】 酸敛缩尿。主治儿童尿频尿急。症见尿少而频、急迫难忍、小便清、小腹坠胀、精神欠佳、稍有畏寒、舌稍红苔薄白、脉平和。
【疗效】 据孙兴大报道，应用本方治疗9例，痊愈7例，显效2例。一般轻者5剂，重者7剂即愈。
【来源】 辽宁中医杂志，1985.（1）：9

第六章 祛风湿药与土单方

番木瓜

木瓜有两种，上述功效是指产于我国东南、西南和华中一带的叫宣木瓜，不能生食，只供中药用。产于广东、广西、台湾的番木瓜，可生食，酸甜可口，未成熟果实可切片炒熟当菜食。

【性味归经】 甘、寒、平、无毒。入心、肺、肝。

【功能主治】 健脾胃，助消化，清暑解渴，润肺止咳。咳嗽，胃痛，消化不良，湿疹疮毒，妇人乳少。简单附方如下：

（1）鲜木瓜，煮鱼汤服食，治妇人产后乳汁缺少。

（2）鲜熟木瓜一个，去皮后蒸熟，加蜜糖服食，治咳嗽。

（3）成熟木瓜生食或煮熟食，或晒干研粉，每服5克，一日两次，治胃病，消化不良。

（4）未熟木瓜，晒干研粉，每次10克，早晨空腹服，驱绦虫、蛔虫。

（5）木瓜叶捣烂外敷，治痈疖肿毒。

（6）姜醋煮木瓜：鲜木瓜一个（切片），生姜30克，米醋30克，同煮熟食用。有补气活血，祛风散瘀，解郁调中，解毒消积作用。适用于病后体虚，产后乳少。

防己

【来源】 为防己科植物粉防己、木防己及马兜铃科植物广防己、异叶马兜铃的根。

【别名】 解离，载君行，石解。

【处方用名】 木防己，汉防己

【用法用量】 内服：煎汤，1.5～3钱；或入丸、散。

【产地采收】 秋季采挖，洗净或刮去栓皮，切成长段，粗根纵剖为2～4瓣，晒干。异叶马兜铃根则在春、秋采挖。①粉防己根质重而坚脆，易折断。以去净栓皮，干燥，粗细均匀，质重，粉性大，纤维少者为优。主产浙江、安徽、江西、湖北等地。集散于汉口，故名汉防己。②广防己根切开面缺乏粉质，质坚硬，不易折断。气微香，味微苦而涩。以块大、粗细均匀、质重者为佳。产广东、广西等地。③木防己根屈曲不直，质较坚硬，呈木质性，不易折断。断面无粉质，皮部极薄。产于河南、陕西等地。部分地区仅草药中使用。④汉中防己为异叶马兜铃的根，弯曲，质坚实，不易折断。断面粉性，气微香，味苦。产于陕西、甘肃、四川、贵州

防己药材较为复杂，主要分粉防己和木防己两类。木防己药材包括广防己和

汉中防已，有时也包括防已科的木防已。此外，个别地区尚有以防已科植物青藤、蝙蝠葛和马兜铃科植物淮通马兜铃、大叶马兜铃等的根部作防已使用。

【炮制研究】　1．炒制：取防已片，用文火炒至微焦为度。2．麸制：取蜜水和麦麸用文火烘干，加入防已片，炒至黄色，筛去麦麸即可。

【性味归经】　苦、辛，寒。入膀胱、脾、肾经。

【功能主治】　祛风湿，止痛，利水。治水肿臌胀，湿热脚气，手足挛痛，癣疥疮肿。1、用于风湿痹痛。防已善能祛风湿止痛。因其性寒，以湿热者为宜。寒湿痹痛，须与温经止痛的肉桂、附子等药配伍。2、用于水肿、腹水、脚气浮肿。常与利水消肿药配伍，如已椒苈黄丸中与葶苈子、椒目、大黄配伍；若属虚证，可配伍益气健脾之品，如防已黄芪汤中配黄芪、白术、甘草等药。一般认为汉防已利水消肿作用强，木防已祛风止痛作用较好。

本品苦寒较甚，不宜大量使用，以免损伤胃气。食欲不振及阴虚无湿热者忌用。

【毒副作用】　广防已、汉中防已含有马兜铃酸，能造成肾小管大量破坏，导致肾衰竭。

【现代研究】　粉防已根含生物碱约1．2%，其中有汉防已碱、防已醇灵碱等。尚含黄酮甙、酚类、有机酸、挥发油等，具有镇痛、消炎及抗过敏作用，抑制免疫性溶血、抑制平滑肌及显著的降压作用，并能抗菌、抗原虫、抗肿瘤。木防已根含木防已碱、异木防已碱、木兰花碱、马兜灵酸等，具有退热、降血压等作用。

【常用单方】

【方一】

汉防已一两

【用法】　加生姜五钱同炒，随入水煎服，半饥时饮之。

【功能主治】　利水消肿。主治水臌胀。

【来源】　《本草汇言》

【方二】

木防已适量

【用法】　与60度白酒以1：10比例混合浸泡60天，制成木防已酒。每次10~20毫升，每天2~3次，口服，10天为1个疗程。

【功能主治】　祛风湿，止痹痛。主治关节炎或类风湿关节炎。

【疗效】　据张殿浩报道，用本方治疗热痹120例，痊愈51例，好转39例，有效22例，无效8例，总有效率93．3%。

【来源】　山东中医杂志，1987，(6)：21

【方三】

生木防己全草 150 克

【用法】 取上药,洗净,与大米 250 克放入冷开水 1000 毫升中,用双手混合搓转 1000 次,滤液。分 2 次服,重者每天服 4 次,轻者服 2 次,连服 3 天。

功用主治:解毒。主治毒蕈中毒。

【疗效】 据吴季方报道,应用本方治疗 14 例,除 4 例结合输液外,其余均单服本方而愈。

【来源】 湖南医药杂志,1981.(6):21

豨莶草

【来源】 为菊科植物腺梗豨莶、豨莶或毛梗豨莶的全草。

【别名】 稀莶草、火莶、猪膏莓、虎膏、狗膏、火枚草、猪膏草、粘糊菜、希仙、虎莶、黄猪母、肥猪苗、母猪油、亚婆针、黄花草、猪母菜、棉苍狼、粘强子、粘不扎、棉黍棵、绿莶草、大叶草、虾钳草、铜锤草、土伏虱、金耳钩、有骨消、猪冠麻叶、四棱麻、大接骨、老奶补补丁、野芝麻、毛擦拉子、大叶草、珠草、老陈婆、油草子、风湿草、老前婆、野向日葵、牛人参。

【处方用名】 豨莶、豨莶草。

【用法用量】 内服:煎汤,10~15 克;捣汁或入丸、散。外用:捣敷、研末撒或煎水熏洗。

【产地采收】 夏季开花前割取全草,除去杂质,晒至半干后,再置通风处晾干。以茎粗、叶多、花未开放、灰绿色者为佳。主产于我国中部及北部。以湖北、湖南、江苏等地产量较大。此外,在广东、广西地区有以唇形科植物防风草的全草作豨莶草使用。云南地区有以唇形科植物多苞糙苏(又名香苏)的全草作豨莶草使用。

【炮制研究】 生品以清肝热,解毒邪为主,用于痈肿疔疮、风疹、湿疹,风湿热痹,湿热黄疸,肝经有热等证。酒蒸后以祛风湿、强筋骨力强,用于中风偏瘫,头痛眩晕,风湿痹痛,腰膝酸软无力等证。

【性味归经】 苦,寒。归肝、肾经。

【功能主治】 祛风湿,通经络,清热解毒。(1)用于风湿痹痛证,四肢麻痹,筋骨疼痛,腰膝无力,及中风手足不遂等。豨莶草能祛风湿,通经络。可单用,以酒拌蒸晒,炼蜜为丸;或与臭梧桐合用,即豨桐丸。(2)用于痈肿疮毒、湿疹瘙痒。本品能清解疮毒,治疗疔疮肿毒,并祛风湿而治湿疮。多生用,内服、外用均可。此外现代研究有降低血压的作用,用于治疗高血压病,另外还常应用于治疗疟疾,急性肝炎,外伤出血等。

阴血不足者忌服。

【现代研究】 腺梗豨莶含豨莶苦味质及生物碱。药理研究证实①抗炎作用：毛梗豨莶与海州常山以1：2混合之水煎剂按10克/公斤给予大鼠，对鸡蛋清性关节肿胀有抑制作用，如单用毛梗豨莶则无明显抑制作用。②降压作用：豨莶水浸液、乙醇－水浸出液和30%乙醇浸出液，有降低麻醉动物血压的作用。

【常用单方】

【方一】
豨莶草不拘多少
【用法】 去梗取叶，晒干，陈酒拌透，蒸过晒干，再拌再蒸，如法九次。干燥为细末，贮听用，蜜丸，早空心温酒吞服四、五钱。
【功能主治】 祛风除湿。治风、寒、湿三气着而成痹，以致血脉凝涩，肢体麻木，腰膝酸痛，二便燥结，无论痛风、痛痹、湿痰、风热，宜于久服，预防中风痿痹之病。
【来源】 《活人方汇编》豨莶散

【方二】
豨莶草（干品）一两
【用法】 水煎服，每天一剂，两次煎服，连服三天。
【功能主治】 截疟。主治疟疾。
【来源】 《全展选编？传染病》

【方三】
豨莶草适量
【用法】 捣烂敷患处。
【功能主治】 解毒。主治蜘蛛咬伤及狗咬、其它虫咬。
【来源】 《贵州省中医验方秘方》

【方四】
豨莶草适量
【用法】 取上药，以及鸡蛋壳、甘草各适量，分别研为细末，按1：1：2的比例混匀，加水泛制成水丸，如梧桐子大，每次服4.5克，每天2次。
功用主治：祛风除湿。主治地方性氟病。
【疗效】 据中医研究院针灸经络研究所等报道，应用本方治疗28例，基本治愈1例，显效11例，进步12例，无效4例。
【来源】 新医药学杂志，1978，（2）：31

徐长卿

【来源】　本品为萝摩科植物徐长卿的干燥根及根茎。

【别名】　寥刁竹、竹叶细辛，亦名鬼督邮、别仙踪。

【处方用名】　徐长卿

【用法用量】　内服：煎汤，3～10克；入丸剂或浸酒；散剂1.5～3克。本品芳香入汤剂不宜久煎。外用：捣敷或煎水洗。

【产地采收】　主产江苏、浙江、安徽、山东，生于阳坡草丛中。夏、秋季采挖，晾干或晒干。

【性味归经】　辛，温。归肝、胃经。

【功能主治】　祛风止痛、止痒。用于风湿痹痛，胃痛胀满，牙痛，腰痛，跌扑损伤，荨麻疹、湿疹。（1）用于风湿痹痛、腰痛、跌打损伤疼痛、脘腹痛、牙痛等各种痛症。徐长卿有较好的祛风止痛作用，广泛地用于风湿、寒凝、气滞、血瘀所致的各种痛症。近年来也用于手术后疼痛及癌肿疼痛，有一定的止痛作用。可单味应用，或随证配伍有关的药物。（2）用湿疹、风疹块、顽癣等皮肤病。本品有祛风止痒作用，可单用内服或煎汤外洗，亦可配伍苦参、地肤子、白鲜皮等清利湿热的药物。此外，本品还能解蛇毒，治毒蛇咬伤，可与半边莲同用内服或外用。

体弱者慎服。

【现代研究】　全草含牡丹酚约1%。根含丹皮酚，另含甙类等。药理研究证实具有显著减少小鼠自发活动、镇痛、降低血压、减慢心率以及抑制痢疾杆菌、金黄色葡萄球菌等作用。

【常用单方】

【方一】

徐长卿二至四钱

【用法】　水煎服。

【功能主治】　散寒除湿止痛。主治腰痛，胃寒气痛，肝硬化腹水。

【来源】　《中草药土方土法战备专辑》

【方二】

徐长卿三钱。

【用法】　酌加水煎成半碗，温服。

【功能主治】　消胀。主治腹胀。

【来源】　《吉林中草药》

【方三】

徐长卿根（干）五钱

【用法】　洗净，加水 1500 毫升，煎至 500 毫升；也可将其根制成粉剂。痛时服水剂 90 毫升，服时先用药液漱口 1～2 分钟再咽下；如服粉剂，每次五分至一钱，均每天二次。

【功能主治】　祛风止痛。主治牙痛。

【来源】　《全晨选编？口腔疾病》

【方四】

徐长卿根八钱至一两

【用法】　猪精肉四两，老酒二两。酌加水煎成半碗，饭前服，日二次。

【功能主治】　祛风湿，止痹痛。治风湿痛。

【来源】　《福建民间草药》

桑寄生

【来源】　为桑寄生科植物槲寄生、桑寄生或毛叶桑寄生等的枝叶。

【别名】　广寄生、老式寄生、寄生、桑上寄生、莴寓木。

【处方用名】　桑寄生

【用法用量】　内服：煎汤，3～6 钱；入散剂、浸酒或捣汁服。

【产地采收】　冬季至次春采割，除去粗茎，切段，干燥，或蒸后干燥。①槲寄生常寄生于榆、桦、柳、枫、杨等树上。分布广泛，如黑龙江、吉林、辽宁、内蒙古、河北、河南、山东等地。一般在冬季采收（河南、湖南则在 3～8 月采），用刀割下，除去粗枝，阴干或晒干，扎成小把或用沸水捞过（使不变色），晒干。②桑寄生及毛叶桑寄生寄生于槐、榆、木棉、朴等树上。一般在夏季砍下枝条，晒干。产于福建、台湾、广东、广西、云南。

【炮制研究】　原药用水洗净，润透，切段，晒干。生用或酒炒用。酒制后，祛风湿、通经络之效增强。

【性味归经】　苦，甘，平。入肝、肾经。

【功能主治】　补肝肾，强筋骨，除风湿，通经络，益血，安胎。治腰膝酸软，筋骨痿弱，偏枯，脚气，风寒湿痹，高血压病，早期流产、产后乳汁不下。(1) 风湿痹痛、腰膝酸痛。肝肾不足，腰膝酸痛者尤为适宜。常与独活、牛膝、杜仲、当归等同用，如独活寄生汤。(2) 胎漏下血、胎动不安。本品补肝肾、养血而安胎，可治肝肾虚损，冲任不固之胎漏、胎动不安，常与艾叶、阿胶、杜仲、川续断等配伍。

【现代研究】　槲寄生茎、叶含齐墩果酸，β-香树脂醇，内消旋肌醇，黄酮类化合物,尚可分离出蛇麻脂醇,β-谷甾醇。桑寄生带叶茎枝含槲皮素及萹蓄甙。药理研究证实,槲寄生具有明确的降压作用,桑寄生则以利尿、抗病毒作用为主。

【常用单方】

【方一】

生桑寄生适量

【用法】 捣汁一盏。服之。

【功能主治】 降逆气。主治膈气。

【来源】 《濒湖集简方》

【方二】

桑寄生适量

【用法】 研为末,每服3克,开水送服。

【功能主治】 补肝肾,强筋骨。主治下血止后,但觉丹田元气虚乏,腰膝沉重少力。

【来源】 《杨氏护命方》

【方三】

桑寄生60g

【用法】 加决明子50g,水煎服,每日一剂。

【功能主治】 降血压。主治原发性高血压病。

【疗效】 共治疗65例,显效48例,有效13例,无效4例,总有效率93.8%。

【来源】 江西中医药,1989,(3):33

桑枝

【来源】 为桑科植物桑的嫩枝。

【别名】 桑条

【处方用名】 桑枝、桑条、嫩桑枝、炒桑枝、炙桑枝、酒桑枝、酒炒桑枝、老桑枝等。

【用法用量】 内服:煎汤,1~2两;或熬膏。外用:煎水熏洗。

【产地采收】 全国大部分地区均产,主产江苏、浙江、安徽、湖南、河北、四川等地。春末夏初采收,去叶,略晒,趁新鲜时切成长30~60厘米的段或斜片,晒干。以枝条肥嫩、干燥、断面黄白色者为佳。

【炮制研究】 处方中写桑枝、桑条、嫩桑枝均指生桑枝。为原药材去杂质切片生用入药者。炒桑枝为桑枝片用文火炒至淡黄色晾凉入药者。炙桑枝为净桑枝片拌麦麸用文火炒至深黄色，筛去麸皮，晾凉入药者。（每桑枝段100斤，用麸皮20斤）。酒桑枝又称酒炒桑枝。为桑枝片用酒淋洒，微闷，待吸干，再用文火炒至微黄，放凉入药者。（每桑枝段100斤，用酒15斤）。生品以祛风行水为主，用于肩臂关节酸痛麻木等证。酒制可减轻寒性，增强祛风除湿，通络止痛的作用。炒桑枝和酒炒桑枝临床应用相同。

【性味归经】 苦，平。入肝经。

【功能主治】 祛风湿，利关节，行水气。治风寒湿痹，四肢拘挛，脚气浮肿，肌体风痒。

【现代研究】 桑枝含鞣质，茎含黄酮成分，木材含桑色素等。药理研究证实，桑枝95%乙醇提取物具有抗炎作用。

【常用单方】

【方一】

桑枝膏

【用法】 桑枝48公斤，加冰糖20公斤，制成膏剂25.2公斤，每次1羹匙，开水送服。

【功能主治】 祛风燥湿。主治骨节疼痛，筋络牵强。

【疗效】 据报道，有良好疗效。

【方二】

桑条二两

【用法】 炒香，以水一升，煎二合，每日空心服之。

【功能主治】 祛风除湿。主治水气脚气。

【来源】 《圣济总录》

雷公藤

【来源】 为卫矛科植物雷公藤的根、叶及花。

【别名】 黄藤根、黄药、水莽草、断肠草、菜虫药、南蛇根、三棱花、旱禾花、黄藤木、红药、红紫根、黄藤草。

【处方用名】 雷公藤

【用法用量】 10~15克

【产地采收】 夏、秋采收。生于背阴多湿稍肥的山坡、山谷、溪边灌木林和次生杂木林中。分布浙江、江西、安徽、湖南、广东、福建、台湾等地。

第六章 祛风湿药与土单方

【性味归经】 苦，大毒。归肝、肾经。

【功能主治】 杀虫，消炎，解毒。本品有大毒。内服宜慎。雷公藤的药用部分主要是根部，毒性成份主要在芽、叶、茎和根茎的二层皮中。经过大量的临床实践，临床应用有带皮和去皮两种。带皮用量小，见效快，但副作用大。去皮用量大，见效缓，副作用小，安全性大。

【毒副作用】 雷公藤对各种动物毒性不同，它对人、犬、猪及昆虫的毒性很大，可以发生中毒甚至死亡，但是对羊、兔、猫、鼠、鱼却无毒性。

【毒副作用】 有二：一为对胃肠道局部的刺激作用；二为吸收后对中枢神经系统（包括视丘、中脑、延髓、小脑及脊髓）的损害，及引起肝、心的出血与坏死。有人认为雷公藤主要毒害动物的心脏，但对其他平滑肌及横纹肌亦有毒性，此为中毒致死的原因。中毒后急救措施为催吐、洗胃、灌肠、导泻等一般方法，利用羊血或兔胃浸出液的生物学解毒方法尚未确定。

【现代研究】 根含雷公藤定碱、雷公藤扔碱、雷公藤晋碱、雷公藤春碱和雷公藤增碱等生物碱。此外，雷公藤还含南蛇藤醇、卫矛醇、雷公藤甲素及葡萄糖、鞣质等。药理研究具有杀虫作用。

【常用单方】

【方一】
雷公藤

【用法】 雷公藤生药10克，水煎分2次服，每日一剂，短疗程3个月，中疗程6个月，长疗程12个月。

【功能主治】 祛风湿，止痹痛。主治类风湿关节炎。

【疗效】 治疗32例，除3例重症病人疼痛明显减轻外，其余29例自觉症状均消失，功能恢复正常，类风湿因子连续5次检查为阴性。

【来源】 中成药，1990.（4）：23

【方二】
雷公藤适量

【用法】 取带皮雷公藤根2/3、去皮雷公藤根1/3，一同加入50度左右的白酒中，浸泡15天，制成15%的雷公藤酊（如雷公藤15克加酒100毫升）。每次10～15毫升，每天3次，饭后口服。如不能饮酒者，每天用去皮雷公藤根生药20克水煎2小时后取汁，分3次饭后服。一般连服3～5个月，待病情控制后可减量维持。

功用主治：祛风湿、止痹痛、利关节。主治类风湿性关节炎。

【疗效】 据严碧玉报道，应用本方治疗165例，临床痊愈18例，显效95例，好转46例，无效6例。

【来源】 中西医结合杂志，1985.（5）：280

【方三】
粉背雷公藤茎枝干品 25～45 克
【用法】 取上药，以文火煎 3-4 小时，取汁 200 毫升。早晚饭后服用，7～10 天为 1 个疗程，疗程间隔 1～2 天，一般用药 3～5 个疗程，在症状控制、血沉降至正常后改为隔天或 3 天服药 1 次，连续 6 个月，以巩固疗效。用药期间可加服胃舒平及复合维生素以消除或减轻药物对胃肠道的刺激。原来用激素者，用本药后激素用量递减直至停服。
【功能主治】 祛痹止痛。主治强直性脊椎炎。
【疗效】 据张存报道，应用本方治疗 40 例，显效 20 例，有效 17 例，无效 3 例。
【来源】 广西中医药，1989，12（5）：18

【方四】
雷公藤适量
【用法】 取上药，去皮用根的木质部分，加水用文火浓煎 2 小时。每天分 2 次饭后半小时口服。开始时每天用 5 克，逐渐增至 10～12 克。
【功能主治】 解毒消肿。主治肾小球肾炎、肾病综合征。
【疗效】 据周柱亮报道，用本方治疗各种类型肾小球肾炎、肾病综合征、牛皮癣性肾炎、狼疮性肾炎、隐匿性肾炎、紫癜性肾炎等 102 例，缓解 30 例，显效 21 例，进步 23 例，无效 28 例。
【来源】 中华内科杂志，1982.（10）：613

青风藤

【来源】 为防己科植物青藤、华防己或清风藤科植物清风藤等的藤茎。
【别名】 青藤、寻风藤、清风藤、滇防己、大青木香、青防己、大叶青藤、土木通、土藤、大青木香、岩见愁、排风藤、华防、湘防己、过山龙、穿山藤、秤钩风、青风藤、青藤片、寻风藤。
【处方用名】 青风藤
【用法用量】 内服，煎汤，3～5 钱；浸酒或熬膏。外用：煎水洗。
【产地采收】 主产于江苏、浙江、湖北。青藤及华防己夏、秋采割藤茎，晒干，或润透切段，晒干。清风藤秋冬采老藤，切段，晒干。青风藤的原植物，《本草》记载简略，殊难确定为何种，据目前药用情况，主要为上述防己科的青藤。此外，四川所用者为防己科植物木防己的茎；福建所用者为茜草科植物鸡矢藤的茎；浙江尚有用五加科植物常春藤的茎。

【炮制研究】　除去杂质，洗净，略泡，润透，切厚片，干燥。

【性味归经】　苦，平。归肝、肾、膀胱经。

【功能主治】　祛风湿，利小便。治风湿痹痛，鹤膝风，水肿，脚气。脾胃虚寒者慎服。

【毒副作用】　内服可出现瘙痒，皮疹，头痛头昏，皮肤发红，腹痛，畏寒发热，过敏性紫癜，血小板减少，白细胞减少等副反应，使用时应注意。

【现代研究】　青藤的茎和根含青藤碱、双青藤碱、木兰花碱、尖防己碱、四氢表小檗碱、异青藤碱、土杜拉宁、清风藤碱等。又含β-谷甾醇、豆甾醇。青藤的茎含清风藤碱甲等多种生物碱。青藤碱试验中，均证明具有肯定的抗炎、镇痛、镇静、镇咳作用。对大鼠腹腔注射大剂量时，有一定的降温作用。青藤总碱有肯定的急性降压效果，作用迅速、显著而持久，但连续多次给药，则产生快速耐受性。

【常用单方】

【方一】

大青木香根或茎叶适量

【用法】　煎水常洗痛处。

【功能主治】　祛风止痛。主治骨节风气痛。

【来源】　《贵州民间药物》

【方二】

【用法】　青藤二、三月采之，不拘多少，入釜内，微火熬七日夜，成膏，收入瓷瓶内。用时先备梳三五把，量人虚实，以酒服一茶匙毕，将患人身上拍一掌，其后遍身发痒不可当，急以梳梳之。待痒止，即饮冷水一口便解，避风数日。

【功能主治】　祛风止痒。主治一切诸风。

【来源】　《濒湖集简方》青藤膏

【方三】

青风藤适量

【用法】　将青风藤的根茎去皮切碎，每剂94克，或加麻黄6克（后下），文火煎约2小时，共煎2次，混匀，早晚饭后服，或经浓缩后制片服。

【功能主治】　祛风湿，止痹痛。主治类风湿关节炎。

【疗效】　观察330例，总有效率93.6%。

【来源】　陕西中医，1980.（5）：12

【方四】
青风藤片剂
【用法】 由每次 20~40mg 开始，逐渐增至 60~80mg，每日 3 次，疗程 2 周。
【功能主治】 宁心定悸。主治房性和室性早搏。
【疗效】 临床观察 60 例，对部分由器质性原因引起的房性和室性早搏有一定疗效。
【来源】 西安医科大学学报，1988，9（2）：133

第七章　芳香化湿药与土单方

凡功能化除湿浊，醒悦脾胃的药物，称为化湿药。化湿药大多气味芳香，故又称为"芳香化湿药"。使用化湿药后，可以使湿浊化除，从而解除湿困脾胃的症状，所以又称为"化湿醒脾药"或"化湿悦脾药"。

脾胃为后天之本，主运化，喜燥而恶湿，爱暖而悦芳香，易为湿邪所困，湿困脾胃（又称湿阻中焦）则脾胃功能失常，化湿药能宣化湿浊，醒悦脾胃而使脾运复健，故在临床应用上具有重要意义。

化湿药主要适用于湿困脾胃、身体倦怠、脘腹胀闷、胃纳不馨、口甘多涎、大便溏薄、舌苔白腻等症。此外，对湿温、暑温诸症亦有治疗作用。

化湿药性味大都辛温，归入脾胃，而且气味芳香，性属温燥或偏于温燥。

苍术

【来源】　菊科植物茅苍术或北苍术的干燥根茎。

【别名】　茅术、南苍术、穹窿术。亦名赤术、山精、仙术、马蓟、青术、仙术、枪头菜、山蓟根、大齐齐茅。

【处方用名】　制苍术、炒苍术、生苍术、苍术、茅术。

【用法用量】　内服：煎汤，3～9克；熬膏或入丸、散。

【产地采收】　主产江苏、湖北、河南、安徽。以个大、坚实、无毛须、内有朱砂点，切开后断面起白霜者佳。以产于江苏茅山一带者质量最好，故称茅术或茅山苍术。

【炮制研究】　生苍术温燥而辛烈，化湿和胃之力强，而且能走表去风湿。用于风湿痹痛，感冒夹湿，湿温发热，脚膝疼痛。麸炒后缓和燥性，气变芳香，增强了健脾燥湿的作用，用于脾胃不和，痰饮停滞，青盲雀目。炒焦后辛燥之性大减，用于固肠止泻。

【性味归经】　辛、苦温。归脾、胃、肝经。

【功能主治】　燥湿健脾，祛风，散寒，明目。用于脘腹胀满、泄泻、水肿、风湿痹痛、风寒感冒、雀目夜盲。（1）燥湿健脾：用于湿浊困脾之食欲不振、恶心、呕吐、腹泻、水肿等症，常配陈皮、厚朴、甘草。（2）祛风湿：辛能发汗，苦能燥湿，用于风湿性关节肿痛，常配防己，治下焦湿热，常配黄柏、牛膝。

因性温而燥，易耗伤津液，阴虚有热者不宜用；辛温能发汗，气虚多汗者忌服。

【现代研究】 苍术含挥发油、维生素 A 和 D、维生素 B 等，药理研究显示，对夜盲症、软骨病、皮肤角化症等都有治疗作用。有降低血糖的作用，临床上也用于治疗糖尿病。苍术、艾叶烟熏消毒（6 立方米实验室各用 4 两，烟熏 2 小时）对结核杆菌、金黄色葡萄球菌、大肠、枯草及绿脓杆菌有显著的灭菌效果，与福尔马林相似；而优于紫外线及乳酸的消毒。

【常用单方】

【方一】
苍术适量
【用法】 水煎，取浓汁熬膏。
【功能主治】 化湿止痛。主治湿气身痛。
【来源】 《简便单方》

【方二】
大苍术一枚
【用法】 ，切作两片，于中穴一孔，入盐实之，湿纸裹，烧存性，取出研细，以此揩之，去风涎即愈，以盐汤漱口。
【功能主治】 祛风消肿。主治牙床风肿。
【来源】 《普济方》苍术散

【方三】
茅苍术 20 克
【用法】 泡茶饮服，每日一剂。
【功能主治】 芳香醒脾，升清除湿。主治胃下垂属湿阻中焦者，症见食后腹胀加剧，平卧减轻，恶心，嗳气，胃痛，体形瘦长，可伴有眩晕、乏力、心悸等。
【疗效】 据朱良春报道，应用本方治疗胃下垂有效，且无伤阴之弊。
【来源】 上海中医药杂志，1984．（1）：31

【方四】
苍术适量
【用法】 取上药，将其削成圆锥形，中刺数小孔，塞进外耳道，然后将艾柱放在苍术上点燃。每次 5～7 壮，每天或隔天 1 次，10 次为 1 个疗程。孕妇忌用。

【功能主治】 芳香开窍，益气聪耳。主治耳鸣。

【疗效】 据柴贵保报道，应用本方为主配合针刺或中药内服治疗 10 例，治愈 6 例，好转 3 例，无效 1 例。

【来源】 江苏中医杂志，1983．（2）：62

藿香

【来源】 为唇形科植物广藿香或藿香的全草。

【别名】 土藿香、排香草、大叶薄荷、兜娄婆香、猫把虎、山猫把、藿去病、广藿香。

【处方用名】 藿香、广藿香、苏藿香、藿香叶、藿香梗。

【用法用量】 内服：煎汤，5~9 克，鲜用加倍；或入丸、散。外用：煎水含漱；或烧存性研末调敷。

【产地采收】 广藿香主产四川、江苏、浙江、湖南，一般认为本种的品质较优。藿香又名土藿香、杜藿香，主产四川、江苏、浙江、湖北、云南、辽宁等地。

【性味归经】 辛、微温，入肺、脾、胃经。

【功能主治】 祛暑解表，化湿和胃，辟秽。（1）芳香化湿而适用于脾湿内阻运化失常所致的胸脘痞闷，食少作呕，神疲体倦等证，多与苍术、厚朴等配伍。（2）芳香能散表邪，又能解暑化湿，故适用于暑湿病或脾胃湿滞且兼表证的发热、胸闷、腹胀、吐泻等证，多与苏叶、白芷、厚朴、陈皮等同用。（3）和胃止呕又能祛湿，适用于湿浊过盛引起的恶心、呕吐，或脾湿引起的食欲不佳、舌苔厚腻、腹泻、口臭等，常配以半夏、生姜或砂仁、木香等。

阴虚火旺，胃弱欲呕及胃热作呕，中焦火盛热极，温病热病，阳明胃家邪实作呕作胀禁用。

【现代研究】 广藿香含挥发油约 1.5%，油中主成分为广藿香醇。藿香含挥发油 0.28%，主要成分为甲基胡椒酚等。本品含挥发油，辛散解表，扩张毛细血管，其气味芳香，可促进胃液分泌，增强消化能力，并对胃肠神经有镇静作用，抑制胃肠蠕动。本品含有少量鞣酸，有收敛止泻作用。据药理研究，藿香对常见的致病性皮肤真菌有抑制作用，故外用于治疗手，足癣。

【常用单方】

【方一】

藿香适量

【用法】 洗净，煎汤，时时噙漱。

【功能主治】 香口去臭。主治口臭。
【来源】 《摘元方》

【方二】
藿香适量
【用法】 入枯矾少许为末，搽牙根上。
【功能主治】 化浊消肿。主治小儿牙疳溃烂出脓血，口臭，嘴肿。
【来源】 《滇南本草》

【方三】
藿香叶 500 克
【用法】 取上药，碾成细粉，过 120 目筛。另取新鲜猪胆 150 克，取汁浓缩成浸膏 50 克。将藿香叶粉和猪胆汁浸膏混匀，再加蜂蜜适量，制成绿豆大小丸剂，备用。每次 10 克，每天 2~3 次，温水送服。可配合 1% 麻黄素液或 20% 鱼腥草液滴鼻，每天 3-4 次，10 天为 1 个疗程。
【功能主治】 清热解毒、疏通鼻窍。主治鼻窦炎，包括上颌窦炎、筛窦炎、额窦炎、副鼻窦炎，或伴有鼻息肉、鼻中隔偏曲、结节、上颌窦囊肿等。
【疗效】 据周协和报道，应用本方治疗 150 例，肺经风热型 50 例中，好转 4 例，无效 46 例；胆经郁热型 50 例中，痊愈 15 例，好转 30 例，无效 5 例；脾肺气虚型 50 例中，好转 14 例，无效 36 例。
【来源】 湖南中医学院学报，1984.（2）：38

佩兰

【来源】 菊科植物兰草的地上部分。
【别名】 大泽兰、小泽兰、鸡骨香、香草。
【处方用名】 佩兰、佩兰叶、佩兰梗、鲜佩兰、省头草。
【用法用量】 内服：煎汤，5~10 克。鲜品加倍，后下。鲜佩兰气味浓厚，作用较强。
【产地采收】 主产江苏、浙江、河北、山东等地。西藏地区使用的佩兰，为菊科植物大麻叶泽兰的全草。夏季当茎叶茂盛而花尚未开放时，割取地上部分，除净泥沙，晒干或阴干。以干燥、叶多、色绿、茎少、未开花、香气浓者为佳。
【炮制研究】 拣净杂质，用水洗净，捞出，稍润后，除去残根，切段，晒干。
【性味归经】 辛，平。入脾、胃经。

【功能主治】 芳香化湿，醒脾开胃，发表解暑。用于湿浊中阻、脘痞呕恶、口中甜腻、口臭、多涎、暑湿表症、头胀胸闷、腹泻。（1）芳香化湿而助脾之运化，适用于湿浊内阻中焦，运化失常而致脘腹胀闷、呕吐、口中甜腻、不思饮食、舌苔白腻之证，常配以藿香、厚朴、白豆蔻等。每次10克，分2～3次煎服。如有鲜佩兰更好，量加至25～30克。（2）清暑解表，用于治疗暑湿表证之恶寒发热、头胀胸闷、四肢倦怠等证，常与藿香、荷叶、青蒿等配伍。

辛香易耗气伤阴，阴虚、气虚者忌服。

【现代研究】 兰草全草含挥发油1.5～2%，其对流行性感冒病毒有抑制作用。鲜叶或干叶的醇浸出物含有一种有毒成分，具有急性毒性，家兔给药后，能使其麻醉，甚至抑制呼吸，使心搏变慢，体温下降，血糖过高及引起糖尿病等。也能引起牛、羊慢性中毒，侵害肾、肝、发生糖尿病。

【常用单方】

【方一】

【用法】 兰草，煎汤服。

【功能主治】 化湿和中，主治脾瘅口甘。

【来源】 《素问》

【方二】

鲜佩兰500克

【用法】 取上药，洗净切碎，放入蒸馏瓶中，加水约2000毫升，加热，收集蒸汽，制成药液≤1000毫升，备用。每天120毫升，分2次温热服，小儿酌减。

【功能主治】 化湿浊、止头痛。主治神经性头痛属痰浊上扰型。表现为头痛如炸、头重如裹、舌苔白腻等。

【来源】 《中华药海》

【方三】

佩兰适量

【用法】 根据患儿年龄大小取上药，1～3岁用30克，3～5岁用45克，5岁以上酌增。水煎2次分服，每天1剂。

【功能主治】 祛痰止咳。主治百日咳。

【疗效】 据中国人民解放军484部队医院报道，应用本方治疗330例，均获痊愈。

【来源】 录自《全国中草药新医疗法展览会资料选编》（北京）

【方四】
新鲜佩兰叶 100 克
【用法】 取上药，洗净捣烂。用1‰高锰酸钾溶液或1%煤酚皂溶液冲洗浸泡伤口，再顺牙痕方向切开1厘米，用拔火罐方法吸出毒汁，反复冲洗干净后，将捣烂的佩兰叶摊平敷在创面上，盖敷料后固定，每天换药2—3次，每次换药前均需冲洗伤口，待肿消神复即停用本药。伤口未完全愈合可按外科常规换药，中毒严重者应辅以输液及对症治疗。
【功能主治】 清热解毒、消肿止痛。
适应症：毒蛇咬伤（蝮蛇、银环蛇、竹叶青等）。
【疗效】 据朱胜典报道，应用本方治疗30例，痊愈20例，好转10例。
【来源】 广西中医药，1985.8（4）：43

砂仁

【来源】 本品为姜科植物阳春砂、海南砂或缩砂仁的干燥成熟果实。
【别名】 缩砂仁、缩砂蜜、缩砂密、缩砂。
【处方用名】 春砂仁、缩砂仁、砂仁、壳砂（带壳的西砂仁，打碎用）
【用法用量】 内服：3~6克，入煎剂不宜久煎，宜后下。或入丸、散。
【产地采收】 夏、秋间果实成熟时采收，晒干或文火焙干，即为壳砂（一名砂果）；剥去果皮，将种子团晒干，即为砂仁。以个大、坚实、仁饱满、气味浓厚者为佳。以阳春砂质量为优。
【炮制研究】 生品辛香，长于化湿行气，醒脾和胃，常用于脾胃湿阻气滞，脘腹胀痛，纳呆食少，呕吐泄泻。盐砂仁辛温之性略减，温而不燥，降气安胎作用增强，并能引药下行、温肾缩尿，可用于妊娠恶阻，胎动不安，或治小便频数，遗尿。
【性味归经】 辛，温。归脾、胃、肾经。
【功能主治】 化湿开胃，温脾止泻，理气安胎。用于湿浊中阻，脘痞不饥，脾胃虚寒，呕吐泄泻，妊娠恶阻，胎动不安。（1）行气开胃：用于气滞之胃腹胀痛，可配枳壳、木香；用于呕吐，可配陈皮、半夏。（2）温脾止泻：用于虚寒泄泻，常配干姜。（3）顺气安胎：用于气机不畅所引起的胎动不安，常配白术、桑寄生、续断。阴虚有热者忌服。
【现代研究】 缩砂种子含挥发油1.7~3%，主要成分为d-樟脑，一种萜烯（似柠檬烯，但非柠檬烯），d-龙脑，乙酸龙脑酯，芳樟醇，橙花叔醇。阳春砂，叶的挥发油与种子的挥发油相似，含龙脑、乙酸龙脑酯、樟脑、柠檬烯等成分。另含皂甙0.69%。阳春砂和缩砂仁均有促进胃液分泌、增进胃运动、排除消化道积气的作用。还具有抗溃疡、抑制血小板聚集、镇痛作用。

【常用单方】

【方一】
【用法】　砂仁炒研，袋盛浸酒，煮饮。
【功能主治】　消食和中，下气止心腹痛。主治食滞腹痛。
【来源】　《纲目》缩砂酒

【方二】
【用法】　砂仁捣碎，以萝卜汁浸透，焙干为末。每服一、二钱，食远，沸汤服。
【功能主治】　化痰消胀。主治痰气膈胀。
【来源】　《简便单方》

【方三】
【用法】　缩砂不计多少，慢火炒令热透，去皮用仁，捣罗为末。每服二钱，用热酒调下，须臾觉腹中胎动处极热，而胎已安。
【功能主治】　安胎。主治妇人妊娠，偶因所触，或坠高伤打，致胎动不安，腹中痛不可忍者。
【来源】　孙用和《传家秘宝方》

【方四】
【用法】　缩砂一两。去皮为末，每用一钱，以猪腰子一片批开，入药末在内，绵系，米泔煮熟，与儿食之，次服白矾丸。
【功能主治】　涩肠止泻。主治小儿滑泄，肛头脱出。
【来源】　《小儿卫生总微论方》缩砂散

厚朴

【来源】　为木兰科植物厚朴或凹叶厚朴的树皮或根皮。
【别名】　厚皮，重皮，赤朴，烈朴。
【处方用名】　厚朴。
【用法用量】　内服：煎汤，3～9克；或入丸、散。
【产地采收】　主产四川、湖北、浙江、贵州、湖南。以四川、湖北所产质量最佳，称紫油厚朴；浙江所产称温朴，质量亦好。此外，福建、江西、广西、甘肃、陕西等地亦产。
【炮制研究】　生品辛辣峻烈，对咽喉有刺激性，故一般内服都不生用。姜制后可消除对咽喉的刺激性，并可增强宽中和胃的功效，多用于湿阻气滞，脘腹胀满或呕吐泻痢，积滞便秘，痰饮咳喘，梅核气。

【性味归经】　苦，辛，温。入脾、胃、大肠经。

【功能主治】　温中，下气，燥湿，消痰。治胸腹痞满胀痛，反胃，呕吐，宿食不消，痰饮喘咳，寒湿泻痢。

孕妇慎用。

【现代研究】　厚朴树皮含厚朴酚、四氢厚朴酚、异厚朴酚、和朴酚、挥发油；另含木兰箭毒碱。凹叶厚朴树皮含挥发油、生物碱、皂甙。实验研究证实具有抗菌作用，对小鼠及豚鼠的离体肠管，小剂量出现兴奋，大剂量则为抑制，对豚鼠支气管平滑肌亦有兴奋作用。此外，它还可能有箭毒样作用。

【常用单方】

【方一】

【用法】　厚朴火上炙令干，又蘸姜汁炙，直待焦黑为度，捣筛如面。以陈米饮调下二钱匕，日三服。

【功能主治】　行气除胀。主治久患气胀心闷，饮食不得。因食不调，冷热相击，致令心腹胀满。

【来源】　《斗门方》

【方二】

厚朴适量

【用法】　取上药，研为细末。每次3克，每天2～3次，口服。

【功能主治】　燥湿止痢。主治细菌性痢疾、急性肠炎属湿热内蕴型。表现为腹痛、腹泻，或有里急后重、下痢赤白脓血，可伴有发热等。

【疗效】　据哈尔滨医科大学报道，应用本方治疗菌痢与肠炎均有效。

【来源】　中西医结合研究论文集，1961．（2）：112

【方三】

厚朴适量

【用法】　取上药，研为细粉，每20克药粉加凡士林100克调匀，即成25％软膏。涂敷患处，纱布覆盖，胶布固定，每天1次。

【功能主治】　消肿止痛。主治外科疖肿伴有发热者。

【疗效】　据南京药学院记载，应用本方治疗本病有效。

【来源】　《中草药学》

【方四】

厚朴120克

第七章 芳香化湿药与土单方

【用法】 取上药，加水煎煮2次，合并滤液，浓煎至400毫升，备用。每次20毫升（相当于生药6克），每天2次，口服。

【功能主治】 燥湿止痢。主治阿米巴痢疾。

【疗效】 据孙心楚报道，应用本方观察46例，用药3～9天后治愈43例，进步2例，无效1例。治愈者绝大多数在3天左右临床症状基本消失，大便镜检恢复正常时间为4.5天。对脱水及中毒症状严重者，酌情补液及维持电解质平衡。

【来源】 中级医刊，1960.（7）：45

白豆蔻

【来源】 为姜科植物白豆蔻的果实。

【别名】 多骨，壳蔻，白蔻，波蔻。

【处方用名】 白豆蔻、白蔻仁。

【用法用量】 内服：煎汤（不宜久煎），宜后下，0.5～2钱；或入丸、散。

【产地采收】 主产越南、泰国等地。10～12月果实呈黄绿色尚未开裂时采收，除去残留的果柄，晒干。以个大饱满，果皮薄而完整、气味浓厚者为佳。

【炮制研究】 拣净杂质，筛去皮屑，打碎，或剥去果壳，取仁打碎用。

【性味归经】 辛，温。入肺、脾经。

【功能主治】 行气，暖胃，消食，宽中。治气滞，食滞，胸闷，腹胀，噫气，噎膈，吐逆，反胃，疟疾。（1）芳香化湿，适用于湿温病之胸闷不食、舌苔腻浊等，可与薏仁、杏仁等配用。（2）温中止呕，其性味辛温能温散里寒，适用于脾胃寒湿呕吐，常配以砂仁、半夏、生姜等。（3）行气除满，其气味芳香能行气化滞，适用于脾胃气滞所致的胸脘痞满，不思饮食等，多与砂仁、陈皮等同用。

阴虚血燥而无寒湿者忌服。

【现代研究】 果实含挥发油。含挥发油右旋龙脑及左旋樟脑，能促进胃液分泌，兴奋肠蠕动，制止肠内异常发酵，驱除胃肠内积气，并有止呕作用。

【常用单方】

【方一】

白豆蔻仁三钱

【用法】 为末，酒送下。

【功能主治】 温胃止痛。主治胃口寒作吐及作痛。

【来源】 《赤水玄珠》白豆蔻散

【方二】

白豆蔻子三枚

【用法】　捣，筛，更研细，好酒一盏，微温调之，并饮三、两盏。

【功能主治】　温胃止痛。主治胃气冷，吃饭即欲得吐。

【来源】　《随身备急方》

【方三】

白豆蔻 10 克

【用法】　于术后 6h 即取研细末，加水 150ml 煮沸后即服，每日 2 次，服至患者饮食正常为止。

【功能主治】　促肠功能恢复。主治妇产科腹部术后患者出现腹胀、腹痛。

【疗效】　在促肠功能恢复方面有一定优势。

【来源】　河北中医，2003．（12）：950

【方四】

白豆蔻、萝卜子各等份

【用法】　为粗末，每服 6 克，日 3 服，开水送下。

【功能主治】　化湿行气，下气消食。主治食滞腹胀，呕吐酸水。

【来源】　《中药精华》

第八章 理气药与土单方

凡能调理气分、舒畅气机的药物称为理气药。因其善于行散气滞故又称为行气药，作用较强者称为破气药。

所谓气滞，就是指气机不畅、气行阻滞的证候。多由于冷热失调、精神抑郁、饮食失常以及痰饮湿浊等因所致。气滞病症，主要为胀满疼痛。气滞日久不治，可进而生痰、动火、成瘀。理气药功能疏通气机，既能缓解胀满疼痛，又能防止胀、满、瘀的发生，所以凡属气滞病证及时应用理气药治疗具有重要意义。

理气药适用于脾胃气滞，脘腹胀满疼痛，胸部气滞、胸痹疼痛，肝气瘀滞、胁肋胀痛、乳房胀痛或结块、疝痛、月经不调等；以及胃气上逆、呕吐嗳气、呕逆等症。分别具有理气宽中、行气止痛、宽胸止痛、疏肝解郁降逆和胃等作用。

理气药大都味苦、辛，性多属温，能入脾、胃、肺、肝经。

理气药应用注意事项：

1. 应用理气药时，须根据气滞病证的不同部位及程度，选择相应的药物。
2. 气滞之证，病因各异，兼夹之邪亦不相同，故临床应用理气药时宜作适当的配伍。如肺气壅滞，因外邪袭肺者，当配合宣肺化痰止咳之品；如痰热郁肺，咳嗽气喘者，当配合清热化痰药。脾胃气滞而兼有湿热之证者，宜配清利湿热之药；兼有寒湿困脾者，需并用温中燥湿药；食积不化者酌加消食导滞药；兼脾胃虚弱者，又当与益气健脾药合用等等。
3. 本类药物大多辛温香燥，易耗气伤阴，故气弱阴虚者慎用。
4. 本类药物中行气力强之品，易伤胎气，孕妇慎用。
5. 本类药物大多含有挥发油成份，不宜久煎，以免影响药效。

香附

【来源】 为莎草科多年生草本植物莎草的根茎。

【别名】 莎草，香附子，香头草。

【处方用名】 制香附、生香附。

【用法用量】 常用量6~9克，水煎服。

【产地采收】 我国分布极广，产量甚大。主产于广东、河南、四川、浙江、山东等省。秋季采挖，燎去毛根，置沸水中略煮或蒸透后晒干，或燎后直接晒干。以粒大肥厚、色紫光润、质坚实、香气浓者佳。生用或醋炒用。

【炮制研究】 香附生品上行胸膈，外达肌肤，故多入解表剂中，以理气解郁为主。醋炙后，能专入肝经，增强疏肝止痛作用，并能消积化滞。酒炙后，能通经脉，散结滞，多用于治寒疝腹痛。四制香附，以行气解郁，调经散结为主，多用治胁痛、痛经、月经不调等证。香附炭性味苦涩，多用治妇女崩漏不止等证。

【性味与归经】 辛、微苦、甘，平。归肝、三焦经。

【功能主治】 疏肝理气，活血调经 1. 用于胁肋疼痛，胸腹胀痛，乳房胀痛，疝气腹痛等症。香附辛散苦降，甘缓性平，长于疏肝理气，并有止痛作用，对于肝气郁滞所引起的胸胁胀闷疼痛等症，常与柴胡、枳壳、陈皮、木香等同用；治疝气腹痛，可与小茴香、乌药同用；若乳房胀痛，可与柴胡、瓜蒌、青橘叶同用。2. 用于月经不调，经行腹痛。香附既能疏肝理气，又能活血调经，故为妇科疾病常用药品，适用于月经不调、经行腹痛以及经前乳房胀痛等症，可与柴胡、当归、陈皮、青皮、白芍等同用。

注意事项：气虚无滞，阴虚血热者慎用。

【现代研究】 现代研究表明，香附含有葡萄糖、果糖、淀粉、挥发油，挥发油中含樟烯、桉叶素、柠檬烯等。其挥发油有轻度的雌激素作用；香附醇提取物可镇静、镇痛、解热；实验还表明香附具有抗炎、抗病原微生物、利胆等作用。

【常用单方】

【方一】

香附30克。

【用法】 取香附30克，加水300毫升，煎至200毫升，1剂煎2次，两煎对匀，1次顿服。

【功能主治】 行气利水。主治急性膀胱炎。

【疗效】 治疗98例，92例在3天内痊愈，6例无效。

【来源】 严强，香附治疗急性膀胱炎，浙江中医，1992. 27（2）：82。

【方二】

生香附（鲜品）80－100克，干品酌减

【用法】 水煎至适量，每日不拘时内服。并嘱患者尽量做到每次排尿入盂，筛洗结石有否排出。服药1个月为1疗程，治疗3个疗程统计疗效。

【功能主治】 行气排石。主治尿路结石。

【疗效】 共治疗32例，效果良好。

【来源】 邵全满，生香附治疗尿路结石32例，浙江中医学院学报，1996；

20（4）：23。

荔枝核

【来源】　为无患子科植物荔枝的种子。

【别名】　荔仁、枝核、大荔核

【处方用名】　荔核、力核、荔仁。

【用法用量】　常用量6~12克，水煎服。

【产地采收】　分布于福建、广东、广西及云南东南部，在四川和台湾有栽培；夏季采摘成熟果实，除净皮肉，取种子，洗净晒干以干燥，粒大，饱满者为佳。

【炮制研究】　生用行气散结，祛寒止痛。盐制能破坏其分解甙的酶，使有效成分充分保留下来，发挥药效，能引药下行，增强疗效，常用于疝气疼痛。用时捣碎，可增强作用。

【性味归经】　辛、温、微苦。归肝、肾经。

【功能主治】　行气散结，祛寒止痛。用于寒疝腹痛、睾丸肿痛。主治寒疝腹痛、睾丸肿痛、胃脘痛、痛经及产后腹痛。

注意事项：无寒湿滞气者勿服。

【现代研究】　本品含有皂甙、鞣质和α-亚甲基环丙甘氨酸，并含有少量挥发油。具有降血糖、抗氧化、抑制乙肝病毒和护肝等作用。

【常用单方】

【方一】

荔枝核10克

【用法】　取荔枝核烘干后研为细末，每次10克，1天3次，饭前30分钟温水送服。

【功能主治】　降血糖。主治老年非胰岛素依赖性糖尿病。

【疗效】　治疗7例，均获痊愈。

【来源】　李育才等，一味荔枝核散治愈糖尿病，辽宁中医杂志，1986；10（8）：31。

【方二】

干荔枝核一枚

【用法】　选用干荔枝核1枚，酒醋50毫升。将荔枝核在盛有50毫升酒醋的瓷碗中磨成糊状，用棉签将药糊涂搽患处，每日2-3次。一般1周，最长不超过半月可治愈。如复发可用同法治疗。

【功能主治】 行气散结止痛。主治痔疮（外痔）。

【疗效】 共治疗患者48例，经5-15天全部治愈。

【来源】 邓增惠，荔枝核酒醋液治疗外痔有特效，农村新技术，2006. (6)：46。

【方三】

荔枝核8克，田七3克

【用法】 荔枝核8克，捣碎成细粒状；田七3克，切片或捣碎，用80℃水泡，代茶饮。症状重者每日2次，早晚服；症状轻者每日1次，晚服，连续饮用1-2个月。

【功能主治】 疏肝行气，活血化瘀。主治前列腺痛。本方对兼有滑精及偏寒者效果较好，热象明显者不宜应用。

【疗效】 127例中经治疗有37例疼痛完全消失，43例疼痛明显缓解，21例稍缓解，26例无改善或加重。总有效率为79%。

【来源】 邱云桥，荔枝核田七泡服治疗前列腺痛，中国民间疗法，2003 (9)：60。

【方四】

荔枝核适量

【用法】 取上药，焙干，研为细末，白酒适量调匀，涂擦腋窝，每天2次。

【功能主治】 行气除臭。主治狐臭。

【来源】 录自《福建药物志》

佛手

【来源】 芸香科植物佛手的干燥果实。

【别名】 佛柑花，手瓜、洋丝瓜。

【处方用名】 佛手，佛手片，陈佛手，川佛手。

【用法用量】 常用量3-10克，水煎服。

【产地采收】 主产于中国广东、福建、云南、四川等地。气香，味微甜后苦。以片大而薄、黄皮白肉、气味香甜者为佳。秋季果实尚未变黄或刚变黄时采收，切成薄片晒干或低温干燥，生用。

【性味归经】 辛、苦、酸、温。归肝、脾、肺经。

【功能主治】 舒肝理气，和胃止痛。用于肝胃气滞，胸胁胀痛，胃脘痞满，食少呕吐。主要应用于：肝郁胸胁胀痛，肝胃气痛，佛手辛行苦泄，善疏肝

第八章 理气药与土单方

解郁，行气止痛，可与柴胡、香附、郁金等同用。用于脾胃气滞症，佛手有行气导滞、调和脾胃之功，治脾胃气滞之脘腹胀痛、呕恶食少，多与木香、香附、砂仁等同用。用于久咳痰多、胸闷胁痛，佛手既可燥湿化痰，又能舒肝理气，每与丝瓜络、瓜蒌皮、陈皮等同用。

注意事项：阴虚有火或无气滞者慎用。

【现代研究】 佛手含柠檬油素及微量香叶木甙和橙皮甙。佛手多糖浓度在4克/1、2克/1时可提高巨噬细胞外低下的11-6水平，对巨噬细胞内11-6无影响。佛手多糖可协同脂多糖增加巨噬细胞分泌11-6。佛手醇提取物对肠道平滑肌有明显的抑制作用，对乙酰胆碱引起的十二指肠痉挛有显著的解痉作用，有扩张冠状血管、增加冠脉血流量的作用，高浓度时抑制心肌收缩力、减缓心率、降低血压。

【常用单方】

【方一】

鲜佛手 12-15 克

【用法】 用开水冲泡，代茶饮

【功能主治】 疏肝和胃，理气止痛。主治肝胃气痛。

【来源】 录自《全国中草药汇编》。

【方二】

佛手 120 克

【用法】 取上药，加水 600ml，煎至 300ml，每次服 20ml，每天 4 次。

【功能主治】 疏肝理气，化痰散结。主治痰气交阻之梅核气。症见咽部如有物阻，吞之不下，吐之不出，情绪波动时加重，舌苔薄白或微腻。

【疗效】 治疗 120 例，治愈率 98，3％，疗程 5-21 天。

【来源】 蔡百根，时珍国药研究，1994.（1）：18

【方三】

佛手适量。

【用法】 取上药，焙干至黄色，研为细末，每次 9 克，以白酒送服，每天 2 次。

【功能主治】 理气和胃止痛。主治胃气痛。

【来源】 录自《滇南本草》。

川楝子

【来源】 为楝科植物川楝的果实。

【别名】　金铃子、苦楝子、楝实。

【处方用名】　川楝子，金铃子，川楝，生川楝子，炒川楝子，炒金铃子，醋川楝子等。

【用法用量】　常用量：5-10克，水煎服。

【产地采收】　主产于四川、湖北、贵州、河南等地，秋、冬果实成熟时采收，晒干。

【炮制研究】　川楝子有生用、炒用、酒炒和盐川楝子。生川楝子长于杀虫、疗癣，兼能止痛；炒川楝子可降其苦寒之性，降低毒性，以疏肝理气止痛力胜；醋川楝子又名醋炒川楝子，可增强止痛作用；盐川楝子能引药下行，作用专于下焦，长于疗疝止痛。

【性味归经】　苦、寒、小毒。归肝、胃、小肠经。

【功能主治】　除湿热、清肝火、止痛、驱虫。用于胸胁痛，乳腺炎，痛经，大小便不通，脘腹胀痛，虫积腹痛，头癣（外用）等。主要应用于：脾胃气滞、脘腹胀痛，常与延胡索等配伍同用。治疝气痛，常配合小茴香、青皮等同用。用治虫积腹痛，常配合槟榔、使君子等同用。但其功效较苦楝根皮为弱。外用又可治头癣；焙黄研末，用猪油或麻油调成油膏，涂于患处（在涂药前先须将患处洗净）。

注意事项：脾胃虚寒者忌服。

【毒副作用】　内服用量不宜过大，且不可久服，以免出现恶心呕吐等毒副作用。

【现代研究】　本品含有川楝素为驱除蛔虫的有效成分。对白色念珠菌、新生隐球菌有较强的抑制作用；并松弛奥狄括约肌、收缩胆囊，促进胆汁分泌；抑制真菌及金黄色葡萄球菌等。

【常用单方】

【方一】

川楝子30克

【用法】　水煎服，每天一剂，分3次口服。

【功能主治】　理气止痛，清化湿热。主治尿路感染。证见尿频、尿急、尿痛、尿黄，小腹拘急坠胀，舌苔厚腻，脉滑数。

【疗效】　治疗1例，痊愈。

【来源】　吴树忠，重用川楝子治疗淋证，中医杂志，1999，40（1）：6

【方二】

川楝子20克

【用法】　川楝子20克，加水500毫升浸泡半小时，水煎15分钟，去渣取汁，加入红糖 50 克溶化，分 3 次服，日一剂。

【功能主治】 疏肝郁、清肝火、止疼痛。主治乳腺炎。

【疗效】 治疗 30 例，共治愈 27 例，好转 2 例，无效 1 例。

【来源】 颜道隆，川楝子新用举隅，中医杂志，1999，40（1）：8

【方三】

川楝子适量

【用法】 川楝子洗净加水煮沸半小时，捣烂，去皮核，过筛，以稠厚为宜。将川楝子果肉 100 克，猪油 80 克，蜂蜡 20 克，香料适量，调匀即可。

【功能主治】 生肌止痛。主治手足皲裂

【疗效】 治疗 20 余例，均有效。

【来源】 韩光，川楝子外用治疗手足皲裂，中医外治杂志，1996；(5)：16

陈皮

【来源】 陈皮为芸香科植物橘及其栽培变种的成熟果实的果皮。

【别名】 橘皮、新皮、广陈皮、贵老、黄橘皮、红皮、红橘、大红袍、川橘。

【处方用名】 橘皮、陈皮、广陈皮、新会皮、陈皮丝、陈皮炭、炒陈皮。

【用法用量】 常用量：3-10 克，水煎服。

【产地采收】 产於中国广东、福建、安徽、湖北、四川等地。橘子在中国南方称柑，广东有名产，如潮州柑、新会柑。秋、冬季采收。以果皮片大、均匀、干燥、色鲜艳、油性大、香气浓者为佳。新会柑皮制成的广陈皮最为有名，是广东三宝之一，比他处所产贵重得多，存放日久为佳，故称陈皮。以制陈皮而论，外省用桔皮，广东专用柑皮，而且以新会柑皮为地道。秋末冬初果实成熟时采收果皮，晒干或低温干燥。

【性味归经】 苦、辛，温。归脾、肺经。

【功能主治】 理气健脾，燥湿化痰。用于胸腹胀满，不思饮食，呕吐哕逆，咳嗽痰多，亦解鱼、蟹毒。主要应用于：脾胃气滞症。陈皮辛行温通，有行气止痛、健脾和中之功。又因味苦燥湿，故寒湿中阻的脾胃气滞、脘腹胀痛、恶心呕吐、泄泻者，用之尤为适宜，常与苍术、厚朴等同用，如平胃散。治脾胃气滞、腹痛喜按、不思饮食、食后腹胀、便溏舌淡者，可与党参、白术、茯苓等同用，如异功散。若脾胃气滞较甚，脘腹胀痛较剧者，每与木香、枳实等同用，以增强行气止痛之功。用于湿痰、寒痰咳嗽，陈皮既能燥湿化痰，又能温化寒痰，苦辛行泄而能宣肺止咳，为治痰之要药。治湿痰咳嗽，多与半夏、茯苓等同用，如二陈汤。治寒痰咳嗽，多与干姜、细辛、五味子同用。

注意事项：本品辛香温燥，易伤阴液，故阴虚燥咳、吐血、咳血及内有实热者慎服，对气虚患者也应慎用。

【现代研究】 本品主要含有挥发油，主要成分为柠檬烯，还含有黄酮类成分，包括橙皮甙、新橙皮甙、柑橘素等。小量煎剂可增强心脏收缩力，使心输出量增加；大剂时可抑制心脏。鲜橘皮煎剂有扩张气管的作用。所含橘皮甙可降低毛细管的通透性，防止微细血管出血，能拮抗组织胺、溶血卵磷脂引起的血管通透性增加；能增强纤维蛋白溶解、抗血栓形成，有利胆作用。橘皮挥发油对消化道有缓和刺激作用，有利于胃肠积气的排出；能促进胃液分泌，有助于消化。

【常用单方】

【方一】

西洋参15克，陈皮15克

【用法】 水煎服

【功能主治】 补气行气。主治胃手术后排空延迟症。

【疗效】 用于多例，均治愈，平均治愈时间3.5天。

【来源】 陈伟刚，西洋参陈皮汤治疗胃术后排空延迟症临床观察，新中医，1998；30（1）：16。

【方二】

鲜橘皮1-2个

【用法】 取上药，放入带盖杯中，倒入开水，待5-10分钟后即可饮用。鲜橘皮每天更换一次。如有发热咳浓痰者，可配合使用抗生素。

【功能主治】 行气化痰。主治慢性支气管炎（痰湿蕴肺型）。症见咳嗽、咳痰，咳声重浊，痰出咳平，舌苔白腻。

【疗效】 共治疗20例，其中12例单用本品，8例配合抗生素，轻者当天见效，3例无效。

【来源】 杨风琴，黑龙江中医药，1990.（6）：37

【方三】

陈皮70克

【用法】 取上药，水煎2次。早晚分服，每天1剂，15天一个疗程。

【功能主治】 行气散结消肿。主治急性乳腺炎。

【疗效】 共治疗45例，痊愈38例，显效6例，无效1例，总有效率98%。

第九章 活血祛瘀药与土单方

凡功能通利血脉、促进血行、消散瘀血的药物，称为活血祛瘀药。其中活血祛瘀作用较强者，又称破血药或逐瘀药。

血液为人体重要物质之一，但必须通行流畅以濡养周身，如有阻滞则往往发生疼痛、肿块等病症，活血祛瘀药功能行血散瘀，解除由于瘀血阻滞所引起的各种病症，故临床应用甚为重要。

活血祛瘀药主要适用于瘀血阻滞引起的胸胁疼痛、风湿痹痛、疮疡肿痛、跌扑伤痛，以及月经不调、经闭、痛经、产后瘀滞腹痛等病症。

活血祛瘀药味多辛、苦、咸，性寒、温、平不一，主要归肝、心二经。

活血祛瘀药应用注意事项：

1. 活血祛瘀药适用于各种瘀血阻滞病症，但药性各有偏胜，需根据具体病情适当选用。
2. 瘀血阻滞每兼气行不畅，为加强活血祛瘀作用，故常配合理气药同用。如瘀滞疮疡，可配清热药同用。
3. 活血祛瘀药每有伤血之虞，故应用时必须注意用量，并宜适当佐以养血药同用。
4. 瘀血阻滞而气虚不足者，可配补气药同用。
5. 月经过多、孕妇对于活血祛瘀药应忌用或慎用。

川芎

【来源】 本品为伞形科植物川芎的干燥根茎。

【别名】 芎䓖、大川芎、大芎、抚芎、京芎。

【处方用名】 川芎、炒川芎、酒川芎。

【用法用量】 常用量 3~9 克，水煎服。

【产地采收】 川芎为四川特产药材。主产于四川的灌县、崇庆、温江，此外云南、湖南、湖北、贵州、甘肃、陕西等省亦有出产，系人工栽培。五月下旬采挖，去茎叶，烘干，除去须根。以根茎肥大、丰满沉重、外黄褐色、内有黄白菊花心、香味浓者为佳。

【炮制研究】 川芎有生用或酒炙用，酒炙后活血力增强。

【性味归经】　辛，温。归肝、胆、心包经。

【功能主治】　活血行气，祛风止痛。用于月经不调，经闭，痛经，胸胁刺痛，跌扑肿痛，头痛，风湿痹痛。1. 本品功能活血行气，为血中之气药，可下行血海。常用于血瘀气滞所致的月经不调、痛经、闭经、产后瘀阻腹痛等病症，常与当归、白芍、香附、益母草等同用；用治难产、胞衣不下，可与牛膝、龟板等配合使用。2. 本品能上行头目，为头痛要药，治风寒头痛，常与细辛、防风、白芷等同用；风热头痛，常和蔓荆子、菊花、生石膏等配伍；治风湿头痛，每和藁本、白芷、羌活、苍术等同用；血虚头痛，每和当归、白芍、首乌、天麻等配伍；治头风头痛，常与白僵蚕、全蝎、防风等配伍；治血瘀头痛，常和赤芍、丹参、牛膝等同用。3. 用于风湿痹痛，常与牛膝、细辛、秦艽、独活等配用。4. 近代用治心血瘀阻之冠心病，常与丹参、赤芍、红花等同用；治疗脑血栓形成，脑动脉硬化症，脑血管痉挛，单用或用川芎嗪静脉滴注，或与葛根、丹参等药同用。

使用注意：本品辛温升散，凡阴虚火旺、舌红口干者不宜应用；对妇女月经过多及出血性疾病，亦不宜应用。

【现代研究】　川芎含有川芎嗪、胆碱等到生物碱，还含有挥发油、酚性物质、有机酸等。具有扩张心肝冠状动脉、增加冠脉血流量、降低心肌耗氧量、抗心肌缺血等作用。能抑制血小板聚集，改善红细胞的变形性，降低全血粘度，抗血栓形成。还可改善脑循环，对脑缺血有保护作用，对中枢神经系统有镇静作用。此外，还有降血压、抗射线损伤和抗维生素 E 不足的作用。

【常用单方】

【方一】

川芎适量

【用法】　取上药，研为细末，备用。用时取本品 6～9 克，加山西老陈醋调成糊状，然后用少许药与凡士林调匀。随即将配好的药膏抹在骨质增生处，盖一层塑料纸，再贴上纱布，用宽胶布将纱布四周封固，第 2 天换药 1 次，10 天为 1 个疗程。

【功能主治】　祛风活血、通络止痛。主治骨质增生症。症见关节肿痛，屈伸不利，遇寒冷则痛甚，或固定不移，或游走不定，或沉重不舒，舌淡苔白。

【疗效】　应用本方治疗 20 例，取得较满意效果。

【来源】　范有斌，新中医，1980.（增刊二）：37

【方二】

川芎适量

【用法】　取上药，焙干，研成细粉（过 80～100 目筛）。另用棉布 1 块

（据患部大小而定）做成药袋，热敷患处，每天3次。

【功能主治】 活血化瘀、祛风止痛。主治骨质增生等无菌性炎症。本病多见于老年人，主要表现为骨关节疼痛、转侧屈伸不利、麻木等。

【疗效】 应用本方治疗37例（其中跟骨刺15例，手指关节、颈、腰椎骨质增生共15例，肩周炎3例，膝关节痛、痛风、脉管炎、类风湿关节炎各1例）。治愈11例，显效13例，好转13例，总有效率100%。

【来源】 新医学，1982.（3）：164

【方三】

川芎45克

【用法】 取上药，研为细末，分装在用薄布缝成的布袋内，每袋装药15克左右。将药袋放在鞋内直接与痛处接触，每次用药1袋，每天换药1次，3个药袋交替使用，换下的药袋晒干后仍可再使用。

【功能主治】 活血散瘀、祛风止痛。主治跟骨骨刺。症见足跟疼痛，步履艰难，遇寒冷及劳累时疼痛加重。

【疗效】 应用本方治疗75例，全部有效。一般用药7天后疼痛减轻，20天后疼痛消失。

【来源】 齐彦文等，四川中医，1989，7（3）：40

【方四】

川芎适量

【用法】 每天取本品24~28克，加白酒30毫升，水250毫升，浸泡1小时后，加盖用小火炖煎。分2次服用，不会饮酒的可单加水炖服。一般2~3天后血即可止。病程较长者，可在血止后减量续服8~12天，以巩固效果。

【功能主治】 化瘀止血。主治功能性子宫出血。

【疗效】 应用本方治疗29例，除4例合并子宫内膜炎配合抗生素治疗外，其余病人均单用本方治愈。服药最少2剂，最多10剂，治愈后随访4个月以上，未见复发。

【来源】 张和平，陕西中医，1990.11（4）：150

乳香

【来源】 为橄榄科小乔木植物卡氏乳香树及其同属植物皮部渗出的树脂。

【别名】 熏陆香、滴乳香。

【处方用名】 乳香、明乳香、制乳香。

【用法用量】 常用量3~9克，水煎服，外用适量。

【产地采收】 乳香产于非洲的索马里、埃塞俄比亚及阿拉伯半岛南部,土耳其、利比亚、苏丹、埃及亦产。春、夏季将树干的皮部由下而上用刀顺序切伤,使树脂由伤口渗出,数天后凝成硬块,收集即得。

【炮制研究】 乳香有醋制和炒制。醋制可加强止痛之功。

【性味归经】 辛、苦、温。归心、肝、脾经。

【功能主治】 活血止痛,消肿生肌。1. 本品既可活血化瘀,又可行气散滞。临床内、外、妇、伤诸科见有瘀滞疼痛之证,皆可应用。用治胃痛,可配高良姜、木香;治疗胁痛,可配川楝子、延胡索;治疗痹痛,常配羌活、秦艽,治疗损伤瘀痛,可配没药、红花、麝香;治疗痈疽肿毒之坚硬疼痛,常配没药、雄黄、麝香。2. 用于疮疡溃破久不收口,本品与没药共研细末,外敷患处。

使用注意:本品味苦,入煎剂汤液混浊,胃弱者多服易致呕吐,故用量不宜过多,对胃弱者尤应慎用。无瘀滞者及孕妇不宜用。

【现代研究】 现代研究表明,乳香含挥发油和树脂。具有抗胃、十二指肠溃疡和抗炎、镇痛的作用,其镇痛范围广。此外,还可降低肝脏胆固醇合成而发挥降脂作用,并可用来防腐及消除口臭。

【常用单方】

【方一】

乳香和没药各 10 克

【用法】 对冻疮疮面已溃烂者,可将上药碾碎制成粉剂后敷于患处,每个疗程 5d,每日外敷 4 次~5 次。对冻疮未溃烂者,可将上药加入适量消毒凡士林搅拌,制成膏剂,涂于患处,每个疗程 5d,每日外涂 4 次~6 次。

【功能主治】 活血止痛、消肿生肌。主治冻疮。为冬季常见病,症见手足局部红肿或溃烂。

【疗效】 应用本方治疗 38 例,治疗 1~3 个疗程,总有效率达 97,4%,且在治疗过程中无任何毒副反应。

【来源】 杨柏如,山西护理杂志,1998(6),

【方二】

生乳香适量

【用法】 取上药,配生没药适量(两药同等量),各研为细末,用陈醋与 75% 的酒精各半,调上药为药泥。先确定压痛点及范围,将药泥敷贴于患处。如腹壁脂肪较厚,或诊断为后位阑尾炎者,可在背部的相应区加贴敷,敷压痛点处,范围应略大于病灶,约 3 厘米厚,用油纸纱布固定,每天换药 1 次,药干后随时调湿,至腹痛消失、体温正常,麦氏征(脐与骨盆右侧前突出点连线的中外三分之一交界处)阴性为止。

第九章 活血祛瘀药与土单方

【功能主治】 活血化瘀、消肿止痛。主治急性阑尾炎。主要表现为右下腹疼痛，疼痛开始在上腹或脐周逐转移至右下腹部，厌食、呕吐、便秘或腹泻。

【疗效】 应用本方治疗 30 例，治愈 22 例，好转 6 例，总有效率为 93.3%。一般外敷 1～3 次后即可收效或治愈。

【来源】 鄢声浩，湖南中医杂志，1998，(6)：15

【方三】

乳香和没药各 20 克，丹参 15 克。

【用法】 取上药，共研细末，用甘油调为糊状，摊于单层纱布上，厚度如硬币，四周向内折叠，包好，置于硬结上，每次 30 分钟，每日 1～2 次。

【功能主治】 活血祛瘀、消肿止痛。主治肌注硬结。

【疗效】 应用本方治疗一般 3～4 次症状明显减轻，5 天即愈。无不良反应。

【来源】 于丽瑛等，中医外治杂志，2005．14（2）：55

【方四】

乳香和没药各 6～10 克（或视伤处面积大小而定），。

【用法】 取上药，共研细末，30% 乙醇调为糊状，涂布于双层纱布上，四周向内折好，于受伤当日置于患处冷湿敷。次日可在其上置热水袋（双层毛巾包好防烫伤）增强疗效。每日上下午各 1 次，每次 30 分钟。

【功能主治】 活血祛瘀、行气散滞、消肿止痛。主治急性腰腿扭伤。

【疗效】 应用本方治疗 100 例患者，一般 1～3 天症状减轻，5～7 天消肿，7～10 天活动自如。

【来源】 任立波等，内蒙古中医药，2005．(1)：28

没药

【来源】 本品为橄榄科小乔木没药树和爱伦堡没药树皮部渗出的油胶树脂。

【别名】 末药

【处方用名】 没药、制没药。

【用法用量】 常用量 3～9 克，水煎服。外用适量。

【产地采收】 主产于非洲索马里、埃塞俄比亚以及印度等地。采集由树皮裂缝处渗出的白色油胶树脂，于空气中变成红棕色而坚硬的圆块。以块大、棕红色、香气浓而杂质少者为佳。

【炮制研究】 1. 醋制：取净没药，加醋拌匀，焖透，置锅内炒至表面光亮时，取出，放凉。2. 炒制：取净没药置锅内，用文火炒至表面光亮时，取出，放凉。

【性味归经】　苦，平。归心、肝、脾经。

【功能主治】　活血止痛，消肿生肌。用于经闭、痛经、胃腹疼痛、跌打伤痛、痈疽肿痛及肠痈等证。本品功用与乳香相似，故对上述瘀痛之证，常与乳香相须为用，可增强活血止痛之功。

注意事项：与乳香同。如与乳香同用，两药用量皆须相应减少。

【现代研究】　没药含有挥发油2.5%～6.5%、树脂25%～35%、树胶57%～65%等。具有降低血脂，预防动脉壁斑块形成的作用。也有抗炎、镇痛与退热作用。没药酊剂对粘膜有收敛作用，口腔、咽部溃疡时可作口腔洗剂用。没药水浸剂对多种致病真菌有不同程度的抑制作用。本品用于胃肠无力时可以兴奋肠蠕动。

【常用单方】

【方一】

生没药适量

【用法】　取上药，加99%酒精回流，加热提取，制成浸膏状，然后将浸膏真空干燥，研末，装入胶囊，备用。每粒胶囊含没药浸膏0.1克。口服，每天3次，每次2～3粒，每天总量为0.6～0.9克（相当于原生药2～3克），连服2个月。

【功能主治】　降低血脂。主治高脂血症。

【疗效】　应用本方治疗52例，降胆固醇有效率为65.7%，降甘油三酯有效率为47,8%。本方对一部分合并冠心病患者还有减轻心绞痛及胸闷的疗效。

【来源】　洪允祥等，中医杂志，1988，(6)：45

【方二】

印度穆库尔没药适量

【用法】　取上药打碎成蚕豆大小，按用量炒至内外皆成黑色（没有炭化），去除部分挥发油（其树脂含量较高，药效较好）。打碎成粉，装空心胶囊（以防药粉粘附于食道壁上）。口服，每天4次，每天总量为8克，连服3个月。

【功能主治】　活血、通脉、降脂。主治冠心病。表现为心前区疼痛，劳累时呼吸困难，有心绞痛和心肌梗死史，血脂升高，心电图有ST段降低，T波倒置等。

【疗效】　应用本方治疗68例冠心病患者，结果心前区不适及疼痛消失或减轻67例，活动后呼吸困难消失42例，有明显的临床效果。

【来源】　连秀娜，山西中医，2002.18（4）：10

第九章 活血祛瘀药与土单方

延胡索

【来源】 为罂粟科植物延胡索的块茎。

【别名】 延胡，玄胡索，元胡索。

【处方用名】 延胡索，玄胡索，元胡索，酒元胡。

【用法用量】 常用量5～10克；研末服，每次1.5～3克，用温开水送服。

【产地采收】 人工栽培，主产于浙江。亦有野生的。在立夏后采挖，除去苗叶和须根，洗净，分开大小，入沸水中烫煮约三分钟，见内外变黄时捞起晒干贮存。以个大、饱满、质坚、色黄、内色黄亮者为佳。

【炮制研究】 延胡索有切制和醋制。醋制可加强止痛之功。

【性味归经】 辛，苦，温。归心、肝、胃经。

【功能主治】 活血，行气，止痛。治心腹腰膝诸痛，月经不调，崩中，产后血晕，恶露不尽，跌打损伤。

【现代研究】 本品含有多种生物碱，有延胡索甲素、乙素、丙素、去氢延胡索甲素、左旋掌叶防己碱等。本品的多种制剂均有明显镇痛作用，尤以醇提浸膏、醋制流浸膏及散剂作用最为明显。还有镇静催眠作用及抗溃疡作用。此外，延胡索可增加心脏冠脉流量，对心肌坏死有一定的保护作用，有抗心律失常、降低血压、降血脂作用。

【常用单方】

【方一】

延胡索适量

【用法】 取上药，研为细粉。每次5～10克，每天3次，用开水冲服。房颤患者在复律期间可服用12克，每天3次，疗程4～8周。

【功能主治】 抗心律失常。主治心律失常。症见胸闷不适、心悸心慌、脉律不齐。

【疗效】 应用本方治疗多种心律失常48例（包括房性早搏、阵发性房颤和阵发性室上性心动过速），显效15例，明显好转7例，好转4例，无效22例，总有效率为84%。其中持续性房颤17例有6例转为窦性心律。一般起效时间为1～10天。

【来源】 马胜兴等，北京医学，1984.6（3）：176

【方二】

元胡适量

【用法】 以元胡粉研成极细末，过120目筛，装瓶，患者早晚各1次温开水冲服，20天为1个疗程，连用几个疗程。

【功能主治】 抗心律失常。主治频发室性早搏。
【疗效】 一般3天内见效。无任何毒副作用。
【来源】 黄桂明，湖南中医杂志，1992：（6）：25

郁金

【来源】 本品为姜科植物温郁金、姜黄、广西莪术或蓬莪术的干燥块根。
【别名】 玉金
【处方用名】 广郁金，川郁金。
【用法用量】 常用量3～12克，水煎服。
【产地采收】 以产于浙江温州地区的温郁金（黑郁金）最为有名。以个大、外皮少皱缩、断面灰黑色为佳。另有主产于四川的黄郁金，以个大、肥满、外皮皱纹细、断面橙黄色为佳。秋冬两季植株枯萎时采挖，摘取块根，除去须根，洗净泥土，入沸水中煮透，取出，晒干，阴凉干燥处贮存。
【炮制研究】 洗净，润透，切薄片，干燥；或洗净，干燥，打碎。
【性味归经】 辛、苦，寒。归肝、心、肺经。
【功能主治】 行气化瘀，清心解郁，利胆退黄。用于经闭痛经，胸腹胀痛，刺痛，热病神昏，癫痫发狂，黄疸尿赤。
注意事项：阴虚失血及无气滞血瘀者忌服。孕妇慎服。《十九畏歌诀》："丁香莫与郁金见"，可供使用时参考。
【现代研究】 本品主含挥发油。具有免疫抑制和中枢抑制作用。郁金油能有效地防止自由基对心肌的损伤。还能防治中毒性肝损伤。温郁金水煎剂和煎剂酒精沉淀物水溶液，对早期妊娠均有显著的终止作用。此外，郁金水浸剂对多种致病真菌有抑制作用。
【常用单方】

【方一】
郁金适量
【用法】 取上药，研为细粉。每次5克，每天3次，口服，连服1个月以上。
【功能主治】 行气止痛、护肝退黄。主治病毒性肝炎。症见胁肋疼痛、食欲不振、身目发黄、小便黄赤、肝脾肿大、转氨酶升高等。
【疗效】 应用本方治疗33例，自觉症状消失21例，减轻11例，占99，9%；有明显体征的26例，14例完全消失，9例减轻，占88，5%。所有病例在治疗后转氨酶都有明显好转。
【来源】 罗振麟，江西中医药，1960．（12）：21

【方二】

郁金适量

【用法】 每次取上药9克,红枣3枚,冰片3克。先煎红枣去核,与郁金、冰片共捣成泥状。左侧乳痈塞右鼻孔,右侧乳痈则塞左鼻孔,每天1次,每次用1/4量,一般用药2次即愈。

【功能主治】 行气活血、清热消肿。主治急性乳腺炎。

【疗效】 应用本方治疗70例,有效率为96%。

【来源】 江苏中医杂志,1982.(3):15

【方三】

川郁金适量

【用法】 取上药,研为细粉,或制成片剂。口服,开始服5~10克,每天3次。如无不适反应,可加大到10~15克,每天3次。3个月为1个疗程。

【功能主治】 宁心安神。主治早搏。症见心悸心慌、胸闷烦懊、脉律不齐等。

【疗效】 应用本方治疗56例,其中室性早搏52例,有效34例;交界性早搏2例,有效1例;房性早搏2例,均无效。

【来源】 马胜兴等,北京中医,1984.(3):18

【方四】

郁金适量

【用法】 取上药水煎。每次50克,每天2次,口服。

【功能主治】 排石。主治泌尿系结石。

【疗效】 应用本方治疗本病有较好疗效。

【来源】 上海中医杂志,1984.(3):18

莪术

【来源】 本品为姜科植物蓬莪术、广西莪术或温郁金的干燥根茎。后者习称"温莪术"。

【别名】 蓬术、蓬莪茂、蓬莪术、文术。

【处方用名】 莪术、炒莪术、醋莪术。

【用法用量】 常用量3~9克,水煎服。

【产地采收】 主产于广西、四川、浙江、江西、广东、福建、云南等地亦产。秋冬季均可采挖,洗净,蒸或煮至透心,晒干或低温干燥后除去须根及杂质。以质坚实、块大、气香者为佳。

【炮制研究】 切片生用或醋制用。醋制能加强止痛之功。
【性味归经】 辛、苦，温。归肝、脾经。
【功能主治】 破血祛瘀，行气止痛。用于气滞血瘀所致的经闭腹痛及癥瘕积聚等证，以及饮食不节、脾运失常所致的积滞不化、脘腹胀满疼痛之证。与三棱功效相似，三棱的破血作用较强，本品的行气止痛作用较佳，两药常相须为用。

注意事项：月经过多及孕妇忌用。

【现代研究】 本品含有挥发油1%～1.5%，油中含1.8—桉叶素、莪术酮、莪术烯、莪术醇等。具有抗肿瘤、抗早孕、抑菌、促进白细胞回升、保肝、抗炎、抗凝等作用。

【常用单方】

【方一】
莪术适量
【用法】 取上药，制成浓度为2%的莪术液。创面先以0.1%新洁尔灭液消毒，然后用略大于创面的消毒纱布四层浸透莪术液，紧贴于皮损处，外加干纱布包扎，隔天换药1次，直至痊愈。
【功能主治】 抑菌消炎、生肌敛疮。主治皮肤溃疡。
【疗效】 应用本方治疗各类皮肤溃疡157例，痊愈155例，显效1例，无效1例，总有效率为99.4%。
【来源】 临床皮肤科杂志，1988，17（1）：44

【方二】
0.04%莪术静脉注射液
【用法】 患儿给予0.04%莪术静脉注射液，每日20ml/Kg，最大剂量不超过5000ml/d，疗程为7天～14天，根据病情给予吸氧、强心、补液、退热等对症治疗，继发细菌感染者，加用抗生素。
【功能主治】 活血抗炎。主治小儿呼吸道合胞病毒肺炎。
【疗效】 治疗45例全部痊愈，未发现任何毒副作用。X线胸片复查，10天内吸收者10例，2周内吸收者17例。
【来源】 阎成玉，中国中西医结合杂志，1992.12（12）：711

丹参

【来源】 为唇形科多年生草本植物丹参的根。
【别名】 紫丹参、赤丹参、血丹参。

【处方用名】 丹参、酒炒丹参、炒丹参、丹参炭。
【用法用量】 常用量 5～30 克，水煎服。
【产地采收】 全国大部分地区均有生产。主产于河北、安徽、江苏、四川等地。秋季采挖，除去茎叶，洗净泥土，润透后切片，晒干。以条粗、内紫黑色、有菊花状白点者为佳。
【炮制研究】 丹参有生用或酒炒用。酒炒可增强活血之功。
【性味归经】 苦，微寒。归心、心包、肝经。
【功能主治】 活血祛瘀，凉血消痈，养血安神。用于妇女月经不调、血滞经闭、产后瘀滞腹痛、心腹疼痛、癥瘕积聚以及肢体疼痛等证，还可治疗疮疡痈肿、热病烦躁昏迷、杂病心悸失眠等。
注意事项：本品不宜与藜芦同用。
【现代研究】 丹参含有丹参酮、隐丹参酮、丹参醌等。具有减慢心率、降低血压、增加心脏冠脉血流量、降低血脂、抗凝血、抗炎、抗自由基等作用。此外，丹参煎剂对肝损伤有保护作用。丹参注射液有镇痛及中枢抑制作用，还能促进组织愈合。

【常用单方】

【方一】
丹参适量
【用法】 取上药，晒干后切片，加水煎煮取汁 2 次，过滤，滤液合并煎成 30%～50% 的煎剂，临用时酌加糖浆。每次服 30～50 毫升，每天 2～3 次，连服 2～3 个月。
【功能主治】 活血化瘀、软坚散结。主治晚期血吸虫病所致肝脾肿大。
【疗效】 应用本方治疗 43 例，肝肿缩小者占 44.4%，变软者为 55.5%；脾肿大缩小者占 48.8%，变软者为 53.6%，且对肝功能也有改善。
【来源】 吴益生等，中华医学杂志，1958，44（6）：342

【方二】
丹参 1000 克
【用法】 取上药 30 克，水煎。每天 1 剂，早晚分 2 次口服，30 天为 1 个疗程。
【功能主治】 补心安神。主治神经衰弱。症见失眠多梦、健忘怔忡、惊悸心慌等。
【疗效】 应用本方治疗 100 例，治愈 25 例，显效 50 例，有效 25 例，总有效率为 100%。
【来源】 顾华青，山西医药杂志，1988，17（6）：367

【方三】

白花丹参适量

【用法】 取上药，晒干，碎为细末，加入55度白酒浸泡15天，配制成5%~10%的白花丹参酒。每次饮服20~30毫升，每天3次。如病情严重、疼痛剧烈者，而且又会饮酒者，每次可服50毫升，每天2~3次，或顿服药酒至醉为度。

【功能主治】 活血通脉。主治血栓闭塞性脉管炎。症见下肢肢端疼痛，足趾持续变冷，皮肤苍白或青紫，天寒时尤其明显，足背动脉搏动减弱甚或消失，有间歇性跛行史等。

【疗效】 应用本方治疗34例，临床治愈15例，显效9例，好转3例，无效7例，总有效率为90.2%。

【来源】 《中药大辞典》

【方四】

丹参注射液，每2ml相当于丹参生药3克。

【用法】 小于3岁每日2ml，大于3岁每日4ml，加10%葡萄糖注射液150ml~200ml静脉滴注，每日1次，连用15天，休息3天为一疗程。治疗时配合VitC、ATP、CoA等静滴，心律紊乱显著者加用心律平。一般用1~3个疗程。

【功能主治】 活血养心。主治小儿病毒性心肌炎。

【疗效】 应用本方疗效满意。

【来源】 孟祥春，中国中西医结合杂志，1992.12（6）：345

虎杖

【来源】 本品为蓼科植物虎杖的干燥根茎和根。

【别名】 斑根紫金龙、活血龙、阴阳莲、大叶蛇总管。

【处方用名】 虎杖。

【用法用量】 常用量10~30克，水煎服。

【产地采收】 我国大部分地区均产。春、秋二季采挖，除去须根，洗净，趁鲜切短段或厚片，晒干。以根条粗壮、内心不枯朽者为佳。

【炮制研究】 除去杂质，洗净，润透，切厚片，干燥。

【性味归经】 微苦，微寒。归肝、胆、肺经。

【功能主治】 祛风利湿，散瘀定痛，止咳化痰。用于关节痹痛，湿热黄疸，经闭，咳嗽痰多，水火烫伤，跌扑损伤，痈肿疮毒。

注意事项：孕妇忌服。

【现代研究】 本品含有蒽醌类衍生物，有大黄素、大黄素甲醚、大黄酚

第九章 活血祛瘀药与土单方

等,还含有藜芦醇、白藜芦醇、白藜芦醇苷等。具有降血压、降血脂、抑制血小板聚集、镇咳平喘、抑菌、抗病毒、升高白细胞等作用。此外,虎杖煎剂有抑癌作用,外用对外伤出血有明显止血作用,并有良好的镇痛及抗炎的作用。

【常用单方】

【方一】

虎杖适量

【用法】 取上药,研为细粉。每次4克,每天2~3次,口服。

【功能主治】 清热止血。主治上消化道出血。

【疗效】 应用本方治疗187例,有效率达100%。

【来源】 金亚城,陕西中医,1980.(6):24

【方二】

虎杖90克

【用法】 取上药,加水浓煎至300毫升。每天分3次口服。

【功能主治】 清热解毒、利湿退黄。主治病毒性肝炎。

【疗效】 应用本方治疗325例,基本痊愈280例,好转45例,总有效率为100%。

【来源】 朱山有,湖北中医杂志,1983.(4):13

【方三】

虎杖根100克

【用法】 取上药,加水1500毫升,煎取1000毫升,过滤。待温后,坐浴10~15分钟,每天1次,7天为1个疗程,连用3个疗程。

【功能主治】 清热祛湿止痒。主治霉菌性阴道炎。症见外阴瘙痒,白带增多如豆腐渣样,白带涂片镜检霉菌呈阳性。

【疗效】 应用本方治疗30余例,全部治愈。

【来源】 李武忠,四川中医,1986.(11):26

【方四】

虎杖30克

【用法】 取上药,加入300~500毫升水中,加温至80℃,滤出液待凉后再加入煅石膏粉30克,搅拌呈乳白色混悬剂,涂擦患处。每天4~6次。

【功能主治】 清热解毒、活血止痛。主治带状疱疹。症见单侧发病,沿神经分布排列呈带状,水疱簇集伴有神经痛。

【疗效】 应用本方治疗45例,治愈36例,好转9例,总有效率100%。治疗最短4天，最长7天。

【来源】　安徽中医学院学报，1988，7（4）：22

益母草

【来源】　本品为唇形科一年生或二年生草本植物益母草的全草。

【别名】　坤草、茺蔚、野麻、九塔花、山麻、红花艾、益母蒿。

【处方用名】　益母草、坤草。

【用法用量】　常用量10~30克。外用适量，取鲜品洗净，捣烂外敷。

【产地采收】　全国大部分地区均有出产，通常在5~6月间花期采收，割取全草，晒干。以茎细、质嫩、色绿、无杂质者为佳。

【炮制研究】　切段晒干或熬膏用。

【性味归经】　辛、苦、微寒。归肝、心、膀胱经。

【功能主治】　活血祛瘀，利尿消肿。用于妇女血脉阻滞之月经不调、经行不畅、小腹胀痛、经闭、产后瘀阻腹痛、恶露不尽，以及跌打损伤、瘀血作痛等证，还可用于小便不利、水肿。本品又能清热解毒，适用于疮痈肿毒、皮肤痒疹，可同时内服外用。

注意事项：如血气虚寒者及孕妇慎用。

【毒副作用】　益母草大剂量水煎服会造成不同程度的肾脏形态学改变。

【现代研究】　本品含有益母草碱，还含有水苏碱、亚麻酸、油酸、月桂酸、苯甲酸、芸香酸及延胡索酸等。具有兴奋子宫、抗着床、抗早孕的作用。能强心，增加冠脉血流量和心肌营养血流量的作用，还能减慢心率。并能扩张血管，显示一定的降血压作用。对血小板聚集、血栓形成、纤维蛋白血栓形成以及红细胞的聚集性均有抑制作用。此外，能改善肾功能，有一定的利尿作用。

【常用单方】

【方一】

益母草15~20克

【用法】　取上药，水煎。每天1剂，连服1周。

【功能主治】　活血调经、祛瘀生新。主治月经不调，产后子宫出血、子宫复旧不全、月经过多等。

【疗效】　应用本方治疗产后子宫复旧不全有较好的疗效。

【来源】　傅兴生，中华妇产科杂志，1956.（2）：202

【方二】

益母草干品90~120克（鲜品加倍）

【用法】 取上药，加水700毫升，文火煎至300毫升，去渣。每天分2～3次温服。
【功能主治】 利水消肿。主治急性肾炎。
【疗效】 应用本方治疗80例，除9例兼用抗生素外，皆单用本方治愈。
【来源】 姚秩尘，中医杂志，1966.（4）：26

【方三】
益母草干品15克（鲜品30克）
【用法】 取上药，准备下蛋的黄雌鸡1只，重约1千克。宰杀后去其内脏洗净，将切好的益母草加少许盐、姜和米酒调味，放入鸡腹内，然后把整只鸡置于有盖的大碗内，加少量清水盖好，再放入大锅内隔水用文火炖至熟烂。晚上连鸡肉、药、汤一起吃，吃不完次日晚上再吃。一般服1～2只即可怀孕。
【功能主治】 调经嗣育。主治妇女不孕症。
【疗效】 应用本方治疗4例，全部获效。
【来源】 贾艳英，广西中医药，1993. 16（6）：33

【方四】
益母草30克
【用法】 取上药，准备鸡蛋2个，加水适量同煲。蛋熟后去壳再炖20分钟左右，吃蛋饮汤，每日1次，空腹食用。
【功能主治】 活血祛瘀，通经止痛。主治痛经。
【疗效】 应用本方治疗21例，治愈11例，病情有反复5例，病情减轻者5例。
【来源】 张志玲，江西中医药，1995年增刊：107

鸡血藤

【来源】 本品为豆科植物密花豆的干燥藤茎。
【别名】 血风藤
【处方用名】 鸡血藤。
【用法用量】 常用量9～15克，水煎服。
【产地采收】 鸡血藤产于广西、广东、江西、云南等地。秋季割取藤茎晒干。产于两广地区的鸡血藤以条匀、断面有赤褐色层圈、有渗出物者为佳；产于云南、江西等地的鸡血藤以外皮灰褐色、内肉淡棕黄色、无层圈者为佳。
【炮制研究】 鸡血藤有润透切片生用和熬膏用。鸡血藤膏功用与鸡血藤相同，而补血的作用较佳。

【性味归经】 苦、甘，温。归肝、肾经。

【功能主治】 补血，活血，通络。用于月经不调，血虚萎黄，麻木瘫痪，风湿痹痛。

【现代研究】 本品主要含有异黄酮类、三萜及自体等类型的化合物。具有增加动脉血流量、降低血管阻力、抑制血小板聚集和升高白细胞的作用。并能降脂和对抗动脉粥样硬化。此外，尚有一定的镇静催眠作用。

【常用单方】

【方一】

鸡血藤浆

【用法】 取上药10毫升，每天3次，口服，儿童酌减。

【功能主治】 补血升白。主治放射线引起的白细胞减少症。

【疗效】 应用本方治疗30例，疗效满意。一般用药第3天起白细胞即有明显上升，中性细胞、红细胞、血色素也略有增高。

【来源】 陈禾芬，上海中医药杂志，1965.（9）：16

【方二】

鸡血藤60~90克

【用法】 取上药，加水煎煮2次，每次30分钟。分2次口服，早晚各1次。

【功能主治】 活血消肿。主治急性乳腺炎早期。

【疗效】 应用本方治疗24例，治愈21例，好转2例，无效1例。

【来源】 杨中学，中医杂志，1984.（8）：27

【方三】

鸡血藤50克

【用法】 取上药水煎服，每日1次。

【功能主治】 养心血，安心神。主治血虚失眠。

【疗效】 应用本方治疗，半月后睡眠改善。

【来源】 王冠民，新中医，2002.34（10）：60

桃仁

【来源】 本品为蔷薇科植物桃或山桃的干燥成熟种子。

【别名】 毛桃仁、扁桃仁、大桃仁。

【处方用名】 桃仁、炒桃仁。

【用法用量】 常用量 6~9 克，水煎服，或入丸散剂。外用适量，捣敷或制膏用。

【产地采收】 全国各地均有栽培。果实成熟后收集果核，除去果肉及核壳，取出种子，晒干。以颗粒饱满、整齐、不破碎为佳。

【炮制研究】 桃仁有生用、炒用。用时捣碎。

【性味归经】 苦，甘，平。归心、肝、大肠经。

【功能主治】 活血祛瘀，润肠通便。本品祛瘀之力较强，用于瘀血阻滞所致的多种病证。用治血瘀经闭、痛经等，常与红花、川芎、当归等配伍；治疗跌打损伤之瘀血作痛，可与红花、酒大黄、川芎等同用；治疗肠痈、肺痈初起属热郁瘀滞者，常配大黄、丹皮或苇茎，冬瓜仁等同用。用于肠燥便秘，常配伍火麻仁、瓜蒌仁等同用。

注意事项：孕妇慎用，如大量服用能引起中毒。

【毒副作用】 桃仁中含苦杏仁苷，在胃中苦杏仁苷酶的作用下水解，释放出毒性极大的氢氰酸（HCN），大量 HCN 对中枢先兴奋后抑制，引起惊厥，然后麻痹，并抑制细胞呼吸酯系统，抑制细胞氧化反应，出现组织窒息，最终因呼吸麻痹而死亡。

【现代研究】 桃仁含有苦杏仁苷、苦杏仁酶、挥发油、脂肪油等。具有改善血液流变性、增加脑血流量、降低血管阻力、抗凝血等作用，对改善肝脏表面局部微循环也有一定作用。所含脂肪油能润滑肠道，利于通便。还有一定的镇咳祛痰作用。此外，尚有抗炎、抗菌、镇痛、抗过敏等作用。

【常用单方】

【方一】

桃仁 20 克

【用法】 取上药研细末；在锅内炼猪大油，取汁 20ml，趁热纳桃仁细末，搅匀，放冷成膏，用时涂患处，每日 3 次。

【功能主治】 活血润肤。主治唇风。主治好发于春、秋季，儿科多见，临床表现为唇部红肿、痒痛、干燥，日久干裂流水等。

【疗效】 应用本法治疗 20 例，治愈 17 例，平均用药 3 天即愈。

【来源】 宋春霞等，中医外治杂志 2001.10（3）：41

【方二】

生桃仁 30 粒

【用法】 取上药捣成泥状，香油拌匀，外敷患处，每日换药一次，连用 7 天。

【功能主治】 活血消肿解毒。主治身体表面无名肿毒。

【疗效】　本法疗效好,此外,桃仁配马齿苋共捣成泥状,外敷患处,可治带状疱疹。

【来源】　王冠民,新中医,2002.34(10):60

【方三】

去皮尖桃仁40~50枚,盐酸黄连素片7~10片。

【用法】　取上药共研细末,另取熬化的猪油20ml,香油10ml,将上药拌匀成糊状,贮瓶内备用,每日外涂2次,一般3~5天即愈。

【功能主治】　活血润燥。主治火毒蕴结所致口疮、口角炎、口腔溃疡、唇痒干裂。

【疗效】　此法为作者家父成九轩经验所得,疗效满意。

【来源】　成文尧,中医杂志,2003.44(3):172

【方四】

桃仁20克,葱白2根,冰片1.5克

【用法】　取上药捣成泥,用纱布包好,蒸热,趁温填入脐部固定,待患者自觉有热气入腹,即有尿意,小便自通,若一次不通可再加热用一次。

【功能主治】　活血利水。主治产后尿潴留。

【疗效】　本法简便,疗效好。

【来源】　陈仁礼,中医杂志,2003.44(3):172

红花

【来源】　本品为菊科二年生草本植物红花的筒状花冠。

【别名】　红蓝花、杜红花、散红花、草红花、本红花。

【处方用名】　红花。

【用法用量】　常用量3~9克,水煎服。

【产地采收】　红花产于河南、湖北、四川、云南、浙江等地,均为栽培。夏季开花,当花色有黄转为鲜红时采摘,阴干。以花片长、色鲜红、质柔软者为佳。

【炮制研究】　生用。

【性味归经】　辛,温。归心、肝经。

【功能主治】　活血通经,通经止痛。本品活血祛瘀之功甚佳,古代多用于妇科、外科血瘀病证,近年广泛用于临床各科多种瘀血阻滞或血行不畅之证,常与桃仁相须配伍使用。用治血瘀经闭、痛经、产后瘀阻腹痛、癥瘕积聚、跌打损伤瘀痛等证,常与桃仁、当归、川芎、赤芍、地黄同用,即桃红四物汤;治疗热郁血滞之斑疹，可与当归、紫草、大青叶等配伍，如当归红花饮；治疗胸痹心痛，可与丹参、川芎等同用；治疗脱疽证属气滞血瘀者，常与桃仁、当归、乳香、没药同用。

注意事项：月经过多、有出血倾向者不宜用，孕妇忌用。

【毒副作用】 动物实验观察到大剂量红花煎剂可导致早孕大鼠流产率显著升高。

【现代研究】 红花含有红花黄色素和红花甙。具有兴奋子宫、降血压、兴奋心脏、增加冠脉血流量和心肌营养性血流量的作用。此外，有一定的抗心律失常作用，能抑制血小板聚集和增强纤维蛋白溶解，还有免疫抑制作用和镇痛、镇静和抗惊厥作用。

【常用单方】

【方一】

红花 500 克

【用法】 取上药，加水 7000 毫升，煎 2 个小时后，红花颜色呈白色，滤过取液，再用小火熬 3~4 小时，使成胶状为止，冷却后即可使用。用时涂于纱布上敷患处，覆以消毒纱布固定，隔天换药 1 次。

【功能主治】 活血消疮。主治褥疮。

【疗效】 应用本方治疗本病有效。

【来源】 中华外科杂志，1961. 8（9）：566

【方二】

红花 60 克

【用法】 取上药，加大枣 12 枚以及水 300 毫升，煎至 150 毫升，过滤取液加蜂蜜 60 克调匀。空腹温取，吃枣，每天 1 次，连服 20 剂。

【功能主治】 活血生肌愈疡。主治十二指肠球部溃疡。

【疗效】 应用本方治疗 12 例，均获近期治愈。

【来源】 纪同华，山东中医杂志，1985.（4）：20

【方三】

藏红花 2 克

【用法】 取上药，加入猪瘦肉 50~100 克中，再加白糖适量蒸熟。口服，隔天 1 次。

【功能主治】 活血消斑。主治离心型环形红斑。症见双膝关节处、胸前部及双前臂有如银元及钱币大小不等的淡红色斑疹。

【疗效】 应用本方治疗 22 例，分别于用药 75 天和 86 天后治愈。

【来源】 龙海山，湖南中医杂志，1985．1（4）：14

【方四】
红花适量
【用法】 取上药，用量视受伤面积而定，用50～60度的白酒将红花拌匀，以挤压红花时有酒渗出为宜，用火点燃，燃烧时搅拌均匀，见红花表面变黑，无红色为宜，盖灭。等温度适宜时涂于白布上，贴敷于患处。如皮肤破损先清创后再贴；如有出血者，红花一部分延长燃烧时间，先敷于出血处，再以剩余部分涂于患处。每天2～5次，连续敷用2天。
【功能主治】 活血消肿止痛。主治跌打损伤。症见皮下瘀肿胀疼。
【疗效】 应用本方治疗本病有效。
【来源】 胡旭升，中医杂志，1991．（11）：698

五灵脂

【来源】 本品为鼯鼠科复齿鼯鼠或其近缘动物的粪便。
【别名】 灵脂、糖灵脂、灵脂米。
【处方用名】 五灵脂、酒灵脂、醋灵脂、炒五灵脂。
【用法用量】 常用量3～9克。布包煎，或入丸散，外用适量。
【产地采收】 主产于河北、山西、甘肃等地。春、秋二季于其穴居处掏取，拣尽杂质，晒干。如许多粪粒凝结成块状的称"灵脂块"，又称"糖灵脂"，质佳；如粪粒松散成米粒状的，称"灵脂米"，质量较次。
【炮制研究】 多酒炒或醋炒用。
【性味归经】 苦、甘，温。归肝经。
【功能主治】 活血止痛、化瘀止血。用于瘀血阻滞所致的痛经、经闭、产后瘀阻腹痛，以及胸痛、脘腹疼痛等证。五灵脂擅治血滞诸痛，常与蒲黄配伍，即失笑散。用于出血而内有瘀滞的病证，如妇女崩漏经多。尚可解蛇虫毒，可内服、外敷。

注意事项：不宜与人参同用，孕妇慎用。
【现代研究】 五灵脂含有三萜酸和二萜酸成分，有马斯里酸、熊果酸、委陵菜酸、坡模醇酸等，还含有邻苯二酚、尿囊素、原儿茶酸等。具有抑制血小板聚集、增加冠脉流量、抑菌、抗炎作用。此外，还能缓解平滑肌痉挛、增强机体免疫功能、改善微循环等。

【常用单方】

【方一】

五灵脂适量

【用法】 取上药,置锅内加热,随炒随加米醋拌匀,待嗅到药味后,取出研细末。每次6克,每天3次,用黄酒送服。

【功能主治】 散瘀止痛。主治产后子宫复旧不全。

【疗效】 应用本方治疗24例,通常服用1天后痛减,2天后痊愈。

【来源】 邹焕然等,广东医学(祖国医学版),1966.(2):21

【方二】

五灵脂适量

【用法】 取上药,研细面炼蜜为丸,每丸9克,每次2丸,每日3次,连续治疗8周。

【功能主治】 抑制皮肤结缔组织增生、并促使其纤维束融合皱缩。主治瘢痕疙瘩。

【疗效】 应用五灵脂丸治疗瘢痕疙瘩并与皮质类固醇激素局部封闭的治疗方法进行对比,取得满意临床疗效,无1例出现副作用。

【来源】 武水斗,北京中医药大学学报(中医临床版)2006.13(4):23~24

牛膝

【来源】 本品为苋科多年生草本植物牛膝和川牛膝的干燥根。前者习称怀牛膝,后者称川牛膝。

【别名】 牛茎、百倍、山苋菜、对节菜。

【处方用名】 川牛膝、怀牛膝、淮牛膝。

【用法用量】 常用量6~15克,水煎服。

【产地采收】 怀牛膝主产于河南、河北、山西、山东、辽宁等地也有引种;川牛膝主产于四川、云南、贵州。冬季苗枯时挖根,干燥或经硫磺熏后保存。以根粗长、皮细坚实、色淡黄者为佳。

【炮制研究】 切片生用或酒炒用或盐制。酒炒用于活血,盐制可入肝肾。

【性味归经】 苦、酸,平。归肝、肾经。

【功能主治】 活血化瘀、补肝肾、强筋骨、利尿通淋、引血下行。适用于月经不调、经行不畅、痛经、闭经、产后腹痛、难产、跌打伤痛,或肝肾不足引起的腰膝酸痛、筋骨痹痛、痿弱无力,或湿热下注之小便不利,以及吐血、衄血及头痛眩晕等证。怀牛膝功偏补益肝肾、强壮筋骨；而川牛膝则功偏活血化瘀、利尿通淋、引血下行。

注意事项：孕妇及月经过多者忌服。

【现代研究】 牛膝含有昆虫变态激素，有促脱皮甾酮、牛膝甾酮、紫茎牛膝甾酮，三萜皂甙经水解后为齐墩果酸，尚有多糖类成分。具有较强的促进蛋白质合成的作用。能兴奋子宫，有明显的抗生育、抗着床、抗早孕作用。还有降低全血粘度、红细胞压积、红细胞聚集指数、延长凝血时间和短暂的降血压作用。此外，尚有抗炎、镇痛、消肿等作用。

【常用单方】

【方一】

怀牛膝100克

【用法】 取上药50克，水煎服，早晚各一次；另50克水煎后稍冷片刻，用毛巾浸湿外敷患处，每次热敷30分钟，每晚一次。

【功能主治】 活血祛瘀，补肝肾，强筋骨。主治膝关节炎。主治膝关节疼痛，活动不利，或肿胀，不红，站立或行走后加重。

【疗效】 治疗一例45岁女患者，治疗7天症状明显减轻，又予10剂而愈，随访未复发。

【来源】 吴敏田等，河南中医药学刊，1995．10（4）：60

【方二】

牛膝30克

【用法】 取上药，水煎服，日一剂，分3次口服。

【功能主治】 活血祛瘀，补肝肾，强筋骨。主治足跟痛，站立或行走后加重，休息后稍轻。

【疗效】 治疗一例49岁男患者，治疗15天症状明显减轻，又予15剂而愈，随访半年未复发。

【来源】 贾长文，中医杂志，2004．45（5）：333

【方三】

牛膝30克

【用法】 取上药，水煎服，日2次。

【功能主治】 引血下行，回乳。主治乳汁过多者。

【疗效】 对乳汁过多者单用牛膝即可使乳汁回到适当的量，此法简便有效，一般当天即可明显减少。但尚不能完全断乳。

【来源】 姜寅光，中医杂志，2004．45（5）：333

第九章 活血祛瘀药与土单方

穿山甲

【来源】 本品为鲮鲤科动物穿山甲的鳞甲。

【别名】 鲮鲤、龙鲤、石鲮鱼。

【处方用名】 穿山甲、炙山甲、炙甲片、炮甲珠。

【用法用量】 常用量3~10克,亦可研末冲服,每次1~1.5克。

【产地采收】 产于广西、贵州、广东、云南、湖南、福建、台湾等地。全年均可捕捉,杀死后置沸水中略烫,取下鳞甲,洗净,晒干。以片匀、色青黑、无腥气、不带皮肉为佳。

【炮制研究】 穿山甲有生用、烫制和醋制。一般炮炙后用,用时捣碎。

【性味归经】 咸,微寒。归肝、胃经。

【功能主治】 活血通经,下乳,消肿排脓。穿山甲其性善于走窜,活血散瘀之力较强,能通行经络而直达病所,主治血滞经闭、癥瘕痞块,以及风湿痹痛、疮痈肿毒、乳汁不通等多种病证。

注意事项:孕妇慎用。

【现代研究】 本品含有硬脂酸、胆甾醇等,又含有锌、钠、钛等18种微量元素,水溶液中含有多种氨基酸。具有扩张血管、增加血流量、延长凝血时间、降低血液粘度、升高白细胞、抗炎、提高缺氧耐受力等作用。

【常用单方】

【方一】

5分硬币样大的穿山甲1片

【用法】 取上药,利用它的天然边缘,刮白斑之处,若在阳面从下向上,若在阴面从上而下,即顺着经络的循行方向,由轻到重连刮60次,以发红为度,不能出血。每天2次,刮1周后白斑可逐渐消失。

【功能主治】 活血祛斑。主治白癜风。

【疗效】 应用本方治疗本病有效。

【来源】 阚金铭,四川中医,1991.(1):37

【方二】

穿山甲适量

【用法】 取上药,研成细末。冲服,每次1.5~3克,每天3次。

【功能主治】 散瘀通脉。主治结节性动脉周围炎。症见局部肿胀疼痛,有散在性大小不等的结节,呈潮红色,坚硬刺痛,舌质淡,脉沉迟有力。

【疗效】 应用本方治疗本病有效。

【来源】 李怀生，新中医，1991.（10）：18

【方三】
穿山甲适量
【用法】 取上药焙焦研细末，每次空腹用黄酒冲服1.5克~2克，每日2次，15天为1个疗程。
【功能主治】 活血通络。主治肩周炎。
【疗效】 治疗28例，疗效显著，7天以上症状明显减轻，1个月左右痊愈。
【来源】 骆楚钢，中医杂志，2002.43（3）：171

【方四】
穿山甲适量
【用法】 取上药研极细末，每次0.25克，每日临睡前开水冲服，可酌加冰糖同服，去其腥味。
【功能主治】 镇心潜阳。主治小儿夜啼。本病多见于初生婴儿，主因脾寒、心热、惊恐所致。因惊恐所致心神不宁、神志不安、睡眠中发生的惊啼，可用本法治疗。
【疗效】 在长期临床实践中用穿山甲治疗本病服用方便，疗效可靠。
【来源】 梅明等，中医杂志，2002.43（3）：173

土鳖虫

【来源】 本品为鳖蠊科昆虫地鳖或冀地鳖的雌虫干燥体。
【别名】 土鳖虫、地鳖虫、土元、䗪虫。
【处方用名】 土鳖虫、地鳖虫、土元、䗪虫。
【用法用量】 常用量3~10克，水煎服；研末吞服，每次1~1.5克；亦可入丸散。
【产地采收】 全国各地均有，主产湖南、湖北、江苏、河南，野生或人工饲养。夏季捕捉，入沸水烫死或盐水略煮过，晒干。以完整、油润光滑、腹中无泥者为佳。
【炮制研究】 䗪虫有净制、炒制、酒炙用等，多净制用。
【性味归经】 咸，寒；有小毒。归肝经。
【功能主治】 破血逐瘀、续筋接骨。用于经闭、产后瘀阻、癥瘕及骨折损伤等证。本品破血逐瘀之力与水蛭相近而性较缓和。
注意事项：孕妇忌用，年老体弱者及妇女月经期慎用。
【现代研究】 土鳖虫的主要成分为氨基酸，有谷氨酸、丙氨酸、酪氨酸、门冬氨酸、亮氨酸、甘氨酸、赖氨酸、苏氨酸等，尚有多种微量元素、甾醇和直链脂肪族化合物。具有抗凝血作用，能调节血脂代谢从而延缓动脉粥样硬化的形成，能保护肝损伤，可提高心肌和脑对缺血的耐受力，并能降低心、脑组织的耗氧量。此外，对白血病细胞有抑制作用。

【常用单方】

【方一】

土鳖虫适量

【用法】 取上药，研为细末，备用。每次取药末1.5克，用红花酒或白酒15～30克送服，每天1次。一般3～5天痊愈。一般每次用量不宜超过1.5克，孕妇禁用。

【功能主治】 破血逐瘀、疗伤止痛。主治急性腰扭伤。症见腰部疼痛难忍，活动受限。

【疗效】 应用本方治疗55例，收效良好。

【来源】 陈友宏，四川中医，1987，(3)：34

【方二】

活土鳖虫适量

【用法】 取上药，放入冷水中漂洗2次，置容器内捣烂，再加热黄酒250毫升左右，加盖放密封容器内闷15分钟左右，取出，纱布过滤。渣敷患处，绷带固定。滤下之黄酒趁热饮之，以醉为度，卧床盖被，微汗为佳。

【功能主治】 散瘀消肿。主治外伤性血肿。

【疗效】 应用本方治疗50余例，均获良效。病程长者不超过2～3次。

【来源】 潘镇宇，实用中医内科杂志，1988，(2)：91

【方三】

土鳖虫适量

【用法】 取上药，研细为末，1日3次，每次6克，温开水送服。

【功能主治】 活血化瘀，通络止痛。主治腰腿痛，西医坐骨神经痛。

【疗效】 应用本方治疗一农妇，约服用1000克左右，病得痊愈。不但腰腿痛消失，而且面色好转，轻劲有力，纳食旺盛。

【来源】 董汉良，中国社区医师，2004.(12)：35

水蛭

【来源】 本品为环节动物水蛭科动物蚂蟥、水蛭或柳叶蚂蟥的干燥体。

【别名】 蚂蟥。

【处方用名】 水蛭。

【用法用量】 常用量3~6克，水煎服；研末吞服，每次0.3~0.5克。

【产地采收】 全国大部分地区均有出产，于夏季5~6月或秋季捕捉，晒干。以整齐、黑棕色、无杂质者为佳。

【炮制研究】 用清水淘净，切段或用微火炙黄。

【性味归经】 咸、苦，平；有毒。归肝经。

【功能主治】 破血，逐瘀，通经。用于血滞经闭、癥瘕积聚、以及跌打损伤等瘀血留滞之证。

注意事项：孕妇及妇女月经期及体弱血虚、有出血倾向者禁用。

【现代研究】 水蛭主要含有蛋白质，其唾液中含水蛭素。还含有肝素、抗血栓素及组织胺样物质。具有抗凝血作用，它不仅能防止血栓形成，而且能溶解血栓，有抗血小板聚集、降血脂作用。还能终止妊娠，有明显致畸作用。

【常用单方】

【方一】

水蛭适量

【用法】 取上药除去杂质，自然风干，粉碎后过120目筛，以细粉装入胶囊内，每粒胶囊含水蛭粉0.25克。每次服4粒，每天3次。

【功能主治】 逐瘀化浊降脂。主治高脂血症。

【疗效】 应用本方治疗48例，发现水蛭降总胆固醇、甘油三酯作用明显，前列环素明显增高，血栓素明显下降，凝血酶原时间延长。

【来源】 王达平，中西医结合杂志，1988，8（8）：483

【方二】

生水蛭粉

【用法】 取上药每日1~3克，分2次吞服。

【功能主治】 凉血破瘀，消癥散结。主治血管瘤。

【疗效】 本法长期服用未发现副作用。颜德馨选用水蛭、元胡、生牡蛎研末为丸，取名消瘤丸，治疗各种类型血管瘤50例，总有效率98%。

【来源】 颜乾麟，中医杂志，1993．34（3）：133

【方三】

生水蛭粉300克

【用法】 取上药研极细面，每日早晚用温开水各冲服4克。

【功能主治】 活血化瘀。主治闭经，盆腔炎性包块及不孕。症见面色晦黯，环口黧黑，舌黯脉涩。

【疗效】 用本法治疗有效。

【来源】 杨希仁，中医杂志，1993. 34（2）：71

【方四】

生水蛭粉适量

【用法】 取上药3克冲服，日3次，15天为1疗程。

【功能主治】 破瘀血而不伤新血。主治脑出血。

【疗效】 一般于发病后5天内服药，颅内血肿吸收较快，神经功能恢复最快，可减少病残率，降低死亡率，治疗15例，除对症治疗外，均用单味水蛭。

【来源】 齐智勇，中医杂志，1993. 34（4）：197

王不留行

【来源】 本品为石竹科一年生或越年生草本植物麦蓝菜的种子。

【别名】 王不留、留行子、奶米。

【处方用名】 王不留行、留行子。

【用法用量】 常用量6～10克。

【产地采收】 除华南外，广布于我国各地。主产于河北、黑龙江、辽宁、山东等地。6～7月种子成熟时割取全草晒干，果壳自然裂开，收集种子，干燥贮存。以颗粒饱满、色黑而有光泽者为佳。

【炮制研究】 王不留行有生用和炒用。

【性味归经】 苦，平。归肝、胃经。

【功能主治】 活血通经、下乳、利尿通淋。常用于治疗血瘀经闭、痛经、产后乳汁不下或乳痈及热淋、血淋等证。

注意事项：孕妇慎用。

【现代研究】 王不留行含有多种皂甙，有王不留行皂甙、异肥皂草甙、黄酮甙等。具有兴奋子宫、抗早孕和镇痛作用。

【常用单方】

【方一】

王不留行适量

【用法】 取上药，用小火焙干至黄褐色（或爆花），以不焦为度，研成细末，用鸡蛋清调成糊状。涂抹患处，每天2次。

【功能主治】 活血止痛。主治带状疱疹。

【疗效】 应用本方治疗36例，全部治愈。其中3～5天治愈者28例，6～7

天治愈者 4 例，10~15 天治愈者 4 例。

【来源】 王巧云等，成都中医学院学报，1987，10 (2)：23

【方二】

王不留行籽 3 粒

【用法】 取上药三角形排列，互相间隔 1mm，用胶布固定于定喘穴，每日按压 4 次，每次 3 分钟，共 5 天，同时应用庆大霉素，每日 4mg~8mg/Kg 静脉点滴，补液等。

【功能主治】 止咳定喘。主治喘憋性肺炎。

【疗效】 应用本方治疗结果显效 14 例，有效 13 例，总有效 27 例 (84.3%)。

【来源】 李中国，中国中西医结合杂志，1992．12 (12)：757

【方三】

王不留行 10 克

【用法】 取上药和洗净的猪蹄 4 只放入水中浸泡 1 小时左右，然后用武火煮，开锅后用文火焖 1 小时左右，将汤取出备用。产妇每天餐前服 100ml，每日 2 次。

【功能主治】 补血活血通乳。主治产后缺乳。主治产后排出的乳汁量少，甚或全无，不够喂养婴儿；乳汁清稀，乳房柔软，无胀感；面色少华，神疲食少，舌淡少苔，脉虚细。

【疗效】 用本方治疗 36 例，显效 16 例，有效 18 例，无效 2 例，总有效率 94.4%。服药 2~7 天。

【来源】 姜妮娜，传统医药，2004．11 (11)：31

【方四】

王不留行子 10 克

【用法】 取上药，加乌贼（干品）适量，水煎服，早晚各 1 剂，每日 2 剂，3 日为一疗程。

【功能主治】 散瘀止痛。主治急性腰扭伤。

【疗效】 应用本方治疗 72 例，治愈 52 例，占 72.2%；好转 16 例，占 22.2%；无效 4 例，占 5.6%；总有效率为 94.4%。其中 1 日痊愈 3 例，2 日痊愈 18 例，3 日痊愈 31 例。

【来源】 范桂滨，实用中医药杂志，2005．21 (4)：202

刘寄奴

【来源】 本品为菊科多年生草本植物奇蒿的全草。

【别名】 化食丹。

【处方用名】 刘寄奴。

【用法用量】 常用量3～10克，水煎服。

【产地采收】 全国各地均产，以江苏、浙江、江西等地产量为多。秋季8～9月采割，晒干入药。以叶绿、花穗黄而多、无霉斑及无杂质者为佳。

【炮制研究】 洗净晒干或切段晒干。

【性味归经】 苦，温。归心、脾经。

【功能主治】 破血通经、散瘀止痛。主要用于血滞经闭、产后瘀阻腹痛、跌打损伤、创伤出血等。此外本品又有消食化积之功，适用于食积不化、脘腹胀痛。

注意事项：孕妇忌服。

【现代研究】 刘寄奴含有多种香豆素类化合物，有伞形酮、香豆素等，还含有黄酮类、倍半萜类、挥发油等成分。具有较明显的抗缺氧作用，能加速血液循环、解除平滑肌痉挛、促进血凝，还有抗菌作用。

【常用单方】

【方一】

刘寄奴50～100克（鲜品加倍）

【用法】 取上药水煎，口服，儿童用量酌减。

【功能主治】 祛暑。主治中暑。

【疗效】 应用本方治疗轻、中、重度中暑16例，均获痊愈。

【来源】 江西中医药，1982.（3）：23.

【方二】

刘寄奴适量

【用法】 取上药，加水煎2次，将滤液混合浓缩，加入淀粉制成片剂（每片含生药1克）。成人每次服6片，每天4次，5天为1个疗程。

【功能主治】 抗菌止痢。主治急性细菌性痢疾。

【疗效】 应用本方治疗34例，全部痊愈。平均服药时间为4天，随访1～3个月未见复发。

【来源】 荣远明等，上海中医药杂志，1983.（1）：21.

【方三】

刘寄奴全草干品适量

【用法】 取上药,洗净切碎,加水煎煮2次,每次煎1个小时,合并药液,浓缩至500毫升(含生药500克)。成人每天服2次,每次50~100毫升,儿童酌减。

【功能主治】 活血解毒。主治病毒性肝炎。

【疗效】 应用本方治疗25例,近期治愈23例,明显好转2例。平均治愈时间为20天。

【来源】 姚岳,辽宁中医杂志,1986.(2):12

【方四】

刘寄奴10~15克

【用法】 取上药,水煎代茶饮,每日1剂,7天为1个疗程,服用1~3个疗程。

【功能主治】 活血解毒。主治慢性膀胱炎。

【疗效】 应用本方治疗54例,痊愈38例,有效14例,无效2例。

【来源】 李国通,山西中医,1997,(2):10

第十章　止血药与土单方

凡功能制止体内外出血的药物，称为止血药。

血液为人体重要的物质，凡出血之证，如不及时有效的制止，致使血液耗损，则造成机体衰弱，甚至危及生命，故止血药的应用具有重要的意义。止血药主要适用于各部位出血病证，如咯血、衄血、吐血、尿血、便血、崩漏、紫癜及创伤出血等。

止血药的药性各有不同，如药性寒凉，功能凉血止血，适用于血热之出血；药性温热，能温经止血，适用于虚寒出血；兼有化瘀作用，功能化瘀止血，适用于出血而兼有瘀血者；药性收敛，功能收敛止血，可用于出血日久不止等。

止血药应用注意事项：

1. 止血药以其药性区分有凉血止血、温经止血、化瘀止血、收敛止血之不同，临床应用须根据药性选择相适应的药物进行治疗。

2. 止血药是治标之品，临床应用需配合相应的药物如清热药、温热药、活血化瘀药以及补益药，以标本兼治之。

3. 凉血止血药一般忌用于虚寒之症，温经止血药忌用于热盛之症，收敛止血药主要适用于出血日久不止而无邪瘀之症，以免留瘀留邪之弊。

4. 大量出血每有气随血脱、亡阳、亡阴之症，首应考虑大补元气、急救回阳，以免贻误病机。

5. 止血药用量与用法各自不同，有需炒炭者（艾叶），有不需炒者（三七），有主要用于汤剂者（蒲黄），有直接研粉吞服者（白芨），有需用量较大者（仙鹤草），当各随药性用之。

大蓟

【来源】　大蓟为菊科多年生草本植物大蓟的全草或根。

【别名】　马蓟、虎蓟、刺蓟。

【处方用名】　大蓟草、大蓟。

【用法用量】　常用量：10～15克，鲜草可用30克～60克。

【产地采收】　全国大部分地区均产，多为野生品。地上部分以色灰绿，无杂质者为佳；根以粗壮无须根芦头者为佳。贮藏宜放箱内或其他容器内，置通风干燥处,防霉蛀。夏、秋季花期时割取全草,秋末挖取根部,晒干。

【炮制研究】 洗净,晒干,切碎用。

【性味归经】 味甘,性凉。主归肝、脾经。

【功能主治】 有凉血止血、散瘀消痈的作用。主治血热妄行之吐血、咯血、衄血、便血、尿血、血淋、崩漏,以及痈肿疮疡、肠痈、肺痈等。水煎服,常用量为5~10克,鲜品30~60克,止血多炒炭用。外用适量,捣敷,或绞汁涂搽。

因其性寒凉,凡脾胃虚寒、胃弱食少便溏者或无瘀滞者慎用。

【现代研究】 现代研究表明,大蓟主含蓟素、芸香甙、菊糖、豆甾醇、β-谷甾醇、木犀草素-7-葡萄糖甙等。其水煎液能使凝血时间明显缩短而具有止血作用。此外,还有降压、抑菌、抗病毒等作用。

【常用单方】

【方一】

干大蓟根100克

【用法】 取上药,水煎。每天1剂,分2次口服,连服3个月为1个疗程。如每剂中加瘦猪肉30~60克,或猪肺30克同煎更好。有效而未愈者可继续连服2个疗程。

【功能主治】 杀虫治痨。主治肺结核。

【疗效】 据萧天仁报道,应用本方治疗26例,痊愈4例,好转17例,无效5例,总有效率为80.8%。

【来源】 浙江中医杂志,1987,22(11):487。

【方二】

大蓟干根适量

【用法】 取上药,加水浸泡约半小时,煎煮3次,每次煮沸半小时,滤液合并浓缩成每100毫升相当于生药15克的煎剂。每天早晚各服1次,每次100毫升。或用大蓟干燥根1000克,按常法煎煮3次,待煎煮液浓缩至浸膏状,加入20%~30%干淀粉,干燥后,磨粉过100目筛,制颗粒压片,每片重0.65克。口服,每天3次,每次4片。

【功能主治】 降血压、止血。主治高血压和各种出血症。

【疗效】 据原南京药学院屠钧德等报道,应用本方治疗72例,显效17例,有效45例,无效10例,总有效率为86.1%。

【来源】 中成药研究,1982.(8):36

【方三】

大蓟根 30 克

【用法】　水煎服，每天 2 次。

【功能主治】　利湿化浊。主治乳糜尿。

【来源】　出自《浙江民间常用草药》。

【方四】

鲜大蓟适量

【用法】　取上药根块洗净，阴干，捣烂取其汁液，加入 20% 凡士林适量搅拌，待半小时后自然成膏。乳房发炎者将药膏涂在消毒纱布上贴于患处，4～6 小时换药 1 次。乳房化脓者应先将局部切开引流，再敷药膏，4 小时换药 1 次，3 天后改 6 小时换药 1 次。

【功能主治】　清热解毒、消肿散结。主治急性乳腺炎。

【疗效】　据祖荣生报道，应用本方治疗 29 例，其中初期炎症 27 例中，有 23 例均在 2～3 天痊愈，硬结红肿者 4 例均在 5 天痊愈；化脓者 2 例均 1 周痊愈，治愈率为 100%。

【来源】　福建医药杂志，1979，(4)：17。

小蓟

【来源】　小蓟为菊科多年生草本植物刺儿菜的地上部分。

【别名】　猫蓟。

【处方用名】　小蓟、小蓟炭。

【用法用量】　水煎服，常用量为 5～10 克，鲜品用 30～60 克。外用适量，捣敷。

【产地采收】　夏季花期采割地上部分，洗净，晒干。

【炮制研究】　生用凉血止血、解毒消痈效果好，炒炭用止血力强。

【性味归经】　甘凉，入心、肝经。

【功能主治】　凉血止血，消散痈肿，利尿。用于尿血、崩漏、咯血、鼻衄、血淋、疮痈、湿热黄疸、肾炎、高血压。脾胃虚寒者慎用。

【现代研究】　现代研究表明，小蓟含有芸香甙、原儿茶酸、咖啡酸、绿原酸、胆碱、蒲公英甾醇等。其 10% 的浸剂可使出血时间明显缩短。水煎剂对溶血性链球菌、肺炎球菌、白喉杆菌及人型结核菌有一定抑制作用。此外，其煎剂对肠平滑肌有抑制作用，对中毒性肝炎有预防及治疗作用。

【常用单方】

【方一】

小蓟干根30克（或鲜根60克）

【用法】 取上药水煎0.5～1小时，过滤，加糖。睡前顿服。小儿1～3岁、4～6岁及7～12岁分别服成人的1/4、1/3及1/2量，乳儿不用。20～30天为1个疗程。部分病程较短的病例以7～10天为1个疗程。

【功能主治】 清热解毒。主治病毒性肝炎无严重肝功能不良及恶性肝炎之征象者。症见头晕、倦怠、失眠、肝区疼痛、肝脏肿大、肝功能异常等。

【疗效】 据中国医学科学院陕西分院报道，应用本方治疗221例，急性肝炎的有效率为77.9%，慢性迁延型肝炎的有效率为42.8%～60%。

【来源】 医学科学参考资料，1962.（1）：27.

【方二】

小蓟全草适量

【用法】 取上药，洗净晒干。每次用50克，加水煎煮2次，合并药液，浓缩成100毫升。成人每次服50毫升，小儿酌减，隔天1剂，共服3剂。

【功能主治】 预防菌痢。主治细菌性痢疾。

【疗效】 据北京大兴县卫生防疫站报道，从与菌痢病人接触之日起2～3天内服用本方，通过观察99人，均无发病，其疗效优于服用痢特灵者。

【来源】 新医学，1974.（7）：333.

【方三】

鲜小蓟120克

【用法】 取上药，与精猪肉120克共煮，待肉烂，去渣。吃肉喝汤，3～5天吃1次，连用3～5次。

【功能主治】 清热平喘。主治哮喘。症见哮喘时发、发时声如曳锯、头上汗出、口干作渴等属热哮者。

【疗效】 据孙秉华报道，应用本方治疗本病确有疗效。

【来源】 江苏中医，1982.（6）：30.

【方四】

小蓟500克

【用法】 取上药，另取红皮花生500克、白酒250毫升、米醋1000毫升。将小蓟洗净切碎，加水至2000毫升，煎至1000毫升，去渣浓缩至500毫升，成"小蓟煎剂"。将花生、白酒、米、醋共装瓷坛内密封浸泡7天，成"酒醋花生仁"和"花生酒"。每天早晨吃酒醋花生 10 粒，晚上取小蓟煎剂 10 毫升、花生酒 10 毫升，加开水 100 毫升兑服，30 天为 1 个疗程。

【功能主治】　降血压。主治高血压病。

【疗效】　据报道，应用本方治疗 100 例，临床痊愈 75 例，好转 20 例，无效 5 例，总有效率为 95%。

【来源】　国医论坛，1989，4（5）：31.

地榆

【来源】　地榆为蔷薇科多年生草本植物地榆的根。

【别名】　山红枣根、枣儿红、赤地榆。

【处方用名】　地榆炭（炒至外黑内呈老黄色为度，用以止血）、生地榆（研末，外用可治烫伤）。

【用法用量】　3～10 克，煎服。外用适量。

【产地采收】　我国大部分地区均产。以浙江、江苏、山东、安徽、河北等地最多。以条粗、质坚、断面粉红色者为佳。贮藏宜放木箱内或其他容器内，置通风干燥处，防霉。

【炮制研究】　生用凉血清热，炒炭用止血力强。

【性味归经】　苦、酸，微寒。入大肠经。

【功能主治】　有凉血止血、清热解毒、收涩敛疮的功效。主治便血、血痢、痔疮出血、崩漏、吐血、衄血、咯血、热毒疮痈、水火烫伤、湿疹、阴痒等。

1. 用于便血、血痢、痔疮出血、尿血、崩漏等症。

地榆凉血止血，善于治下部出血的病症，尤其对痔血、便血等症为常用之品，往往与槐花等药配合应用。

2. 用于烫伤、皮肤溃烂、流脂水、疼痛等症。

地榆泻火毒并有收敛作用，烫伤后，取生地榆研极细末，麻油调敷，可使脂水减少，疼痛减轻，愈合加速，为治烫伤要药。

本品酸涩性凉，虚寒性出血及出血挟瘀者均应慎用。禁用于大面积烧烫伤患者，以免引起药物性肝炎。

【现代研究】　现代研究表明，地榆含有鞣质约 17%、三萜皂甙 2.5%～4%。生地榆、地榆水提物、地榆炭、地榆制剂都可止血。地榆对大肠杆菌、痢疾杆菌、伤寒杆菌等多种细菌均有抑制作用。地榆水提取剂有抗炎和促进伤口早期愈合的作用。此外，地榆还有镇吐、治烫伤和抗癌作用。

【常用单方】

【方一】

地榆75克

【用法】　取上药水煎浓缩至200毫升。每次服10毫升，每天3次。

【功能主治】　凉血止血。主治胃、十二指肠溃疡出血。

【疗效】　据孙绍武报道，应用本方治疗20例，其中胃溃疡出血者11例，十二指肠出血者6例，胃及十二指肠出血者2例，胃溃疡疑似癌变出血者1例，服药最短3天，最长29天，全部病人均见效，大便由柏油色逐渐变褐，直至黄色。大便潜血试验阴转天数为3～29天，一般5～15天。

【来源】　中华内科杂志，1960．（3）：249．

【方二】

地榆干品3000克

【用法】　取上药，加水煎煮2次，过滤，浓缩至12000毫升。成人每次服30毫升（相当于生药7，5克），每天4次，小儿酌减。

【功能主治】　凉血止血。浸润型肺结核、播散型肺结核、空洞型肺结核、其他型肺结核、支气管扩张、肺脓疡所致的咯血。

【疗效】　据禹纯噗等报道，应用本方治疗74例，有效72例，无效2例，有效率为97，3%。服药时不能同服牛奶、鸡蛋等蛋白质类饮食，以免影响有效成分的吸收。同时对原发病灶做相应的治疗。

【来源】　中医杂志，1984．（8）：33．

【方三】

地榆适量

【用法】　取上药，用火炙焦黄，研为细末，过80目筛。取凡士林适量，熔化，待冷却至将凝时加入药粉，调匀，配成30%的药膏，外敷患部。敷药膏前根据皮损情况，先用油类擦洗或用1∶8000高锰酸钾溶液湿敷。

【功能主治】　清热燥湿、止痒收敛。主治各型湿疹（包括儿童湿疹）及湿疹样皮炎。

【疗效】　据汪心怡等报道，应用本方治疗湿疹、皮炎、足癣、瘙痒症等各种皮肤病109例，治愈47例，显效及有效50例，无效12例，总有效率为89%。

【来源】　中华皮肤科杂志，1963．9（5）：324．

【方四】

地榆20～40克

【用法】　取上药，入食醋300～500毫升中泡半小时，微火煎30～60分钟，过滤。冷却后口服，每次 10~20 毫升，每天 3~4 次。一般 1~2 天即有止血作用，最长 4 天。

【功能主治】 清热凉血止血。主治月经过多。症见周期提前、经期延长、量多色鲜红，伴有手足心热、两颧潮红、舌红苔少、脉细数。

【疗效】 据廖中辉报道，应用本方治疗本病有较好疗效。

【来源】 四川中医，1991.（3）：39。

苎麻根

【来源】 苎麻根为荨麻科多年生草本植物苎麻的根和根茎。

【别名】 苎麻头。

【处方用名】 苎麻根。

【用法用量】 6~10 克，煎服。外用适量，鲜品捣烂敷患处。

【产地采收】 主产山东、江苏等省。冬、春季采挖，洗净泥土，除去芦头及须根，晒干。

【炮制研究】 生用凉血解毒，炒用止血安胎。

【性味归经】 味甘，性寒。归肝、心、脾经。

【功能主治】 凉血止血、安胎、清热解毒、利尿。主治血热妄行所致的崩漏、胎漏下血、吐血、尿血、血淋、便血，以及胎动不安、湿热淋证、癃闭、热毒痈肿疮疡、丹毒、蛇虫咬伤等。

脾胃虚寒及血分无热者慎服。

【现代研究】 现代研究表明，本品含有酚类、三萜类、黄酮类、有机酸类、生物碱类等成分。野苎麻的提取物可使创面出血量减少、出血时间缩短。对革兰氏阳性菌和阴性菌均有抑制作用。

【常用单方】

方一

苎麻适量

【用法】 取上药，加水适量，煎煮 2 次，合并滤液，浓缩成 200%~300% 的苎麻根液。每天 60~90 毫升，分 3 次口服，至大便潜血试验阴转后 1 天停药。亦可每天用 30~60 毫升在胃镜直视下喷射到出血病灶处，或同时用口服法和喷射法治疗。

【功能主治】 凉血止血。主治胃、十二指肠溃疡出血。

【疗效】 据李良胜等报道，应用本方治疗 55 例，治愈 52 例，无效 3 例，治愈率为 94.5%。其中以口服法加喷射法疗效最好，口服法次之，喷射法最差。

【来源】　中西医结合杂志，1986．6（8）：463．

方二

新鲜苎麻根适量

【用法】　取上药，洗净，捣烂取汁。不时地搽抹患部，肿到什么部位搽到什么部位。如果伤势严重，肿痛特别厉害者，擦完后再将捣烂的苎麻叶包扎在伤口处，至肿痛消失为止。

【功能主治】　解毒消肿。主治蜈蚣咬伤。

【疗效】　据报道，应用本方治疗10多例，一般用药后2～3小时内肿痛消失。

【来源】　上海中医药杂志，1982．（4）：33

方三

苎麻根30克

【用法】　取上药，研成细粉，加醋调成糊状，涂患处，每天3～4次。

【功能主治】　清热解毒。主治流行性腮腺炎，症见发热，双侧耳前下方及下颌肿痛。

【疗效】　据黄天宝报道，应用本方治疗本病有较好的疗效。

【来源】　福建中医药，1991．22（3）：21

紫珠

【来源】　紫珠为马鞭草科小灌木植物杜虹花或紫珠的叶。

【别名】　紫珠、紫珠草。

【处方用名】　紫珠、紫珠草。

【用法用量】　常用量：10～15克；研粉服，每次2～3克。外用适量，外洗或敷涂。

【产地采收】　杜虹花主产浙江、福建、江西、广东、广西；大叶紫珠主产广东、广西、贵州、云南；裸花紫珠主产长江流域以南各省区。全年可采，以夏秋采收为好，晒干。

【性味归经】　苦、涩、凉。入肝、脾经。

【功能主治】　收敛止血，解毒疗疮。用于肺胃出血及多种外出血、烧伤烫伤、疮痈肿毒等。

虚寒出血者慎用。

【现代研究】　现代研究表明，本品含有紫珠萜品烯酮、熊果酸、木犀草素、甲基山楂酸盐、β-谷甾醇等。能增加血小板，缩短出血时间、血块收缩时间及凝血时间，对纤溶系统具有显著的抑制作用，能呈现良好的止血作用。对多种致病菌有抑制作用，紫珠叶的抑菌作用较其花、根、茎、皮强。

【常用单方】

【方一】

紫珠草叶适量

【用法】　取上药，研成细粉，经高温烘干后，密封备用。使用时先清洗创面，剪去水泡，撒上紫珠粉，包扎纱布，每天或隔天换药1次，换药时不必将药痂揭去，撒上药粉即可。如创面感染，应将药痂洗去，再撒上新紫珠粉。

【功能主治】　清热泻火、解毒敛疮。主治烧伤。

【疗效】　据王立刚报道，应用本方治疗20例，浅Ⅱ度者经2～3次换药，2天后痊愈；深度者经3～7次换药，2～5天痊愈。

【来源】　赤脚医生杂志，1975.（2）：57，

【方二】

裸花紫珠干叶1000克

【用法】　取上药，加水煮沸1小时后，滤出药液，再煎2次，将3次药液合并浓缩至1000毫升，冷却过滤，加防腐剂，经100℃灭菌30分钟，备用。治大面积烧伤、特殊部位、小儿烧伤，或用纱布贴敷容易脱落的创面，可用喷雾法：将紫珠液（家庭可装入带有喷头的洁净瓶中）直接喷布于创面上，每天2～3次。雾点愈细愈匀，效果愈好。治中小面积烧伤、深Ⅱ度及大水泡破溃创面，或受压部位、四肢关节屈侧、皮肤皱褶处创面及感染化脓的创面，用小纱布贴敷法：取多块3厘米见方（小儿1厘米见方）的灭菌小纱布，在100%紫珠液中充分浸泡后，紧密贴敷于创面上，每天在纱布上滴药液2～3次，以保持纱布湿润。待创面干燥，纱布下无积脓，并紧贴创面即可停止用药。如有积脓，及时清除更换纱布，待创面愈合后，纱布自行脱落，切忌人为撕去。治中小面积烧伤或Ⅲ度创面，用涂布法：将药液直接涂布在创面上，每天2～3次。

【功能主治】　清热泻火、解毒敛疮。主治烧伤。

【疗效】　据中国人民解放军第162医院报道，应用本方治疗75例，其中轻度37例，中度18例，重度9例，特重度11例，痊愈71例，无效4例，总治愈率为94.7%。

【来源】　中草药通讯，1972.（3）：41.

【方三】

裸花紫珠干叶3000克

【用法】　取上药，加水煮沸1小时后取汁，再煎2次，将3次药液合并浓

缩至 1000 毫升，用纱布过滤得 3∶1 水煎液，备用。用时先用生理盐水冲洗创面，将脓性分泌物及坏死组织清除干净，然后取单层纱布，剪成与创面等大为宜，浸湿药液覆盖创面，用胶布固定，每天换药 1 次。

【功能主治】　解毒敛疮。主治化脓性皮肤溃疡。

【疗效】　据中国人民解放军第 162 医院报道，应用本方治疗 232 例，治愈 228 例，好转 4 例，总有效率为 100%。

【来源】　中草药通讯，1972.（2）：42.

【方四】
紫珠适量

【用法】　取上药，加水煎煮 2 次，合并滤液，制成浓度为 50% 的紫珠液。先行阴道冲洗，再放入浸有药液之带线棉花栓，12～24 小时后取出棉栓。或用紫珠草粉适量送入阴道，每天 1 次，5 次为 1 个疗程。

【功能主治】　清热解毒。主治妇科炎症。

【疗效】　据原广东海南地区人民医院报道，应用本方治疗 78 例（包括子宫颈炎、霉菌性阴道炎、滴虫性阴道炎、一般阴道炎、外阴炎），痊愈 38 例，好转 33 例，无效 7 例，总有效率为 91%。

【来源】　新医学，1971.（6）：45.

白茅根

【来源】　白茅根为禾本科多年生草本植物白茅的根茎。

【别名】　兰根、地筋。

【处方用名】　白茅根、茅根、鲜茅根、茅根炭。

【用法用量】　常用量为 10～15 克，鲜品 30～60 克，大剂量可用至 250～500 克，水煎服也可捣汁服。

【产地采收】　我国多数省区有产，主产华北地区。春季苗未出土或秋后苗枯时采挖，除去地上部分及须根，洗净，晒干。

【炮制研究】　鲜茅根清热生津、凉血止血功力较干品为佳。炒炭后，可增强其止血作用。

【性味归经】　甘寒，入肺、胃、膀胱经。

【功能主治】　凉血止血、清热利尿、生津止渴。主治血热妄行之咯血、衄血、吐血、尿血、血淋，以及水肿、小便不利、热病呕哕、肺热咳喘、湿热黄疸等。

脾胃虚寒，尿多不渴者忌用。

【现代研究】　现代研究表明，白茅根含有芦竹素、白茅素、草酸、苹果酸、柠檬酸、葡萄糖、蔗糖等。白茅根粉能显著缩短血浆复钙时间而具有止血作用。白茅根水浸液和煎剂有利尿作用，服药 5～10 天时利尿作用最为明显。其煎剂对痢疾杆菌有明显抑制作用。此外，白茅根水浸液有降低血管通透性的作用。

【常用单方】

【方一】

白茅根 60 克

【用法】 水煎 2 次，分 2 次服，每天 1 剂。

【功能主治】 清热利湿退黄。主治病毒性肝炎。

【疗效】 据记载，应用本方治疗 28 例，临床治愈 21 例，好转 7 例。

【来源】 《中药大辞典》。

【方二】

白茅根干品 250 克

【用法】 取上药，加水 500～1000 毫升，水煎至 200～400 毫升。分早晚 2 次口服。

【功能主治】 利尿降压。主治肾小球肾炎。

【疗效】 据梁毅报道，应用本方治疗 36 例，水肿全消 28 例，显著消退 6 例，减轻 2 例，一般在服药 1～4 周间出现利尿作用。其中 18 例急性肾炎血压全部恢复正常，9 例慢性肾炎有 2 例血压恢复正常，7 例改善。本方对急性肾炎疗效最好。又据刘加宽报道，取鲜白茅根 800 克（干品 500 克）捣烂，水煎至 1000 毫升，加白糖 20 克，10 岁以下服 150 毫升，10～15 岁服 200 毫升，15 岁以上服 250 毫升，每天 4 次，20 天为 1 个疗程。治疗急性肾炎 40 例，总有效率达 97.5%。

【来源】 云南医药杂志，1965.7（1）：18；安徽中医学院学报，1994.13（3）：27。

【方三】

白茅根 100 克

【用法】 水煎 2 次。分早晚空腹服用，15 天为 1 个疗程。

【功能主治】 凉血止血。主治血尿。

【疗效】 据田桂丽等报道，应用本方治疗顽固性血尿 100 例，其中肾小球性血尿 50 例，均获良效而血止；非肾小球性血尿 50 例，仅 4 例无效。

【来源】 中华肾病杂志，1992.（4）：252。

【方四】

鲜白茅根 300 克

【用法】 水煎。2 次分服，每天 1 剂。

【功能主治】 利水消肿。主治黄疸性肝硬化腹水。
【来源】 据曾立昆报道。

槐花

【来源】 槐花为豆科植物槐的花及花蕾。
【别名】 槐蕊、槐米。
【处方用名】 槐蕊、槐米。
【用法用量】 常用量：5~10克水煎服或入丸、散，每次3~5克。外用适量，煎汤熏洗、涂搽、研末敷。
【产地采收】 主产于河北、山东、河南、江苏、广东、广西、辽宁等地。以色黄白、整齐、无枝梗者为佳。贮藏宜放箱内或缸瓮内，置干燥处，防霉蛀。
【炮制研究】 止血宜炒炭用，泄热宜生用。
【性味归经】 味苦，性微寒。主归肝、大肠经。
【功能主治】 凉血止血、清肝泄热。主治血热妄行之肠风便血、血痢、痔血、吐血、咯血、尿血、衄血、崩漏，肝火上炎之头痛、目赤肿痛等。
脾胃虚寒、里无实火者禁用。
【现代研究】 现代研究表明，槐花含有多量芸香甙，还含蛋白质、氨基酸等。能明显缩短凝血和出血时间，有显著的止血作用。对多种皮肤真菌有不同程度的抑制作用。还有抗炎、降血压、降血脂等作用。
【常用单方】

【方一】
槐花适量
【用法】 取上药2份，另取糯米1份，炒黄研末。每天早晨空腹服10克，服药期间禁止服糖。
【功能主治】 清热解毒散结。主治颈淋巴结核。
【疗效】 据记载，应用本方治疗30余例，均获痊愈。
【来源】 录自《中药大辞典》。

【方二】
槐花适量
【用法】 取上药，炒黄，研为细末。每次3克，每天2次，饭后用温开水送服。亦可制成蜜丸，用量用法同。
【功能主治】 清热凉血。主治银屑病。
【疗效】 据四川省皮肤病防治研究所报道，应用本方治疗53例，痊愈6

例。显著进步 22 例,进步 19 例,无效 6 例,总有效率为 88,7%。本药对胃肠道有一定副作用,宜从小剂量开始服用,2~3 天后加至全量。

【来源】 皮肤病防治研究通讯,1972.(3):207,

槐角

【来源】 槐角为豆科植物槐的果实。

【别名】 槐实、槐豆、槐角豆。

【处方用名】 槐实、槐豆、槐角豆。

【用法用量】 常用量为 6~10 克,水煎服;亦可研末入丸、散,每次服 2~5 克。

【产地采收】 主产于河北、山东、河南、江苏、广东、广西、辽宁等地。以肥大、角长、饱满、黄绿色、无杂质者为佳。贮藏宜放木箱内或其他容器内,置干燥处,防霉蛀。

【性味归经】 槐角味苦,性寒。归肝、大肠经。

【功能主治】 凉血止血、清肝明目、润肠通便。主治痔疮肿痛出血、肠风下血、血痢、目赤肿痛、头痛头晕、肠燥便秘等。本品功效与槐花相似,但止血作用较槐花为逊,而清降泄热之功则较强,且能润肠,善止痔疮出血、便血,故常用于治疗痔疮肿痛出血。

孕妇及脾胃虚寒、食少便溏者禁用。

【现代研究】 现代研究表明,槐角含有黄酮类成分,有染料术素、山奈酚、芸香酚、芸香甙、槐属双甙、槐属甙等。对心脏具有正性肌力作用,能使心肌收缩力增强。并有降血压、升高血糖、降低血清胆固醇和抑制红细胞自氧化等作用。此外,芸香甙具有维持血管抵抗力,降低其通透性的作用。

【常用单方】

【方一】

槐角适量

【用法】 取成熟槐角去净杂质,每 500 克槐角加水 1500~2000 毫升,煮 2~3 沸,凉后将槐角用手捏碎,皮与仁剥离后煮 1~2 沸,捞出槐角,将药液熬至有粘性后倒入碗或其他瓷器中,放在强烈阳光下蒸发其水分即浓缩成膏。用时取药膏 12 克溶于温水中服,儿童酌情减量,每天 2~3 次,一般连用 2~5 天。

【功能主治】 清热通淋。主治急性尿路感染。

【疗效】 据赵保深报道,应用本方治疗 28 例,痊愈 20 例,好转 5 例,无效 3 例,总有效率为 89,3%。

【来源】 山东中医杂志,1988,7(5):46.

【方二】

槐角适量

【用法】 在秋后槐角成熟时收下，切成小段并晒干，贮于阴凉通风处。冬天下雪后，将槐角放入瓦缸内，加入适量雪块，将缸口封密。明年入夏捞出晒干，再浸入原液中，反复晒浸直至原液浸干为止。晒干置锅内，加细砂炒至老黄色酥脆，去砂，将槐角收置通风处备用。每天6～10克，沸水冲泡，代茶频饮。

【功能主治】 清热泻火、凉血止血。痔疮出血（内痔、外痔、混合痔大便秘结时反复出血及肛裂所致出血）。

【疗效】 据李登美报道，应用本方治疗500例，效果颇佳。一般3天左右出血即止，大便逐渐转软。

【来源】 浙江中医杂志，1993.（11）：521.

侧柏叶

【来源】 侧柏叶为柏科常绿乔木植物侧柏的嫩枝叶。

【别名】 丛柏叶、柏叶。

【处方用名】 侧柏叶、生侧柏叶、嫩柏叶、侧柏炭。

【用法用量】 水煎服，常用量为6～12克，鲜品捣汁服，或入丸、散。外用适量，煎水洗或捣敷或研末调敷，或作配剂外搽。

【产地采收】 全国各省区有栽培。主产河北、山东。全年可采，剪下小枝，除去粗梗，阴干，切断。

【炮制研究】 制炭后可增强其止血作用。

【性味归经】 苦涩微寒，入肺、肝，大肠经。

【功能主治】 凉血止血、止咳化痰、祛风湿、消肿去毒。主治吐血、咯血、衄血、便血、血痢、尿血、崩漏、肺热咳嗽痰多、风湿热痹、丹毒、痄腮、水火烫伤等。

本品多食或久服易引起胃脘不适及食欲减退。

【现代研究】 现代研究表明，侧柏叶含有扁柏双黄酮、穗花杉双黄酮、槲皮甙、小茴香酮、侧柏酮、侧柏烯等。侧柏叶煎剂可明显缩短出血时间及凝血时间，还有镇咳、祛痰、平喘作用。对金黄色葡萄球菌、卡他球菌、乙型链球菌、痢疾杆菌、伤寒杆菌、白喉杆菌、炭疽杆菌等均有抑制作用。此外，尚有镇静、降血压和扩张血管的作用。

【常用单方】

【方一】

侧柏叶适量

第十章 止血药与土单方

【用法】 取上药，晒干或焙干后研成粗末，置于18%的酒精中（以浸没药粉为度），浸泡4昼夜后滤取浸液。每次服50毫升（儿童酌减），日服3次，7～10天为1个疗程。

【功能主治】 杀菌止痢。主治急、慢性细菌性痢疾。

【疗效】 据解放军171医院报道，应用本方治疗114例，治愈100例，无效14例，治愈率为87,7%。本浸剂如经高压消毒、煮沸，或加防腐剂，均会影响其杀菌、抑菌效果。

【来源】 新医药资料，1971.（6）：11.

【方二】

侧柏叶15克

【用法】 取上药，加水300毫升，煎成150毫升为1次量，每天服3次。或以侧柏叶焙制研末，每天9克，分3次服。

【功能主治】 凉血止血。主治胃、十二指肠溃疡出血。

【疗效】 据倪达人等报道，应用本方治疗50例，大便潜血平均3.5天转阴。除个别病人有恶心外，一般无不良反应。

【来源】 中华内科杂志，1960.8（3）：249

【方三】

鲜侧柏叶300～500克。

【用法】 取上药（视烧伤面积大小而定），洗净，放入臼内捣烂如泥，加75%酒精少许调成糊状备用。使用前先用生理盐水或1：1000新洁尔灭清洗创面，有水泡者用注射器抽取泡内渗出液。如汽油烧伤可用软肥皂清理创面。而后将新鲜侧柏叶膏敷于烧伤部位，外面覆盖无菌纱布，胶布固定。每天换药3次。如无感染不需使用其他药物，一般5天左右即可痊愈。

【功能主治】 凉血泻火解毒。主治烧伤。

【疗效】 据荣金玉等报道，应用本方治疗61例，其中度烧伤6例，浅Ⅱ度烧伤52例，深Ⅱ度烧伤3例，结果除3例深Ⅱ度者转其他治疗外，其余均治愈。治疗过程中无不良反应。

【来源】 中西医结合杂志，1989，9（10）：630

【方四】

鲜侧柏叶适量

【用法】 按儿童年龄大小每天取上药适量：1岁以下者20克，1～5岁者30～50克，6～10岁者60～100克，加水200～400毫升煎成90～300毫升。日服6次，每次15～50毫升，7天为1个疗程，连服1～2个疗程。

【功能主治】　镇咳祛痰。主治百日咳。

【疗效】　据方云琪报道，应用本方治疗92例，痊愈80例，显效10例，无效2例，总有效率为97，8%。

【来源】　安徽中医学院学报，1988，7（1）：34

仙鹤草

【来源】　仙鹤草为蔷薇科多年生草本植物龙芽草的全草。

【别名】　龙芽草、脱力草、狼牙草、路边黄。

【处方用名】　仙鹤草、龙芽草。

【用法用量】　常用量为10～15克，大剂量可用至30～60克，水煎服，亦可捣汁服，或入散剂。外用适量，捣敷。止血亦可炒炭用。

【产地采收】　我国南北各省区均产，夏秋两季，茎叶生长茂盛时采割全草，晒干。

【炮制研究】　制炭后可增强止血的作用。

【性味归经】　味苦、涩，性平。主归肺、脾、肝经。

【功能主治】　具有收敛止血、补虚、消积、止痢、杀虫的功效。主治咯血、吐血、便血、衄血、崩漏、血虚气弱、脱力劳伤、久泻久痢、小儿疳积、滴虫性阴道炎、痈肿疮疖等。

【现代研究】　现代研究表明，仙鹤草含有仙鹤草素、仙鹤草酚及荻酸等。有促进血液凝固、抑制多种致病细菌、抑制宫颈癌的作用。仙鹤草嫩茎叶煎剂局部应用对阴道滴虫有良好杀火作用。仙鹤草酚对猪肉绦虫和莫氏绦虫均有驱杀作用，对血吸虫也有杀灭作用。此外，仙鹤草素能兴奋骨骼肌，使已疲劳的骨骼肌恢复兴奋。

【常用单方】

【方一】

仙鹤草根30～60克

【用法】　水煎服，每天3剂。

【功能主治】　抗菌止痢。主治急、慢性细菌性痢疾。症见腹痛，下痢粘冻或赤白脓血，伴有里急后重。

【疗效】　据周文民报道，应用本方治疗慢性痢疾267例，治愈263例，好转4例。又据许秀平报道，应用仙鹤草30克，水煎服，每天1剂，治疗急性痢疾获得较好疗效。

【来源】　新中医，1976.（6）：25；上海中医药杂志，1985.（2）：31

【方二】

仙鹤草 100 克

【用法】　取上药，焙干，研为细末。每次于病发前 2 小时用酒送服 10 克，隔天 1 次，连用 3 次。

【功能主治】　截疟。主治疟疾（间日疟）。症见怕冷寒战、发热汗出、间日发作。

【疗效】　据庞国明报道，应用本方治疗本病有效。

【来源】　中医药信息，1991．8（5）：23

【方三】

仙鹤草 30～60 克

【用法】　水煎服，每天 1 剂。

【功能主治】　健脾补肾、降糖止渴。主治糖尿病。症见多食易饥、多饮多尿、身体消瘦、神疲乏力。

【疗效】　据王英等报道，应用本方治疗数十例，均获显效。又据董俊峰报道，应用本方治疗 30 余例，同样获得显效。

【来源】　浙江中医杂志，1992．（6）：262

【方四】

仙鹤草 30 克

【用法】　取上药，加水煎成 100 毫升。每天 1 次口服，小儿酌减。服药后呕吐者，少量分次服，补足其剂量。输液以纠正脱水，有休克或惊厥者用阿托品抢救。

【功能主治】　解毒、止泻。嗜盐菌感染性食物中毒。

【疗效】　据绍兴县第二人民医院报道，应用本方配合对症处理治疗 108 例，均在 2 天内治愈。一般中毒症状多在 2～3 小时内减退，腹痛在 12 小时内消失，腹泻在 24～48 小时内控制。

【来源】　新医药学杂志，1973．（3）：26

白及

【来源】　白及为兰科多年生草本植物白及的块茎。

【别名】　白芨、白根。

【处方用名】　白芨、白根。

【用法用量】　常用量为 3～10 克，水煎服；或研末凉开水调服，2～5 克。外用适量，研末撒患处或调涂。

【产地采收】 主产于贵州、四川、湖南、湖北、河南、浙江、陕西等地。以根茎肥厚、色白明亮、个大坚实、无须根者为佳。贮藏宜放缸瓮内或箱内,防霉。白及粉同时要防潮结块。

【性味归经】 苦、甘、涩,性微寒。归肺、胃经。

【功能主治】 具有收敛止血、消散痈肿、生肌敛疮的功效。主治咳血、吐血、便血、衄血、崩漏、外伤出血、痈疽肿毒、疮疡溃烂、瘰疬溃破、肛瘘、肛裂、水火烫伤、手足皲裂等。

外感咳血及肺胃实火亢盛者忌服。

【毒副作用】 大剂量应用可致肝脏轻度间质性肝炎、肾盂肾炎,部分肾小球管腔内有蛋白管型。

【现代研究】 现代研究表明,白及含有白及胶、白及甘露聚糖、粘液质、葡萄糖、淀粉等。白及块根浸出液制成膜用于创面出血,可使出血立即停止,有促凝血作用。还能保护胃粘膜,有抗肿瘤作用,其抗癌的有效成分为块茎中含量较多的粘液质。白及能抑制革兰氏阳性菌、人型结核杆菌和部分真菌。此外,还有预防腹腔粘连的作用。

【常用单方】

【方一】

白及适量

【用法】 研成细末。每次3克,每天3次,温开水送下。

【功能主治】 收敛止血。主治上消化道出血。

【疗效】 据孔照遐等报道,应用本方治疗42例,肉眼黑便消失时间平均4.9天,大便潜血阴转时间平均8天。

【来源】 安徽医科大学学报,1987,22(4):39

【方二】

白及适量

【用法】 每天取上药50~100克,加水煎成胶冻状溶液500~1000毫升。频服或分3次服,至大便潜血转阴后停服。

【功能主治】 收敛止血。主治流行性出血热消化道出血。

【疗效】 据熊楚蘅报道,应用本方治疗70例,除1例无效外,有69例均在1~3天内停止呕吐,3~5天内大便潜血转阴。

【来源】 临床内科杂志,1988,(1):39

【方三】

白及适量

【用法】　研为细粉。每天吞服 6 克，连续用药 3 个月。
【功能主治】　收敛止血。主治肺结核。
【疗效】　据锦州市结核病防治院报道，应用本方治疗抗痨药无效或疗效缓慢的各型肺结核 60 例，临床治愈 42 例，显著进步 13 例，无效 5 例。总有效率为 91.7%。
【来源】　中国防痨，1960．（2）：75

【方四】
白及适量
【用法】　研为细粉。成人每次服 2～4 克，每天 3 次，3 个月为 1 个疗程。
【功能主治】　收敛止血。主治支气管扩张咯血。
【疗效】　据报道，应用本方治疗 21 例，经 1～2 个疗程后全部病例均痰量显著减少，咳嗽减轻，咯血控制。
【来源】　录自《中药大辞典》

棕榈

【来源】　为棕榈科常绿植物棕榈的叶柄及叶鞘纤维。
【别名】　棕毛、棕皮。
【处方用名】　棕榈炭、陈棕炭、败棕炭。
【用法用量】　常用量为 10～15 克，水煎服，或入丸、散。煅炭存性用。外用适量，研末吹鼻，或敷创面。
【产地采收】　主产于我国广东、云南、福建、甘肃、贵州、浙江、台湾等地。以深黑色、无杂质、陈久者为佳。贮藏宜放箱内盖好，防灰尘。
【炮制研究】　煅炭后止血作用增强。
【性味归经】　味苦、涩，性平。归肝、肺、大肠经。
【功能主治】　具有收敛止血之功。主治崩漏、便血、尿血、吐血、鼻衄、外伤出血等。
由于本品味涩性敛，故出血证兼有瘀滞者禁止单独使用。
【现代研究】　表明，棕榈含有木犀草素－7－芸香糖甙、木犀草素－7－葡萄糖甙、甲基原薯蓣皂甙等。陈棕水煎剂、陈棕炭水煎液及混悬液、陈棕皮炭水煎液及混悬液都能显著缩短出血时间和凝血时间；陈棕皮水煎液无止血作用，而其炭水煎液和混悬液有明显止血作用。实践证明传统以陈久棕榈皮制炭入药是正确的，应以煅炭入药为宜，棕榈药用以陈者为良。

【常用单方】

【方一】

经霜棕榈子 60~120 克（以陈者为佳）

【用法】　取上药，水煎。代茶饮服。服药期间禁食鱼腥肉类、甜腻，节制性生活。

【功能主治】　止渴。主治糖尿病。

【疗效】　据阮士军报道，应用本方治疗 8 例，收到满意疗效。

【来源】　新中医，1985．（10）：4

【方二】

新鲜棕树根 100 克

【用法】　取上药水煎，加红糖适量。每天服 1 次。

【功能主治】　利尿通淋、消肿解毒。主治前列腺增生症。症见前列腺肥大，排尿不畅，甚或尿液点滴不通，小腹胀痛难忍。

【疗效】　据谢志豪等报道，应用本方治疗 10 例，分别服药 3~8 天，收到满意疗效。药后可使前列腺明显缩小，小便通畅。

【来源】　浙江中医杂志，1983．（11）：494

【方三】

棕榈 100 克

【用法】　取上药，用文火炒至微黄，研末备用。每天服 3 次，每次 5~10 克，饭前用米汤送服，3 天为 1 个疗程。

【功能主治】　收敛止血。主治内痔、肛裂、直肠息肉等引起的便血。

【疗效】　据任天华报道，应用本方治疗便血，一般 1~2 个疗程血止。

【来源】　四川中医，1990．（7）：37

【方四】

棕树根 120 克

【用法】　取上药，刮去外皮，洗净，开水炖后加冰糖 15 克或 30 克。于夜间 10 时许服下。

【功能主治】　解毒消肿。主治象皮肿。

【疗效】　据报道，应用本方治疗晚期血丝虫病象皮肿，均有不同程度的减轻。

【来源】　福建中医药，1958，（3）：40

第十章 止血药与土单方

血余炭

【来源】 血余炭为人发煅制成的炭化物。

【别名】 乱发。

【处方用名】 血余炭、血余、人发炭。

【用法用量】 常用量为3~10克，水煎服；研末服1.5~3克，每天1~3次；或入丸、散。外用适量，研末撒敷或调敷。

【产地采收】 各地均产。以色黑、发亮、质轻者为佳。贮藏宜放箱内，防灰尘。

【性味归经】 味苦、涩，性微温。归肝、胃、膀胱经。

【功能主治】 具有止血、消瘀、利尿、生肌等作用。主治吐血、衄血、咳血、尿血、血淋、血痢、便血、崩漏、疮疡溃烂等。

由于本品气浊，多食令人恶心，故胃虚气弱者慎用。

【现代研究】 现代研究表明，血余炭含有脂肪3.5%~5.8%、氮17.4%、硫5%、灰分0.3%，并含黑色素等。能显著缩短凝血时间、出血时间和减少出血量，明显增强ADP诱导的血小板聚集。血余炭煎剂对金黄色葡萄球菌、伤寒杆菌、甲型副伤寒杆菌及福氏痢疾杆菌有较强抑制作用。此外，还有明显的抗炎作用。

【常用单方】

【方一】

人发10克

【用法】 取上药，洗净晒干，用新沙锅炒炭存性，候凉研为细末。用白开水1次冲服。

【功能主治】 化瘀利水。主治产后尿潴留。

【疗效】 据张学文等报道，应用本方治疗15例，服药1次治愈者14例，2次治愈者1例，治愈率为100%。

【来源】 中西医结合杂志，1989，9（8）：497

【方二】

粗黑头发10克

【用法】 取上药，点燃使充分燃烧，令通赤，研为细末，贮有色瓶中密封。用时取麻油调为糊状，外涂患处，无须包扎，每天1次。

【功能主治】 消炎止痛。主治带状疱疹。

【疗效】 据张祖跃等报道，应用本方治疗本病，一般1次痛止，2次痊愈。

【来源】 浙江中医杂志，1991.（6）：255

【方三】

血余炭 15 克

【用法】 取上药水煎服，或研末服，每次 1.5 克，每天 3 次。

【功能主治】 收敛止血。主治声带粘膜下出血。

【疗效】 据任关根报道，应用本方治疗本病效果理想。

【来源】 上海中医药杂志，1982.（5）：31

三七

【来源】 三七为五加科植物人参三七的根。

【别名】 参三七、山漆、金不换、田漆等。

【处方用名】 三七、田七、山漆、参三七、三七粉、熟三七粉。

【用法用量】 本品多研末服，常用量为 1~3 克；亦可入煎剂，常用量为 3~12 克。外用适量，研末外糁或调敷。

【产地采收】 主产于云南、广西等地。以个大坚实、体重皮细、断面棕黑色、无裂痕者为佳。贮藏时原药用纸包好，放缸瓮内；粉末用瓶装好盖紧，放干燥处，防霉蛀。

【性味归经】 味甘、微苦，性温。归肝、胃、心经。

【功能主治】 化瘀止血、消肿定痛。主治吐血、咯血、衄血、便血、尿血、崩漏、创伤出血、跌打瘀肿疼痛、妇人产后恶露不尽、痈疽肿痛等。

孕妇慎用。

【现代研究】 现代研究表明，三七含有多种化学成分，其中三七皂甙为主要有效成分之一，还含有绞股兰皂甙、人参甙、三七素、黄酮、氨基酸等。三七有较强的止血作用，能抑制血小板聚集，抑制凝血酶诱导的从纤维蛋白酶致纤维蛋白的转化，并能激活作用于血纤维蛋白原的尿激酶活性。熟三七对失血性贫血有治疗作用，能提高外周血红细胞、白细胞数量。能增加冠脉血流量，提高心肌血氧供应，减慢心率，降低心肌耗氧量，改善心肌微循环，从而对冠心病、心绞痛有明显疗效。此外，三七能扩张血管，降低血压和抗心律失常，增强中枢抑制药的镇静、催眠、安定和抗惊厥，还有一定的抗休克、抗肝损伤、抗炎、调节免疫及抗肿瘤作用。

【常用单方】

【方一】

三七适量

【用法】 取上药，研为细粉。每次 6 克，每天 2 次，用温开水冲服。

【功能主治】 散瘀止痛。主治冠心病心绞痛。
【疗效】 据孙建军等报道,应用本方治疗11例,这些病例都是用其他中药及西药常规治疗1个月以上不能满意控制者,经改用本方治疗后,除1例无效外,10例1周后均获满意控制。
【来源】 中医杂志,1994.(1):5

【方二】
生三七适量
【用法】 取上药,研为细末。每次口服0.6克,每天3次,饭前服用,连服1~2个月。
【功能主治】 化瘀降脂。主治高脂蛋白血症。
【疗效】 据张煜报道,应用本方治疗冠状动脉粥样硬化性心脏病、高血压病、脑动脉硬化伴高血脂者10例,5例总血脂平均从30.659毫摩尔/升降至18,678毫摩尔/升,10例胆固醇由平均7,088毫摩尔/升降至4.81毫摩尔/升。又据天津南开区西营门外卫生院报道,每天口服生三七粉0.9克,连服10周以上,不用西药。治疗冠心病合并血胆固醇高者74例,取得明显的降脂效果。
【来源】 新医药学杂志,1973.(10):13;天津医药,1975.(7):347

【方三】
三七适量
【用法】 取上药,研为细粉。口服,每天3次,每次1.5克,用温开水送服。
【功能主治】 化瘀止血。主治上消化道出血。
【疗效】 据罗裕民报道,应用本方治疗各种类型胃出血病人60例,完全止血者58例,无效2例,治愈率为96.7%。
【来源】 云南中医杂志,1985.(11):28

【方四】
生三七适量
【用法】 取上药,研为细粉。每次1克,每天3次,空腹口服,连续1个月。
【功能主治】 保肝降酶。主治丙氨酸氨基移换酶(谷丙转氨酶)升高。
【疗效】 据张炮报道,应用本方治疗21例原因不明、24例肝胆疾患引起的丙氨酸氨基移换酶增高者,显效34例,有效10例,无效1例,总有效率为97,8%。其中10例慢性肝炎病人血浆蛋白亦获改善。
【来源】 中医杂志,1980.(5):25

菊叶三七

【来源】 菊叶三七为菊科植物三七草的根。

【别名】 紫三七、血当归、菊三七、水三七。

【处方用名】 紫三七、血当归、菊三七、水三七。

【用法用量】 常用量为3~10克，水煎服；研末服1.5~3克；鲜品30~60克捣汁服。外用适量，捣敷。

【产地采收】 主产于四川、云南、广东、广西等地。以干燥、整齐、质坚、无杂质、断面明亮者为佳。贮藏时原药用纸包好，放缸瓮内；粉末用瓶装好盖紧，放于燥处，防霉蛀。

【性味归经】 味甘，微苦，性温。归肝、心经。

【功能主治】 化瘀止血、解毒消肿。主治跌打损伤、瘀肿疼痛、创伤出血、吐血、衄血、尿血、便血、崩漏、产后瘀滞腹痛、痈肿疮疡、虫蛇咬伤等。孕妇慎用。

【现代研究】 现代研究表明，菊叶三七含有生物碱，为千里光碱，千里光菲灵碱，菊三七碱甲、乙，还含有甘露醇、琥珀酸、原儿茶酸等。主要有促凝血、镇痛、局部麻醉、抗炎等作用。菊三七碱水液有较强的阿托品样作用。菊三七所含的菊三七碱、千里光碱、千里光菲灵碱，以及水解后得到的倒千里光裂碱等具有抗癌作用，可治疗皮肤鳞癌、皮肤基底细胞癌等。菊叶三七还具有明显的镇静、安定、催眠、抗惊厥等中枢抑制作用。

【常用单方】

【方一】

新鲜菊叶三七枝叶适量

【用法】 第一天取上药250克，煎汤内服，第二天后改用50克，早晚各用1次，连续3天维持治疗。

【功能主治】 化瘀止血。主治肺结核大咯血。

【疗效】 据吴永忠报道，应用本方结合抗痨药物，大咯血得以控制，病情恢复良好。

【来源】 中国农村医学，1995. 23（12）：2

【方二】

菊叶三七适量

【用法】 取上药，浸泡于30%酒精中，制成酊剂；或水煎配成12.5%及6.25%糖浆供儿童服用，每次20~30毫升，每天2次。

第十章 止血药与土单方

【功能主治】 活血消肿。主治大骨节病。

【疗效】 据报道，应用本方治疗成年病人 70 例，经 1 个月显效 21 例，好转 41 例，无效 8 例，总有效率为 88，6%；治疗儿童病人 31 例，显效 9 例，好转 22 例，总有效率为 100%。

【来源】 黑龙江省新医药经验交流，1971．8

景天三七

【来源】 景天三七为景天科多年生肉质草本植物景天三七或横根费菜的全草或根。

【别名】 土三七、见血散、活血丹。

【处方用名】 见血散、活血丹。

【用法用量】 常用量为 15～30 克，水煎服；或鲜品 30～60 克，捣汁服。外用适量，捣烂外敷。

【产地采收】 主产于山西、浙江、江苏、贵州等地。地上部分以色绿、无杂质者为佳；根以粗壮、色暗褐者为佳。贮藏宜放蒲包或竹篓内，置通风干燥处，防霉蛀。

【性味归经】 味甘、微酸，性平。归心、肝经。

【功能主治】 止血散瘀、消肿解毒、安心宁神。主治吐血、咳血、鼻衄、齿龈出血、便血、尿血、崩漏、肌衄、外伤跌打出血或瘀肿疼痛、关节扭挫肿痛、心烦失眠、毒虫螫伤、疮疖肿毒等。

脾胃虚寒者慎用。

【现代研究】 现代研究表明，景天三七含有生物碱、熊果酸、齐墩果酸、谷甾醇、没食子酸以及葡萄糖、果糖等。具有止血作用，能缩短凝血时间及出血时间。能镇静和降压。此外，本品煎剂对金黄色葡萄球菌有抑制作用。

【常用单方】

【方一】

新鲜景天三七叶片 80 克

【用法】 取上药，捣碎用洁净纱布滤汁约 20 毫升（根据出血量可酌情增减）。口服。

【功能主治】 止血化瘀。主治肺癌咯血。

【疗效】 据王蕴文报道，应用本方治疗 20 例，用药 1 次出血即停止，治愈率达 100%。

【来源】 实用中西医结合杂志，1990．（4）：232

【方二】

新鲜景天三七全草适量

【用法】　取上药，洗净，放入 75% 酒精中浸泡 15 分钟，取出捣烂备用。扭伤 36 小时内就诊者以食醋调敷；有皮损者按常规清创消毒后调敷。一般 24 小时换药 1 次。

【功能主治】　散瘀消肿止痛。主治急性关节扭伤。

【疗效】　据郑长宏报道，应用本方治疗 180 例，其中踝关节 114 例，膝关节 40 例，腕关节 26 例，结果全部治愈，平均治愈时间 62.5 小时。

【来源】　中西医结合杂志，1991．（5）：309

【方三】

新鲜景天三七叶 60 克

【用法】　取上药，捣烂。外敷被蜇处。

【功能主治】　解毒消肿止痛。主治黄蜂蜇伤。

【疗效】　据刘云报道，应用本方治疗 50 例，均获痊愈。

【来源】　浙江中医杂志，1991．（9）：427

茜草

【来源】　茜草为茜草科植物茜草的根及根茎。

【别名】　地苏木。

【处方用名】　茜草炭、生茜草、茜草根。

【用法用量】　水煎服，常用量为 5~15 克，或入丸、散剂。外用适量。止血炒炭用，化瘀宜生用或酒炒用。

【产地采收】　主产于安徽、江苏、山东、河南、陕西等地。以条粗长、表面红棕色、分枝少、无茎苗及细须根少者为佳。贮藏宜放木箱内或其他容器内，置干燥处。

【性味归经】　味苦，性寒。归心、肝经。

【功能主治】　凉血止血、化瘀通经。主治血热妄行之吐血、衄血、咯血、尿血、便血、崩漏，以及痛经、闭经、产后瘀阻腹痛、风湿痹痛、跌打瘀痛等。脾胃虚寒及无瘀滞者禁用。

【现代研究】　现代研究表明，茜草含有蒽醌类化合物，有大叶茜草素、茜草素、紫茜素、大黄素甲醚、紫黄茜素等。茜草具有明显促进血液凝固的作用，对血小板聚集也有很强的抑制作用，并有升高白细胞及明显的镇咳祛痰作用。对金黄色葡萄球菌、肺炎双球菌、流感杆菌和部分皮肤真菌有抑制作用。此外，洋茜草制剂能防止肾和膀胱结石的形成，尤其对碳酸钙结石的形成有抑制作用。茜草根煎剂还有解痉作用。

【常用单方】

【方一】

茜草适量

用法：取上药，置锅内用武火炒至焦黑色，略洒清水，熄灭火星取出晾干或晒干收藏。用时研为细末，加等量红糖。每次9克，每天3次，饭前服，1周为1个疗程。

功能主治：收涩止泻。主治慢性腹泻。

【疗效】　据报道，应用本方治疗28例，经1～2个疗程均治愈。

【来源】　江苏医药，1976.（6）：55

【方二】

茜草根1克（干品）

【用法】　取上药，用纱布包好放在消毒碗内，加乳汁10毫升，浸泡数分钟，待液体成淡红色即可应用。用时将浸液用棉球或滴管滴入牙痛病人双眼的泪囊口处，每1～2分钟滴1次。

【功能主治】　化瘀止痛。主治龋齿牙痛。

【疗效】　据田继亭报道，应用本方治疗1700余例，一般用1次即可止痛，少数病例2次止痛，用药后30分钟疼痛减轻，1～3小时症状消失。

【来源】　新医学，1974.（10）：532

【方三】

茜草10～20克

【用法】　取上药水煎。每天1剂，分早晚服，连服12～42天。用药期间不加用其他对霉菌有治疗作用的药物。

【功能主治】　抑菌。主治念珠菌病，症见口腔溃疡，反复发作。

【疗效】　据张海水报道，应用本方治疗消化道念珠菌病4例，支气管——肺念珠菌病1例，全部治愈。

【来源】　实用中西医结合杂志，1991.4（5）：312

蒲黄

【来源】　蒲黄为香蒲科水生植物狭叶香蒲、宽叶香蒲、东方香蒲和长苞香蒲的花粉。

【别名】　蒲花、水蜡烛、毛蜡烛、蒲棒。

【处方用名】 生蒲黄、蒲黄炭、炒蒲黄。

【用法用量】 常用量为6~10克,水煎服,包煎。外用适量,研末撒或调敷。止血多炒用,散瘀多生用。

【产地采收】 主产于江苏、浙江、安徽、山东等地。夏季采收蒲棒上部的黄色雄花序,晒干后辗轧,筛取花粉。以色鲜黄、光滑、纯净者为佳。贮藏宜放箱内,置干燥处,防虫蛀。

【性味归经】 味甘,性平。归心、肝经。

【功能主治】 止血、散瘀、利尿。主治吐血、咯血、衄血、尿血、血淋、便血、崩漏、外伤出血、瘀滞心腹诸痛、经闭、痛经、产后腹痛、跌扑肿痛、目疮、湿疹、疮疡等。

孕妇慎用。

【现代研究】 现代研究表明,蒲黄含有多种黄酮类化合物,有柚皮素、槲皮素、异槲皮素、香蒲新甙等,还含有挥发油、多糖及甾醇等。蒲黄具有促凝血作用,能使凝血时间明显缩短;还可使血小板数目增加,凝血酶原时间缩短,蒲黄粉外用亦有止血作用。它能增加冠脉血流量,有抗缺氧、降血脂、抗动脉粥样硬化、抗炎、抗渗出和抑菌作用。对子宫平滑肌呈兴奋作用,可收缩子宫,对中期妊娠有较强的致流产和致死胎作用。此外,对细胞免疫、体液免疫功能有抑制作用,可引起红细胞和白细胞减少。

【常用单方】

【方一】

生蒲黄适量

【用法】 每次3克,每天3次,口服,连服2个月。

【功能主治】 活血、降脂。主治冠状动脉粥样硬化型心脏病。

【疗效】 据张碧姿报道,应用本方治疗66例,取得89%消除症状、89%缓解心绞痛、48%改善心电图、58%降低血压、60%降低血清总胆固醇和94%降低甘油三脂的效果。

【来源】 湖南医药杂志,1982.(3):6

【方二】

长苞香蒲适量

【用法】 粉碎为粗粉,以醇提法制取浸膏,低温放置后分3层,浸膏中层即为水溶性部分蒲黄,浓缩至比重为1.30蒲黄浸膏。口服药:取蒲黄浸膏250克,蔗糖600克,尼泊金乙0.5克,以蒸馏水稀释至1000毫升,115℃灭菌30分钟,即制成25%的内服药。口服每次15毫升,每天2次。灌肠液(浓度为25%):温度以30~37℃为宜,每次100~150毫升,每天保留灌肠1次,灌后,嘱病人屈膝左右侧卧 30 分钟。30 天为 1 个疗程。

【功能主治】 止血消瘀、生肌愈疡。主治特发性溃疡性结肠炎。

【疗效】 据朱孝金等报道，应用本方治疗 36 例，痊愈 17 例，显效 9 例，有效 8 例，无效 2 例，总有效率为 94.4%。

【来源】 湖南医药杂志，1984.（2）：29

【方三】

生蒲黄适量

【用法】 取上药，筛去杂质。取适量直接撒布于皮损上，以不见渗液为度，外盖纱布。换药时勿将已干燥的药粉去掉或洗去。

【功能主治】 祛湿止痒。主治湿疹。

【疗效】 据祝化民报道，应用本方治疗渗液性湿疹 30 例，其中 25 例当天止痒，6 例当天无渗液，全部病例在 6~15 天内皮损干燥而治愈。

【来源】 新医药学杂志，1977，（9）：22

【方四】

生蒲黄 60 克

【用法】 先将醋倒入锅内煮沸，再放入蒲黄搅拌成稠糊状，待凉后，团如弹子大（约重 9 克）。每次服 1 丸，用醋将药丸化开后喝下，早晚各服 1 次。

【功能主治】 化瘀止血。主治产后恶露不绝，症见恶露淋漓不断，伴有小腹坠胀而痛、腰酸肢软、舌淡、脉细数。

【疗效】 据张红玉等报道，应用本方治疗 46 例，痊愈 44 例，有效 1 例，无效 1 例。

【来源】 新中医，1991.（9）：16

花蕊石

【来源】 花蕊石为含蛇纹石的大理岩石。

【别名】 花乳石。

【处方用名】 花蕊石、煅花蕊石。

【用法用量】 常用量：10~15 克，打碎先煎，煎服；或入丸、散，常用量为 2~8 克。外用适量，研极细粉，撒敷患处。

【产地采收】 主产于江苏、浙江、陕西、山西、河南、山东等地。以夹有黄绿色斑纹者为佳。贮藏宜放瓮内或箱内盖好，置干燥处，防灰尘。

【炮制研究】 煅后，药性较缓，不伤脾胃，但增强了收敛止血作用，并易于粉碎。

【性味归经】　味酸、涩，性平。归肝经。
【功能主治】　化瘀止血。主治瘀血留阻所致吐血、衄血、咯血、尿血、便血、崩漏，以及产妇血晕、胎死腹中及胞衣不下、外伤出血等。
孕妇禁用。
【现代研究】　现代研究表明，花蕊石含有钙、镁、碳酸盐，并混有少量铁盐、铝盐及酸不溶物。用花蕊石外撒伤口处能迅速止血；内服花蕊石后能增加血中钙离子浓度，使血管和淋巴管壁致密，有防止血浆渗出和促进血液凝固的作用。此外，尚有抗惊厥作用。
【常用单方】

【方一】
花蕊石60克
【用法】　煅后粉碎，研为细末，过120目筛。口服，每次4～8克，每天3次。
【功能主治】　化瘀止血。主治胃、十二指肠出血、肺结核咯血、支气管扩张咯血。
【疗效】　据沈坚等报道，应用本方治疗224例，有效41例，显效136例，无效47例，总有效率为70%。本品对消化道出血治疗效果较好。
【来源】　中成药研究，1985.（8）：42

艾叶

【来源】　艾叶为菊科植物艾的叶。
【别名】　医草、家艾。
【处方用名】　艾叶。
【用法用量】　常用量为3～10克，水煎服，或入丸、散剂，或鲜品捣汁服。外用适量，煎浇、捣敷或炒热温熨，捣绒做炷或艾条熏灸。
【产地采收】　全国大部分地区均有分布。以叶下面灰白色、绒毛多、香气浓郁者为佳。贮藏宜放箱内或竹篓内，置通风干燥处，防霉蛀，防灰尘。
【性味归经】　味苦、辛，性温。归肝、脾、肾经。
【功能主治】　温经止血、散寒止痛、调经安胎、祛湿止痒。主治虚寒性崩漏、吐血、衄血、便血，以及脘腹冷痛、寒湿泄泻、月经不调、痛经、宫寒不孕、胎动不安、虚寒带下、湿疮疥癣、皮肤瘙痒等。散寒止痛宜生用，温经止血宜炒炭用。
阴虚血热者慎用。
【现代研究】　现代研究表明，艾叶含有挥发油0.2%～0.5%，油中含有柠檬烯、香叶烯、龙脑、桧烯、B-蒎烯等。艾叶炒炭、醋艾炭或焖煅艾叶炭的煎剂可缩短凝血时间，以焖煅艾叶炭作用最强。艾叶对多种致病菌和真菌都有抑制作用。艾叶油有明显的镇咳、祛痰、平喘作用。此外，艾叶油有抗过敏性休克及利胆作用，艾叶煎剂具有兴奋子宫的作用。

【常用单方】

【方一】
艾叶 500 克
【用法】 洗净切碎，放入 4000 毫升水中浸泡 4~6 小时，煎煮，过滤得 2500 毫升，加入适量防腐剂，即得 20% 艾叶煎剂。每天服 4 次，每次 100 毫升。
【功能主治】 杀菌止痢。主治细菌性痢疾。
【疗效】 据杭州市传染病医院报道，应用本方治疗 21 例，均获治愈。
【来源】 浙江医学，1960.（3）：142

【方二】
艾叶 55 克（或鲜品 1000 克）
【用法】 洗净切碎，放入 4000 毫升水中浸泡 4~6 小时，煎煮，过滤得 3000 毫升，加入适量防腐剂。日服 3 次，每次 30~60 毫升。
【功能主治】 镇咳祛痰。主治慢性支气管炎。
【疗效】 据报道，应用本方治疗 154 例，近期控制 6 例，显效 21 例，好转 81 例，无效 46 例，总有效率为 70%。
【来源】 录自《中药大辞典》

【方三】
鲜野艾（或艾叶）250~300 克
【用法】 洗净后切碎，加水 1500~2000 毫升，煎煮后过滤去渣取汁。乘热置脚盆内熏洗两足，每次以 10~15 分钟为宜。水冷可再加热重复熏洗，一般每天 3~5 次。
【功能主治】 温脾除湿止泻。主治泄泻。
【疗效】 据杨玉岫报道，应用本方治疗数例患者，均获显效。
【来源】 山西中医，1988，4（4）：6

【方四】
生艾叶 10 克
【用法】 加白酒 100 克，共煎至 50 克左右。顿服，每天 1 次，连服 3 天。
【功能主治】 温经散寒、祛风除湿。主治荨麻疹。症见皮肤瘙痒，搔之出现红斑隆起，形如豆瓣，堆积成片，忽隐忽现，发无定处，消退后不留痕迹。

【疗效】 据乔成林报道，应用本方治疗 50 例，疗效显著。

【来源】 浙江中医杂志，1990.（6）：254

藕节

【来源】 藕节为睡莲科植物莲的根茎的节部。

【处方用名】 藕节、鲜藕节、藕节炭。

【用法用量】 常用量为 10～15 克，水煎服；或用鲜品捣汁饮，常用量为 30～60 克。外用适量，捣汁滴鼻或研末吹鼻。

【产地采收】 主产于浙江、江苏、安徽等地。以节部黑褐色、两头白色、干燥、无须根泥土者为佳。贮藏宜放箱内或其他容器内，置干燥处。

【炮制研究】 生用凉血散瘀，多用于血热之急性出血；炒炭用收敛止血，多用于虚寒之慢性出血。制炭后可增强其收敛止血的作用。

【性味归经】 味甘、涩，性平。归肺、胃、肝经。

【功能主治】 收敛止血，兼能散瘀。主治吐血、咯血、衄血、尿血、血淋、便血、崩漏、痔血、鼻息肉等。

【现代研究】 现代研究表明，藕节含有鞣质、天门冬素、淀粉及维生素 C 等。能缩短凝血时间，制炭后鞣质、钙含量相对增加，止血作用加强。

【常用单方】

【方一】
藕节 40 克

【用法】 水煎服。每天 2 剂，直至痊愈。

【功能主治】 化瘀止血。主治眼前房出血。

【疗效】 据陈锦礼报道，应用本方治愈 2 例经西药久治不愈的严重外伤性前房积血。

【来源】 江苏中医杂志，1987，（7）：46

鸡冠花

【来源】 鸡冠花为苋科一年生草本植物鸡冠花的花序。

【别名】 鸡冠花、鸡冠花炭、白鸡冠花。

【处方用名】 鸡冠花、鸡冠花炭、白鸡冠花。

【用法用量】 10～15 克，煎服。焙研为末，每次 2～3 克。

【产地采收】 全国大部分地区均有分布。以花朵大而扁、色泽鲜艳的白鸡冠花较佳，色红者次之。贮藏宜放干燥容器内，炒鸡冠花、醋制及酒制鸡冠花，密闭置阴凉干燥处。鸡冠花炭要及时散热，防止复燃。

【炮制研究】 炒炭后，增强其涩敛之性，止血涩肠功能更佳。

【性味归经】 味甘、涩，性凉，入肝、大肠经。

【功能主治】 鸡冠花以花和种子入药。花可凉血止血，有止带、止痢功效。主治功能性子宫出血，白带过多，痢疾等。是一味妇科良药。种子有消炎、收敛、明目、降压、强壮等作用，可治肠风便血，赤白痢疾，崩带，淋浊，眼疾等。

【现代研究】 每百克鲜鸡冠花花序中，含蛋白质2.7克，脂肪0.4克，碳水化合物3.2克，膳食纤维6.3克。同时含丰富的钾、钠、钙、镁、铁、磷、锌、β-胡萝卜素，维生素B1和B2，维生素C和E等矿物质及维生素。鸡冠花的嫩茎、叶和种子中蛋白质的含量亦很高，占鲜重的2.29%~5.14%，另含一定量的脂肪、矿物质、维生素、天然辅酶、膳食纤维等，对人体具有良好的滋补强身作用。

【常用单方】

【方一】

鸡冠花9~15克

【用法】 水煎服（配生槐米、生地榆效果更好）

【功能主治】 治便血、痔血、痢疾。

【疗效】 据陈锦礼报道，应用本方疗效理想。

【来源】 辽宁中医杂志，1982.（6）：封三

【方二】

鸡冠花4~8克

【用法】 晒干研末，空腹酒调下（忌鱼腥猪肉）

【功能主治】 治经水不止。

【疗效】 据李进报道，应用本方治疗25例，均1次取效。

【来源】 浙江中医杂志，1990.（3）：17

【方三】

鸡冠花全草

【用法】 水煎，内服外洗。

【功能主治】 治荨麻疹。

【疗效】 据王磊报道，应用本方治疗15例，均1次取效。

【来源】 安徽中医杂志，1986.（3）：17

第十一章 常见病实用中医土方

一、内科土方

支气管炎

有急性支气管炎和慢性支气管炎之分。急性支气管炎是由病毒或细菌感染，物理、化学性刺激或过敏反应对支气管粘膜造成的急性炎症。一般为自限性疾病。起病前有上呼吸道感染的症状、鼻塞、喷嚏、声音嘶哑、全身不适、部分病人有畏寒、发热、全身肌肉酸痛、咳嗽、咳痰、痰量逐渐增多，痰为粘液样或粘液脓性痰。

慢性支气管炎是指气管、支气管粘膜及其周围组织的慢性非特异性炎症。临床上以长期咯、咳痰或伴有喘息及反复发作为特征。部分病人可发展成阻塞性肺气肿、慢性肺原性心脏病。主要原因为病毒和细菌的重复感染形成了支气管的慢性非特异性炎症。当气温骤降、呼吸道小血管痉挛缺血、防御功能下降时利于致病；烟雾粉尘、污染大气等慢性刺激亦可发病；吸烟使支气管痉挛、粘膜变异、纤毛运动降低、粘液分泌增多有利感染。

【方一】 *蒌杏橘贝汤《温病条辨》*

【组成】 瓜蒌10克，杏仁10克，橘皮12克，川贝9克，桔梗12克，枇杷叶9克，冬瓜子15克，桑白皮10克。

【治则】 清热宣肺，化痰止咳。

【证候】 肺热失宣。

【主证】 病位以肺部为主，常见咳嗽或伴喘息、气紧、胸闷，或胸痛，痰白质粘，咳痰不爽等，而咽部症状往往不明显。

【按语】 何廉臣说"其轻清气分痰热，如陈氏清肺饮（陈耕道《疫痧草》方）或叶氏蒌杏橘贝汤（蒌皮、杏仁、蜜炙橘红、川贝、桔梗、枇杷叶、冬瓜子、冬桑叶）。此皆能清化肺气，通调水道，下输膀胱，律气分伏热上能从咯痰而出，下能从小便而出"。故本方具清热宣肺化痰之效。若舌苔黄厚或黄腻，为

第十一章 常见病实用中医土方

痰热结胸证，当用小陷胸加枳实汤。

【方二】 泻白散加减《小儿药证直诀》

【组成】 桑白皮10克，地骨皮10克，甘草5克，黄芩9克，桔梗12克，牛子10克，芦根10克，神曲10克。

【治则】 清热宣肺，消食利咽。

【证候】 肺热失宣。

【主证】 咳嗽，声重，伴有痰声，夜间甚，咳嗽重时偶可引起恶心呕吐，食欲不振。咽红，舌红苔黄厚，脉滑。

【按语】 本方张老师用于小儿咳嗽声重，有痰，或有痰不会咳，伴有食积，咳嗽夜重者。

【方三】 枳桔二陈汤《伤寒瘟疫条辨》

【组成】 枳壳10克，桔梗12克，橘皮10克，半夏9克，茯苓10克，生姜3片，甘草6克。

【治则】 宣肺止咳，燥湿化痰。

【证候】 脾虚失运，土不生金。

病位在肺脾，咳嗽，咳声重浊，痰多，痰出咳平，痰白或灰白质稠，往往进食后咳甚痰多或咳嗽而恶心欲吐，伴胸闷脘痞，体倦便溏，苔白腻，脉濡滑。

【按语】 方中二陈汤燥湿化痰，理气和中；枳壳降气，桔梗宣肺气，两者配合，一升一降以恢复肺的宣降功能，清·杨玉衡《伤寒瘟疫条辨》即载有桔梗枳壳汤以治咳，认为"此二味，苦下气而散痞满，寒消热而除咳嗽也"。若痰清稀如水，当属饮邪伏内证，当用苓桂术甘汤。

【方四】 参苏饮加减《太平惠民和剂局方》

【组成】 人参10克，苏叶10克，前胡10克，枳壳10克，桔梗12克，橘皮10克，半夏9克，茯苓10克，生姜3片，甘草6克。

【治则】 健脾理气，化痰止咳。

【证候】 脾虚失运，土不生金。

咳嗽痰多，咳声重浊，痰稀白或粘稠，易咳出，晨起尤甚因痰而咳，痰出咳缓，可伴纳差，腹胀，便溏，痞满嗳气，舌淡苔白腻，脉濡滑或缓。

【按语】 寒盛加干姜、细辛。脾虚重加白术。

【方五】 苍术二陈汤加味。《千金》

【组成】 苍术、茯苓、法夏、郁金、前胡、白前根、川芎、杏仁各15克，陈皮、厚朴各12克香附、瓜蒌壳各20克，莱菔子30克。

【治则】 燥脾化痰，宽胸理气。
【证候】 脾虚失运，土不生金。

痰湿体质或过食肥甘厚腻之品，酿生痰湿，痰湿蕴肺，肺失宣肃而出现咳嗽，咳声重浊，痰多，痰出咳平，痰白或灰白质稠，往往进食后咳甚痰多或咳嗽而恶心欲吐，伴胸闷脘痞，体倦便溏，苔白腻，脉濡滑。

【按语】 苍术二陈汤加白前根、前胡，咳逆上气者加苏子、葶苈子、杏仁；胸中憋闷者加薤白、瓜蒌壳、郁金；心中烦闷不适者加石菖蒲、远志；腹胀纳少加厚朴、枳壳、莱菔子。痰湿重，用药不宜滋腻，即使有脾、肺气虚表现，也应慎用补气药，以免肺气闭郁加重咳嗽。

【方六】 张之文加味麦门冬汤《金匮要略》
【组成】 麻黄12克，麦冬12克，生地12克，紫苑12克，前胡12克，桔梗12克，金银花12克，刺蒺藜12克，黄芩12克。
【治则】 宣肺止咳，养阴化痰。
【证候】 肺阴损伤，痰湿留恋。

咳喘，咳而咽喉干燥不利，咯痰不爽。口干欲饮，舌红少苔，脉虚数等症。

【按语】 加味麦门冬汤以麻黄、麦冬为君，麻黄宣肺平喘，麦冬滋养肺阴；紫苑、前胡、桔梗为臣加强麻黄宣肺平喘之功；生地、金银花、刺蒺藜、黄芩为佐，滋养肺肾之阴，清泻肺经之热。其中刺蒺藜有两方面意义，一增强麻黄止咳平喘之功，二以其平肝息风之性制约麻黄辛温动阳之性。

【方七】 清燥救肺汤加减《千金》
【组成】 北沙参、石膏、火麻仁各30克，薄荷、桑叶各10克，麦冬、黄芩、桑白皮、地骨皮、郁金各12克，瓜蒌仁20克。
【治则】 清肺润肺。
【证候】 阴虚肺燥。

干咳，咳声短促，痰少白粘，口干咽燥，或声音嘶哑，舌红少苔或舌苔乏津有裂纹，脉细数。

【按语】 热象明显者加知母、桑白皮、瓜蒌仁，以北沙参易人参，痰中带血丝加白茅根、白及。

【方八】 桔梗汤加味《济生方》
【组成】 桑白皮12克，川贝母12克，杏仁12克，地骨皮12克，五味子12克，防己12克，葶苈子12克，桔梗12克。
【治则】 清肺润肺。
【证候】 肺阴损伤，痰湿留恋。

第十一章 常见病实用中医土方

咳喘，咳而咽喉干燥不利，咯痰不爽。口干欲饮，舌红少苔，脉虚数等症。

【按语】 方中桑白皮、川贝母、杏仁、地骨皮、五味子、防己、葶苈子具有降肺气、清肺热、化痰润肺、止盗汗的作用；仅配桔梗一味，宣散肺气。所以，从选方用药来看，倪师认为，久咳痰少，或肺阴亏虚之咳嗽，多考虑肺气失肃，治疗以肃降肺气药为主。

【方九】 **竹叶石膏汤加减**

【组成】 北沙参 20 克，麦冬 15 克，淡竹叶 10 克，石膏 30 克，黄芩 15 克，炙枇杷叶 15 克，百部、半夏 12 克，厚朴 12 克，五味子 9 克，香附 20 克，郁金 15 克，山栀子 15 克。

【治则】 润肺降逆，舒肝解。

【证候】 肝火犯肺。

咽痒咳嗽，呈阵发性，工作繁忙时加重，无痰，口干思饮冷，饮食及二便可。舌边、尖红，苔薄白，脉细偏弦。

【按语】 肝郁加重气之宣肃失灵，郁又可化火，火热灼津亦口干，舌脉隐见有肝火犯肺之征。

【方十】 **葶苈大枣泻肺汤合泻白散《伤寒瘟疫条辨》**

【组成】 葶苈子 10 克，大枣 5 枚，桑白皮 10 克，地骨皮 10 克，甘草 6 克。

【治则】 平肝泻肺止咳。

【证候】 木火刑金。

病位在肝脾，常见脉弦或患者有高血压，咽痒咳嗽，呈阵发性，工作繁忙时加重，口干思饮冷。舌边、尖红，苔薄白，脉细偏弦。

【按语】 葶苈大枣泻肺汤原治肺痈而见吐如米粥、喘不得卧等症，它有较强的泻肺功能；泻白散为泻肺清热、止咳平喘之主方，肝为将军之官，当其反侮肺金时，除非强力泻肺，否则难以平其上炎之势，而上两方合用则泻肺力量大为增强，故将其用于木火刑金之咳嗽。加刺蒺藜、菊花、僵蚕、决明子清肝平肝。

哮喘

哮喘是一种常见的支气管变态反应性疾病。本病属哮症及痰饮病中的伏饮范畴。哮喘为外来风寒之邪，包含有异气，如煤气，油烟，粉尘，花粉等，以及食物中的致敏物质如鱼腥虾蟹之类，诱发。在临床上所遇到哮喘病例绝大多数是接触上述的异气和物质而引发的，且多数患者幼年时有奶癣，风疹，过敏性鼻炎等病史，而且在哮喘发作之前，先有喷嚏，鼻塞流涕等类似感受风寒的哮喘发作的前驱症状。

【方一】 晁恩祥咳嗽变异型哮喘专方

【组成】 炙麻黄6克，杏仁10克，紫菀15克，苏子10克，苏叶10克，炙杷叶10克，前胡10克，地龙10克，蝉蜕8克，牛蒡子10克，五味子10克。

【治则】 疏风宣肺，缓急止咳。

【证候】 风邪犯肺。

阵咳，咽痒，急是本病主要症状，其咳以干咳为主，少痰或无痰具有阵发性，痉挛性的特点，常突然发作，骤然而止。

【按语】 咳嗽气急明显者，加乌梅10克，白芍10克以助五味子之力；重者，加罂粟壳5克，此药收敛太过，不宜久服中病即止。风为百病之长，常兼寒、兼燥、兼湿。兼寒者，酌情加荆芥10克，防风10克，桂枝10克，白芷10克等；兼热者，酌情加金银花10克，连翘10克，黄芩10克，桑白皮10克，鱼腥草25克，瓜蒌10克等；兼燥者，加沙参10克，麦冬10克，川贝母10克等；兼湿者，加藿香10克，佩兰10克。咽喉肿痛者，加北豆根5克，僵蚕10克，玄参10克，青果10克，锦灯笼10克等。鼻塞喷嚏者，加苍耳子10克，辛夷花10克。肺肾虚亏者，应注意调补肺肾，视情况加太子参10克，黄精10克，山萸肉10克，枸杞子10克，仙灵脾10克等。

【方二】 白果定喘汤

【组成】 麻黄、白果各6克，黄芩9克，苏子、桑白皮、半夏、杏仁各10克，款冬花、生地黄、麦门冬、北沙参各15克。

【治则】 宣肺化痰，降气平喘，养阴生津润肺。

【证候】 阴虚为本，痰热互结。

哮喘痰量极少，多为稀白，不易咯出，苔薄少者多，甚至舌苔花剥，舌质多偏红。

【按语】 其中麻黄用量不宜过多，一般以3~9克为准，白果成人不超过10克，以防久服中毒。加味法：如有鼻流清涕，喷嚏连连加辛夷，苍耳子等；痰多而苔薄腻加陈皮，半夏；如并发风疹，风块加白鲜皮，地肤子，蛇床子等；对于病程长，年岁高，并发肺气肿伴有心功能不全加丹参，菟丝子，枸杞子，淫羊藿，金匮肾气丸等以纳肾，喘平咳止。以后每于发病季节前，预先服药，以防发病。

【方三】 武维屏过敏煎合桂枝加厚朴杏子汤加减

【组成】 柴胡、防风、五味子、桂枝、炙甘草各6克，乌梅、白芍、厚朴、杏仁各10克。

第十一章 常见病实用中医土方

【治则】 祛外风,熄内风。

【证候】 虚风内伏,感受外邪。

哮喘时发时止,或时轻时重,多可寻及明显诱因(过敏原)胁肋隐痛,胸憋干哮无痰,鼻塞流涕,咽干口渴,舌红少苔,脉弦细。

【按语】 若由外感风寒引起者,酌加炙麻黄苏叶;外感风热引动者,酌加蝉衣,桑叶;若肝阳上亢明显者,酌加钩藤,地龙;阴虚血燥明显者,酌加生地,山萸肉"另外,武维屏教授还常结合哮喘病人过敏原皮肤试验结果进行辨治,特别对霉菌过敏者更有其独到的经验,认为病发于冬季者,多为风寒挟湿袭肺所致,常选用麻杏苡甘汤加味,药如炙麻黄,杏仁,炒苡仁,苍白术,白芥子,厚朴,炙甘草。

【方四】 武维屏柴朴二三汤

【组成】 柴胡、厚朴、橘红、法半夏、茯苓、苏子梗、白芥子、炒莱菔子各10克。

【治则】 祛痰除瘀,调畅气血。

【证候】 郁痰内阻,枢机不利。

哮鸣喘息,胸胁脘腹胀或疼痛,苔腻是其共有见证"寒痰多伴有咳痰稀白纳呆便溏,苔白腻,脉濡滑或沉滑;热痰多伴有咳黄黏,口渴欲饮,便秘,苔黄腻,脉弦滑或滑数。

【按语】 本方于寒哮;对于热哮,常选用柴胡胸汤(大柴胡汤合小陷胸汤)加减:柴胡,黄芩,清夏,全栝楼,枳实,赤芍,生大黄,胆南星"实践证明辨治痰哮时调理枢机法的运用对于提高临床疗效缩短病程大有裨益。

【方五】 小柴胡汤合四逆散加减

【组成】 柴胡、黄芩、清半夏、枳壳、赤白芍、苏子梗、炙甘草各10克。

【治则】 祛痰除瘀,调畅气血。

【证候】 郁痰内阻,枢机不利。

此类患者,哮喘发病或加重常与情志因素有关,女子又与月经周期关系密切。症见呛咳少痰,胁肋胀痛,苔薄白或薄黄,脉弦。

【按语】 肝郁化火,木火刑金者,加山栀子、桑叶皮、黛蛤散。阴伤明显者,加南沙参、知贝母。

【方六】 四逆散合旋复代赭汤加减

【组成】 柴胡、赤白芍、枳壳、厚朴、旋复花、代赭石、煅瓦楞、郁金、炙杷叶、炙甘草各10克。

【治则】 调肝理肺,和胃降逆。

【证候】　肝胃失调，肺胃上逆，郁痰内阻。

临床上有些支气管哮喘与胃食道反流有关，其主要临床表现为干咳少痰，呛咳不已，易于夜间发作，咳甚喘起，夜寐不安，呕恶泛酸，两胁不舒，舌淡红，苔薄白，脉弦。

【按语】　此类病症原发于谓，涉及于肝，最后累及于肺。因此，治疗上当以肺为标，肝胃为本；止咳为标，降逆为本。又肺与大肠相表里，气郁哮若见大便干结，腑实明显者，急当通腑降逆，导师常以大柴胡汤化裁。

【方七】　血府逐瘀汤加减

【组成】　当归、川芎、赤芍各15克，柴胡、枳壳、苏子梗、桃、杏仁、桔梗、川牛膝各10克。

【治则】　活血化瘀，降逆平喘。

【证候】　痰瘀胶结，阻滞气机。

哮发日久，反复不愈，胸闷胁痛，唇甲青紫，面色晦暗，舌紫暗或有瘀斑，脉沉涩。

【按语】　如兼有痰浊壅盛，痰瘀互阻者，加全栝楼、石菖蒲。若见有肝郁脾虚，痰瘀内阴之临床征象者，常以当归芍药散合逍遥散化裁以疏肝健脾，活血化痰。

【方八】　乌梅丸加减

【组成】　当归、赤白芍、太子参各15克，乌梅、黄芩、黄柏各9克，细辛、桂枝、椒目、炙麻黄、制附片各3克。

【治则】　调补阴阳气血，祛风活血化痰。

【证候】　肝肾阴虚，虚风内伏，虚实错杂，寒热互结。

哮病日久，迁延不愈，停减激素即反复者（激素依赖型哮喘）。

【按语】　武教授认为患者素有哮喘病史，肺气已伤；加之应用激素等纯阳之品，更易耗气伤阴，肺卫不固，外邪易侵，挟痰上扰。临证可根据阴阳之偏损，寒热之轻重灵活化裁。

【方九】　定喘汤加味

【组成】　炙麻黄6克，炒杏仁9克，生石膏15克，炙桑白皮12克，炒苏子12克，紫菀12克，款冬花12克，半夏9克，炒黄芩12克，白果12克，沙参15克，甘草6克。水煎服，日1剂。另配鲜竹沥水20ml清化热痰。

【治则】　清宣肺热、化痰平喘。

【证候】　痰热型。

本型多见于发作期，儿童发病率较高。患者除见哮喘主症外，伴咳痰黄稠、口渴唇红、大便稍干、舌质红、苔黄、脉滑数。

【按语】 方中麻黄宣肺平喘，白果、沙参敛肺止咳、化痰平喘，炒杏仁、炒苏子、紫菀、款冬花、半夏降气化痰润肺，黄芩、炙桑白皮、生石膏清泄肺热，甘草调和诸药。

胃炎

胃炎是胃粘膜炎症的统称。这是一种常见病，可分为急性和慢性两类。急性胃炎常见的为单纯性和糜烂性两种。前者表现为上腹不适、疼痛、厌食和恶心、呕吐；后者以上消化道出血为主要表现，有呕血和黑粪。慢性胃炎通常又可分为浅表性胃炎、萎缩性胃炎和肥厚性胃炎。慢性胃炎病程迁延，大多无明显症状和体征，一般仅见饭后饱胀、泛酸、嗳气、无规律性腹痛等消化不良症状。确诊主要依赖胃镜检查和胃粘膜活组织检查。

【方一】 半夏泻心汤加减《伤寒论》

【组成】 法半夏10克，黄芩10克，黄连3克，党参15克，干姜5克，柴胡10克，藿梗、苏梗各10克，砂仁6克，香橼10克，香附10克，生黄芪15克，茯苓15克。

【治则】 寒热并调，和中消痞。

【证候】 寒热错杂。

胃脘部胀满疼痛不适，大便不成形日1次，面色无华，倦怠乏力，睡眠不佳，脉沉弦细，苔薄。3个月前胃镜检查提示：胃大弯侧可见片状出血及炎性结节息肉样改变；胃窦黏膜红白相兼，花斑样改变，可见散在炎性结节。西医诊断为慢性萎缩性胃炎。

【按语】 胃脘痛证见心下痞满，时时呕逆，大便溏薄，肠鸣不适者皆可用。方中酌加柴胡、香橼、香附、藿梗、苏梗理气止痛；砂仁、茯苓健脾化湿；生黄芪益气补中。

【方二】 小柴胡汤加减《伤寒论》

【组成】 柴胡10克，黄芩10克，法半夏10克，党参15克，香附10克，郁金10克，苏梗各10克，黄连10克，生甘草6克，干姜4克，炒神曲15克，煅瓦楞30克。

【治则】 和解少阳，清热。

【证候】 少阳不和，肝热犯胃。

胃脘胀满疼痛数年，有灼热感，心中烦闷，纳呆，反酸，苔薄，脉沉弦。胃镜检查：胃窦黏膜片状红肿，花斑样，以红为主，Hp（＋）。病理提示：（胃窦）

幽门型黏膜中度慢性萎缩性胃炎伴中度肠化。西医诊断为霉菌性食管炎、萎缩性胃炎。

【按语】 胃脘痛"嘿嘿不欲饮食，心烦喜呕"者。方中加香附、郁金理气止痛；煅瓦楞制酸；健胃消食。加黄连、生甘草以清热解毒；干姜用量较小，意在制约苦寒药的败胃以保护胃气；藿梗、苏梗是聂老师治疗胃脘痛常用的一对药。苏梗辛香温通，长于行气宽中，温中止痛；藿梗气味芳香，醒脾和胃，化湿止呕，行气止痛。二药伍用，相得益彰，理气宽中、消胀止痛的力量增强。

【方三】 小陷胸汤加减《伤寒论》

【组成】 瓜蒌皮12克，法半夏10克，黄连5克，党参15克，黄芩10克，生甘草6克，郁金10克，香附10克，藿梗、苏梗各10克，旋覆花10克，乌贼骨12克。

【治则】 和解少阳，清热和胃。

【证候】 痰热互结。

胃脘胀满疼痛，有灼热感，时有嗳气，口中黏腻不适，纳谷尚可，大便正常，脉沉滑略数，舌质略红，苔淡黄。胃镜检查：胃窦黏膜慢性活动性胃炎，腺体轻度萎缩，淋巴组织增生，Hp（＋）。西医诊断为慢性胃炎。

【按语】 用瓜蒌皮、法半夏、黄连清热化痰；酌加黄芩增强清热之力；并加党参益气扶正；因为患者时有嗳气，故加旋覆花降气止呃；另加郁金、香附、藿梗、苏梗理气止痛；乌贼骨制酸止痛。

【方四】 苓桂术甘汤《金匮要略》

【组成】 茯苓15克，桂枝10克，炒白术、10克，炒薏苡仁12克，党参10克，砂仁6克。

【治则】 温阳健脾，平冲和胃。

【证候】 脾胃阳虚，水湿内停。

胃脘疼痛，胀满不适，自觉气上冲逆，胸中堵闷，时有嗳气，口干不欲饮，稍饮则停于胃中，纳谷不佳，双下肢肿胀，小便短少，面色晦暗无华，两目周围呈环状黧黑，舌苔白而厚腻，舌面水滑，两脉沉弦有力。西医诊断为慢性胃炎。

【按语】 胃脘痛，胀满不适，自觉气上冲逆，胸中堵闷，口干不欲饮，稍饮则停于胃中者。用苓桂术甘汤温阳健脾，平冲和胃，酌加党参、炒薏苡仁、砂仁增强健脾去湿之力。

【方五】 归芍六君煎加减《和剂局方》

【组成】 当归、白芍、党参、茯苓、白术、陈皮各15克，半夏、佛手、莱菔子、枳壳各9克炙甘草6克。

【治则】 益气养血，化痰祛浊。
【证候】 虚实兼见，气血俱伤。

胃脘疼痛反复发作，疼痛不重，伴有轻度恶心，无呕吐及便血之症。疲乏重，纳差，常困乏思睡。舌体胖，有齿痕，舌苔腻，脉短滑。

【按语】 归芍六君煎虽为外科疮疡难敛而设，但方糅合；了四君益气，二陈化痰，归芍养血，故该方兼顾气血，功补兼备，此处辅以佛手、莱菔子、枳壳健脾助运。

【方六】 四逆散《伤寒论》
【组成】 茯苓12克，桂枝9克，白术9克，炙甘草6克，炒薏苡仁15克，党参15克，砂仁6克。
【治则】 温阳健脾，平冲和胃。
【证候】 脾胃阳虚，水湿内停。

胃脘疼痛，胀满不适，自觉气上冲逆，胸中堵闷，时有嗳气，口干不欲饮，稍饮则停于胃中，纳谷不佳，双下肢肿胀，小便短少，面色晦暗无华，两目周围呈环状黧黑，舌苔白而厚腻，舌面水滑，两脉沉弦有力。

【按语】 胃脘痛，胀满不适，自觉气上冲逆，胸中堵闷，口干不欲饮，稍饮则停于胃中者。

胆囊炎

胆囊炎有急慢性之分。急性胆囊炎的初起和慢性胆囊炎的急性发作，均有典型的过程，发病常在进食油腻食后，主要表现为右上腹剧烈绞痛、阵发性加重，痛常放射至右肩或右背，尔后出现恶心、呕吐，病情重时还会有怕冷和发热。部分病情重的人有黄疸及全身感染中毒症状。B超有助于诊断。慢性胆囊火病人多有胆绞痛史，并有厌油腻食物、腹胀、嗳气等消化道症状，有时右季肋部和腰背部隐痛。B超有阳性发现。

【方一】 大柴胡汤加减
【组成】 柴胡9克，黄芩9克，枳实9克，赤芍12克，法半夏9克，大黄3克，川楝子9克，广木香6克，郁金9克，延胡索12克。
【治则】 疏肝利胆。
【证候】 肝胆气机郁滞，少阳阳明并病。

胁下胀或疼痛、胸闷腹胀、食欲不振、恶心厌油、烦躁、身体困重、不耐劳作、睡眠多、尿黄；舌体大、舌质红、舌苔黄厚腻，脉弦滑或脉大、脉数。望诊尚可见面生粉刺、面如蒙油垢，或面潮红，或白睛黄赤等征象。

【按语】 方中柴胡、黄芩同用清解少阳邪热；大黄、枳实同施清泻阳明胃肠实热，诸药同用，共奏外解少阳、内泻阳明邪热之功。实际上大黄、枳实因行经肝胆，能通降利胆，临床每用，颇有捷验。急性胆囊炎故选用此方。伍用川楝、木香、郁金、延胡索意在加强行气解郁，利胆通腑，阻止病邪深入。同时，活血止痛，减轻痛苦。因进食油腻之品发病，加焦山楂；素有胆囊结石，加金钱草、鸡内金；虫扰加槟榔、乌梅；大便闭结加芒硝；气滞重加厚朴。

【方二】 杨吉相清热利胆汤

【组成】 柴胡9克，郁金9克，黄芩9克，金钱草15克，茵陈9克，枳壳12克，元胡12克，虎杖9克，大黄6克，川楝子9克，木香9克，甘草6克。

【治则】 清热利湿、疏肝利胆。

【证候】 肝失疏泄，湿热蕴结肝胆。

胆囊炎急性进展期表现为右胁下持续胀痛或剧烈绞痛，多因情志郁怒，过食醇酒肥甘而诱发，伴恶寒发热，口苦咽干，恶心呕吐，食欲不振，便秘溲赤，甚至身黄，目黄，舌红，苔黄腻，脉弦滑数。

【按语】 柴胡、枳壳疏肝行气、破气；黄芩、金钱草、虎杖清热利湿；元胡、川楝子行气止痛；茵陈、郁金清热利湿退黄；大黄通腑泄热，诸药合用奏清肝利胆，通腑泻热，利湿退黄之效。如患者胁痛间歇，腹胀，嗳气，舌苔薄白，脉弦，热象不显，以气滞为主，则可去黄芩、虎杖、大黄，重用柴胡、木香，加白芍、丹参；如湿热较重，则金钱草可用至40～50克；如患者胁下刺痛，舌下脉络迂曲，边有瘀点，脉细涩，为血瘀之象，可酌加桃仁、赤芍；如大便燥结，数日未行，则可加元明粉5～10克冲服；呕吐频繁可加竹茹、半夏；黄疸较重可加大茵陈用量。

【方三】 大柴胡汤加金银花、连翘、蒲公英、金钱草、薏苡仁、茯苓。

【组成】 柴胡9克，黄芩9克，枳实12克，赤芍12克，法半夏9克，大黄6克，川楝子9克，广木香9克，郁金9克，延胡索12克，金银花12克，连翘18克，蒲公英9克，金钱草9克，薏苡仁15克，茯苓9克。

【治则】 利湿清热。

【证候】 肝失疏泄，湿热蕴结肝胆。

胆囊炎急性进展期表现为右胁下持续胀痛或剧烈绞痛，多因情志郁怒，过食肥甘醇酒而诱发，伴恶寒发热，口苦咽干，恶心呕吐，食欲不振，便秘溲赤，甚至身黄，目黄，舌红，苔黄腻，脉弦滑数。

【按语】 所加药物甘淡不甚苦寒，善舒肝利湿，清热解毒，不易伤脾碍胃，为此病证必不可少之用药，且用量宜大，不必顾虑，取其重剂迅速清除湿热，堵截变生黄疸。兼黄疸者，加大剂茵陈，加强舒肝利胆退黄，热甚酌选红藤休、紫花地丁、龙胆草、虎杖、败酱草等清热解毒、凉血散热之品，警防耗血动血于未然。湿甚加藿香、猪苓、滑石，取其芳化淡渗、分消湿浊。

【方四】　香砂六君子汤为基础加减《时方歌括》
【组成】　党参9克，白术12克，陈皮12克，青皮9克，枳壳9克，砂仁6克，茯苓15克，木香6克，元胡10克，石斛15克，白芍12克，金钱草9克，焦三仙各10克。
【治则】　健脾合胃，兼以疏肝理气。
【证候】　脾胃虚弱，肝脾不调。

胆囊炎患者急性进展期过后一般表现为胁痛隐隐脘闷，腹胀，面色萎黄，体倦乏力，纳差，大便不实，舌质淡，苔白，脉濡缓或弦细。

【按语】　方中党参、白术、茯苓、砂仁、焦三仙健脾和胃助消化；陈皮、青皮、木香、枳壳疏肝理气；白芍柔肝止痛；石斛滋养胃阴；金钱草清热利湿，诸药合用可健脾和胃，疏肝清热，迅速缓解胁痛、脘闷、纳呆等症状。杨师认为，久病难免伤胃败脾，甚至造成肝胃失和、寒湿内生、成饮、成痰，而表现畏寒喜暖、背寒怕冷等阳虚证，缓解期治以健脾和胃，使脾胃强健以纳食消谷，协助胆汁消食化物，则可稳定疗效，减少复发。

【方五】　一贯煎加减《柳州医话》
【组成】　沙参12克，麦冬12克，五味子9克，生地20克，当归12克，枸杞子15克，川楝子9克，郁金9克，元胡9克。
【治则】　养阴柔肝、舒胆止痛。
【证候】　肝阴不足。

老年人患胆囊炎或病程较长者与青壮年或病程短者情况不同，常表现为胁痛隐隐，头目眩晕，口苦口干，大便干结，舌尖红，起刺，有裂纹，舌苔光，脉细数

【按语】　方中生地滋阴养血以补肝肾；沙参、麦冬、当归、枸杞子滋阴生津柔肝；川楝子疏泄肝气郁金、元胡清热行气止痛，诸药合用，共奏滋阴柔肝，舒胆止痛之功"如午后潮热可加地骨皮、鳖甲；失眠多梦用炒枣仁；大便秘结加瓜蒌仁；胸闷、口苦、口粘、小便黄赤等湿热之象明显则去生地、白芍，加黄柏、茵陈；腰膝酸软则加山萸肉、女贞子。

乙型肝炎

乙型肝炎是由乙肝病毒（HBV）引起的、以肝脏炎性病变为主并可引起多器官损害的一种传染病。本病广泛流行于世界各国，主要侵犯儿童及青壮年，少

数患者可转化为肝硬化或肝癌。因此，它已成为严重威胁人类健康的世界性疾病，也是我国当前流行最为广泛、危害性最严重的一种传染病。

普通肝炎病人最常见的临床表现为全身乏力，食欲减退、恶心、呕吐、厌油（怕吃油腻食物或一闻到油腻味即出现恶心、呕吐状）、腹泻及腹胀，部分病人有发热（一般不超过38.5℃）、黄疸等，这些主要是急性肝炎或部分慢性活动型肝炎的临床表现，有一些肝炎尤其是慢性肝炎可能没有什么表现，只有通过医生查体时才发现。肝炎病人常见的体征如：肝脏肿大、肝脏触压痛及叩痛、脾脏肿大、肝掌及蜘蛛痣、面色灰暗等。

【方一】　平胃散。《太平惠民和剂局方》
【组成】　苍术、厚朴、陈皮各12克，甘草、生姜、大枣、麻黄、杏仁各6克，茵陈、栀子、连翘、蒲公英各15克。
【治则】　燥湿运脾，清热利湿。
【证候】　湿重于热。

乙型肝炎，先以目黄，继及全身，黄色鲜明，伴有胸脘痞闷，食欲不振，恶心呕吐，厌油，倦怠，嗜卧，小便短少深黄，大便溏泄，舌苔厚腻，脉濡缓。

【按语】　黄疸（阳黄）虽因湿热交相为患，但湿为主要病因，故湿热之证"当先开泄其湿"。湿邪致病易阻碍气机，伤人阳气。而治湿非辛燥不化，非健脾而湿热不解。平胃散性味从辛、从燥、从温，辛能宣邪，燥可祛湿，温可强脾，且平胃散善行运滞，气机和畅则湿化热退。麻黄、杏仁既能开腠理透郁结在里之湿热外出，又可通调水道助膀胱气化而导水下行。蒲公英，清热解毒以泄湿热，散滞气和胃清肠。茵陈清热利湿，退黄，为治黄疸症之要药。栀子、茵陈二药相伍，茵陈得栀子之佐导湿热从小便而出。连翘功善清热解毒，通调三焦，利水湿。

【方二】　余应生乙肝汤
【组成】　蛇舌草30克，半枝莲30克，丹参15克，赤芍15克，蒲公英30克，郁金10克，虎杖10克，茯苓12克，麦芽30克。
【治则】　清热解毒利湿。
【证候】　湿热并重。

身目俱黄，溲黄、恶心呕吐，右胁部不适甚则疼痛，舌红，黄腻苔，脉细弦滑。

【按语】　湿重加苦参、山豆根；胁痛加白芍、延胡索、川楝子；恶心泛吐加苏梗、藿香；黄疸明显者加茵陈、苡仁、瓜蒌；纳差加山楂、神曲；体质虚弱者加枸杞子、女贞子、灵芝、党参、黄芪、五味子；脾虚大便溏加苍术、泽泻、白术、猪苓。

【方三】　冯志雄强肝退黄汤

【组成】　山茵陈、龙胆草、车前草、生大黄、薏苡仁、白术、板蓝根、虎杖各20克。

【治则】　清热退黄，健脾化湿。

【证候】　湿热中阻，阻滞胆道。

身目皮肤发黄，恶心厌油，胁胀脘闷，口苦纳呆。身困乏力，舌苔腻或黄腻，脉弦滑。

【按语】　如有脘腹胀满可加厚朴、枳实，两胁胀痛加木香、延胡索，恶心呕吐者加半夏、砂仁，黄疸重者加金钱草、柴胡，纳呆者加莱菔子或山楂。

【方四】　强肝Ⅰ号

【组成】　藿香15克，陈皮、党参各15克，砂仁6克，薏苡仁、厚朴、半夏、丹参、茯苓各20克。

【治则】　健脾化湿，解毒和胃。

【证候】　脾虚湿困，困阻中焦。

脘腹痞满，恶心欲吐，倦怠乏力，纳呆厌油，舌苔厚腻，脉弦滑或濡缓。

本法主要对于无明显临床症状的慢性肝炎。许多慢性肝炎，在临床中多为隐匿发病，无明显自觉体征，只是在化验检查中检出有病毒携带。临床表现只觉两胁胀闷，情志抑郁或易怒，或肝区叩痛，脉弦细等轻微症状。常被忽视。都因肝失条达，气机阻滞，甚至气滞血瘀。

【按语】　肝病传脾，使脾虚湿浊困阻中焦，湿邪侵袭人体首先困阻脾胃，都可使脾胃虚弱，运化失常，吞酸嘈杂者加黄连、吴萸；可根据化验结果适可加板蓝根、五味虎杖等解毒之品；

【方五】　实脾活络方

【组成】　大腹皮、茯苓、木瓜各15克，木香、白术、砂仁各5克，车前子、丹参、白芍各15克琥珀1克、山楂6克。

【治则】　利水消肿，实脾通络。

【证候】　脾肾虚损，水湿瘀阻。

腹大如鼓，肤色苍黄，青筋怒张，小便量少，下肢浮肿，纳呆乏力，肝病面容，舌质紫暗或淡白，舌体胖大，脉沉弦为主证。

【按语】　腹胀甚者加厚朴、枳实；两胁痛甚者加川楝子；肾阳虚弱者加肉桂。

【方六】　实脾饮加减《重订严氏《济生方》》

【组成】　熟附片（先煎）、木瓜、槟榔、木香、干姜、泽兰、川牛膝各10

克,茯苓、白术、益母草各15克,草果、厚朴各6克。

【治则】 温胃散寒,除湿止痛。

【证候】 脾肾阳虚,湿浊内停。

腹满痛喜按,外虽臌满,但按之中空,伴大便溏、小便清,舌淡苔白,脉迟涩。

【按语】 本证为湿毒内蕴日久,伤及脾肾阳气,气机运行不畅,水液运化不利,进而导致瘀血内生。

【方七】 真武汤加枳壳、车前子、葶苈子、三棱、莪术。《伤寒论》

【组成】 附子3克,茯苓15克,生姜3克,白术、白芍、枳壳、车前子、葶苈子各9克,三棱、莪术各5克。

【治则】 温补脾肾,化气行水,兼活血破瘀。

【证候】 脾肾阳虚,湿浊内停。

有乙肝病史,间断服用抗病毒、保肝等药物治疗,肝功能异常时有反复。腹部胀满不适,精神疲倦,恶心纳差,形寒肢冷,小便不利。查体面色苍白,颈项部有数枚蜘蛛痣,腹部膨大,移动性浊音,肝脾肋下可触及,下肢浮肿,舌暗淡、苔薄白,脉沉。腹部B超检查门静脉宽,肝硬化腹水,脾大。

【按语】 王师主张选用不同作用强度的活血化瘀药物,分别应用于各期肝硬化腹水病。早期宜活血行气,选用三七、玫瑰花之类;中期宜活血化瘀,选用丹参、桃仁、红花、赤芍之类;晚期宜破血逐瘀散结,常用三棱、莪术、水蛭之类。

【方八】 杞菊地黄丸加三棱、莪术、当归、丹参

【组成】 枸杞子10克,菊花10克,熟地10克,山药10克,山萸肉10克,丹皮10克,茯苓10克,泽泻10克,三棱、莪术、当归、丹参各3克。

【治则】 滋补肝肾,佐以活血化瘀。

【证候】 肝肾阴虚,水湿内停。

既往有乙肝史。形体消瘦,面色晦滞,巩膜不黄,颈、胸蜘蛛痣和肝掌明显,腹部膨隆,肝脾触诊不满意,移动性浊音,双下肢凹陷性水肿,舌质红,苔薄黄干,脉弦细。肝功能异常。B超示:肝硬化,脾肿大,腹水。

【按语】 阴虚潮热盗汗者加地骨皮、玄参、浮小麦滋阴清热敛汗;胸胁不适者,加大腹皮、川楝子疏肝理气化滞。

【方九】 消水汤加减

【组成】 猪茯苓各15克,桂枝5克,生黄芪30克,川椒目10克,红枣30克,炙葶苈子15克,白芍15克,川芎15克,泽兰15克,木瓜10克,莪术15

克，砂仁（后下）5克，石斛（另包）10克，炒白术10克，当归10克，炙鳖甲（先煎）10克，制黄精30克，山茱萸6克，片姜黄9克，枸杞15克。

【治则】　健脾利水，滋养肝肾。

【证候】　肝肾阴虚，水湿内停。

腹水，既往有乙肝史。形体消瘦，面色晦滞，巩膜不黄，颈、胸蜘蛛痣和肝掌明显，腹部膨隆，肝脾触诊不满意，移动性浊音，双下肢凹陷性水肿，舌质红，苔薄黄干，脉弦细。西医诊断：肝炎肝硬化失代偿期，腹水，脾肿大。

【按语】　方中以炙鳖甲、山茱萸、制黄精、石斛、枸杞等滋养肝肾；佐加泽兰、当归活血利水；炙葶苈子泻肺利水。

肾炎

肾炎有急慢性肾炎之分，每个患者可表现的轻重程度不同，许多患者以水肿为首发症状，轻者仅晨起时眼睑及面部微肿，午后下肢略有水肿，经休息后短期内可消失。有些患者以血压增高为首发症状，既而发现慢性肾炎。慢性肾炎后期可发展为肾功能不全以致肾功能衰竭。

肾炎的症状。一、前驱症状：病前多有呼吸道或皮肤感染史，如急性咽炎、扁桃体炎、齿龈脓肿、猩红热、水痘、麻疹、皮肤脓疱疹等，部分患者可无前驱症状。二、血尿：肉眼血尿常为首发症状之一，尿色深呈混浊棕红色或洗肉水样，一般在数天内消失，也可持续1－2周才转为镜下血尿，镜下血尿多在6个月内消失，也可持续1－3年才消失。三、浮肿及少尿：以浮肿作为首发症状者约占70％，浮肿多出现于面部、眼睑。眼睑、面部浮肿及苍白，呈现所谓肾炎面容。浮肿也可波及下肢，严重时有胸、腹水及心包积液。少尿与浮肿同时出现，起病时尿量较平时少，每日尿量可少于400ml，并随浮肿加重而尿量愈减少，个别患者可无尿。多数患者浮肿可随病情好转而消退。四、高血压：血压可自轻度至中度增高，一般随尿量增多，血压逐渐趋于正常。少数患者可因血压急剧升高，而致高血压脑病或左心衰竭。五、神经系统症状：主要为头痛、恶心、呕吐、失眠、思维迟钝；重者可有视力障碍，甚至出现黑蒙、昏迷、抽搐。

【方一】　*越婢加术汤《金匮要略》*

【组成】　麻黄5克，生石膏15克，生姜5克，大枣5克，甘草5克，白术15克。

【治则】　宣通肺阳。

【证候】　风邪伤肺。

"急性肾炎"。外感后面部浮肿恶寒发热，身痛无汗，咳嗽口干，小便黄赤，大便秘结，舌质红、苔薄黄微腻，脉浮数。尿蛋白，白细胞，红细胞阳性。

【按语】　此方用于风寒重证。风热重则以麻黄连翘赤小豆汤（麻黄、杏仁、连翘、桑白皮、赤小豆、生姜、甘草、大枣）加减。

【方二】　实脾饮《济生方》
【组成】　茯苓、白术、木瓜、槟榔各10克，厚朴、草果、木香各10克，附子、干姜、生姜、甘草各3克，大枣5枚。
【治则】　温运脾阳。
【证候】　水湿困脾，肺卫虚弱。
"急性肾炎"。症见眼睑、下肢浮肿，小便短少，微热恶风，纳呆便溏，汗出身困，苔白微腻，脉浮稍数。
【按语】　或用防己黄芪汤（防己、黄芪、白术、甘草、生姜、大枣）加减。

【方三】　真武汤《伤寒论》
【组成】　附子6克，茯苓15克，白术10克，白芍12克，生姜10克。
【治则】　温肾扶阳。
【证候】　虚寒损肾。
全身水肿，腰以下尤甚，甚者外阴、阴囊部水肿潮湿，足跗肿冷，小便短少，舌质淡胖，苔白腻，脉象沉细弱。
【按语】　如肾阴阳俱损者，则配以金匮肾气丸

【方四】　麻辛附子桂甘姜枣汤加味《伤寒论》
【组成】　麻黄15克，附子15克，生石膏50克，苍术20克，细辛7克，桂枝15克，鲜姜15克，红枣5枚。
【治则】　宣肺清热，温肾利水。
【证候】　肺肾虚弱，邪热内蕴。
水肿通常从头面部开始，直至周身浮肿，伴有面色苍白、小便不利等肾阳虚、开阖失司、水气内停之症，以及咳嗽、喘息、畏寒、周身肢节酸痛等肺卫之症。
【按语】　由于病情反复发作，缠绵难愈，大多营养状态欠佳，免疫力低下，易于感染。长期持续水肿，血容量增加，心脏负担加重，容易导致各种合并症的发生。以麻黄、细辛、生姜辛温宣肺为主，因多夹有热邪，故用生石膏以清热，桂枝、苍术、大枣温脾除湿，附子温肾助阳，诸药相合，使肺气得宣而肾阳得补，水湿得除而病情向愈。如果高度水肿不能平卧时，可加入葶苈子、冬瓜皮等以助其利水消肿之功效。

【方五】 中满分消丸《脾胃论》

【组成】 黄芩、黄连、草果仁、槟榔、半夏、猪苓、泽泻、知母、陈皮、姜黄、茯苓、生晒参各15克，白术、干姜各10克。

【治则】 补脾益肾，辅以化浊活血。

【证候】 脾肾两虚，湿浊内阻。

若病人周身水肿，腹部膨满，腹水明显，小便不利，大便闭结，五心烦热，恶心呕吐，胃脘胀满，口干纳少，舌质红，苔白黄厚腻，脉弦滑或弦数，往往伴有大量蛋白尿或肌酐、尿素氮升高。

【按语】 脾气虚不能升清而湿浊中阻，胃气滞不能降浊而郁热阻滞，从而形成虚中夹瘀，湿热中阻之证。方中生晒参、白术、茯苓健脾以除湿；干姜、草果仁温脾阳以燥湿；四苓淡渗利湿健脾，二陈化痰湿，除湿浊，是脾阳健而清阳升。黄芩、黄连苦寒清胃热以除痞满；知母滋阴，协同芩连清热，热清则浊阴降，清升浊降则胀满自除。脾胃不和又肝气得以乘之，又用枳实、厚朴、姜黄，以平肝解郁，行气散满。本方由四君、四苓、二陈、泻心等组成，看似药味复杂，实则配伍严谨。

【方六】 真武汤合参麦饮加味《伤寒论》

【组成】 附子（先煎）25克，茯苓、益母草各30克，白芍25克，生晒参、麦冬、五味子、红花、桃仁、生姜、甘草各15克。

【治则】 温肾健脾，活血利水。

【证候】 脾肾阳虚，气滞血瘀。

周身水肿，腰以下肿甚，按之凹陷，或水肿时轻时重，反复不愈，尿少腰痛，畏寒肢冷，纳少便溏，脘腹胀满，舌体淡胖，舌质淡，舌苔白滑，脉沉细，或同时伴有面色晦暗，舌质紫有瘀斑，脉沉涩等。是由于脾肾阳虚无力温运水湿而形成水肿，正所谓"阴水"。

【按语】 方中以附子温肾助阳；生晒参、白术、茯苓、甘草益气健脾；白芍、五味子、麦冬敛阴滋阴；附子、生晒参、白术均为辛燥温热之药，故用敛阴滋阴之剂辅助顾护阴液，以防止其热燥伤阴；高度水肿循环受阻，用益母草活血利水，桃仁、红花活血散瘀，与温热药合用改善血行以及肢体末端循环。药理研究表明益母草有肾毒性，张教授临床大量应用，治愈大量肾病患者，并未发现不良现象。

【方七】 补中益气汤合桂枝茯苓丸化裁补中益气汤《脾胃论》、桂枝茯苓丸《金匮要略》

【组成】 升麻、柴胡各3克，生地12克，当归、党参、苍术、白术、茯苓各15克，陈皮、赤芍、桂枝、丹皮、桃仁各10克，甘草3克。

【治则】　活血利水法，兼以益气。
【证候】　脾肾阳虚，气滞血瘀。

急性肾炎常于劳累，感冒后而复发。病人周身水肿，腰以下肿甚，按之凹陷，反复不愈，尿少腰痛，畏寒肢冷，纳少便溏，脘腹胀满，舌体淡胖，舌质淡，舌苔白滑，脉沉细，或同时伴有面色晦黯，舌质紫有瘀斑，脉沉涩等。

【按语】　气虚挟瘀证，用补中益气汤合桂枝茯苓丸治之，扶正益气，化瘀活血利水。益气方可推动血行，气行则血行，气血通畅则水湿分利，使水肿消失。

【方八】　*疏凿饮子加减《济生方》*
【组成】　羌活、泽泻各10克，秦艽、茯苓皮、生姜皮、商陆、椒目、大腹皮各15克，槟榔20克海藻、赤小豆、二丑（砸碎）各30克。
【治则】　水热壅结于三焦。
【证候】　湿热壅滞，决渎不利。

周身浮肿，头面肿甚，喘息口渴，口干咽干，小便不利，大便闭结，脘腹胀满，舌质红，舌苔白厚，脉沉数或沉滑而有力，辨证为。

【按语】　三焦为水液代谢的枢纽，三焦功能通调，则水液分布代谢正常，反之感受外邪，饮食内伤，气滞不调，则三焦水湿与热邪郁结不得输布，出现周身上下水肿。本方发表、泻下、利尿三者合用，其中羌活、秦艽发汗解表，开鬼门使水从汗解；大腹皮、生姜皮、茯苓皮辛散淡渗消皮肤之水；商陆、槟榔破坚攻击使水湿从大便排出；椒目、赤小豆、泽泻利水道使水从小便出。全方发汗利小便通大便，表里上下分消其水；海藻、二丑软坚散结攻逐水饮，实践证明，效果满意。

【方九】　*八正散合草薢分清饮加减《太平惠民和剂局方》、《医学心悟》*
【组成】　草薢、瞿麦、冬葵子、益母草、车前子各30克，广木香、石菖蒲、王不留行各10克。
【治则】　清热利水。
【证候】　湿热壅滞，热灼血络。

感染引起急性发作，出现镜下或肉眼血尿，伴有咽痛口苦，甚则口舌生疮，五心烦热，颜面或肢体浮肿，脉滑数，舌质红，苔白黄而干。

【按语】　慢性肾炎急性反复，湿热壅于三焦，以膀胱下焦为甚，故用扶正之法效不显著。当以清热利水法治之，湿热分利，水肿便愈。

泌尿系感染

泌尿系感染泌尿系感染是指细菌侵犯尿路任何一个部位引起炎症的总称。按照感染部位的不同，可分为肾盂肾炎和膀胱炎、尿道炎。慢性及反复感染者可导致肾损害。本症属于中医学"淋证"的范畴。临床表现，以尿频、尿急、尿痛为主，一般伴有寒战、发烧、腰痛、腹痛等。淋证是以小便频数短涩，淋沥刺痛，或小腹拘急，腹痛为特征的一种证候。该病成人与小儿均可发生。

【方一】 王自立清利通淋汤

【组成】 金银花、连翘、黄芩、生地黄、竹叶、白茅根、车前草各15克，甘草5克。

【治则】 利水通淋，清上达下。

【证候】 湿热下注。

咽痛，发热，微咳，渐感腰困乏力，小便淋沥不尽，尿赤，尿热，尿痛，舌红，苔黄腻，脉滑数。

【按语】 水道不利，气化不行，水湿停滞，久而化热，而成湿热，下注膀胱而为淋。因此，治疗上倡导清上源，行气化，利水道，创立清利通淋汤，临床见湿热之淋证而用之，无不奏效。此外，对于急慢性肾小球肾炎、泌尿系结石等，用该方加味治疗有明显的改善临床症状，纠正实验指标阳性的作用。

【方二】 李洁生肾盂清解方

【组成】 通草、黄芩、生大黄、车前草、土茯苓各15克，灯芯草6克，白茅根、石韦、甘草梢各10克。

【治则】 寒凉清热，淡渗通利。

【证候】 湿热下注。

咽痛，发热，微咳，渐感腰困乏力，小便淋沥不尽，尿赤，尿热，尿痛，舌红，苔黄腻，脉滑数。

【按语】 肾盂肾炎，系外阴不洁，湿毒内侵，或醇酒厚味，蓄成湿热，流入膀胱，循经上犯达肾，气化不利。重用黄芩、加栀子、连翘、龙葵；连翘苦寒泻热，辛散湿邪，能引导湿热下行。湿浊偏盛，注重配以渗利之药，如泽泻、滑石、薏苡仁等；腹胀便秘，倍用大黄，加枳实；若尿道痛如刀割，小腹胀急此热结水腑，火邪内炽，李师常加人夏枯草、黄连、木通，以清火导热，散结利尿；兼舌质干裂，苔燥而不润，酌加生地、知母，清热养阴。

【方三】 王静安清淋饮

【组成】 苇根、滑石、扁蓄、瞿麦、萆解、前仁、白薇、海金沙、车前草各8克，苏叶12克，桔梗10克，黄连6克，木通、连翘各9克。

【治则】 清热除湿通淋。

【证候】 湿热下注。

咽痛，发热，微咳，渐感腰困乏力，小便淋沥不尽，尿赤，尿热，尿痛，舌红，苔黄腻，脉滑数。

【按语】 方中扁蓄、瞿麦、木通、滑石、萆薢、前仁、车前草除湿通淋，黄连、连翘导赤清热，苏叶、桔梗、苇根开上利下，通水之上源。诸药合用，清热导赤，除湿通淋，故治疗该证效如择鼓。

【方四】 岳美中溶解肾石方

【组成】 金钱草210克（先煎），海金沙30克，滑石（包）12克，甘草3克，怀牛膝10克，石苇60克，车前子（包）15克，茯苓20克，泽泻12克，鸡内金12克，肉桂3克。

【治则】 清热通淋。

【证候】 湿热下注。

咽痛，发热，微咳，渐感腰困乏力，小便淋沥不尽，尿赤，尿热，尿痛，舌红，苔黄腻，脉滑数。

【按语】 结石的治疗不外排石和溶石，直径大于0.8cm则难以排出，需用中药溶解，使结石表面变光滑、变小才利于排出。金钱草煎剂能使尿液变酸性，促使结石溶解。经动物实验证实，金钱草大剂量使用有显著利尿作用且毒性很低。岳老效方利尿通窍，突出特点是金钱草用量达210克之大。

【方五】 程氏萆薢分清饮《医学心悟》

【组成】 萆薢、车前子、石菖蒲各15克，莲子、白术、黄柏、党参、赤茯苓各12克。

【治则】 和中健脾。

【证候】 余邪留恋，脾肾不足。

腰痛隐作，肢体倦怠，劳累后加重，纳食不馨，或仅有低热乏力，尿意频频，舌苔薄白或薄腻略黄。

【按语】 脾肾俱虚者，用五比山药丸加茯苓、滑石、薏苡仁；脾肾阳虚者重在补阳，方选保元汤合大补元煎加减；兼面色虚浮，肢体浮肿，用济生肾气丸化裁。

【方六】 韩臣子调中消石汤

【组成】 生黄芪10~40克，芒硝（后下）3~15克，石苇10~30克，元胡6~12克，鸡内金6~15，沉香（后下）3~8克，白术12克，枳壳12克，生草6克。

【治则】 健脾渗湿。

【证候】 余邪留恋，脾肾不足。

腰痛隐作,肢体倦怠,劳累后加重,纳食不馨,或仅有低热乏力,尿意频频,舌苔薄白或薄腻略黄。

【按语】 湿热者常加黄柏、扁蓄、车前子;气滞血瘀者常加香附、丹参、莪术;脾肾气虚型者加山药、狗脊、胡桃仁;肾阴亏虚者加龟板、知母、女贞子。

【方七】 大补阴丸《诸病源候论·淋病诸候》

【组成】 大生地15克,大熟地30克,败龟版先煎30克,炒黄柏3克,炒知母12克,土茯苓30克,土大黄20克,飞滑石20克,生甘草12克,淡竹叶10克,白通草10克,生黄芪30克,焦四仙各10克,醋柴胡15克,潞党参20克。

【治则】 滋补肾阴,清利下焦,兼以益气升阳。

【证候】 肾阴亏虚,下焦湿热,中气不足。

患者有泌尿系感病史,尿频、尿急、尿赤、尿痛、尿不尽,劳累后尿频加重,腰痛,大便干,发热,面颊红赤,夜半咽干,呃逆,手足热,左侧肾区叩击痛明显,舌红苔黄腻,脉来弦滑而数。

【按语】 隋代对本病的病位及发病机理作了高度明确的概括:"诸淋者,由肾虚而膀胱热故也。"张老强调淋证的病位在肾与膀胱,且与肝脾有关。其病机主要是肾虚、膀胱湿热、气化失司。肾与膀胱相表里,肾气的盛衰,直接影响膀胱的气化与开合。淋证日久不愈,热伤阴,湿伤阳,易致肾虚;肾虚日久,湿热秽浊邪毒容易侵入膀胱,引起淋证的反复发作。因此,肾虚与膀胱湿热在淋证的发生、发展及病机转化中具有重要的意义。淋证有虚。

【方八】 仇旭明十味利尿排石汤

【组成】 金钱草30克,茵陈20克,鸭跖草15克,瞿麦12克,海金砂10克,鸡内金10克,木香7克,丹参12克,淮牛膝10克,甘草梢8克。

【治则】 清利湿热、消石排石。

【证候】 肾阴亏虚,下焦湿热,中气不足。

患者有泌尿系感病史,尿频、尿急、尿赤、尿痛、尿不尽,劳累后尿频加重,腰痛,大便干,发热,面颊红赤,夜半咽干,呃逆,手足热,左侧肾区叩击痛明显,舌红苔黄腻,脉来弦滑而数。

【按语】 本方用于石淋,肾阴亏虚,湿热蕴结。虚是本,实是标;在治疗上抓住湿热是本证的主要病机。对湿重于热者加车前草、猪苓;热重于湿者加黄柏、炒栀子;肾阴虚者加阿胶、女贞子;肾阳虚者加补骨脂、菟丝子;气虚者加党参、黄芪、白术;尿血者加小蓟、白茅根;兼有气滞、加山棱、莪术、郁金、乌药;兼有血瘀、结石难化者加桃仁、红花、炮穿山甲,或失笑散。

【方九】 常用左归饮加木槿花、荠菜花、白扁豆花等《景岳全书》

【组成】 熟地黄、山茱萸、枸杞子、茯苓、山药各20克，炙甘草、木槿花、荠菜花、白扁豆花各6克。

【治则】 寒凉清热，淡渗通利。

【证候】 肾阴亏虚，下焦湿热，中气不足。

患者有泌尿系感病史，尿频、尿急、尿赤、尿痛、尿不尽，劳累后尿频加重，腰痛，大便干，发热，面颊红赤，夜半咽干，呃逆，手足热，左侧肾区叩击痛明显，舌红苔黄腻，脉来弦滑而数。

【按语】 肾阴不足，又挟湿热者，其治颇为棘手，若滋补不当，常致湿热留缠，阻碍气机，反有闭门留寇之弊，李师主张即使应用也必补阴剂中择人清利之品。

肾病综合征

原发性肾病综合征是指由大量蛋白尿、低蛋白血症、高度水肿和高脂血症组成的一类临床综合征，许多肾脏病变都能引起，本篇主要指原发性肾病和肾病型慢性肾小球肾炎。其症状主要为浮肿，严重的可发展至全身，乃至出现腹水、胸水甚至心包积液。此外，患者还常感疲倦乏力、肢节酸重、食欲不振，甚至胸闷气喘、腹大腹胀等。

【方一】 银蒲玄麦甘桔汤加减

【组成】 金银花15克，生甘草3克，桔梗3克，薄荷3克（后下），麦冬12克，焦楂曲各10克，白茅根30克。

【治则】 疏风清热利咽。

【证候】 风热侵袭。

慢性肾炎蛋白尿由于风邪侵袭而长期不愈或由于风邪外袭而加重、复发者。尿蛋白仍波动，无浮肿，但咽部不适，口干喜饮、尿黄、舌质红、脉细数。

【按语】 若中气下陷之证明显，见头晕乏力、腹胀下坠、便意频频等，可用健脾升提法，方如补中益气汤。

【方二】 董阶平蛋白尿一号方

【组成】 黄芪18克，防己9克，茯苓9克，白术9克，知母9克，黄柏6克，萆薢24克，石韦15克，芡实15克。

【治则】 通淋导浊，健脾摄精。

【证候】 下焦湿热。

胸脘痞闷、口苦口黏、口干不欲多饮、纳呆、大便溏泄不爽、小便黄赤混浊、或有尿频急而痛、舌红苔黄而腻、脉滑等。

【按语】　董师认为急性肾小球肾炎或急性肾盂肾炎患者出现的蛋白尿多属下焦湿热。

【方三】　*清心莲子饮加味*

【组成】　黄芪、白花蛇舌草各 50 克，党参、坤草各 30 克，地骨皮、麦冬、车前子各 20 克，柴胡、黄芩、石莲子、甘草各 15 克。

【治则】　宣肺清热，温肾利水。

【证候】　气阴两虚，兼夹湿热。

病人以蛋白尿为主，不伴有肾功能异常，表现为周身乏力，腰酸腰痛，头晕心悸，无水肿或轻度水肿，手足心热，口干咽干，舌质红或舌尖红，苔白，脉滑或兼有数象。

【按语】　张教授发现肾病综合征初期多表现为气虚阳虚，日久迁延则转而伤阴，"阳损及阴"而形成气阴两伤，治疗一方面要顾及气虚，另一方面也要照顾到阴虚，本方黄芪、党参皆为补气之药，地骨皮、石莲子、麦冬、黄芩、柴胡滋阴清热，用于治疗肾病综合征蛋白尿取其益气滋阴，清热秘精之效。本方虽然治疗气阴两虚，但从药量来看，更侧重于气虚，辨证以气虚为主时用治疗效尤佳，治疗肾病综合征服本方一段时间后，有的病人出现咽干口干，食纳减少，舌尖红，阴伤之象已露端倪，此时可加滋阴清热之品，相应减少参芪用量，否则坚持原方不变，多出现阴虚症状加重，尿蛋白又复增加，临床上常有类似情况出现。

【方四】　*参芪知柏地黄汤加减*

【组成】　党参 15 克，黄芪 15 克，知母 10 克，黄柏 10 克，生地 15 克，山萸肉 10 克，山药 10 克，云苓 15 克，丹皮 10 克，泽泻 10 克，砂仁 6 克。

【治则】　益气养阴佐清利。

【证候】　气阴两虚，兼夹湿热。

病人以蛋白尿为主，不伴有肾功能异常，表现为周身乏力，腰酸腰痛，头晕心悸，无水肿或轻度水肿，手足心热，口干咽干，舌质红或舌尖红，苔白，脉滑或兼有数象。

【按语】　若中气下陷之证明显，见头晕乏力、腹胀下坠、便意频频等，可用健脾升提法，方如补中益气汤。

【方五】　*董阶平蛋白尿二号方*

【组成】　生地 18 克，熟地 18 克，枸杞子 12 克，知母 12 克，黄柏 6 克，当归 12 克，生龙牡各 15 克，桑寄生 15 克，淮山药 30 克，白薇 9 克。

【治则】　滋肾健脾。

【证候】 气阴两虚，兼夹湿热。

病人以蛋白尿为主，不伴有肾功能异常，表现为周身乏力，腰酸腰痛，头晕心悸，无水肿或轻度水肿，手足心热，口干咽干，舌质红或舌尖红，苔白，脉滑或兼有数象。

【按语】 董师认为脾主升清，肾主闭藏，体内的精微物质宜升而不宜降，宜藏而不宜泻。若脾气虚弱，肾气不足，则可使精微物质漏泄，出现蛋白尿。而慢性肾脏疾病，尤其是慢性肾炎、肾病综合征的患者蛋白尿明显而持久，多为脾气不足，肾气不固。

【方六】 张琪升阳益胃汤

【组成】 黄芪30克，党参20克，白术、半夏、陈皮、茯苓、泽泻、防风、白芍、生姜各15克，羌活、独活、黄连、甘草各10克，红枣3枚。

【治则】 补气健脾，升阳除湿。

【证候】 脾虚湿浊内阻。

面浮肢肿，倦怠乏力腹胀，身体沉重，纳少便溏，苔白滑，舌质淡胖，脉沉缓。

【按语】 方中党参、黄芪、白术、茯苓与防风、羌活、独活、柴胡合用，补中有散，发中有收，具有补气健脾胃，升阳除湿浊之功效。国内有关单位报道，用祛风药治疗肾病蛋白尿有效，张教授认为风药必须与补脾胃药合用方能取效，取其胜湿升清阳之功，以利脾之运化，脾运健则湿邪除而精微生，于是蛋白尿也随之消除。

【方七】 参苓白术散加味《太平惠民和剂局方》

【组成】 人参10克，茯苓30克，炒白术15克，炙甘草6克，淮山药30克，白蔻仁10克，砂仁6克，焦三仙各10克，莲子肉15克，炒扁豆10克，桔梗6克，茜草10克，泽泻20克，芡实12克，陈皮10克，生薏苡仁30克。

【治则】 分利湿浊，健运脾气。

【证候】 脾虚湿浊内阻。

肾病综合征水肿消退后，脾胃虚弱，清阳不升，湿邪留恋，症见体重倦怠，面色萎黄，饮食无味，口苦而干，肠鸣便溏，尿少，大量蛋白尿，舌质淡，苔薄黄，脉弱。

【按语】 蛋白尿虽有虚象存在，但其虚亦非责之于正气虚，而是由邪气困正、伤正所致，邪不去则正难安，故治疗中应以补益与祛邪并重，切不可专事补涩，否则，越补邪气越恋，越涩病情越重，关门留寇，病终难愈。同时，在行补时，亦重在助其脏用，而非一味补其脏体，从而因势利导，充分调动脏腑之生化机能，以提高其抗病能力。基于此，临证治疗蛋白尿时，刘老师多采用健脾益气、利湿化浊之法,俟邪去正孤、蛋白仍有渗漏者,再以固肾收涩法治之。伴有浮肿者合五皮饮,或用防己黄芪汤合五苓散。

【方八】 知柏地黄汤《医宗金鉴》
【组成】 党参30克,熟地、龟板、女贞子、黄芪各20克,山茱萸、墨旱莲、山药、茯苓、丹皮、泽泻、地骨皮、甘草各15克,知母、黄柏各10克。
【治则】 滋阴降相火,益气固涩。
【证候】 肺肾阴虚。
腰痛腰酸,倦怠乏力,手足心热,心悸气短,头晕耳鸣,尿色黄赤,舌红少苔,脉细数或沉数。
【按语】 肾病综合征蛋白尿日久不消失,尤其是经过大量激素治疗之后,阴虚内热,气虚无力统摄。以知柏地黄汤滋肾阴降相火,参芪益气固涩,蛋白为水谷之精微,补肾收益气固涩,加入龟板与知柏配伍,增强滋阴降火之力,女贞子、墨旱莲、地骨皮滋阴降火对于服大量激素后导致阴虚火旺,肾失封藏之蛋白尿尤为适宜。

【方九】 麦味地黄汤加减
【组成】 麦冬15克,五味子10克,生地30克,山萸肉10克,山药10克,丹皮10克。
【治则】 滋养肺肾。
【证候】 肺肾阴虚。
腰痛腰酸,倦怠乏力,手足心热,心悸气短,头晕耳鸣,尿色黄赤,舌红少苔,脉细数或沉数。
【按语】 此方用于肺肾阴虚。时教授认为,治肺法用于慢性肾炎蛋白尿而有肺经病变者。若肺气虚弱,卫表不固,见有自汗恶风易感冒者,宜益气祛风固表,方如玉屏风散加味;若肺阴不足,而见干咳少痰、音哑咽干而痛、或痰中带血、潮热盗汗等,当益肺养阴,方如麦味地黄汤、竹叶石膏汤等。

心律失常

正常的心律频率为60-100次/分钟(成人),比较规则。在心脏搏动之前,先有冲动的产生与传导,心脏内的激动起源或者激动传导不正常,引起整个或部分心脏的活动变得过快、过慢或不规则,或者各部分的激动顺序发生紊乱,引起心脏跳动的速率或节律发生改变,就叫心律失常。临床表现是一种突然发生的规律或不规律的心悸、胸痛、眩晕、心前区不适感、憋闷、气急、手足发凉和晕厥,甚至神志不清。有少部分心律失常病人可无症状,仅有心电图改变。

【方一】　何立人治心律失常方
【组成】　炙麻黄10克，鹿角片10克，桂枝10克，干姜10克，生熟地各30克，熟附子10克，白芥子10克，炒当归30克，炒党参15克，炙黄芪18克，益智仁15克，知母6克，黄柏6克，桃仁9克，灵芝草9克。
【治则】　温阳益气，化瘀祛痰。
【证候】　心肾阳气不足，兼夹痰瘀。

心悸，背冷痛，胸闷，腰膝酸软，口干，多汗，手足凉，舌质淡，苔白腻，舌边有瘀点，脉细结弦。24小时心电图提示房性早搏及室性早搏，多发于凌晨2时~上午9时，多为室性早搏。

【按语】　"心病，治不得，索之水，水者肾也。"心为火脏，心阳根于肾阳，命火不温心阳，心肾阳气不足，鼓血无力，同时脾失温煦，痰湿内生，寒湿痰瘀胶结于心脉，导致心悸发作。原发于肾，波及心脾，宜心肾同治，兼顾痰瘀，温阳益气治其本，化瘀祛痰治其标。该方由阳和汤加减而成，方中的附子、干姜、鹿角片温肾阳；熟地、知母滋肾阴，阴中求阳；生蒲黄、桃仁化瘀；苦参、玉米须化湿；白芥子、桂枝通络。全方共奏温阳益气，化瘀利湿之功。

【方二】　周次清自拟方
【组成】　党参30克，姜半夏9克，陈皮9克，黄连6克，枳实9克，炒酸枣仁30克，桂枝6克。
【治则】　健脾祛痰，泻火安神。
【证候】　脾虚痰阻，火扰心神。

心悸时发时止，或饱餐后易发心悸，伴胸脘痞满，或胸闷窒塞，脘腹胀满，纳呆，烦躁，失眠，多梦，口干苦，大便秘结，或呃逆，泛酸。舌苔黄腻或白厚腻，脉弦滑者。

【按语】　若冠心病，兼心前区疼痛者加炒延胡索、细辛以活血止痛；如血脉不畅，心脉失养者加川芎、当归、野葛根。若腹胀、呃逆较明显者加木香、砂仁醒脾和胃，调中宣滞。大便稀薄，舌苔白腻者加苍术、茯苓燥湿运脾，通阳化浊。泛酸、胃部灼热者加吴茱萸、煅瓦楞子，与方中黄连共为左金丸清热和胃止酸。虚烦失眠，加知母、夜交藤、合欢皮清心除烦安神。手足心热，心烦，口干，小便发黄者加黄柏、知母潜降阴火。惊悸，心中惕惕不安，胆怯恐惧者加珍珠母。心悸时常发作，较为频繁者加胆南星、石菖蒲清热除痰，化湿和胃，宁神开窍。若自感气短、胸部憋闷者加生黄芪、升麻、知母升举阳气，潜降阴火，调节气火的失调。大便秘结或不畅者加全瓜蒌、何首乌润肠通便。

【方三】　滋补汤加减
【组成】　滋补汤取四君子汤合四物汤去川芎，加官桂、木香、大枣而成。

【治则】 补肾健脾,益气养血。
【证候】 脾肾亏虚。

心悸,既往有心房纤颤。白天次数较少,而于夜间熟睡前似睡非睡时明显增加,伴神疲乏力,焦躁不安,不易入寐,大便稀溏,小便黄,食欲一般。舌质淡红,苔薄少,脉代。

【按语】 心主血,脾统血,心脏血脉中气血之盈亏,实由脾之盛衰来决定。若脾胃功能失司,化源不足,心失所养,则出现心悸怔忡。若心肾不交,可造成心悸。若脾胃已亏,生化无源,日久必可及肾。肾精亏虚,则心血不充,心脉失养;肾阳不足,心阳亦弱,鼓动无力,均可发心悸。脾胃不足者加生炙黄芪、黄精、炒谷芽益气健胃;脾肾阴虚者加枸杞子、麦冬、玉竹滋阴补肾;脾肾阳虚者加附子、干姜、细辛、巴戟天等温阳益肾;如出现心衰征象者则予红人参回阳救逆。

【方四】 周次清心肾两交汤
【组成】 仙灵脾24克,熟地18克,人参9克,白术15克,山萸肉9克,当归9克,肉桂3克,黄连6克,炒枣仁15克,麦冬9克,知母9克,白芥子6克。
【治则】 温肾阳,降心火,交通心肾。
【证候】 脾肾亏虚。

心悸,既往有心房纤颤。白天次数较少,而于夜间熟睡前似睡非睡时明显增加,伴神疲乏力,焦躁不安,不易入寐,大便稀溏,小便黄,食欲一般。舌质淡红,苔薄少,脉代。

【按语】 以仙灵脾、人参、白术配肉桂,温阳以扶阴;熟地、山萸肉、当归、麦冬、知母伍黄连,育阴以涵阳;白芥子通降活络、交通心肾;酸枣仁养心安神。全方共奏调阴阳、和气血、益肾宁心等功效,从而达到水火即济、阴阳相交,使机体自身功能协调。

高血压

高血压是指收缩压或舒张压升高为主要表现的临床综合症,分为原发性高血压和继发性高血压,在高血压患者中前者占95%以上,后者不足5%。血压的升高与冠心病、肾功能障碍、高血压心脏病及高血压并发脑卒中的发生存在明显的因果关系。但人们的血压会受到年龄、性别、种族和其他诸如精神刺激、居住环境等许多因素的影响,因此正常血压和高血压之间的界线很难明确划分。所以,正常血压和高血压的诊断标准多年来一直在修改。最新的诊断标准是收缩压≥19kpa(140mmHg)或舒张压≥12kpa(90mmHg),在尽量减轻或排除各种干扰因素，非同日 3 次静息血压（静坐 5-15min）测量≥140/90mmh 克（18.7/12.0kPa）则可诊断为高血压。

高血压病的症状，往往因人、因病期而异。早期多无症状或症状不明显，偶于体格检查或由于其它原因测血压时发现。其症状与血压升高程度并无一致的关系，这可能与高级神经功能失调有关。有些人血压不太高，症状却很多，而另一些病人血压虽然很高，但症状不明显，常见的症状有：头晕、头痛、烦躁、心悸、失眠，注意力不集中，记忆力减退，肢体麻木等。由于高血压可致动脉脑硬化，使血管弹性减退，脆性增加，故容易破裂出血。其中以鼻出血多见，其次是结膜出血、眼底出血、脑出血等。

【方一】 杨少山泻肝汤加减

【组成】 黄芩、山栀、柴胡各9克，炒枳壳、炒二芽、明天麻各10克，杭白芍、杞子、槐米各15克，玫瑰花、制香附、佛手片、绿梅花、甘草各6克。

【治则】 清肝泄火。

【证候】 肝火上炎。

头痛目眩，面赤，心烦易怒，口苦口干，大便秘结，舌红苔黄，脉弦数有力。

【按语】 兼内风加潜降熄风药，如钩藤、龙骨、牡蛎、白蒺藜、珍珠母；兼腹实便秘加大黄、火麻仁、枳实、番泻叶通便；头昏重重用川芎、天麻、菊花等，随证加减。

【方二】 天麻钩藤饮加减

【组成】 明天麻6克，杞子30克，钩藤18克，杭白芍15克，石决明15克，决明子30克，川连3克，炒枣仁、夜交藤各30克，黄芩10克，桑寄生、淮牛膝、生地各15克，丹皮10克，旱莲草15克，女贞子10。

【治则】 平肝潜阳。

【证候】 肝阳上亢。

心烦少寐，面红潮热，头晕头痛，目眩耳鸣，口干，舌红苔黄，脉弦。

【按语】 兼血瘀加活血化瘀之品，如丹参、川芎、当归、桃仁、红花；心阴虚加酸枣仁、远志、二至丸、柏子仁、合欢皮等，以养心安神。

【方三】 杞菊地黄汤加减

【组成】 生地12克，山萸6克，丹皮、泽泻各10克，杞子30克，杭白菊、桑寄生各15克，炒杜仲、明天麻各10克，钩藤12克，川连3克，炒枣仁、夜交藤、淮小麦各30克，化龙骨15克。

【治则】 滋阴潜阳。

【证候】 阴虚阳亢。

眩晕头痛,头重脚轻,心烦失眠,手足心热,耳鸣心悸,舌尖红,苔薄白,脉弦数。

【按语】 兼血瘀加活血化瘀之品,如丹参、川芎、当归、桃仁、红花。

【方四】 陈鼎祺平压方

【组成】 天麻、菊花、白蒺藜、夏枯草各10克,钩藤、决明子各12克,寄生、生地各15克,生龙骨、生牡蛎、生石决明、灵磁石各30克。

【治则】 平肝潜阳,养阴熄风。

【证候】 肝肾阴虚,肝阳上亢。

头晕目眩,胸部憋闷,少寐多梦,口苦纳呆,大便稍干,小便偏黄,舌质红,苔薄黄,脉弦数。

【按语】 方中天麻、钩藤平肝熄风,石决明、菊花、白蒺藜、夏枯草、决明子、生龙牡、灵磁石平肝潜阳,桑寄生补肝肾,生地、葛根清热生津。现代药理研究表明,方中诸药均有降压作用。

【方五】 二仙汤合天麻钩藤饮加减

【组成】 仙茅10克,仙灵脾10克,巴戟天10克,天麻10克,钩藤12克,菊花12克,葛根20克,菖蒲12克,当归10克,知母10克,黄柏10克,怀牛膝10克,川芎10克,郁金10克,柴胡10克,枸杞10克。

【治则】 调补阴阳,理气活血。

【证候】 阴阳两虚,气滞血瘀。

头晕耳鸣,颜面肢体麻木,烦躁易怒,手足心热,腰膝酸软,汗出背寒,喜常出气。舌暗红,苔薄黄,脉弦细。

【按语】 患者既有头晕耳鸣、颜面肢体麻木等肝风内动之象,又有手足心热、腰膝酸软、汗出背寒等阴阳两虚表现,还有烦躁易怒、舌暗等气滞血瘀之征,故采用平肝熄风、调补阴阳、理气活血之法,加用活血化瘀药既可治疗瘀血之征,又可预防脑血栓等并发症的发生,还寓"治风先治血,血行风自灭"之意。

【方五】 滋生清阳汤

【组成】 细生地15克,杭白芍15克,寸麦冬10克,川石斛10克,桑寄生20克,山萸肉10克,粉丹皮10克,杭菊花10克,冬桑叶10克,生石决30克,草决明10克,醋柴胡6克,南薄荷6克,灵磁石20克。

【治则】 滋水涵木。

【证候】 水不涵木。

病程长，头痛、眩晕时作时止，耳鸣眼花，五心烦热，口渴咽干，精神萎靡，体力虚怯，腰痛较重，大便或秘。舌红少润，脉弦细或细数。

【按语】　此方用于以头晕为主者。也可用大补阴丸或杞菊地黄汤。

【方六】　守中汤加减

【组成】　红人参6克，炒白术30克，云茯苓10克，细生地15克，杭白芍15克，枸杞子10克，寸麦冬20克，杭菊花10克，白蒺藜10克，夜交藤15克。

【治则】　益气养阴，濡养清窍。

【证候】　气阴两虚。

头晕乏力，少气懒言，心烦口渴，睡眠多梦，大便排泄不畅，舌淡红，苔薄白，脉沉细。

【按语】　此方用于除有阴虚高血压共有的病状外，乏力气短明显者。

【方七】　金匮肾气丸加减

【组成】　熟附片10克，生黄芪20克，川桂枝10克，杭白芍12克，大川芎30克，蔓荆子10克，干薄荷6克（后下），北细辛6克，藁本10克，制水蛭3克，全蝎2克，蜈蚣3克，南红花10克，三七面3克冲。

【治则】　温阳益气，活血通络。

【证候】　肾阳虚弱，瘀血阻络。

面色㿠白少华，语言无力，形寒肢冷，腰腿酸软，大便溏软，小便清长且频。舌淡苔白润，脉沉迟弱。

【按语】　阳虚重者加用二仙汤及巴戟天、补骨脂等。若阳虚症状明显，尺脉弱，舌有津液，不论舌苔黄白，都可重用桂、附。若阳虚症状不重，可少用桂、附，重用黄芪。有痰湿者则为脾肾俱虚，可用半夏天麻白术汤加温阳之品。

【方八】　降压汤

【组成】　钩藤12克，白蒺藜10克，石决明15克，夏枯草15克，黄芩10克，小蓟15克，旋复花6克，代褚石30克，桃仁10克，红花10克，槐花15克，稀莶草15克。

【治则】　平肝熄风、苦泄泻火、降气镇逆、活血通络。

【证候】　风逆、火炎、气郁、血瘀。

头痛、眩晕，耳鸣眼花，颜面肢体麻木，烦躁易怒，舌红，脉弦或细数。

【按语】　方由方中重用代赭石、配合旋复花加强镇逆降气之功。用黄芩的苦寒，夏枯草清热散郁，二者合用，共奏苦泄泻火之能。石决明功能平肝熄风，钩藤功在清热平肝，白蒺藜也有平肝降压之功。桃仁、红花活血化瘀可使血行通畅。槐花性味苦寒，功能清热平肝、凉血，能增强毛细血管抵抗力、改善毛细血管壁脆性。豨莶草、小蓟凉血、通络,药理报道有降压之功。

冠心病

冠心病是冠状动脉粥样硬化性心脏病的简称。是指供给心脏营养物质的血管——冠状动脉发生严重粥样硬化或痉挛,使冠状动脉狭窄或阻塞,以及血栓形成造成管腔闭塞,导致心肌缺血缺氧或梗塞的一种心脏病,亦称缺血性心脏病。冠心病是动脉粥样硬化导致器官病变的最常见类型,也是危害中老年人健康的常见病。冠心病急性发作临床上包括以下几种表现:1、猝死。2、急性心肌梗塞。3、心绞痛。4、急性左心功能不全、肺水肿。5、急性心律失常如房颤、多源多型性室性早搏、室性心动过速、室颤、严重窦性心动过缓、高度房室传导阻滞等。6、由于急性心肌缺血、心排血量不足可引起阵发性低血压、晕厥。7、无痛性心肌缺血等。上述表现中以猝死及急性心肌梗塞两种类型最严重。其他表现可以单独出现,亦可以是猝死及急性心肌梗塞的前驱症状或伴发症状。

【方一】 *薤白桂枝汤合苓桂术甘汤加减*

【组成】 附子(先煎)、桂枝、薤白、枳实、厚朴各9克,白术12克,全瓜蒌15克,丹参、桑枝各30克,甘草6克。每日1剂,水煎服。

【治则】 温阳化霾,通痹活络。

【证候】 心阳痹,经脉不通。

心绞痛发作频繁,胸痛彻背,痛自肩臂内侧传至指端,常感胸闷,心悸,痰多白沫,气短,纳差,畏寒重,下肢浮肿,舌胖润、苔白腻,脉滑。

【按语】 疼痛较剧者加檀香、降香、乳香、郁金各9克,沉香末1.5克,或加麝香少许;阳虚肢冷、脉弱、汗出者加附子9克,肉桂3克,干姜6克,龙骨15克,牡蛎30克;阴虚舌光、口干、尿赤、脉微者,加生地、天花粉各15克,麦冬、石斛、五味子各9克等;气虚气短懒言、肢倦体乏者,加党参、黄芪各30克,白参9克,或加野山参3~5克;气阴两虚者则补气药与养阴药同用。又成方炙甘草汤也可加减用之。原方为炙甘草12克,白人参、生地、麦冬、阿胶、麻仁各9克,生姜5片,大枣5枚,加瓜蒌15克,薤白9克,黄酒1盅入药。

【方二】 *姜春华自拟方*

【组成】 附子、仙灵脾、牡蛎、枳壳、菟丝子、五味子各9克,黄芪、丹参、酸枣仁各15克,夜交藤30克。每日1剂,水煎服。

【治则】 温肾振阳,宁神定惊。

【证候】 心肾阳虚,神失内守。

心悸、胸闷、气短反复发作，虽盛夏仍畏寒，汗出而怕冷更甚，眩晕无力，睡眠不佳，舌苔灰黑，脉迟缓无力，有时腰酸。

【按语】　本方以附子温阳补火以治心肾阳虚为主药，现代药理证明附子可振奋全身及脏腑生理的功能，增强代谢。附子强心作用显著，可加强心脏的搏动，增加心输出量，并可扩张冠状动脉，使冠心病患者的心肌缺血得到改善。附子配仙灵脾熟地、参、芪等药温壮肾元以振奋心阳，加龙骨、牡蛎、酸枣仁、五味子等，宁神定惊。

【方三】　*姜春华自拟方*

【组成】　丹参、全瓜蒌、生地各15克，薤白、赤芍、当归、桃仁各9克，红花、川芎、檀香各6克，川椒1.5克。每日1剂，水煎服。

【治则】　活血化瘀，舒心络而通心脉。

【证候】　心血瘀滞，寒凝营热互阻，脉行不畅。

心悸、胸痛，伴胸闷，头痛，手抖指红，大便有时秘结，有时日行2次，胃纳差，唇紫舌绛、苔白腻、舌边有瘀点，脉弦结（脉率42次/分，有不规则间歇）。

【按语】　凡冠心病，症见胸痛、胸闷、唇紫、舌绛边有瘀点，脉迟涩或结代，不论寒热虚实，必有血脉运行障碍或瘀血搏结脉络的病因。此时血瘀为主要矛盾，治法首推活血化瘀，舒心通脉，再参以寒热虚实辨证配伍，常能使心脉畅通，心律恢复正常。

【方四】　*炙甘草汤加味*

【组成】　炙甘草12克，白人参、生地、麦冬、阿胶、麻仁、薤白各9克，瓜蒌15克，丹参30克，生姜5片，大枣5枚，黄酒1盅入煎。每日1剂，水煎服。

【治则】　益气养阴，通阳散结。

【证候】　气阴两虚。

适用于冠心病心绞痛气阴两虚，症见少气乏力，心悸气急，胸闷胸痛，口干舌燥，舌光红、无苔，脉弦细结代，治宜益气养阴，通阳散结。

【按语】　方用炙甘草汤合瓜蒌薤白白酒汤加丹参。盖用炙甘草甘温益气，缓急养心为主；参、枣益气补脾养心；辅以生地、麦冬、阿胶、麻仁滋养阴血；再加瓜蒌薤白白酒汤通阳散结，佐以大剂量丹参益气活血，以畅血行，疗效满意。

【方五】　*姜春华自拟方*

【组成】　附片、薤白、枳实、厚朴、茯苓、姜半夏、白术各9克，白人参、桂枝、陈皮、甘草各6克，全瓜蒌15克，丹参30克。每日1剂，水煎服。

【治则】 温化痰饮，宣畅心脉。

【证候】 寒痰停滞，心脉瘀阻。

痰多气短，畏寒重，胸中痞满，纳呆食少，头晕无力，舌苔厚腻，脉滑。畏寒重，舌淡、苔白厚腻，脉缓滑。

【按语】 冠心病心绞痛有寒痰凝聚，用附桂温补心肾，与益气药同用温阳益气，则离照当空，阴霾自散，配伍苓桂术甘及二陈汤温化痰饮，配伍枳实薤白桂枝汤行阳开痹，加大剂量丹参宣畅心脉，终获良效。

【方六】 *温胆汤加参方*

【组成】 橘红6克，法半夏10克，茯苓12克，甘草5克，枳壳6克，竹茹10克，党参15克，丹参12克，豨莶草10克。

【治则】 补气健脾，化痰散瘀。

【证候】 气虚痰浊。

心悸气短、胸闷、善太息、精神差，舌质胖嫩、舌边见齿印，脉弱或虚大等气虚的证候；或同时兼有舌苔浊腻，脉滑或弦及肢体困倦、胸闷痛或有压迫感等痰浊的外候。

【按语】 方中党参补气扶正；丹参活血化瘀，温胆汤除痰利气，条达气机。邓老使用该方时，喜用橘红代陈皮以加强开胸之力；轻用竹茹，不在清热，意在除烦宁心，降逆消痞；用枳壳代枳实，意在宽中又防枳实破气伤正。因本病是标实本虚之证，只顾通阳，并非久宜，故加参益气固本，标本同治，不但补益了心气，而且可使"气顺则一身津液亦随气而顺矣"。该方用党参一般不超过15~18克，多用反致补滞，不利于豁痰通瘀。

【方七】 *增率汤*

【组成】 炮附子10克，淫羊藿10克，细辛3克，黄芪18克，川芎10克，党参12克，当归10克，枸杞子10克。

【治则】 温肾助阳，活血通络。

【证候】 阳虚血瘀。

冠心病缓慢型心律失常。常见心慌胸痛，心胸憋闷，气短息促，头晕乏力，畏寒肢冷，唇色紫暗，舌体胖嫩，舌质淡红，脉沉细、迟或结代。

【按语】 认为病属肾阳亏虚、心血瘀阻，予以附子、淫羊藿温阳补肾、散寒通脉；脾为后天之本，肾阳虚可以累及脾阳，加入黄芪、党参补脾益气、温运脾阳；佐以川芎活血化瘀，标本兼顾；老师选方用药注重阴阳互补，故投当归、枸杞子补血养阴。诸药合用，使肾阳得复，心阳旺盛，气血流畅，心有所养，则悸痛自止。

【方八】 定心汤

【组成】 何首乌12克，延胡索10克，三七粉（冲）3克，苦参15克，珍珠粉（冲）3克，炒酸枣仁15克，淫羊藿6克。

【治则】 滋阴补肾，活血复脉。

【证候】 阴虚血瘀。

用于冠心病快速型心律失常。常见心慌心烦，胸痛阵作，胸闷气短，口干盗汗，腰酸乏力，头晕耳鸣，舌质暗红，少苔或无苔，脉细数、促或疾。

【按语】 投予何首乌、黄精滋阴补肾；延胡索、三七粉活血化瘀、通经止痛；苦参、珍珠母、炒酸枣仁清心安神；淫羊藿温肾壮阳、通行经络。强调，临证用药应始终注意补不助邪，补之能受，方为允当。因此，以上诸药配伍，育阴而无滋腻之弊，通降而无燥烈之偏，通过滋肾济心、祛瘀通络、宁心安神，使肾阴得复，心血渐充，则心能自守，神能自安，悸忡能除。

【方九】 柯雪帆自拟方1

【组成】 全瓜蒌、丹参、当归、山楂各15克，薤白、川贝母、熟附片各10克，赤芍30克。

【证候】 脉络不通。

心律紊乱，胸痛胸闷，喘、短气，头昏乏力，咳嗽吐白痰，舌质淡红边有瘀点，苔白厚腻，脉结代。

【按语】 若胸闷短气者加党参、麦冬、五味子；心悸怔忡加柏子仁；心前区闷痛，加石菖蒲、檀香；心痛彻背，背痛彻心加赤芍、白芍、丹参、乳香；血压升高者加天麻、生龙骨。

【方十】 柯雪帆自拟方2

【组成】 全瓜蒌、赤芍、白芍、茯苓、炒山楂各15克，丹参、太子参各30克，桃仁、红花、炒枳壳、郁金、麦冬、五味子、炙甘草各10克，熟附片3克。

【治则】 活血化瘀、调畅气机。

【证候】 血瘀气滞。

胸闷刺痛，频频发作，气短心悸，头昏身倦，面色晦暗，精神抑郁，舌质暗红或边有瘀点，苔薄白或薄黄，脉沉弦、涩或促或结代。

【按语】 若瘀血胁痛甚者加乳香、没药、玄胡；胸闷有窒息感者加川朴、苏梗、郁金；有热象者加川连、葛根；心阴虚损者加人参、麦冬、五味子。

【方十一】 柯雪帆自拟方3

【组成】 炙甘草、人参各10克，全瓜蒌、生地、龙骨各15克，阿胶12

克,牡蛎30克,桂枝3克,熟附片6克。

【治则】 滋阴养血、通阳复脉。

【证候】 气阴两虚。

心悸气短,脉结或代。

【按语】 胸闷太甚者,加沉香、郁金、薤白等通阳利气、宽胸散痞;胸部刺痛,舌质紫暗,可加三七参、赤芍以活血散瘀、通络止痛;心烦不寐,口糜生疮,舌质红绛,心火太旺者加丹皮、竹叶、玄参育阴养血,清火除烦;甚者加黄连,苦寒直折火势;停搏明显者加玳瑁、龙骨;失眠不安加酸枣仁、琥珀;血压高者加钩藤、豨莶草。

【方十二】 养心通脉饮

【组成】 人参10克(或党参30克),黄芪20克,麦冬10克,五味子10克,白芍15克,丹参15克,赤芍15克,当归15克,檀香3克(后下),桂枝10克,木香3克(后下),炙甘草10克。

【治则】 养心通脉。

【证候】 心脉绌急,气虚血瘀。

胸痹心痛,体倦乏力,脉弱。

【按语】 方中人参大补元气,为君药;黄芪助人参以加强补气作用,为臣药;参芪合用,俾脾气、肺气、心气、元气皆旺,则气行血行,以达气虚血瘀,心脉瘀阻到"气通血活,何患不除"的治疗效果。生脉合黄芪,其益气之力更强,有益气复脉之功效。丹参、赤芍、当归活血化瘀,通脉止痛;白芍合甘草,酸甘化阴,柔肝缓急止痛,对于心脉绌急不通及/或心失所养,发为胸痹心痛者尤宜。桂枝、木香、檀香有芳香温通,行气止痛及解痉止痛之功诸药合用,共奏益气活血,通脉止痛之功。

【方十三】 路志正方

【组成】 藿香、苏梗、半夏、瓜蒌、石菖蒲、竹茹各10克,丹参12克,郁金9克,旋复花、枳壳、泽泻各6克。

【治则】 芳香化浊,涤痰祛瘀。

【证候】 痰瘀互结,心脉痹阻。

心前区呈阵发性痛疼,闷气短,心慌心悸,四肢乏力,腹胀便稀,舌质暗淡、苔白腻,脉沉细。

【按语】 气血阴阳两虚者,加生脉散,或加黄芪15克、当归10克;阴寒胜者,加制附子、桂枝各10克;高血压阳亢者,加钩藤10克、草决明20克、白蒺藜12克;下肢水肿者,加猪苓12克、大腹皮、大腹子各10克;大便干结者,加火麻仁15克,川厚朴、桃仁、杏仁各10克;妇人伴肝郁者,加绿萼梅12

克，玫瑰花 10 克。方中选用藿香、苏梗芳香化浊；半夏、瓜蒌开胸化痰；菖蒲、竹茹和胃化痰；丹参、郁金理气活血；旋复花、枳壳理气化浊；泽泻佐使利小便，使湿有去路。

风湿性心脏病

风湿性心脏病系风湿热后遗症，是因急性风湿热引起心脏炎后，遗留下来并以瓣膜病变为主的心脏病。临床表现是病变的瓣膜区出现相应的心脏杂音；心室、心房增大，后期出现心功能不全等。是我国最常见的心脏病，在成人心血管疾病中，本病约占 40%，多数病人为 20 至 40 岁的青壮年，女性稍多。临床上以单纯二尖瓣病变最为常见，占 70% 至 80%，二尖瓣合并主动脉瓣病变次之，占 20% 至 30%。

二尖瓣狭窄者，青壮年有见湿热病史，心功能代偿期可无症状，失代偿后，出现活动后气短、心悸，阵发性呼吸困难。严重时端坐呼吸，咯血等，晚期出现右心衰。明显二尖瓣面容（两颧及口唇紫红，心尖部触到舒张期震颤）。二尖瓣关闭不全者，心功能代偿期可无症状，一般可心悸、活动后喘促、疲劳、乏力，咯血等左心功能不全。后期出现右心功能不全症状，如肝大，下肢浮肿。体征明显，心尖部可见搏动增强及触到有力的局限性抬举样冲动，叩诊心界向左下扩大。主动脉瓣狭窄者，重症者出现头昏，甚者晕厥，心绞痛，心律失常，甚或猝死。晚期出现呼吸困难、咳嗽、咯血等左心功能不全症状，体征为主动瓣区听到响亮粗糙的吹风样收缩期杂音，向颈部传导，并伴有收缩期震颤等。主动脉关闭不全者，失代偿期可见心悸、头部有振动感，偶有心绞痛，重者出现阵发性呼吸困难，咳嗽等左心衰竭的表现。颈动脉及足背动脉搏动明显，心尖瓣搏动增强，向左下移位，呈抬举性。

【方一】　周次清方
【组成】　党参 30 克，姜半夏 9 克，陈皮 9 克，黄连 6 克，枳实 9 克，炒酸枣仁 30 克，桂枝 6 克。
【治则】　健脾祛痰，泻火安神。
【证候】　脾阳不振，痰浊内盛。

心悸时发时止，或饱餐后易发心悸，伴胸脘痞满，或胸闷窒塞，脘腹胀满，纳呆，烦躁，失眠、多梦，口干苦，大便秘结，或呃逆，泛酸。舌苔黄腻或白厚腻，脉弦滑者。

【按语】　党参入脾经，善补中气，常用于中气不足、中气下陷证，能健脾益气，升举清阳。姜半夏为燥湿化痰，温化寒痰之要药，尤善治脏腑之湿痰。辅以陈皮化痰，使气顺痰降，气化则痰消，和中健脾，共收燥湿化痰、理气和中之效。

【方二】 银翘白虎汤加减

【组成】 金银花藤60克，连翘15克，生石膏60克，知母15克，薏苡仁30克，苍术15克，黄柏12克，防己15克，生甘草6克。

【治则】 清热解毒、化湿通络。

【证候】 热重于湿。

发热重，恶寒轻或无恶寒，汗多，汗出热不解，口苦粘腻而渴，或关节红肿热痛，拒按喜凉，尿黄赤，便秘，舌质红苔黄腻，脉弦滑数。

【按语】 有皮肤红斑结节者，加生地黄30~60克，牡丹皮15克，赤芍15克，丹参30克；上肢关节疼痛，加桑枝、姜黄、防风；下肢关节疼痛，加川牛膝、川木瓜等。

【方三】 白虎汤合三妙散加减

【组成】 生地黄30~60克，知母12克，苍术20~30克，防己15克，薏苡仁30克，木瓜15克，川牛膝15克，茯苓30克，金银花藤30克，滑石15克，甘草6克。

【治则】 湿清热、通经活血。

【证候】 湿重于热。

发热轻，恶风寒，身困痛重浊，头胀痛如裹，胸闷纳呆，渴不欲饮，关节肿痛轻，舌质红苔白腻或微黄，脉弦滑或滑缓。

【方四】 回阳救逆方1

【组成】 人参10克，附子30克，肉桂3克，炮姜30克，山茱萸10克。

【治则】 回阳救逆、祛瘀利水。

【证候】 心脾肾阳虚、水瘀互阻。

心悸气逆喘促，冷汗淋漓，重度水肿，面色瘀暗，胁下痞块，舌苔白而湿润，脉疾速而结代。

【方五】 回阳救逆方2

【组成】 人参10克，白术15克，干姜15克，附子30克，肉桂3克，茯苓30克，泽泻30克，丹参30克，红花15克，五灵脂10克，蒲黄10克，葶苈子30克，大枣5枚。

【治则】 回阳救逆、祛瘀利水。

【证候】 心脾肾阳虚、水瘀互阻。

心悸气逆喘促，冷汗淋漓，重度水肿，面色瘀暗，胁下痞块，舌苔白而湿润，脉疾速而结代。

【方六】 活瘀定心汤加味
【组成】 当归15克，丹参30克，川芎15克，红花15克，五灵脂10克，葶苈子15克，车前子15克。
【治则】 活血化瘀。
【证候】 心肺瘀阻。
心悸气短，胸闷喘促，早期二尖瓣面容，甚则面色瘀暗，口唇发紫，舌有瘀点，脉细。
【按语】 兼气阴不足者，加生脉散。

【方七】 温阳健脾方
【组成】 红参10克，白术15克，茯苓10克，附子15克，桂枝15克，猪苓15克，泽泻15克，葶苈子15克，丹参30克，鳖甲15克，红花15克，大枣5枚。
【治则】 温阳健脾、活血利水。
【证候】 心脾阳虚、血瘀内停。
心悸惊惕，气短喘促，呕恶胀满，胁下痞块，下肢水肿，形寒便溏，口唇青紫，面色瘀暗，舌质淡或瘀斑。

【方八】 生脉散合桃红四物汤加减
【组成】 人参（或红参、生晒参）6克（另煎），麦冬10克，五味子10克，黄芪30克，焦术10克，茯苓30克，当归10克，川芎10克，桃仁10克，红花10克，赤芍10～20克。
【治则】 益气养血，活血化瘀。
【证候】 气阴两虚、瘀血阻滞。
心慌、胸闷、喘气，稍劳即发，舌质紫红，两边瘀斑，苔白滑，脉弱无力。

【方九】 真武汤合桃红四物汤加减
【组成】 制附片10克，人参（或红参，生晒参、太子参）6克，茯苓30克，赤白芍各10克，干姜10克，焦术10克，当归10克，红花10克。
【治则】 温通心肾，活血化瘀。
【证候】 心肾阳虚、瘀血阻滞。
心慌、胸闷、喘气，稍劳即发，双下肢浮肿，关节酸胀，肢端厥冷，舌质紫红，两边瘀斑，苔白滑。

【方十】 真武汤合生脉散、桃红四物汤加减

【组成】 黄芪30克,人参6克,麦冬10克,五味子10克,制附片10克,焦术10克,茯苓30克,当归10克,川芎10克,赤白芍各10克,红花10克,干姜10克。

【治则】 阴阳双补,补气散瘀。

【证候】 阳衰阴弱、气虚血瘀。

心慌、胸闷、喘气,稍劳即发,尚可平卧,右胁下疼痛不适,双下肢浮肿,关节酸胀,肢端厥冷,舌质紫红,两边瘀斑,苔白滑。

【方一】 吴雅恺方3

【组成】 柴前胡各10克,黄芩10克,党参10克,法半夏10克,炙草3克,全瓜蒌30克,玄参10克,石膏20克,银花30克,连翘30克,葛根20克,淡竹叶20克。

【治则】 清热化痰,和解少阳。

【证候】 风热病毒,内袭心营。

胸满胸痛,心烦心悸,口苦咽干,或寒热往来,头晕. 苔白,脉弦滑数。

【方一】 邵念方自拟方

【组成】 生黄芪45克,党参20克,麦冬30克,赤芍12克,木香6克,当归、桃仁、红花各12克,丹参24克,砂仁10克,茯苓30克,葶苈子12克,厚朴、北五加皮各10克,桑白皮15克,前胡12克,生山楂18克,炙甘草3克。

【治则】 益气活血利水,佐以理气。

【证候】 痰血瘀,水饮内停。

胸闷、憋气,胸痛,全身无力,基本卧床不起,动则喘促,心慌,纳少,双下肢浮肿,舌淡黯苔白,脉细弱结代。

心力衰竭

心力衰竭简称心衰,是指心脏代偿能力显著减弱,不能有效地将静脉回流的血液排出,以致于心输出量的减少,不能满足人体代谢的需要。心衰早期常常是一侧心脏发生衰竭,因此可分为左心衰和右心衰以及发展到后期的全心衰竭。左心衰竭主要临床表现为疲乏无力,呼吸困难,夜间睡眠常须垫高枕头,不然就感到憋气,甚至熟睡时突然憋醒。右心衰竭最常见的症状为右上腹部饱胀,便秘,食欲不振,恶心呕吐,夜尿增多或减少,双下肢浮肿,且下午明显。全心衰竭的临床症状是左、右心衰的综合表现。

【方一】 禹功散

【组成】 黑牵牛120克，茴香30克，炒后研为细末，以生姜自然汁调3~6克，临卧服。每日1剂，10天为一疗程。

【治则】 逐水通便，行气消肿。

【证候】 水湿壅盛。

尿少，每日尿量少于100~300ml，均有不同程度的下肢水肿，肝大，腹胀喘满，大便秘结，小便不利，脉沉有力或脉沉弦数。口唇发绀，舌质紫暗、苔腻，颈静脉充盈，超声心动图、胸片、心电图示右心房、右心室均肥大，B超肝大，血尿常规检查均异常，血中K^+、Na^+、Cl^-均有不同程度改变。

【按语】 配以针灸治疗，取水分、关元、内关、太溪、太冲透涌泉、足三里、心俞、膻中、人中等。平卧或俯卧。放松形神，调匀呼吸。补法进针，得气后导引入静（意守关元，或命门）。留针15分。

【方二】 消水汤合真武汤加减

【组成】 炒白术9克，桂枝5克，生黄芪30克，川椒目9克，山海螺30克，黄芩12克，制附片（先煎）6克，赤芍10克，生姜3片，鱼腥草30克，桔梗9克，生甘草5克，炙葶苈子15克，猪苓12克，茯苓12克。

【治则】 补脾益肾，通阳利水。

【证候】 脾肾阳虚。

肺心病，有咳喘病史，间有周身浮肿，复因外感加重，呼多吸少，胸闷气促，动则尤甚，咳嗽痰多，心悸，唇显紫绀，舌胖淡暗，苔白滑，脉虚滑。胸部摄片示心影增大。

【按语】 肾阳衰微，肾不化气，气不化水，水湿内停，泛溢肌肤，上逆心肺，故以消水汤合真武汤加减，以温补脾肾，通阳利水，使阳气得复，阴水得化，加鱼腥草、桔梗、甘草、黄芩、山海螺以清热解毒，祛痰止咳，使肺气得以宣降，水道得以通利，水肿消退，喘息平缓。

二、外科土方

疖病

疖病是指多个疖在一定部位或散在身体各处反复发作的一种疾患。多见于青壮年，尤其是皮脂腺分泌旺盛、消渴病及体质虚弱之人，好发于头面、项后、背部及臀部等处，几个到数十个；此愈彼起，反复发作，缠绵经年，累日不愈。发于颈后发际处的称为发际疮；发于臀部的称为坐板疮。

第十一章 常见病实用中医土方

【方一】 四妙汤加味

【组成】 生黄芪、金银花各30克，当归、蒲公英各15克，茯苓、赤芍、连翘、白芷、天花粉各9克，苍术、生甘草各6克。

【治则】 益气养阴，清热解毒利湿。

【证候】 气阴两虚，湿热毒蕴。

疖肿反复发作，微红或不红，中央色白，伴神疲乏力，纳呆或多食易饥，口渴唇燥，低热，盗汗，舌淡少苔，脉细数。

【按语】 方中以生黄芪补气为君药；辅当归、天花粉补阴血、生津液；茯苓、苍术健脾祛湿；以金银花、蒲公英、连翘清热解毒；当归、赤芍养血活血；白芷、天花粉用以托毒外出。若自汗，畏风，脉浮明显者，可重用黄芪，加白术，若潮热盗汗，口渴甚者加麦冬、玄参。

【方二】 除湿胃苓汤加味

【组成】 防风、苍术、陈皮、厚朴、猪苓、山栀、泽泻、滑石各9克，白术、赤茯苓、天花粉各12克，金银花30克，生甘草6克。

【治则】 健脾化湿，清热解毒。

【证候】 脾虚湿盛，热毒稽留。

疖肿散在于头面、臀部等处，色白，形体肥胖，动则气喘，纳差，腹胀，舌淡胖边有齿痕，苔白腻，脉濡弱。

【按语】 方中以平胃散燥湿健脾、行气和胃，以五苓散化气利水，以金银花、山栀清热解毒，以滑石清利湿热，天花粉清热生津，生甘草和诸药而解毒，共奏健脾化湿之功。

【方三】 防风通圣散加减

【组成】 防风、荆芥、山栀、赤芍、黄芩、白术、桔梗、苦参、滑石、连翘、当归各9克，金银花30克。

【治则】 清热利湿，祛风解毒消肿。

【证候】 湿热俱盛。

疖肿散在躯干、下肢，局部红热痛痒，根脚收束，易于成脓，脓出黄稠，伴口苦烦渴，小便短赤，大便秘结，舌红，苔黄腻，脉滑数。

【按语】 方中防风、荆芥祛风解表，发散邪毒；白术健脾化湿，滑石利湿清热，苦参燥湿解毒，共祛湿邪；黄芩清肺胃之热，山栀、连翘、金银花清热解毒，合苦参共用，消火热邪毒；当归、赤芍凉血活血，兼能养血；桔梗调气，托毒外出。另外根据疖的发病部位用药及随症加减，可引药直达病所而增强疗效，如面部疖加牛蒡子、桔梗、薄荷等轻清发表散邪；胸背部疖加柴胡、郁金、青皮等调理气机；上肢疖加桑枝、川芎调气活血，祛湿通络；下肢疖加川牛膝、黄柏等活血燥湿。

【方四】 芫花洗方
【组成】 芫花15克，川椒15克，黄柏30克。
将药物共碾粗末，装纱布袋内，加水2500ml，煮沸30分钟，用软毛巾蘸洗患部20分钟。
【治则】 消散外邪。
【证候】 疖病初期。
局部红肿疼痛明显，但根脚尚浅，范围局限，肿势高突。
【按语】 所谓外病者须外治，疖病病位在肌肤，外用药物可方便起效，本方用解表杀毒、清热除湿之药，煎汁温洗，效果明显。

颈痈

颈痈是颈项部多个相邻的毛囊和皮脂腺或汗腺感染金黄色葡萄球菌所引起的急性化脓性疾病。病变范围较大，常延及整个颈部，疼痛剧烈，局部容易发生坏死。因毒素吸收，而伴有较严重的全身症状。颈痈俗称"对口疮"，属中医学"有头疽"范畴，又称"脑疽"。

【方一】 仙方活命饮加味
【组成】 荆芥10克，防风10克，藿香10克，白芷9克，连翘10克，金银花20克，天花粉10克，蒲公英15克，当归尾10克，赤芍10克，炙穿山甲（先煎）10克，皂角刺（炒）10克，陈皮6克，浙贝15克，甘草6克。
【治则】 散风化湿清热，和营托毒。
【证候】 风温湿热蕴毒。
见于初期，局部硬结中央有粟粒样脓头，周围漫肿成片，随肿势扩大相继增多.灼热疼痛较甚。伴恶寒发热，头痛肢楚，食欲不振。舌质红，苔薄腻脉数。
【按语】 方中荆芥、防风、白芷、藿香散风解表化湿；金银花、连翘、天花粉、蒲公英、甘草清热解毒散结；当归尾、赤芍和营消肿；陈皮理气，少佐皂角刺、炙穿山甲托毒软坚散结。恶寒、头痛表证明显少佐羌活6克，菊花10克以引经解表；溲赤加车前子15克、滑石15克以清热利湿。便秘者加大黄10克，枳实10克以清热通便。疼痛剧烈加乳香3克、没药3克以活血散瘀止痛。

【方二】 黄连解毒汤合透脓散加减
【组成】 黄连15克，黄芩15克，山栀子15克，金银花10克，天花粉15克，赤芍药12克，丹参10克，牛蒡子10克，皂角刺（炒）10克，穿山甲（先煎）10克，甘草6克。

【治则】 清热除湿，托毒透脓。

【证候】 湿热火毒炽盛。

疮面腐烂，形如蜂窝，脓泄不畅，灼痛剧烈，伴高热口渴，便秘溲赤。舌质红，苔黄腻，脉弦滑数。

【按语】 方中黄芩、黄连、栀子清热泻火除湿；金银花、天花粉、甘草清热解毒；赤芍、丹参凉血散瘀和营；牛蒡子、皂角刺、炙穿山甲托毒透脓，大便秘结，加生地黄15克生大黄15克（后下），以增液通腑泄热，溲赤，加淡竹叶6克，车前子10克以清热利尿。

【方三】 竹叶黄芪汤加减

【组成】 淡竹叶6克，生地黄15克，麦门冬15克，石斛15克，黄芪20克，当归10克，生石膏20克，黄连15克，紫花地丁15克，金银花15克，皂角15克，穿山甲15克，甘草6克。

【治则】 滋阴生津，清热托毒。

【证候】 阴亏毒盛。

疮形平塌，根脚散漫，疮色紫滞，难脓难腐，溃后脓水稀少或带血水，灼痛剧烈。

【按语】 方中生地黄、麦门冬、石斛滋阴生津；黄芪、当归、穿山甲、皂刺补气和营托毒；淡竹叶、金银花、紫花地丁、甘草清热解毒。气虚脓腐难溃加太子参18克、川芎10克以扶正托毒；大便秘结加玄参15克、火麻仁20克以润肠通便；若小便短赤加泽泻15克清热利尿。

【方四】 托里消毒散加减

【组成】 黄芪30克，党参15克，山药15克，茯苓15克，当归20克，白芍15克，川芎12克，丹参15克，皂角刺15克，穿山甲（炙）15克，金银花15克，甘草6克。

【治则】 益气养血，扶正托毒。

【证候】 体虚毒滞。

疮形平塌，根盘散漫，疮色灰暗，化脓迟缓，溃后脓水灰暗稀薄，或疮口成空壳，久不收敛，疼痛不甚。常伴低热，精神萎顿，面色不华，少气乏力，食欲不振，小便频数，大便稀溏。舌质淡，苔白或腻，脉虚数或细弱。

【按语】 方中以黄芪合川芎、丹参、皂角刺益气活血透脓，党参、山药、茯苓、炙甘草益气养血化毒、当归、白芍、炙穿山甲又能和营散滞托毒；以金银花一味清解毒邪，不至寒凉太过，加减：若大便溏薄、苔白而腻加苍术10克、白术15克以健脾化湿；口渴加石斛10克、天花粉15克生津止渴。

【方五】 犀角地黄汤合黄连解毒汤加减

【组成】 水牛角（先煎）30克，生地黄30克，黄连15克，金银花15克，牡丹皮12克，赤芍药12克，黄芩15克，大黄（后下）15克，人工牛黄粉（冲服）3克，甘草6克。

【治则】 凉血解毒，化浊开窍。

【证候】 疽毒内陷。

多见于年老体弱或严重消渴病患者：疮色紫暗，肿势蔓延，疮顶塌陷空壳无脓，寒战高热，神昏谵语，呼吸急促细数，恶心呕吐，腰痛尿少。舌红绛少苔，脉沉。

【按语】 方中水牛角、黄连、黄芩、金银花清热泻火解毒；牡丹皮、赤芍、生地黄凉血透热；大黄泻热通便；牛黄、甘草豁痰开窍解毒。高热、烦渴便秘加生石膏30克、知母10克、粳米10克或加服新雪丹以清热生津、退热除烦。神昏谵语加服安宫牛黄丸清热醒脑开窍；气促、痰鸣加天竺黄10克、石菖蒲10克、浙贝母10克涤痰降气。

【方六】 三星汤

【组成】 银花60克，蒲公英30克，生甘草9克。

【治则】 清热解毒。

【证候】 实热证。

脑疽初起红肿热痛，根盘坚硬高突，形寒身热或高热不解，舌苔白腻或黄腻，脉弦数或洪数。证属湿热上壅，脏腑积热之阳实热证。

【按语】 本方量重药专，既具清热解毒之功，又无寒冷郁遏之弊，应用时可按方减量，并增焦山栀、玄参泻火清热。便秘热结加生首乌9克以清热解毒而通利大便；局部坚肿甚酌加炙穿山甲片、皂角刺以消肿透脓；湿重的加藿香、厚朴、茯苓、滑石等以化湿渗湿。

【方七】 羌萎四妙汤

【组成】 羌活3克，当归9克，生黄芪12克，金银花15克，生甘草5克，全瓜蒌12克。

【治则】 消托兼施，扶正祛邪。

【证候】 正气虚弱，邪郁不透。

脑疽根盘散漫，皮色黯红，麻痒少痛，畏寒发热，或形寒而热不扬。脉弦数或紧，舌苔薄白或白腻。此为正气渐虚，毒邪蕴结，无力托毒外出之象。

【按语】 此方以四妙汤益气和血，解毒托里为基础，加羌活疏解外感之风邪，宣通经络；加全瓜蒌洗涤郁热而消肿散结。加减：因房劳而致阴虚火炎的，则去羌活，加麦门冬9克、白芍9克、川续断12克，以麦门冬、白芍药滋阴退火,川续断疏通气机。

【方八】 解毒清营汤

【组成】 金银花15－30克,连翘15－30克,蒲公英15－30克,生地黄15－30克,白茅根15－30克,生玳瑁10－15克,牡丹皮10－15克,赤芍10－15克,黄连3－9克,绿豆衣15－30克,茜草根10－15克,生栀子6－12克。

【治则】 清营凉血,解毒泄热。

【证候】 脑疽毒热炽盛,气营两燔。

脑疽毒热炽盛,气营两燔,毒热入于气营,毒气攻心。证见高烧、烦渴,甚或出现神志方面症状,相当于败血症初期。

【按语】 金银花、连翘、蒲公英清热解毒;栀子清三焦热,配合黄连重在清心火;牡丹皮、赤芍、茜草根清热凉血活血;生地黄、白茅根养阴凉血护心;生玳瑁清热解毒镇心平肝;莲子心、绿豆衣能清心中邪热。诸药相辅相成,清解之中又能养阴扶正,养阴之中又能凉血活血。

【方九】 四黄水蜜

【组成】 大黄、黄芩、黄连、黄柏等分研末,水蜜调敷。

【治则】 清热解毒。

【证候】 颈痈初期。

局部硬结中央有粟粒样脓头,周围漫肿成片。

【按语】 每次换药前用开水或酒精洗净皮肤,趁热温敷整个疮面,每日更换2－3次,注意外敷药宜厚贴。

急性颈淋巴结炎

本病是发生在颈部两侧的急性化脓性疾病,中医称"痰毒"。其特点是初起局部肿块边界清楚,皮色不变,后红肿热痛,甚者可化脓破溃。

【方一】 牛蒡解肌汤加减

【组成】 牛蒡子、连翘、山栀、夏枯草、柴胡、黄芩、浙贝母、丹皮各9克,荆芥、桔梗、皂角刺各6克,金银花30克,蒲公英15克,薄荷3克。

【治则】 疏风清热,化痰消肿。

【证候】 风热袭表,痰火内结。

初起患部结块,形如鸡卵,皮色不变,肿胀、灼热、疼痛,伴见发热、恶寒、咽疼等。

【按语】 方中以牛蒡子、连翘、荆芥、柴胡、薄荷疏风清热,发散表邪;

以金银花、蒲公英、连翘、山栀、黄芩清热解毒；以浙贝母、夏枯草、桔梗、皂角刺、全蝎化痰解毒，通络散结；丹皮凉血活血；皂角刺引药直达病所，以攻散之。

【方二】 柴胡清肝汤加减

【组成】 柴胡、生大黄（后入）、元参、浙贝母、全蝎、僵蚕各9克，金银花、生牡蛎各30克，夏枯草、赤芍、白头翁、蚤休各15克，蒲公英45克；连翘12克，生甘草6克。

【治则】 疏肝清热、化痰散结、和营消肿。

【证候】 肝火胃热壅盛。

发病后4~5日，局部红肿热痛加剧，痛及腮颊，伴心烦易怒，失眠，口苦咽干，口臭，牙龈肿痛，口唇干燥，大便秘结，舌红，苔薄黄或黄燥，脉弦数或滑数。

【按语】 方中柴胡条达肝气而疏肝解郁；金银花、蒲公英清热解毒；连翘清热解毒，消肿散结；蚤休既有清热解毒之效，又有消肿止痛之功；白头翁清热解毒，凉血为治痰毒经验用药，赤芍清热凉血以和营消肿；大黄荡涤阳明实热，又能清热解毒；生牡蛎、元参、浙贝母三药组成消瘰丸，具有化痰散结之功效；夏枯草清肝火以助柴胡疏肝解郁、又能散郁结以加强化痰散结之力；全蝎、僵蚕解毒散结、通络止痛，方证合拍，收效快捷。

【方三】 用托里消毒散加味

【组成】 党参、生黄芪各30克，当归、川芎、白芍、白术、茯苓、桔梗、皂角刺各9克，熟地、金银花各15克，白芷、生甘草各6克。

【治则】 益气养血，托毒生肌，兼清余邪。

【证候】 气血亏虚，余毒未清。

肿块溃破，疮面色暗，脓出稀薄，肿硬消散较慢，久不收口，并有神疲乏力，少气懒言，面色萎黄或㿠白，舌质淡，苔薄白，脉细弱。

【按语】 方中以党参、生黄芪、白术、茯苓健脾益气；当归、川芎、白芍、熟地养血活血；桔梗、皂角刺、白芷托毒生肌；金银花、生甘草清解余毒。全方有八珍补气养血之功，又有透脓散之托毒外出之意，实为补托良方。

【方四】 化毒散软膏

【组成】 乳香粉4.5克，没药粉4.5克，黄连粉4.5克，赤芍粉4.5克，天花粉6克，生大黄粉6克，生甘草粉3克，珍珠粉0.9克，牛黄粉0.9克，冰片粉0.45克，雄黄粉4.5克，凡士林30克。

以上药物粉末混匀，与凡士林调制成膏备用。

【治则】 清热攻毒，活血化瘀，软坚消肿。
【证候】 痰毒未溃期。
结块肿硬，皮色不变，或红肿热痛。
【按语】 此方谨守外用药须气味浓厚、善于走窜的特点，选用乳没、珍珠、牛黄、冰片、雄黄，芳香通络、活血消痈、清热解毒，同时针对痰毒病机选用黄连粉、赤芍粉、天花粉，生大黄清热凉血解毒，可消散多种炎性结块。

流行性腮腺炎

流行性腮腺炎是由腮腺病毒引起的一种急性传染病，中医学称为痄腮，本病多发生于冬末春初，儿童多见，常有流行病史。本病多数起病较急，开始1～2天后出现耳下部肿痛。通常先从一侧肿起，2～4天左右，对侧也相继肿大，3天左右肿胀达到高峰，持续4～5天后开始消退，全程约10～14天。伴发热（体温可达39℃～40℃）、恶寒、头痛、全身不适，或兼食欲不振等症，腮腺肿大的特点是：以耳垂为中心，向前、后、下部扩展，边界不清，触摸有弹性感和轻度压痛，肿痛处皮肤紧张发亮但多不发红，表面扪之发热但不化脓。

【方一】 柴胡葛根汤
【组成】 柴胡12克，葛根12克，生石膏30克，黄芩9克，连翘12克，赤芍9克，板蓝根15克，大青叶15克，金银花20克，蒲公英15克，全蝎9克，僵蚕9克，夏枯草12克，升麻9克。
【治则】 疏风清热解毒，消肿化痰散结。
【证候】 痄腮各型。
【按语】 方中用板蓝根以清热凉血，解毒利咽，作用偏于局部；大青叶清热解毒，凉血消肿，作用偏于全身；蒲公英除清热解毒外，还长于消肿散结；连翘味苦性凉，轻清上浮，善清心而去上焦之热，为治疮之要药，消肿散结，偏于透达全身躯体之热；金银花性寒味甘，气味芳香，既可清风温之热，又可解血中之毒，偏于透上半身之热。僵蚕其功能散风降火，化痰软坚，解毒疗疮，全蝎能开气血之凝滞，解毒医疮，用全蝎配僵蚕除温热疫毒、散风热、拔痰毒，功效更宏。本病患者脏腑素伏有热毒，故重用生石膏，清泻肺胃之热，升麻清热解毒，还可载药上行，作引经之药；高热者方中柴胡加量；咳嗽者加杏仁以宣肺止咳；恶心呕吐者，加竹茹、清半夏以降逆止呕；胸膈满闷者，加陈皮、郁金以理气开郁；口渴甚者，加麦冬、花粉以生津止渴；咽喉肿痛甚者，加马勃、山豆根以清热解毒利咽；大便秘结者，加大黄、槟榔以导滞通便；腮部漫肿较硬者，加浙贝母、牛蒡子、昆布、山慈菇以加强消肿散结之功；热甚津伤者，加生地、石斛以滋养津液。

【方二】 消腮汤

【组成】 板蓝根30克，大青叶6克，双花15克，公英15克，芥穗5克，海藻6克。

【治则】 疏风清热、除湿解毒、散结消肿。

【证候】 风湿袭表、毒结血滞型。

【按语】 方中双花、连翘、芥穗疏风清热兼除湿，板蓝根、大青叶清热解毒，海藻、连翘有消肿散结之功，大便干结加大黄6克，恶心呕吐加姜夏6克、竹茹6克，热盛加石膏30克、知母12克，神昏嗜睡加郁金6克、菖蒲5克。本方药味少而量较大，乃取效专力宏之意，但有难及兼症之偏，且应防其过于寒凉之弊。

【方三】 消坚散

【组成】 乳香30克，没药30克，木香42克，菖蒲42克，王不留行60克，青黛60克，生大黄60克共为细末，茶水调敷。

【治则】 行气通络止痛、活血解毒消肿。

【证候】 痄腮各型。

【按语】 本方充分利用外用药的特性，重用走窜开窍特性的乳香、没药、菖蒲，行气的木香、活血的王不留，共奏通络止痛、活血消肿之功，配青黛、生大黄清热凉血解毒，能于局部迅速起效，体现了外病不忘外治的精神。

甲状腺腺瘤

甲状腺腺瘤是颈部最常见的良性肿瘤，可位于甲状腺侧叶及峡部，常为单发，呈圆形或椭圆形，质地软或韧，表面光滑，无压痛，可随吞咽上下移动，生长缓慢，囊腺瘤因囊内出血可迅速增大伴胀痛，大部分病人无任何症状。多见于40岁以下的妇女，其恶变率约为10%，约有20%伴发甲亢，瘤体长期存在可出现液化囊性变和钙化。

【方一】 消瘿汤

【组成】 海藻15克，昆布30克，夏枯草15克，生牡蛎30克，柴胡10克，香附10克，赤芍15克，黄药子10克，半夏10克，浙贝母10克，川芎10克，三棱10克，莪术10克。

【治则】 疏肝理气、化痰散结、活血祛瘀。

【证候】 气滞血瘀痰凝。

甲状腺侧叶及峡部肿块，常为单发，呈圆形或椭圆形，质地软或韧，表面光滑，无压痛，可随吞咽上下移动，生长缓慢，可伴性急易怒，心烦；或情志抑郁，烦闷；失眠多梦，舌红苔薄黄，脉弦等症。

【按语】 本方选用柴胡、香附以疏肝解郁，调畅气机，三棱、莪术破血祛瘀，海藻、昆布、黄药子、夏枯草均为治瘿专药，配能散结之生牡蛎、浙贝，能健运脾胃兼化痰之半夏共奏化痰软坚消瘿之效。月经不调者，加淫羊藿15克鹿角霜9克，以调冲任；咽干口渴、手足心热者，加元参15克、鳖甲10克，以滋阴清热、软坚散结。消瘿汤可补充碘的不足、改善甲状腺功能，方中药物能抗肿瘤和放射损伤，从而发挥很好的治疗和预防作用；还可抗病毒、调节机体免疫，故对亚急性甲状腺炎恢复期也有较好的疗效。值得注意的是：中药保守治疗适宜于病程较短者，瘤体小于3cm的疗效较好，反之疗效较差；伴有甲亢的患者应慎用含碘丰富的海藻、昆布等药物。

【方二】 甲瘤汤

【组成】 柴胡10克，青皮6克，甲珠10克，当归12克，夏枯草12克，皂刺10克，僵蚕6克，海藻12克，浙贝10克，半夏6克。

【治则】 疏肝理气，和血散结。

【证候】 气滞血瘀痰凝。

甲状腺侧叶及峡部肿块，常为单发，呈圆形或椭圆形，质地软或韧，表面光滑，无压痛，可随吞咽上下移动，生长缓慢，可伴性急易怒，心烦；或情志抑郁，烦闷；失眠多梦，舌红苔薄黄，脉弦等症。

【按语】 海藻、浙贝化痰软坚、消肿散结，柴胡、青皮、半夏疏肝解郁兼运脾除湿，此方理气为先，深合"治痰先治气"之旨，化痰、祛瘀、软坚三者兼顾，故能有效祛除有形之邪。

【方三】 海藻玉壶汤加减

【组成】 柴胡9克，浙贝母10克，海藻10克，昆布12克，海浮石10克，橘核15克，茯苓12克，枳壳10克，陈皮9克，甘草9克，夏枯草12克，僵蚕10克，生牡蛎12克，姜半夏10克，山慈菇10克，玄参12克，桔梗9克。

【治则】 疏肝理气，健脾益气，化痰散结。

【证候】 肝郁脾虚，气滞痰凝。

甲状腺侧叶及峡部肿块，常为单发，呈圆形或椭圆形，质地软或韧，表面光滑，无压痛，可随吞咽上下移动，生长缓慢；伴神疲乏力，心中烦闷，四肢倦怠，纳呆懒言等。

【按语】 刘老认为本病为有形之湿痰凝聚颈部之症。方中茯苓乃健脾化湿之主药，然木强制土，又当以开郁为先。方用柴胡、枳壳、陈皮乃疏肝开郁之意。据现代药理研究证实海藻、昆布含丰富的碘元素，可用来纠正因碘缺乏引起的甲状腺机能不足，同时可以暂时抑制甲状腺机能亢进的新陈代谢率而减轻症状。碘化物进入组织及血液后，尚能促进病理产物如炎症渗出物的吸收，并能使病态组织崩溃和溶解，因此上述二味药物始终贯穿于治疗中。这也体现了中医辨证与辨病相结合的治疗原则。选配夏枯草、生牡蛎、海浮石、甲珠、山慈菇之类，或助以咸寒软坚，或配以化痰散结，随其变化而用，共奏其功。顾（伯华）氏认为海藻、甘草同用更能发挥疗效，因为海藻为钙性药物，一般不溶于水，而甘草中含有皂素，能使不溶于水的钙性物质起到溶解于水的作用。因此，海藻与甘草同用，确有相须相使的作用，而不必居于相反旧说。

急性乳腺炎

急性乳腺炎是在乳汁淤积的基础上，细菌通过乳头进入乳房引起的急性感染性疾病。常发生于产后妇女，尤以初产妇为多见，临床上以乳房结块、红、肿、热、痛，伴有发热等全身症状并容易发生传囊为特征。中医中药内治与外治相结合，治疗急性乳腺炎，疗效卓著，优势突出，临床应予首选。本文介绍哺乳期急性乳腺炎，属于中医学"外吹乳痈"范畴。

【方一】 瓜蒌牛蒡汤加减

【组成】 瓜蒌15克，柴胡9克，牛蒡子12克，蒲公英15克，橘叶12克，青皮9克，丝瓜络12克，鹿角霜10克，赤芍12克。

【治则】 疏肝解郁、消肿通乳。

【证候】 肝胃郁滞（郁滞期）。

乳汁分泌不畅，乳房肿胀疼痛，结块或有或无，皮色不红或微红，皮温不高或微高，或有形寒身热，口苦咽干，胸闷不舒，烦躁易怒，食纳不佳。舌质淡红或红，苔薄白或薄黄，脉弦。

【按语】 方中全瓜蒌、柴胡、牛蒡子为主药，取其疏肝解郁、清热通乳散结之效；青皮、橘叶与柴胡相伍，疏肝理气，气行则乳行，以散结消肿；蒲公英、丝瓜络清热通络止痛（现代药理研究证明，蒲公英对金黄色葡萄球菌有良好抑制作用，为治疗急性乳腺炎之良药）；鹿角霜其性偏温，配蒲公英以防寒凉过重使肿块难消，配全瓜蒌利气散结、温经通乳；赤芍和营消肿，共奏疏肝理气、通乳散结止痛之效。加减：发热、恶寒、头痛者，加金银花15克、连翘15克以疏表邪通营卫；乳汁壅滞明显者，加漏芦12克、王不留行15克、路路通12克以通乳络散积乳；伴乳房结块韧硬者，加穿山甲（先煎）10克、当归9克以和营散结；热甚者，加黄芩10克、生石膏（先煎）30克以清肝胃蕴热。

【方二】 瓜蒌牛蒡汤合透脓散加减

【组成】 全瓜蒌20克，穿山甲（先煎）12克，皂角刺30克，赤芍15克，当归9克,黄芪15克,牛蒡子12克,连翘12克,蒲公英15克,丝瓜络12克,柴胡9克,甘草6克。

【治则】 清热解毒,托里排脓。

【证候】 胃热壅盛(成脓期)。

患乳肿块增大,皮肤灼热,疼痛剧烈,拒按,肿块中央渐软,按之应指。兼见全身壮热憎寒,口干喜饮,烦躁不安,身痛骨楚,溲赤便秘。舌质红或红绛,苔黄腻或黄糙,脉滑数或洪。肿块穿刺可吸出脓液。

【按语】 方中全瓜蒌功能清胃热通络,散结消痈肿,兼能通便导腑,疏通三焦,一药数用为主药;穿山甲、皂角刺可直达病所,攻结聚之邪,溃坚破结,通络透脓;黄芪补气益卫,托毒排脓;当归、赤芍合用,养血和营,使气血充足.可鼓营卫外发,透脓外泄,生肌长肉;牛蒡子、连翘、蒲公英清热解毒消痈;丝瓜络通络消肿;柴胡疏肝为引经药,且现代药理研究证明,柴胡皂甙有刺激肾上腺、促进肾上腺皮质分泌功能,而有显著的抗炎作用;甘草清热解毒,消痈愈疮,并能调和诸药,共收清热解毒,托毒排脓之功。肿块较硬者加浙贝母12克、莪术12克以化痰祛瘀,加乳香、没药以调理气血,通经止痛;脓液稀薄者加党参20克、川芎9克以健脾益气,和营托毒。

【方三】 托里消毒散加减

【组成】 黄芪30克,党参12克,白术12克,茯苓15克,当归9克,川芎9克,穿山甲(先煎)10克,皂角刺30克,蒲公英15克,白芷9克,甘草6克。

【治则】 益气养血,和营托毒。

【证候】 气血两虚,余毒未清。

溃后或切开排脓后,或脓出不畅,肿块不消,或乳汁从疮口溢出或脓水清稀,形成乳漏,久难收口。

【按语】 黄芪、党参、白术、茯苓、当归、川芎益气健脾、养血活血、透脓托毒,穿山甲、皂角刺、白芷合用溃坚破结、消肿溃脓,蒲公英清热解毒,甘草调和诸药。全方共收益气和营托毒、煨脓长肉之功。加减:溃后结块疼痛者,加王不留行12克、忍冬藤15克以通络清余热;头晕乏力者,加红枣15克、鸡血藤30克以健脾益气养血;不思饮食者,加炒神曲15克、厚朴12克以行气消滞开胃;便溏者,加怀山药12克、炒扁豆12克以健脾祛湿;腰膝酸软者,加杜仲12克、续断12克以益肾壮腰。

【方四】 葛根加细辛汤

【组成】 葛根25克,麻黄10克,桂枝10克,白芍10克,细辛3克,甘草6克,大枣10克,生姜10克。

【治则】　疏风散寒，散结通络。
【证候】　风寒束表，乳络闭塞。

乳汁分泌不畅，乳房肿胀疼痛并结块，伴发热、恶寒无汗、头身疼痛，舌淡红，苔薄白，脉浮紧。

【按语】　方中葛根升阳发表，通阳明胃经；麻黄为辛温发表之主药，配生姜以增强解毒散寒之功力；白芍、大枣调和营卫；甘草调和诸药。若肝气郁结、胁肋疼痛者，加吴茱萸3克；体弱者麻黄减为6克；

【方五】　房芝萱经验方（1）
【组成】　金银花18克，连翘15克，蒲公英24克，赤芍9克，归尾9克，陈皮6克，漏芦9克，通草9克，大黄3克，天花粉9克，薄荷3克，甘草3克。
【治则】　清热解毒，理气消肿。
【证候】　肝郁胃热，毒热壅盛。

乳房患处红肿疼痛，灼热拒按，可及硬块，恶寒发热，头痛，口渴思凉饮，厌食，大便干，小便黄，苔多黄厚，脉多弦数。

【按语】　方中金银花、连翘、蒲公英清热解毒，散结消痈；赤芍、归尾凉血活血；陈皮、枳壳舒肝理气，和胃散结；漏芦、通草通乳散瘀消肿；大黄荡涤肠胃，清血中之热毒；天花粉、甘草养阴清热；薄荷辛凉解表。高热不退者，加大青叶、黄芩、生栀子；红肿不消者，加牛蒡子、炒僵蚕；气郁胸闷烦急者，加橘叶、合欢皮；大便秘结不通者，加瓜蒌、火麻仁、郁李仁；小便短赤者，加猪苓、车前子、竹叶；新产妇恶露未净者，加益母草、川芎、桃仁。

【方六】　房芝萱经验方（2）
【组成】　金银花18克，连翘15克，赤芍9克，红花9克，归尾9克，皂角刺9克，白芷9克，桔梗9克，甘草3克，漏芦9克，通草9克，生黄芪18克，穿山甲6克。
【治则】　清热解毒，理气托脓。
【证候】　毒热炽盛，乳败肉腐。

患者发热持续不退，口干口渴，烦躁不安，局部红肿跳痛，肿块中间变软，按之应指（脓已成），舌苔黄，脉滑数。

【按语】　方中黄芪、穿山甲、皂角刺、白芷、桔梗益气破结，托里排脓；甘草调和诸药；他其它药物如上述。持续高热者，加紫雪丹；气血不足者，加党参、玄参、白芍；疼痛不止者，加川楝子。房老体会：脓已成者不可强消，强消容易损伤正气，应当配合穿刺抽脓或手术切开引流，以防毒邪内陷。

【方七】 房芝萱经验方（3）

【组成】 黄芪15克，党参15克，白术12克，茯苓9克，当归9克，赤白芍各18克，陈皮9克，金银花15克，玄参15克。

【治则】 补益气阴，清解余毒。

【证候】 气阴两伤，余毒未尽。

脓肿日久，自行破溃，如愈合迟缓，脓汁清稀，长期外溢，以致气血耗损，身倦体乏，食减纳呆，苔薄白，脉沉细。

【按语】 方中黄芪、党参、白术、茯苓益气健脾和中；当归、玄参、赤白芍养阴补血；陈皮调胃合中；金银花清解余毒。疮口愈合后，局部肿硬不消者加紫河车、山慈姑或加夏枯草、香附；疮口长期不愈合者，可配合服用十全大补丸。

【方八】 房芝萱经验方（4）

【组成】 肉桂9克，白芥子9克，炮姜9克，麻黄3克，鹿角胶9克，熟地黄15克，黄芪24克，党参18克，茯苓15克，当归12克，赤芍9克，白术12克，甘草3克。

【治则】 气血双补、回阳理脾。

【证候】 气血亏虚，阳衰阴凝。

溃后日久，了无生机，乳汁似有若无，疮口流出清稀乳汁，无大痛苦。

【按语】 房老体会，乳痈亦应重视外治，其外治法也要根据局部的特点辨证施治。未成脓者，局部有硬块、瘀乳明显时，可先以温水作湿热敷，而后按摩乳房排奶。按摩时，手法宜轻，由远而近，顺着乳管的方向，向乳头部梳按，反复数次。局部红肿硬痛者，可外敷芙蓉膏。已成脓者，宜穿刺抽脓，或作放射状小切口（洞式切口）引流，伤口用京红粉纱条换药；接近愈合时，可外用甘乳膏，以生肌收口。

乳腺增生病

乳腺增生病是乳腺组织的良性增生性疾病，既非炎症，也非肿瘤，属于中医学的"乳癖"范畴，其发病率占育龄妇女的40%左右，而占全部乳房病的75%，是最常见的乳房疾病。

中医药治疗本病有着独特的优势和潜力，中药能从多方面、多角度起到调整内分泌、增强机体免疫功能作用，且效果确切，无明显毒副作用，因此临床首选单纯中医药治疗；若病程较长、病情严重或疑有癌变倾向者，可予手术治疗，术后再用中药调理善后。

【方一】　柴胡疏肝散加减

【组成】　柴胡9克，青皮10克，陈皮9克，香附9克，元胡12克，川楝子12克，茯苓12克，白芍12克，郁金12克，海藻12克，莪术12克，益母草15克。

【治则】　舒肝理气，散结止痛。

【证候】　肝郁气滞。

乳房胀痛，月经前或情绪不佳时加重，经后减轻或消失；可伴胸胁胀痛，烦躁易怒，舌质淡红或红，苔薄白或薄黄，脉弦。

【按语】　方中柴胡为主药，宣透疏达，与青皮、陈皮、香附、延胡索、川楝子相伍，有疏肝理气止痛、调畅气血之功；茯苓、白芍健脾柔肝止痛；郁金疏肝理气、活血祛瘀；海藻消痰散结，现代药理证明其能促进病理产物和炎性渗出物的吸收，并能使病态的组织崩溃和溶解；莪术、益母草活血祛瘀、调经止痛，与柴胡、青皮相伍，行血中之滞，改善微循环，激活纤维蛋白的溶解。全方合用，共收疏肝理气、散结止痛之效。加减：口干、口苦，心烦易怒者，加夏枯草12克、栀子10克以清肝泄热；乳房胀痛明显者，加炙乳香、炙没药各4.5克以宣通脏腑、通经止痛；若伴痛经者，加五灵脂12克、蒲黄9克以祛瘀通经；乳头溢液者，选加牡丹皮12克、山栀子12克、女贞子12克、旱莲草12克以凉血养阴清热。

【方二】　血府逐瘀汤合逍遥蒌贝散加减

【组成】　柴胡6克，丹参12克，郁金12克，三棱10克，莪术12克，当归10克，茯苓15克，浙贝15克，山慈菇12克，牡蛎（先煎）10克。

【治则】　化痰散结，活血祛瘀。

【证候】　痰瘀互结。

一侧或双侧乳房出现边界不清的坚实肿块，质韧或韧硬，肿块可有刺痛、胀痛或无自觉痛，肿块和疼痛与月经变化不甚相关。部分患者月经愆期，或经潮不畅、色暗有块，或伴痛经。舌淡暗或暗红有瘀斑，舌下脉络青紫粗张，苔白或腻，脉涩、弦或滑。此型主见于乳腺腺病、乳腺纤维性变及乳腺硬化性腺病。

【按语】　方中柴胡、当归疏肝养血活血；丹参、郁金活血祛瘀；三棱、莪术破血化瘀，散结软坚；茯苓健脾祛湿，绝痰之源；浙贝母清热化痰，开郁散结；山慈菇、生牡蛎化痰软坚散结。诸药合用，共收活血祛瘀、化痰散结之功。食少纳呆者，加陈皮6克、神曲15克以健脾消滞开胃；肿块硬韧难消者，选加穿山甲10克、全蝎5克、水蛭6克、昆布12克、海藻12克、白芥子10克以加强软坚散结之功。

【方三】　二仙汤加味

【组成】　仙茅9克，淫羊藿9克，肉苁蓉12克，女贞子12克，何首乌15

第十一章 常见病实用中医土方

克，菟丝子12克，莪术12克王不留行12克，郁金12克。

【治则】 温肾助阳，调摄冲任。

【证候】 冲任失调。

乳房肿块韧硬，肿块和疼痛程度与月经和情志变化关系不大，伴月经不调，腰膝酸软，神疲乏力，夜寐多梦，面色晦暗或黄褐斑，舌淡苔白，脉濡细或沉细。

【按语】 方中仙茅、淫羊藿、肉苁蓉温阳补肾，调摄冲任；菟丝子既补肾阳又补肾阴；女贞子、制首乌滋阴补血益肝肾，取阴药的滋润以制阳药的温燥，正所谓"善补阳者，必阴中求阳，阳得阴助必生化无穷"；郁金、莪术疏肝活血祛瘀；王不留行专走血分，性善通利，取其行而不留，走而不守之特性，以达通血脉、消瘀阻、散结肿之效。共奏调摄冲任散结之功。乳房疼痛明显者，加延胡索12克、川楝子12克以理气止痛；若乳痛于经前加重者，加山楂、麦芽各20-30克，以疏肝消滞止痛；腰膝酸软者，加杜仲12克、桑寄生15克以补肾壮腰；乳房肿块呈囊性感者，加白芥子9克、昆布12克、瓜蒌15克以消痰散结；月经不调者，加当归18克、香附10克以养血活血调经；闭经者，加大黄蛰虫丸以活血通经；舌苔腻、痰湿明显者，去制首乌以防滋腻，加姜半夏12克、白芥子9克以醒胃化痰祛湿。

【方四】 加减消核汤

【组成】 瓜蒌壳15克，陈皮15克，丹参15克，郁金20克，红花10克，夏枯草15克，牡蛎30克，玄参24克，山慈菇10克，半枝莲30克，白花蛇舌草30克，漏芦根20克，海藻15克，昆布15克，甘草3克。

【治则】 理气化瘀止痛，解毒软坚散结。

【证候】 乳癖血瘀毒聚型。

症见包块生长较快，包块质硬，活动或活动较差，边界清或不清，疼痛，经前尤明显，心烦焦躁，失眠梦多；情绪不好时加重，月经量少，舌质红苔薄，或舌边有瘀点，个别患者出现紫舌，脉细弦。

【按语】 烦躁失眠加栀子12克、合欢花10克、茯神15克、炒枣仁18克；情志不舒加柴胡10克、赤、白芍各15克；经前重加益母草30克、淫羊藿15克、仙茅12克；舌紫加土鳖虫6克、水蛭3克；乳头溢血加仙鹤草30克、茜草、大小蓟各15克；包块活动差加蚤休30克、香附10克、土鳖虫6克；腋下有瘰核加银花藤、蚤休各30克、蒲公英20克；腹胀加台乌、槟榔各16克、厚朴12克；乳头瘙痒加僵蚕、地肤子各15克。

【方五】 加减八仙汤

【组成】 黄芪30克，党参20克，当归15克，鸡血藤20克，茯苓15克，

297

白术12克，栝蒌壳18克，陈皮12克，郁金30克，夏枯草30克，黄药子20克，甘草3克。

【治则】　补益气血，化痰散结。

【证候】　乳癖气血两虚型。

症见局部包块质地不硬，活动，边界不清，无粘连，包块表面皮色不变，不破溃，伴气短乏力，少气懒言，面色㿠白，胃纳不香，月经量少或经闭；舌质淡苔薄白，脉细弱或沉细；少数患者在经前或经后可见下肢轻度浮肿。

【按语】　气短乏力倍参芪，加麦冬15克；纳差加怀山药、五香藤、谷麦芽各20克；下肢轻度浮肿加大腹皮、茯苓各15克、生姜皮10克；过用寒凉药加炮姜、鹿角霜10克；经少或经闭加鹿角胶（烊冲）、阿胶（烊冲）各10克；经前浮肿倍参芪，可加红参3克；经后浮肿倍参芪，加阿胶（烊冲）10克、丹参30克；便溏加砂仁3克、怀山药30克；易感冒加玉屏风散；腰痛加杜仲、桑寄生各15克、续断20克；食后腹胀加九香虫10克、怀山药、厚朴各15克。

【方六】　乳癖灵

【组成】　仙灵脾12克，鹿角9克，制香附9克，益母草30克，山慈姑9克，山楂15克。

【治则】　补益肝肾，化瘀散结。

【证候】　各型乳癖，包括乳腺增生病，乳腺纤维瘤。

【按语】　本方仙灵脾为君，该药性味甘香辛温，温补肝肾，为温补命门之要药。乳癖之症，肾气不足，冲任失调是病之本。肾气虚，上不能滋养乳络则结块胀痛，下不能充实胞宫则月经失调。仙灵脾为君，佐鹿角血肉有情之品，补益肝肾调摄冲任治本。乳癖结核随经期变化和喜怒而消长，由气滞血瘀所结，方以香附理气开郁，气行则郁解，气畅则痛止。益母草行气活血，该药祛瘀血而不伤新血，补新血而不滞瘀血，通中有补，香附合益母草理气活血而达消块止痛。乳癖之症，病处是厥阴肝经循行之地，取柴胡为肝经之引药，引领诸药直达病所，又可协同香附理气止痛。山慈姑软坚化痰散结，可防乳癖的癌变，以冀祛邪而安正。山楂一味既有化痰散瘀之功，又能协同山慈姑散结消癖，尚可调味诸药。加减：凡出现乳痛明显、痛不可及者可在方中加延胡索、青皮理气止痛；乳腺增生瘤变，肿块坚实或伴多发性纤维瘤属痰瘀互结，可加三棱、莪术、土茯苓等活血化瘀散结；如出现乳头溢液属囊性增生病者加菟丝子、巴戟肉、肉苁蓉等补益肝肾，加藕节、地榆等凉血止血。

乳腺导管扩张症

乳腺导管扩张症是一种以乳腺导管扩张、浆细胞浸润为病变基础的慢性非细菌性感染之乳房疾病。临床以乳晕下或附近肿块，乳头凹陷或乳头多个导管孔溢液，呈浆液性或臭味粉渣样物，乳晕旁脓肿或乳腺瘘管形成，病情易于复发，经久难愈为其特征。

中医中药对本病的治疗具有良好效果，宜首选。内治法主要用于本病早期脓肿未成者；对于脓肿型或瘘管形成者，手术配合祛腐生肌换药疗法是彻底根治本病的主要手段，其治疗主要根据其瘘管的深浅、是否单发等选用切开法、挂线法、拖线法、乳头劈开法、乳头矫形法及垫棉绷缚法等外治方法。

【方一】 逍遥散加减

【组成】 柴胡6克，玄参15克，当归10克，赤芍12克，山楂15克，虎杖12克，白花蛇舌草15克，蒲公英15克，全瓜蒌15克，王不留行15克，肉苁蓉15克，何首乌15克。

【治则】 疏肝清热，活血消肿。

【证候】 肝经郁热。

乳晕部结块红肿疼痛，或脓成未熟，可伴发热、便干、尿黄，舌红苔黄腻，脉滑数。

【按语】 方中柴胡、玄参、当归、赤芍疏肝活血，软坚消肿；虎杖、白花蛇舌草、蒲公英清热解毒；全瓜蒌、王不留行疏通乳络，促进乳管排泄通畅；山楂化瘀尤能除脂；肉苁蓉、何首乌补肾调冲任，调节性激素分泌，对抑制乳腺导管上皮异常分泌、导管扩张有治本作用。加减：局部红肿者，重用蒲公英30克，加金银花15克、半枝莲30克，以增强其清热解毒之功；乳头溢液呈血性者，加仙鹤草10克、旱莲草15克、女贞子15克、牡丹皮15克，以滋阴清热凉血；脓成未熟者，加炮山甲（先煎）12克、猫爪草30克、皂角刺15克，以解毒消痈、溃坚散结。

【方二】 参苓白术散加减

【组成】 黄芪15克，党参12克，白术12克，茯苓15克，当归12克，丹参12克，山楂15克，白花蛇舌草15克，蒲公英15克，猫爪草30克，皂角刺15克，玄参15克，女贞子15克。

【治则】 益气和营，托毒消痈。

【证候】 正虚邪滞。

脓肿自溃或切开后久不收口、脓水淋漓形成乳瘘，时愈时发，局部可有僵硬肿块。舌质淡红或红，舌苔薄黄，脉弦。

【按语】 方中黄芪益气托毒透邪；党参、白术、茯苓、当归、丹参益气养血祛瘀；山楂、白花蛇舌草祛脂；猫爪草、皂角刺、蒲公英托毒排脓、消痈散结；玄参、女贞子滋肾调冲任，兼能解毒散结。

【方三】 消瘰丸加味

【组成】 玄参15克，浙贝母15克，牡蛎30克，山慈姑12克，炮穿山甲10克，当归12克，丹参15克，桃仁12克，山楂15克，蒲公英12克，茯苓15克，柴胡9克。

【治则】 疏肝活血、祛痰散结。

【证候】 痰瘀凝滞。

创口愈合，局部残留硬结、肿块，舌质暗红，苔白或薄黄，脉滑。

【按语】 方中玄参、浙贝母、牡蛎取程氏消瘰丸之意，其药性和平，化痰软坚，消肿散结之功卓著，不仅能消瘰疬，并能治体内外一切瘿、核、结节；山慈姑、炮山甲溃坚、散结；当归为血中气药，力刚善攻；桃仁活血化痰；山楂、丹参、赤芍祛瘀和营；柴胡疏肝为引经药；茯苓、蒲公英渗湿清热。

【方四】 柴胡软坚饮

【组成】 柴胡、郁金、香附各9克，当归、赤芍、山楂、莪术各12克，丹参、夏枯草、象贝母各15克，虎杖、白花蛇舌草各30克。

【治则】 行气活血化瘀，清热解毒散结。

【证候】 乳腺导管扩张症之肿块型。

【按语】 局部红肿者，加蒲公英30克、金银花12克、半枝莲15克；乳头有溢液呈血性者，加茜草炭12克、地榆15克、仙鹤草30克；溢液呈水样者，加生薏苡仁、茯苓、泽泻各12克；肿块感染成脓未熟，加炙穿山甲片9克、皂角刺12克。

【方五】 丹栀逍遥散加减

【组成】 柴胡6克，黄芩12克，山栀子12克，蒲公英15克，赤芍9克，当归12克，丹参9克，白花蛇舌草30克，皂角刺9克，黄芪12克。

【治则】 疏肝散结，清热解毒。

【证候】 乳腺导管扩张症之肝火湿热证。

乳晕部结块红肿疼痛，或脓成未熟，可伴心烦易怒、口苦、便干、尿黄，舌红苔黄腻，脉滑数。

【按语】 局部红肿加紫花地丁、金银花、连翘；乳头有血性溢液加茜草炭、仙鹤草、地榆；溢液呈水样加薏苡仁、茯苓。

慢性前列腺炎

慢性前列腺炎是男性成人常见疾病，主要症状是小腹、会阴、睾丸、阴茎部有胀痛不适感，排尿终末或大便用力时尿道可有白色分泌物溢出。有的患者有排

第十一章 常见病实用中医土方

尿刺激症状如尿痛、尿急、尿频、夜尿多、尿道刺痒或灼热，可伴有神疲乏力、头晕、失眠、腰酸背痛、性欲减退、遗精、早泄、阳痿、不育等症。本病特点是病程较长，病情顽固，缠绵难愈，反复发作。

【方一】　消浊止痛汤

【组成】　柴胡9克，蝉蜕12克，黄柏9克，败酱草30克，泽兰9克，丹参15克，川牛膝9克，薏苡仁24克，路路通15克，地龙9克，熟地30克，仙灵脾15克，生甘草梢6克。

【治则】　补肾活血、清热利湿、通经止痛。

【证候】　肾元亏虚、湿热夹瘀。

有排尿刺激症状如尿痛、尿急、尿频、夜尿多、尿道刺痒或灼热，可伴有神疲乏力、头晕、失眠、腰酸背痛、性欲减退、遗精、早泄、阳痿、不育等症。

【按语】　本方选用熟地、仙灵脾以平补肾之阴阳达到"阴平阳秘"的状态，用丹参、川牛膝、泽兰以活血化瘀，用黄柏、败酱草、薏苡仁、甘草梢以清热解毒、利尿通淋。路路通、柴胡取其行气活血，通络消肿的功效，以达气机通，瘀者散，肿胀消的目的。方中加入蝉蜕一药，以宣肺止痉，使小便通利，即"提壶揭盖"之治法也。现代药理研究证实，蝉蜕有抗惊厥镇静，使横纹肌紧张度降低，阻断交感神经节的传导作用等，用治慢性前列腺炎，可明显缓解其自觉症状，地龙有镇痉通络、化痰的作用，若肾阴虚为主者，宜加用女贞子、制龟甲等；肾阳虚为主者，选加仙茅、巴戟天、肉苁蓉、鹿角霜等。

【方二】　益肾活血通淋汤

【组成】　熟地15克，山茱萸10克，女贞子20克，淮牛膝15克，黄芪15克，桃仁10克，大黄10克，赤芍8克，王不留行10克，虎杖20克，台乌10克，黄柏10克，蒲公英15克，虎杖20克。

【治则】　益肾活血，祛湿通淋。

【证候】　肾气虚弱，气滞血瘀，湿热内滞。

小便不畅，余沥不尽，甚者涩痛难忍；有时尿道口可见白色分泌物，状如精液、混浊；有时会阴及小腹有坠迫感。

【按语】　老年肾气虚弱，洲都气化不及，易气滞血瘀，湿热留阻。"老当益肾"，方中熟地、山萸肉、女贞子、淮牛膝滋养肾气；桃仁、赤芍、虎杖、王不留行凉血活血，改善微循环；台乌行气、黄芪益气可通利血脉；黄柏、蒲公英、萆薢清利湿热；大黄凉血化瘀，通利二便我们临证见本病，不论急性慢性均用之，急性二便不通则后下，慢性则量少且同煎。上药共奏益肾、活血、清利湿热之功。若急性炎症熟地改为生地，加金银花、连翘、黄柏；尿血酌加田七、茅根；大便不通者大黄后下。

【方三】 坐浴方

【组成】 菊花20克，连翘15克，龙胆草15克，黄连15克，生地20克，归尾10克，大黄20克。

水煎坐浴。

【治则】 凉血活血，清热除湿。

【证候】 同方2。

【按语】 本方菊花、连翘、龙胆草、黄连共用清热解毒利湿，生地、归尾、大黄活血凉血，通过坐浴温洗熏蒸可迅即达至患处，配合方2内服，内外同治疗效显著，具体用法是：煎沸15分钟去渣，乘热熏会阴部，温则坐盆而浴，每天内服、坐盆各1剂，症状基本消失后停外用方。

【方四】 四四一笑散

【组成】 柴胡10克，当归12克，白芍30克，甘草12克，黄柏15克，苍术12克，牛膝12克，薏苡仁15克，蒲黄12克，五灵脂12克。

【证候】 肝郁络阻，湿瘀下注。

尿频、尿急、尿痛，尿道内有异常瘙痒、灼热、尿不尽及少腹耻骨上、会阴、肛门、腹股沟疼痛，有时可牵扯睾丸、腰骶部疼痛。或伴性欲减退，阳痿、早泄、遗精；头昏失眠，神疲乏力，记忆力减退等。

【治则】 疏肝解郁、清热利湿、活血化瘀。

【按语】 慢性前列腺炎属祖国医学"精浊"范畴，病机不离肝郁、湿浊、瘀滞，据此拟方四四一笑散（四逆散+四妙散+失笑散）临证加减。现代药理研究表明：四逆散具有抑制平滑肌痉挛和抗炎作用，故可缓解前列腺-后尿道增高的平滑肌张力，减少尿液反流。四妙散、失笑散清利下焦湿浊，活血化瘀，畅通经络。实验证明，活血化瘀药不但可以解除前列腺炎性梗阻，畅通前列腺的腺管，还可改善盆底肌充血所致的盆底肌功能紊乱；清热利湿药黄柏、苍术等对多种病菌有抑制作用；薏苡仁擅长渗湿排脓，有助于前列腺炎性物的排出，从而消除或改善慢性前列腺炎及相关症状。治疗期间禁酒，节欲。

良性前列腺增生症

良性前列腺增生症，是指由于前列腺腺体增大压迫或阻塞下尿道引起的尿频，排尿困难甚则滴沥难下，或尿潴留、尿失禁等一系列症状。过去曾称前列腺肥大，是男性老年人的常见疾病。已成为老年医学中的重要课题。目前西医主张采用化学药物或手术治疗。药物治疗以雄性激素抑制剂和Q-受体拮抗剂为主，副作用大，疗效不稳定；由于本病患者年龄偏大，多伴有心肺等重要脏器的疾病，手术风险较大，并发症较多，不易为患者接受。中医中药治疗则显示了自己的优势，是目前研究的主要方向。

【方一】 补肾消癃汤

【组成】 黄芪30克，熟地21克，肉桂9克，淫羊藿15克，柴胡9克，川牛膝9克，山甲珠9克，夏枯草12克，生牡蛎30克，益母草30克，海藻15克，王不留行12克，莪术9克，乌药9克，地龙9克，泽泻15克。

【治则】 补肾、散结、消癃，攻补兼施。

【证候】 肾精亏虚，实结膀胱。

【按语】 就本病而言，肾虚、阴阳失调是本病的发病基础，气滞血瘀、痰湿、阴寒之邪等产物互结于精室而为发病之标。故方中熟地、肉桂、淫羊藿双补肾之阴阳，黄芪补中益气，柴胡升阳举陷，以恢复气机的升降功能，应用柴胡、乌药以理气通滞，用山甲珠、川牛膝、益母草、王不留行、莪术以活血化瘀、利尿通淋，应用夏枯草、地龙、海藻、益母草、泽泻以化痰利湿，通调小便，应用生牡蛎、夏枯草、海藻以软坚散结。药物加减：若血尿茎痛者加琥珀、白茅根；发热脉数，膀胱湿热之证明显者加蒲公英、龙胆草、败酱草、石苇；大便秘结者加生大黄；胸满喘咳者加葶苈子、苏子；胃气上冲呃逆、呕吐者加法半夏、旋覆花；肾阳虚明显者酌加附子、狗脊等，肾阴虚明显者加生地、麦冬、天冬、知母等。

【方二】 芪桂二仙汤加味

【组成】 黄芪30克，桂枝、仙茅、仙灵脾、猪苓各15克，川芎、地龙、泽泻各10克。

【治则】 温阳补肾，破瘀散结。

【证候】 阳虚水阻，气虚血结。

小腹作胀，阴部坠胀而冷，手足不温，尿意频而尿下缓，或伴面色㿠白，倦怠懒言，舌体胖大，苔白微腻，脉沉细。

【按语】 前列腺增生症隶属于祖国医学"癃闭"范畴。肾气虚衰为病之本，排尿困难为病之标；温阳补肾，使肾气充，气化行，则癃闭开，尿道畅。然由于患者年高体弱，病久入络，气虚血结，以致前列腺不同程度的肿大，正如清·尤在泾言："血结在阴，不能通行而成癃闭"，故肾虚气弱血结水阻，互为因果。治疗上，在温补肾气充下元、助气化的同时，破瘀散结，活血通利亦需同步而治。基本方中以黄芪益气扶正，二仙温补肾阳，桂枝、猪苓、泽泻化气行水，川芎、地龙破瘀通络利水，诸药相和，药达病所，阳气旺盛，血脉和畅，腺体回缩，水道通利，"气化则能出矣"。在内服上方的同时，再外合药渣温浴，以促进局部血液循环，温通助阳，散结消瘀，加快腺体回缩，增加排尿量。畏寒肢冷，阴坠腹胀，小便点滴慢出以肾阳虚衰为甚者，加鹿角片、王不留行、车前子温阳以利尿；前列腺增生质硬而小便不利者，加活血化瘀之桃仁、炮山甲、莪术；腰膝酸痛、头晕耳鸣者，加怀牛膝、女贞子、枸杞子补益肝肾。

【方三】 消积通关汤

【组成】 淫羊藿15克，菟丝子15克，山茱萸20克，夏枯草15克，海藻15克，浙贝12克，穿山甲10克，王不留行12克，川牛膝25克，丹参30克，三棱15克，川军15克。

【治则】 补肾活血，软坚散结。

【证候】 肾气亏虚，瘀血阻滞。

夜尿次数增多、排尿变细、间断排尿呈点滴状、排尿等待、排尿时间延长、排尿无力、尿频，常伴有腰膝酸软、形神萎靡、气短声低、舌暗或有瘀点、脉沉细而涩等。

【按语】 欧氏认为前列腺增生和体内其它包块一样，中医应该称"积"或"癥"，其主要病位在"精室"。该病的基本病机是肾气亏虚、瘀血阻滞，证属本虚标实，虚实夹杂。淫羊藿、菟丝子、山茱萸补肾益精，调补阴阳，使阴平阳秘，肾气充沛，气化复常，则能化气活血行水；夏枯草、海藻、浙贝软坚散结；穿山甲、王不留行、川牛膝、丹参、三棱、川军活血化瘀，消结通窍。诸药合用以补肾活血、软坚散结，标本兼顾，双向调节，正切合上述病机。由于很多药物难以穿透前列腺包膜进入腺泡内发挥治疗作用，加上增生结节致微循环障碍，药物更难以到达病灶，因此我们选用穿山甲、川牛膝为活血化瘀之主药，并引诸药以期直达病所，提高疗效。药理研究证明：补肾药对下丘脑－垂体－性腺轴以及肾上腺皮质轴有兴奋和调整作用，可纠正衰老引起的激素减少或失常；活血化瘀药物能明显改变血液流变性、降低血浆粘度、加速血液循环、改善微循环和局部充血水肿，具有抗缺氧、抗凝、解聚、溶纤、抗纤维化的作用，可使增生的前列腺软化和缩小。因此本方治疗取效较好可能还与上述机理有关。

小腿慢性溃疡

小腿慢性溃疡是我国常见的周围静脉慢性疾病之一，多发于中老年人，尤其多见于从事体力劳动或长久站立工作的人员，该病是由于下肢静脉曲张，静脉高压导致小腿部血液回流受限，而见局部肿胀，足靴区色素沉着，甚至形成溃疡。溃疡形成后难于治愈，或愈合后又易复发。病人常感患肢发胀、沉重或胀痛，易疲劳、乏力，有的可伴有小腿肌肉痉挛。在患肢，尤其是小腿，浅静脉隆起、扩张、迂曲，甚至卷曲成团，特别是内足踝部皮肤常有营养性改变：色素沉着、脱屑、瘙痒、湿疹形成，甚至导致经久不愈的溃疡。

【方一】 二妙散和芍药甘草汤加减

【组成】 黄柏 10 克,苍术 10 克,蒲公英 15 克,牡丹皮 10 克,赤芍 15 克,地骨皮 15 克,白芍 15 克,泽泻 30 克,甘草 6 克。

【治则】 清热解毒,凉血利湿。

【证候】 下焦湿热,热重于湿。

溃疡边缘红肿,高起,肉芽暗红,溢黄色粘稠脓液,气味腥臭,创面疼痛。舌红苔黄,脉洪数。

【按语】 方中黄柏苦寒,寒以清热,苦以燥湿,且偏入下焦;苍术苦温,善能燥湿;蒲公英解下焦气分之热毒;牡丹皮、地骨皮入血分以透热解毒;白芍、赤芍、甘草合用以缓急止痛;泽泻燥湿利水。二方合用,共奏清热解毒、凉血利湿之功。加减:下肢浮肿加防己 15 克、益母草 15 克、泽兰 15 克以活血通络消肿。

【方二】 加味三妙散

【组成】 苍术 15 克,黄柏 12 克,牛膝 10 克,萆薢 15 克,金银花 15 克,薏苡仁 30 克,防风 10 克,赤芍 15 克,赤小豆 30 克,茯苓 15 克,地肤子 10 克。

【治则】 清热利湿,祛风消肿。

【证候】 下焦湿热,湿重于热。

患腿肿胀,按之凹陷,溃疡周围皮肤颜色潮红,糜烂瘙痒,创面渗液较多,肉芽水肿。舌苔厚腻微黄,脉濡略数。

【按语】 方中黄柏苦寒,寒以清热,苦以燥湿,且偏入下焦;苍术苦温,善能燥湿;牛膝能祛风湿、补肝肾,且引药下行;加金银花、赤芍解毒活血;萆薢、薏苡仁、赤茯苓、赤小豆利水消肿;防风、地肤子祛风止痒痛。加减:热重加虎杖 15 克、防己 15 克以通络泄热;气虚加黄芪 25 克以益气固表。

【方三】 补阳还五汤加减

【组成】 黄芪 60 克,桂枝 10 克,当归 15 克,地龙 15 克,川芎 10 克,生姜 3 片,红花 8 克,桃仁 10 克。

【治则】 温经散寒,补气活血。

【证候】 下焦寒湿夹瘀。

静脉曲张严重,小腿青筋暴露,溃疡周围皮肤青紫,肌肉萎缩。患肢怕冷,隐隐作痛或刺痛,间有抽掣痛,溃疡久治不愈,肉芽色淡,分泌物量少。舌质晦暗,苔薄,脉沉。

【按语】 方中重用生黄芪取其大补脾胃之元气,使气旺以促血行,祛瘀而不伤正,并助诸药之力;配以当归活血,有祛瘀而不伤好血之妙;川芎、赤芍、桃仁、红花助当归活血祛瘀;桂枝温经散寒;地龙通经活络;生姜辛温散寒。加减：肌肉萎缩、喜暖怕冷去桃仁、红花，加熟附子15克、党参30克以扶阳益气；频频抽筋，痹痛明显去桃仁、红花，加熟地黄18克、白芍15克、牛膝12克以益阴舒筋。

【方四】 八珍汤加减
【组成】 当归15克，川芎12克，白芍12克，熟地黄20克，党参20克，白术10克，茯苓15克，甘草6克，黄芪20克，桃仁15克，红花10克。
【治则】 气血双补，和营通络。
【证候】 气血两虚。

溃疡久不收口，疮面不知痒痛，腐肉不脱或虽脱而新肉不生，脓水清稀淡薄，或偶带绿色，溃疡边缘皮肤暗黑，干燥粗糙，结痂、脱屑等。部分患者可伴有消瘦乏力，头晕眼花，食欲不振等症状。舌淡红，苔白，脉细弱。

【按语】 方中黄芪、党参、白术、甘草、茯苓补脾益气；当归、白芍、熟地黄养血而滋养肝肾；桃仁、红花、川芎入血分，活血化瘀，共收气血双补、活血化瘀之功。加减：体寒怕冷，局部肤温低、肉芽淡而不鲜加肉桂2克、熟附子18克以温阳散寒；烦热多汗，加丹参18克、麦门冬15克、五味子10克以滋阴敛汗。

【方五】 生肌散
【组成】 煅石膏18克，制乳没各9克，血竭2克，硼砂、珍珠母、朱砂各3克。

共为极细面，装瓶备用。用时取药适量，撒于创面，每日1次。
【治则】 收敛固涩，生肌敛疮。
【证候】 小腿慢性溃疡，脓尽新肉不生。
【按语】 小腿慢性溃疡病灶常合并多种细菌感染，故控制局部伤口感染非常重要。常用的控制局部伤口感染的方法有湿敷疗法、浸泡疗法、祛腐生肌法。祛腐生肌法是中医最具特色的方法，较之单用西药愈合时间可显著缩短。具体如下：溃疡周围红肿热痛，脓腐较多，用金黄膏合九一丹外敷以清热解毒，排脓祛腐；溃疡后期，脓尽新肉不生者，用生肌散外敷；注意生肌膏需在脓腐将尽，疮口出现淡红色肉芽之时方可使用。

带状疱疹

带状疱疹是一种由水痘--带状疱疹病毒引起的急性疱疹性皮肤病。其特点是皮肤上出现成簇水疱，呈带状分布，疼如火燎。

第十一章 常见病实用中医土方

【方一】 龙胆泻肝汤

【组成】 龙胆草6克，柴胡6克，泽泻12克，车前子9克，木通9克，生地黄9克，当归尾3克，栀子9克，黄芩9克，干草6克。

【治则】 泻肝火、解热毒。

【证候】 肝经郁热。

皮损鲜红，疱壁紧张，灼热疼痛，口苦咽干，烦躁易怒，大便干或小便黄，舌红，苔薄黄或黄厚，脉弦滑数。

【按语】 龙胆草泻肝胆实火，除下焦湿热，为主药；黄芩、栀子苦寒泻火，协助龙胆草以清肝胆湿热，共为辅药；泽泻、木通、车前子协助龙胆草清利湿热，引火从小便而出；肝藏血，肝有热则易伤阴血，故用当归尾活血，生地养血益阴；柴胡舒畅肝胆，甘草调中和药，共为佐使；各药合用，滋中有补，清中有养，既能泻肝火，清湿热，又能养阴血。现代治疗本病多加紫草9克，大青叶15－20克、板蓝根15－20克，以增加凉血解毒之功。

【方二】 赵炳南经验方（1）

【组成】 龙胆草9克，连翘15克，生地15克，泽泻6克，车前子12克，黄芩9克，栀子9克，丹皮9克，木通6克，生甘草9克。

【治则】 泻火解毒，清热利湿。

【证候】 肝经郁热（同方1）。

【按语】 方中龙胆草、黄芩清肝胆火；连翘、栀子、甘草清热解毒；生地、丹皮凉血活血；木通、车前子、泽泻清热利湿。伴高烧者，可加生石膏20－40克、柴胡10克；疼痛明显者，加郁金、元胡、丹参、乳香、没药；内有食滞、湿滞者加枳壳；后期痒感明显者加白鲜皮。引经药物应用：发于颜面者加菊花；侵犯眼、眉者加谷精草；发于下肢者加牛膝；发于腰者加桑寄生、杜仲；发于上肢者加姜黄。

【方三】 大青叶方

【组成】 大青叶（或板蓝根）15克，公英15克，马齿苋60克。

【治则】 清热解毒除湿。

【证候】 肝经郁热（同方1）。

【按语】 方中大青叶清热解毒、凉血消斑；公英清热解毒、利湿；马齿苋清热解毒、止血。本方虽组方简单，却能正中病因，是朱老经验方，疗效较佳，若痛甚加元胡9克、川楝子9克。

【方四】 马绍尧经验方（1）

【组成】 龙胆草4克，柴胡9克，黄芩15克，栀子9克，生地30克，板蓝根 12 克，生石膏 20 克，车前子 9 克，生甘草 3 克。

【治则】 清热利湿解毒。

【证候】 肝经郁热（同方 1）。

【按语】 方用龙胆草泻肝胆之火，去湿热之毒为主药，以除本病之因；黄芩、栀子清热燥湿，板蓝根、生地、石膏清热解毒，共为辅药，以消本病之证；车前子清热利湿；柴胡疏肝解郁清热以解郁结之痛，为佐药；生甘草调和为使。发于颜面加牛蒡子 9 克、野菊 9 克；发于眼部加石决明 15 克、谷精草 9 克；发于下肢加苍术 9 克、黄柏 9 克；痛甚加金铃子 9 克、元胡 9 克、丹参 15 克；有血疱加赤芍 9 克、丹皮 9 克、大便干加生大黄 9 克。

【方五】 顾伯华经验方（1）

【组成】 龙胆草 6 克，生山栀 9 克，黄芩 9 克，板蓝根 30 克，生地 12 克，赤芍 9 克，丹皮 9 克，车前子 9 克，紫草 9 克，生甘草 3 克。

【治则】 清肝火、利湿热。

【证候】 肝经郁热（同方 1）。

【按语】 方中龙胆草清肝火、利湿热为主药；黄芩、栀子苦寒泻火，助龙胆草以清肝胆湿热共为辅药；生地、赤芍、丹皮、紫草清热凉血；车前子清热利湿，引火下行；板蓝根清热解毒，甘草调中和药共为佐使。发于颜面加野菊 9 克、防风 9 克；发于腹部、下肢加苍术 6 克、黄柏 9 克；泛发全身者加玄参 12 克、麦冬 12 克、黄连 6 克、水牛角（先煎）15 克。

【方六】 除湿胃苓汤

【组成】 苍术 9 克，厚朴 9 克，陈皮 9 克，猪苓 9 克，泽泻 9 克，赤茯苓 9 克，白术 9 克，滑石 20 克，防风 9 克，山栀 9 克，木通 3 克，肉桂 3 克，甘草 3 克。

【治则】 健脾燥湿，理气和中。

【证候】 脾虚湿蕴。

皮损颜色较淡，疱壁松弛，口不渴，食少腹胀，大便时溏，舌淡，苔薄白或白腻，脉沉缓或滑。

【按语】 方中苍术、厚朴、陈皮燥湿和中；泽泻、猪苓、白术健脾利湿；赤苓、滑石、木通、清热利湿；栀子清热除烦；防风畅行营卫；少佐肉桂温中补阳以助水湿运化；甘草调中和药。

【方七】 赵炳南经验方（2）

【组成】 苍术 6 克，厚朴 6 克，白术 12 克，猪苓 12 克，黄柏 12 克，枳壳 9 克，泽泻 9 克，赤苓 12 克，滑石 12 克，炙甘草 9 克。

【治则】 清热燥湿，理气和中。
【证候】 脾虚湿蕴（同方6）。
【按语】 方中苍术、白术、猪苓、赤苓健脾燥湿，陈皮、厚朴、枳壳理气和中以助水湿之运化，黄柏、滑石、甘草清热利湿。水疱消退后可加大黄、鬼箭羽、元胡索、乳香、没药以活血化瘀、消肿止痛。

【方八】 马绍尧经验方（2）
【组成】 苍术9克，黄柏9克，茵陈9克，公英15克，萆薢15克，土苓30克，双花12克，红藤30克败酱草12克，半枝莲12克，薏米30克。
【治则】 健脾利湿清热。
【证候】 脾虚湿蕴（同方6）。
【按语】 方中苍术、黄柏、茵陈、萆薢、土苓、薏米健脾利湿，半枝莲、公英、双花、红藤清热解毒。若疼重加元胡9克，对一些重症的带状疱疹患者及老年人可适当加用扶正补气的中药，如黄芪、白术等。

【方九】 丁香郁金柴胡汤
【组成】 丁香9克，郁金9克，柴胡9克，枳壳9克，川芎9克，赤芍9克，板蓝根30克，甘草9克。
【治则】 疏肝清热，行气止痛。
【证候】 气滞血瘀。
皮疹消退后局部疼痛不止，舌黯，苔白，脉弦细。
【按语】 方中柴胡清热、疏肝、解郁；郁金、川芎、赤芍理气活血；丁香温通经络；枳壳理气调中；板蓝根清热解毒；甘草解毒和中。年老体弱，久痛不愈者可加鸡血藤30克、首乌藤15克、当归15克、丹参12克以养血活血。

湿疹

湿疹是一种过敏性、炎症性皮肤病，其特点是对称分布，多形损害，剧烈瘙痒，反复发作，易成慢性。

【方一】 清热除湿汤
【组成】 龙胆草4克，白茅根30克，生地15克，大青叶15克，车前子15克，生石膏30克，黄芩9克，六一散15克。
【治则】 清热除湿凉血。
【证候】 湿热浸淫。
发病急，皮肤潮红灼热，瘙痒无休，渗液流汁，或伴有身热、心烦、口渴、大便干、尿短赤，舌红，苔薄或黄，脉滑或数。

【按语】 龙胆草、黄芩清湿热火邪；车前子、六一散清热除湿；生地、白茅根清热凉血；生石膏清热泻火除烦；大青叶清热解毒。

【方二】 马绍尧经验方（1）

【组成】 生地30克，赤芍9克，丹皮9克，白鲜皮30克，地肤子9克，苦参9克，土茯苓30克，菝葜30克，生甘草6克。

【治则】 清热解毒、除湿止痒。

【证候】 湿热浸淫（同方1）。

【按语】 方用生地、赤芍、丹皮清热凉血；白鲜皮气寒善行，味苦性燥，是除湿止痒之要药，配地肤子、苦参治全身瘙痒；土茯苓利湿解毒；菝葜祛风除湿止痒；生甘草调和诸药。发于上部或弥漫全身加桑叶9克、菊花9克、苍耳子9克、净蝉衣3克；发于中部加龙胆草6克、栀子9克、黄芩9克；发于下部加车前子15克、川牛膝9克。痒甚加徐长卿15克、白蒺藜9克。

【方三】 顾伯华经验方（1）

【组成】 银花9克，连翘9克，丹皮9克，苦参片12克，苍术皮6克，黄柏9克，萆薢12克，茵陈12克，茯苓皮12克，制大黄9克，生甘草4.5克。

【治则】 清热利湿。

【证候】 湿热浸淫（同方1）。

【按语】 方中银花、连翘清热解毒；丹皮、大黄清热凉血；苦参、苍术皮、黄柏、萆薢、茵陈、茯苓皮利湿清热止痒；生甘草解毒和药。发于上部加苍耳草15克、菊花9克，去黄柏、茯苓皮；发于中部加龙胆草3克、黄芩9克；发于下部加川牛膝9克、车前子12克；痒甚加徐长卿30克、白鲜皮9克、地肤子9克；皮肤焮红热盛者加生地12克、赤芍9克。

【方四】 马齿苋合剂

【组成】 马齿苋30克，龙胆草9克，黄柏9克，红花9克，苦参15克，蛇床子15克，泽泻15克，大黄6克，甘草9克。

【治则】 清热解毒、燥湿止痒。

【证候】 湿热浸淫（同方1）。

【按语】 方中马齿苋清热解毒；龙胆草清肝胆实火，除下焦湿热；苦参、蛇床子除湿止痒；黄柏、泽泻清热除湿；红花活血通经；大黄泻火凉血，清泻肝胆；甘草调和诸药。

第十一章 常见病实用中医土方

【方五】 湿热方

【组成】 土茯苓 30 克，茵陈 30 克，生薏米 30 克，黄芩 15 克，栀子 9 克，茯苓皮 15 克，双花 15 克，生地 30 克，元参 9 克。

【治则】 清热利湿止痒。

【证候】 湿热浸淫（同方 1）。

【按语】 土茯苓、茵陈、生薏米、茯苓皮均是清热利湿之药；黄芩、栀子、双花清热解毒；生地、元参凉血清热；大便秘结加川军。

【方六】 除湿胃苓汤

【组成】 苍术 9 克，厚朴 9 克，陈皮 9 克，猪苓 9 克，泽泻 9 克，赤茯苓 9 克，白术 9 克，滑石 20 克，防风 9 克，山栀 9 克，木通 3 克，肉桂 3 克，甘草 3 克。

【治则】 健脾燥湿，理气和中。

【证候】 脾虚湿蕴。

发病较缓，皮肤潮红，瘙痒，抓后糜烂渗出，可见鳞屑，可伴纳少，神疲，腹胀便溏，舌淡胖，苔白或腻、脉弦缓。

【按语】 方中苍术、厚朴、陈皮燥湿和中；泽泻、猪苓、白术健脾利湿；赤苓、滑石、木通清热利湿；栀子清热除烦；防风畅行营卫；少佐肉桂温中补阳以助水湿运化；甘草调中和药。

【方七】 除湿止痒汤（湿疹 2 号）

【组成】 白鲜皮 30 克，地肤子 15 克，炒薏米 15 克，干生地 15 克，茯苓皮 15 克，苦参 9 克，白术 10 克 陈皮 9 克，焦槟榔 9 克。

【治则】 健脾除湿止痒。

【证候】 脾虚湿蕴（同方 6）。

【按语】 方中茯苓皮、白术、薏米、陈皮健脾除湿；白鲜皮、地肤子、苦参清热除湿止痒；焦槟榔消积利水；干生地清热凉血。

【方八】 加减胃苓汤

【组成】 桂枝 6 克，白术 9 克，苍术 9 克，半夏 9 克，陈皮 9 克，泽泻 9 克，猪苓 9 克，茯苓 9 克，黄芩 15 克，栀子 9 克，甘草 6 克。

【治则】 健脾除湿止痒。

【证候】 脾虚湿蕴（同方 6）。

【按语】 方中白术、茯苓、猪苓、陈皮健脾除湿；泽泻、苍术、黄芩、栀子、半夏清热除湿；桂枝温阳以助脾湿运化；甘草调和诸药。

【方九】　养血祛风汤

【组成】　生地15克，当归9克，川芎9克，白芍9克，荆芥9克，防风9克，苍术9克，黄柏9克，甘草6克。

【治则】　养血润燥，祛风利湿。

【证候】　血虚风燥。

病久皮损暗红或色素沉着，剧痒或皮损粗糙肥厚，伴口干不欲饮，纳差，腹胀，舌淡，苔白，脉弦细。

【按语】　生地、当归、川芎、白芍为四物汤能养血润燥；荆芥、防风祛风止痒；苍术、黄柏是二妙散，可燥湿清热以佐四物；甘草和中。

【方十】　马绍尧经验方（2）

【组成】　生地30克，当归9克，白芍9克，肥玉竹9克，小胡麻9克，白鲜皮30克，丹参30克，豨莶草30克，炙地龙9克，乌梢蛇15克，甘草6克。

【治则】　养血润燥、祛风止痒。

【证候】　血虚风燥（同方9）。

【按语】　方中当归养血活血润燥；肥玉竹味甘质润，有养阴润燥作用；丹参、小胡麻养血活血；白鲜皮、豨莶草、乌梢蛇、炙地龙祛风通络，除湿止痒；生甘草益气补中；诸药合用，共收养血祛风润燥之效。

三、妇科土方

月经先期

月经周期提前7天以上，甚至十余日一行，连续两个周期以上者，称为月经先期，亦称"经期超前"或"经早"。本病相当于西医学排卵型功能失调性子宫出血病的黄体不健和盆腔炎症所致的子宫出血。月经先期伴月经过多可进一步发展为崩漏，应及时进行治疗。

【方一】　清热安冲方

【组成】　女贞子20克，旱莲草15克，地骨皮10克，生白芍10克，柴胡3克，椿根皮12克，黄芩炭6克，益母草6克，香附6克。

【治则】　补益肝肾，清热安冲。

【证候】　虚热夹瘀。

经行先期，血量不多，色红或紫，质黏稠兼有血块，经前或经行中常伴有乳房、少腹胀痛，经后则痛减，伴心烦，口干，手足心热，小便黄，大便干，舌质红，苔少，脉弦数或细数。

【按语】 女贞子又名冬青子，味甘苦，性凉润，入肝、肾二经，具补益肝肾，清虚热之功效，为治疗阴虚血燥之佳品。本方以女贞子为君药，既可补益肝肾、冲任之阴，又可清血海之伏热。臣药用旱莲草，味甘酸，性凉，归肝、肾经，既可助君药补益肝肾，更可借其性凉入血分，以发挥其凉血止血的功效。女贞子与旱莲草君臣配合，相须为用，具有很好的益阴清热，凉血止血的功效。且因其补而不滞，润而不腻，平补肝肾，久服不碍脾胃，故更适合作为调经用药。方中生白芍、地骨皮也用作臣药，意在取其敛阴养血，除下焦之热，以助君药益阴凉血之功力。佐药有四：椿根皮固涩清热凉血，与黄芩炭清热泻火同用，共助君药止血除热之力；柴胡疏肝解郁，升举阳气，助君药升清降浊以解热安冲；用少量益母草活血以调经。作为使药的香附，味辛甘、微苦，性平，入肝与三焦经，功能理气解郁散结。《本草纲目》："香附之气，平而不寒，香而不窜，其味多辛能散，微苦能降，微甘能和，乃气病之总司，女科之总帅也。"概括了该药疏通气血，有升有降，以使气血调和的功能。综观本方，君臣佐使有机配合，共奏补益肝肾，调理冲任，清热安冲以止血调经的功效。

【方二】 清经胶囊
【组成】 丹皮、黄柏、女贞子、旱莲草、地骨皮、生地、白芍等
【治则】 清热凉血，滋肾养阴，调经止血。
【证候】 虚热。

月经周期提前，或伴经量过多，色红或深红，质正常或稠，五心烦热，口干咽燥，便结，小便黄短，舌质红，少苔或薄黄，脉细数。

【按语】 杨家林教授结合长期临床经验对本病病机进一步归纳总结。根据《内经》中"肾为阴阳之脏，水火之宅"、"肾主生殖"理论，女性之月经受肾气－天癸－冲任－胞宫轴的调节，且必待肾气全盛，月经乃能按期而潮。所以认为"肾中水火太旺"或"火旺阴亏"是导致月经先期的主因，为疾病之本，从而确立了月经先期之血内蕴热，肾阴不足，冲任不固的病机观，故以"清热凉血，滋肾养阴，调经止血"为大法，研制出治疗虚热证月经先期的有效中成药清经胶囊。该方系由《傅青主女科》之清经散合《证治准绳》之二至丸为基础化裁而成。方中丹皮、黄柏共用，清肝泻肾，可清虚实之火，使胞宫得安，血海得宁，共为君药。二至丸滋阴益肾，凉血止血；地骨皮、生地、白芍等药既能助君药清热凉血，又善滋肾养阴，使水火得以互济，阴阳得以平秘。全方谨守病机，清热泻火，滋肾养阴调冲任，去瘀止血，清滋并用，使热去而阴不伤，冲任不受其扰，血宁而经自如期。临床研究结果表明：清经胶囊可显著改善周期及延长黄体期，32例月经提前、黄体期缩短患者，治疗后21例月经完全恢复正常。五心烦热，口干咽燥，大便干结，小便黄短等血分虚热证的临床症状改善，有效率96.

85%。说明清经胶囊可显著改善月经周期，延长黄体期天数，明显改善虚热证症状。进一步佐证了"清热凉血，滋肾养阴，调经止血"的清经胶囊确是治疗月经先期虚热证的有效制剂。

月经后期

月经周期延后7天以上，甚至四五十天以上而行经的，称为月经后期，或称"经迟"、"经行后期"。属月经失调之一。其特点是仅表现为月经周期延长，而月经的经期基本正常，但常伴经量过少。如月经周期仅延后3～5天，且无其他不适者不作月经后期病论。如偶见一次后期，或青春期初潮后半年内，或更年期月经失调，但都不伴有其他不适症状者，不属于病态。月经后期以青年期及育龄期妇女多见，本病一般情况下预后较佳，经治疗后大部分能恢复正常月经周期，少数患者因冲任提早衰竭，则恢复正常月经周期比较困难，终至闭经或提早绝经。本病相当于西医的月经稀发。

【方一】 右归四物汤
【组成】 熟地黄20克，淮山药12克，山萸肉6克，枸杞子12克，菟丝子12克，杜仲12克，鹿角胶9克，熟附片9克，肉桂5克，当归12克，川芎9克，白芍药12克。
【治则】 温补肾阳，滋养精血。
【证候】 肾亏血虚。
月经后期，量少，色淡红，质稀，腰酸膝软，头晕耳鸣，心悸失眠，神疲乏力，脱发，舌淡红或淡胖边有齿印，苔薄白，脉沉细。
【按语】 右归四物汤采用《景岳全书》之右归丸合《太平惠民和剂局方》之四物汤组成，具有温补肾阳，滋养气血的功能。右归丸方中的桂、附加上血肉有情的鹿角胶，均属温补肾阳，填精补髓之类；熟地黄、山药、菟丝子、枸杞子、杜仲具有滋阴益肾，养肝补脾的作用，当归补血养肝。诸药配伍，共奏温阳益肾，填精补血之效。现代药理研究证实右归丸能明显增高甲状腺功能减退大鼠血清雌激素含量。四物汤功能补血调血，主治营血亏虚，血行不畅，冲任虚损所致的月经不调。临床应用发现，右归四物汤不仅能调节月经周期，改善临床症状，还能使血清雌激素升高和促卵泡激素水平降低，是治疗肾亏血虚型月经后期的有效方剂。

【方二】 养血补肾片
【组成】 菟丝子20克，覆盆子15克，枸杞子12克，当归10克，黄芪10克，巴戟天10克，鸡血藤12克。

【治则】 补肾填精，益气养血。

【证候】 肾虚。

月经后期，量少，色淡，质稀，腰酸膝软，头晕耳鸣，面色晦黯或面部黯斑，舌淡，苔薄白，脉沉细。

【按语】 本方选用菟丝子、覆盆子、枸杞子、巴戟天等补肾药，菟丝子味辛甘性平、入肝肾经，有补肝肾，益精髓等功能。药理实验有雌激素样作用，可增加下丘脑-垂体-卵巢功能，增加大鼠垂体前叶、卵巢和子宫的重量，并有促进造血功能，增强机体免疫、强心、兴奋子宫等作用。覆盆子味甘酸性平，入肝肾经，补益肝肾。枸杞子味甘性平，为肝肾肺经药，有滋补肝肾功能。巴戟天味辛甘，性微温，归肾经，温补肾阳。上四味药中的前三味为五子衍宗丸中的主要药物，有填精补髓，补益肾气的功能，原方虽用在治男性不育，但对女性调经助孕方面亦颇有疗效，再加以温补肾阳的巴戟天，使本方既滋补肝肾，又助肾气，达到阴阳双补。肾藏精，精能生血，血能化精，精血同源而互相资生，是月经的物质基础。故本方除补肾外，也要补血，选用当归、黄芪，两者配伍为当归补血汤，再与补肾药同用，则使肾精充，肾气旺，血气足，天癸充盛，冲任得滋，月经按时而至。

【方三】 养血温经汤

【组成】 当归身20克（酒炒）、大熟地、制香附、川芎、清阿胶（烊化）、杜仲、杭白芍（酒炒）、川续椒、益母草、云茯苓、橘叶各10克，艾叶5克。

【治则】 养血和营。

【证候】 血寒。

月经后期，量少，色淡，面色恍白，喜热畏寒，腰痛，四肢清冷，舌淡苔白，脉沉无力。

【按语】 养血和营法适用于经行后期之症。其病机系气血衰少，机能不振，运行无力。本方用四物汤养血和营；胶、艾温经；杜仲补肾止腰痛，益母草、制香附活血化瘀，茯苓健脾利湿。

月经过多

月经周期基本正常，量较正常明显增多者，称为月经过多，亦称"经水过多"。本病主要是由于气虚统摄无权，或血热炽盛，使冲任不固，血随经泄所致。

【方一】 加味四物汤

【组成】 生地炭30克，当归炭10克，川芎6克，赤芍、白芍各15克，生栀子9克，牡丹皮10克，女贞子30克，旱莲草30克，棕榈炭30克。

【治则】　凉血止血。

【证候】　血热。

经行量多，色鲜红或深红，质粘稠，或有小血块，心烦口渴，尿黄便结，舌红苔黄，脉滑数。

【按语】　本方治以凉血止血，标本兼顾，生地炭、当归炭、棕榈炭止血以治其标，牡丹皮、赤芍清血分热以治其本，栀子清肝火，釜底抽薪，女贞子、旱莲草合而为二至丸，可收敛止血，川芎行气活血，防炭类止血药之凝滞。综观全方，化裁后的四物汤中，凉血、止血药各占其半，动静结合，凉血止血而不滞血，正对病机，切中要害，自然药到而血止。对于四物汤如何加减化裁，认为可根据凉血、活血、养血的不同意图，原方中的生地、当归、赤芍可斟酌易为熟地黄、白芍，或炒炭用，但川芎一般保留其原貌，川芎辛温，为血中之气药，用量宜小，常用量为6克，取其行气开郁，活血祛瘀之力，伍在凉血药中，借其温性，以防凉药冰伏；伍在活血药中，可加强活血之功；伍在止血药中，借其辛味发散之力，可防止血药之凝滞。

【方二】　安环汤

【组成】　马鞭草30克，鹿含草15克，益母草30克，赤芍、黄芩、失笑散（包）、大小蓟各10克，仙鹤草15克，炒地榆、生地、贯众炭各10克。

【治则】　清热化瘀，固经止血。

【证候】　瘀热。

宫内置环后出现经行时间延长或经量多于以往，色黯红，有血块或经行不畅，心烦口渴，或伴发热，小便黄，大便燥结，舌红苔黄，脉弦数。

【按语】　方中马鞭草、鹿含草、益母草为主药，清热化瘀；黄芩、生地协助主药清热凉血；失笑散、赤芍协助主药化瘀止血；大蓟、小蓟、炒地榆、仙鹤草、贯众炭清热止血。全方止血不留瘀，清热不伤阴，标本兼顾，塞流与澄源并用。用于治疗宫内置环所致月经过多。

月经过少

月经过少指尽管月经周期基本正常，但经量明显减少，甚或点滴即净，或经期缩短不足两天，经量亦少者。本病的发生有虚有实，虚者或因化源不足，血海空虚；或因精血衰少，血海不盈；实者，是因瘀血内停，或痰湿阻滞，经脉瘀阻，血不畅行。

【方一】　加减温经汤

【组成】　肉桂10克，吴茱萸6克，小茴香10克，莪术9克，丹皮10克，

第十一章 常见病实用中医土方

牛膝 6 克，当归、川芎、红花、五灵脂各 10 克，元胡、白芍各 15 克。

【治则】 温经散寒，活血化瘀。

【证候】 实寒。

月经量少或延后，色黯有块，小腹冷痛拒按，得热痛减，畏寒肢冷，或面色青白，舌质淡黯，苔白，脉沉紧。

【按语】 方中肉桂味辛甘，性热，为"治沉寒痼冷之药也"（《本草汇言》），且"能破血通利月闭，止腹中冷气，痛不可忍"（《药性论》），温经散寒，暖宫化瘀而为君药。吴茱萸"辛热，能散能温"（《本草纲目》），"止痛"（《本经》）；小茴香"温中散寒，行诸气，乃小腹少腹之要品也"（《本草汇言》），疗"腹冷气胀"（《名医指掌》）；当归"治血通用，能除血刺痛"（《用药心法》）；川芎行气活血，治"妇人血闭无子"（《本经》）；莪术"通月经，消瘀血"（《日华子本草》），"破痃癖冷气"（《药性论》）；牡丹皮"治冷气，散诸痛，治女子经脉不通"（《药性论》）；红花"通利经脉，为血中气药，能泄能补"（《药品化义》）；吴茱萸、小茴香助君药温经散寒；当归、川芎养血活血调经；莪术、牡丹皮、红花助君药活血通经，共为臣药。延胡索"能行血中气滞，气中血滞，故专治一身上下之诸痛"（《本草纲目》）；五灵脂"能行血止血，治心腹冷气妇人心痛，血气刺痛"；白芍"通顺血脉，缓中，散恶血，逐贼血，消腹痛"（《别录》），"治腹中瘈痛，妇人月闭不通"（《药性论》）；元胡、五灵脂理气止痛，白芍缓急，共为佐药。牛膝善治"妇人月水不通"（《别录》），"能引诸药下行"（《本草衍义补遗》）而为使。全方具有温经散寒，活血化瘀，调经止痛之功效。寒邪去，气血运行条达，冲任二脉通利，胞脉胞络通畅，诸疾始愈。

【方二】 自拟 I 号方

【组成】 菟丝子 30 克，覆盆子 10 克，熟地 20 克，山萸肉 10 克，补骨脂 10 克，仙灵脾 10 克，鹿角霜 15 克，紫石英 15 克，当归 10 克，杭芍 10 克，橘核 20 克，甘草 6 克。

【治则】 补肾益精，养血调经。

【证候】 肾气不足。

月经规律，或月经后期，量较以往明显减少，色黑或血色黯淡，质稀，腰酸怕冷，性欲减退，白带减少，头晕耳鸣，面色淡黯，舌质淡，苔薄白，脉沉弱。

【按语】 若肾虚兼有血瘀，经血色暗有小块，或经行小腹胀痛，在补肾的基础上加活血化瘀之丹参 30 克，鸡血藤 30 克；对兼有全身乏力，纳差，便溏等脾虚证者，加炒白术、茯苓、党参益气健脾。方中以熟地、山萸肉、覆盆子补肾益精调经；补骨脂、仙灵脾、鹿角霜、紫石英温补肝肾，益精血；当归、杭白芍养血调经；菟丝子益阴助阳；橘核引药入肝经，诸药合用，共奏补肾益冲任之功。补通结合，温滋并用，使"阳生阴长"、"阳旺阴充"，气血调畅，冲任通盛，则月经正常。

【方三】　自拟Ⅱ号方
【组成】　柴胡 10 克、路路通 10 克、生山楂 30 克、山萸肉 10 克、当归 10 克、杭芍 10 克、熟地 20 克、黄精 30 克、丹参 30 克、五味子 10 克、甘草 6 克。
【治则】　疏肝解郁，活血化瘀。
【证候】　肝郁血瘀。
月经规律，或月经后期，量少或色黑有块，经行腹痛，急躁易怒，郁闷不乐，胸胁胀痛，经前乳房胀痛，舌黯，苔薄白，脉弦涩。
【按语】　方中柴胡疏肝理气；归、芍、熟地养血柔肝，补肝之体，助肝之用；五味子、山楂、山萸肉酸敛肝木；且山楂活血；路路通理气；橘核引经，全方疏肝理气，养血调经，使气机调畅，精充血旺，月经恢复正常。

经期延长

经期延长是指月经周期正常，经期超过 7 天以上，甚至 2 周方净者，亦称之为"经事延长"。多因黄体萎缩不全、子宫内膜修复延长或盆腔炎、子宫内膜炎或安放宫内节育器引起。

【方一】　加减逍遥散
【组成】　当归 9 克，炒白芍 9 克，柴胡 6 克，云苓 9 克，人参 10 克，黄芪 25 克，炒白术 9 克，生阿胶 9 克（烊化），女贞子 9 克，旱莲草 9 克，甘草 3 克。
【治则】　疏肝解郁，滋养肝肾，益气健脾。
【证候】　肝郁脾虚。
经期延长日久，素有崩漏病史，月经周期可，唯经期延长，血量偏少，色偏暗，小腹时痛，体倦，舌红，苔薄白，脉沉弱。
【按语】　以逍遥散合二至丸及四君子汤加减治疗经期延长及量多，疗效显著。其中以逍遥散舒肝解郁，以复肝之疏泄之常；二至丸配阿胶以补肝肾之阴，肝肾藏泄有度则血止；配以四君子汤加减，益气健脾，既培补肝肾精血之源，使肝肾得养以复其藏泄之功，又能益气以复脾气固摄止血之职。对于止血药的选用必须注意二点：一是不能一味用止血药，应以调节自身固血机制以止血。前者为治标之法，后者方为治本之举。肝藏血，脾统血，肾主封藏是人体维持血行脉中而不溢出的主要脏腑。考虑到女子的生理特点，临床治疗阴道流血应肝脾肾同治，以治肝为主，这样既体现了女子以血为本，以肝为先天之生理特点，又调动了自身统血固血摄血之生理机制，以达治本止血之目的；二是出血止血为常法，止血药并非不可用，但止血药大都有收敛之性，过早过多应用止血之品，有留瘀之弊。因此运用止血药关键是把握好运用的阶段性。但是出血则又意味着体内血行的瘀滞，因此，临床上排除崩漏大失血迅速危及生命的急则治标病状外，止血药应在适当调理自身，维持血行生理机制的前提下运用，才能收效。故临床治疗阴道流血，止血药应在无瘀滞的情况下应用，以助自身收敛之性，否则易于闭门留寇，以致瘀血不去而出血不止。故应用止血药多选三七粉，因本品既有止血又有活血之性，而且多在治疗后期及血少无滞时应用以收止血之功。更值得一提的是，先生治疗本病，以二至丸配阿胶以补血滋阴而止血，通过补血达到滋阴之目的，而非单用收敛之品。

闭经

闭经是妇科常见的一种症状，凡已过16周岁月经尚未来潮的称为原发性闭经；既往曾有过正常月经，现停经3个月以上的称为继发性闭经。至于青春期前、妊娠期、哺乳期以及绝经期后的无月经都属生理现象。还有某些妇女有月经，但是因为生殖道下段如子宫颈、阴道、处女膜、阴唇等处的先天性缺陷或后天性损伤，造成粘连闭锁，经血不能外流，这种情况属于隐经，或称为假性闭经。

【方一】　闭经方

【组成】　蚕砂10克，王不留行、茜草根、牛膝各15克，益母草30克，海螵蛸18克。

【治则】　行血通经。

【证候】　血瘀。

月经停闭不行，胸胁、乳房胀痛，精神抑郁，少腹胀痛拒按，烦躁易怒，舌紫黯，有瘀点，脉沉弦或涩。

【按语】　本方适用于闭经，月经愆期未至。气虚脾虚者加四君子汤，血虚血瘀者合用桃红四物汤，肝气郁结者合用四逆散，气滞血瘀者合用血府逐瘀汤。

【方二】　张氏柏子仁丸加味《景岳全书》

【组成】　柏子仁、牛膝、续断、泽兰、卷柏各15克，川芎10克，当归、香附、香橼各15克，白芍25克，麦芽50克。

【治则】　疏肝达郁，理气行滞。

【证候】　气滞血瘀。

月经停闭不行，平素情志抑郁，胁肋及两乳胀痛，面色暗黄隐青，有较多痤疮，舌质淡黯边有瘀点，舌下络脉粗大青紫，脉弦涩。

【按语】　继发性闭经不离虚、郁、瘀，三者可互为因果，多在气血不足基础上变生瘀阻、寒湿、湿热等。故本病临床多见虚实夹杂证，虚者，气血两亏，血海空虚，无血可下；实者，气滞血瘀，痰湿凝滞，脉道闭塞不通，经血不得下行。本方补其不足，通其血脉，通补兼施，使冲任调畅，血海满盈，经水应时而下。

【方三】 健脾益肾消脂汤

【组成】 炒当归10克，大生地10克，白芍10克，川芎6克，仙灵脾12克，巴戟肉12克，仙茅10克，石菖蒲5克，白芥子3克，生山楂20克，云茯苓12克，炒白术10克，怀牛膝10克。

【治则】 健脾益肾，化痰消脂调经。

【证候】 痰湿。

月经停闭不行，多见于体质肥硕或素体痰湿之妇人，咳嗽痰多，胸脘腹满，浑身倦怠，苔白腻，脉滑。

【按语】 痰湿闭经是闭经中常见的一种证候。其特点为闭经后形体肥胖或肥胖后形成闭经。治疗上有其一定的难度，颇为棘手。中医学对肥胖致闭经论述较多，如《女科切要》云："肥人经闭必是痰湿与脂膜窒塞之故。"《丹溪心法·妇人八十八》谓："躯脂满，经闭者，以导痰汤加黄连、川芎。"其病因病机多与脾肾二脏关系密切。肾阳虚是形成痰湿闭经的主要因素。盖肾阳者，职司气化，主前后二阴，有调节水液的作用。阳虚气化不利，水液失调，停聚而致痰湿，痰湿内塞，闭塞子宫，胞脉不通致经闭。此外，脾虚运化失职，水谷不能化生精血而生痰脂，湿聚脂凝，脉络受阻，胞脉闭塞，遂成闭经。临床运用随证加减变通，每应手取效。方以四物汤养血活血，化瘀调经；怀牛膝引血下行；仙茅、仙灵脾、巴戟肉温肾助阳，补命门火而兴阳道；茯苓、白术健脾燥湿化痰消脂；石菖蒲祛痰开窍；白芥子辛散利气，温通祛痰；生山楂消食化积，据药理分析有降低胆固醇之功效。

【方四】 曹继新经验方

【组成】 当归、熟地、菟丝子、巴戟天、淫羊藿、鹿角片各15克，白芍12克，川芎10克。

【治则】 养血温肾。

【证候】 肾阳虚。

月经停闭不行，多伴有形寒肢冷，性欲偏低，腰酸腿软，夜尿量多，舌质淡或胖嫩，苔薄白或光剥，脉沉细或细涩等。

【按语】 养血温肾是治疗闭经的重要法则。肾气有肾阴、肾阳两个方面，肾中精气内所含真阴真阳为先天之本。肾阴和肾阳分别代表肾的生理功能活动中的寒和热、静和动、降和升、入和出等相互对立、相互制约、相互协调的作用，

第十一章 常见病实用中医土方

从而维持人体肾的生理功能。无论是外感或是内伤，一旦破坏了这种和谐，就会出现肾阴亏虚与肾阳不足，继而导致闭经。月经初潮应至而未至为原发性闭经，潮后复闭为继发性闭经。同时妇女以血为本，肾气足，血海充，月经则能应时而下。因此养血温肾法应贯穿于治疗闭经的全过程。若已届经前者，可选加泽兰、益母草、桃仁、炮姜、牛膝、桂枝等温阳通经药。另外，无论经前经后，切莫忘理脾，可选加茯苓、焦楂曲、砂仁等，若伴有肝气不调者可选用橘叶、郁金等。

【方五】 瓜石汤

【组成】 瓜蒌15克，石斛15克，生地15克，白芍15克，瞿麦12克，扁蓄12克，玄参15克，麦冬9克，马尾莲9克，牛膝12克，益母草15克。

【治则】 滋阴清热，养津润燥，调理冲任。

【证候】 阳明燥热。

（1）虽为经水稀少，渐至不行，但无气血亏虚之象；（2）口干舌燥，心胸烦闷，急躁多梦，甚则胸中郁闷，五心烦热，脉弦滑沉取无力或滑数；（3）迁延日久，经检查无明显器质性疾病。

【按语】 "冲为血海，任主胞胎"，妇女月事通调有赖于冲任的功能正常，而"冲任不能独行经"，其功能正常除与足厥阴肝经、足少阴肾经有关外，还与足阳明胃经有密切关系。足阳明胃经与足太阴脾经在少腹部气街与冲任相通，古有"太冲脉隶属阳明"之说。而脾胃为气血生化之源，乃月经之本。如薛立斋云："血者水谷之精气也，和调于五脏，洒陈于六腑，妇人上为乳汁，下为月经。"脾胃精气充盛则冲脉盛，血海盈，月事以时下。阳明燥热过盛，津液枯竭，不能化为月经，轻者经水稀少，重者经闭不行。临床所见此类患者多因忧思郁怒，嗜食辛辣以致阳明热炽，劫灼津液而致闭经。此类患者临床多以阳明津液亏少，月事不行为主，挟有肝热上冲等症，方中瓜蒌甘寒润燥，宽胸利气；石斛甘淡微寒，益胃生津，滋阴清热，共奏宽胸润肠，利气和胃之效；另加玄参、麦冬养阴增液；生地滋阴生血，瞿麦、车前子活血通经，益母草通经活血生津，山栀清胃热，热去津液自生，牛膝引血下行，以期经行血至；龙胆草、芦荟清肝泻火，协理冲任。此方以养阴润燥，泄热通经兼以清肝为法，清阳明燥热而不伤阴，使阳明津液充实，冲任精血满盈，月经能按时而下。

痛经

痛经是指在行经前后或月经期出现的下腹疼痛、坠胀，伴腰酸或其他不适，程度较重，影响生活和工作质量者，分为原发性和继发性痛经。原发性痛经一般是指生殖器官无器质性病变的，多在初潮后6~12个月出现的痛经，程度轻重不一，受精神、神经因素影响。继发性痛经指妇女盆腔内有器质性病变，如子宫内膜异位症、粘连性子宫后位、炎症性宫腔粘连、宫颈狭窄等引起的，在初潮后数年方出现，大多有月经过多、不孕、盆腔炎、放置宫内节育器等病史。

【方一】 化瘀定痛方

【组成】 炒当归10克，丹参12克，川芎5克，川牛膝10克，制香附子10克，延胡索10克，赤芍10克，血竭3克，制没药6克，苏木10克，失笑散15克。

【治则】 活血化瘀，调经止痛。

【证候】 血瘀。

经行腹痛，翻滚不安，甚至痛剧拒按，不能忍受，以致晕厥，或经量不畅或过多，有下瘀块后腹痛稍减者，也有经量越多越痛者，苔薄微腻，边有紫斑，脉沉弦或紧。

【按语】 本方以四物汤加减，当归、川芎辛香走散，养血调经止痛；赤芍清瘀活血止痛；丹参祛瘀生新；川牛膝引血下行，逐瘀破结；香附理气调经止痛；延胡索、没药活血散瘀，理气止痛；生蒲黄、五灵脂通利血脉，行瘀止痛；血竭散瘀生新，活血止痛。经量过少，排出困难者，可加红花、三棱；腹痛胀甚者加乳香、苏木；痛甚呕吐者加淡吴萸；痛甚畏冷者加桂枝；每次经行伴有发热者，可加丹皮，与赤芍配合同用；口干者加天花粉；便秘者加生大黄。

【方二】 田七痛经胶囊

【组成】 田七末，醋炒五灵脂，蒲黄，川芎，延胡索，广木香，小茴香，大梅片

【治则】 活血化瘀，行气温通止痛。

【证候】 气滞血瘀。

经前或经期小腹胀痛、绞痛或冷痛，经行不畅，色黯，有血块，血块排出则痛减，胸胁、乳房胀痛，或恶心呕吐，汗出，肢冷。

【按语】 主治经行腹痛，属气滞血瘀，或寒凝血脉。并治胃脘痛之属气滞者。每服3~6枚，每日3次。经前3~5天始，连用7天。治疗痛经宜使用3个月经周期。痛经严重者可在经前2周开始用药至月经来潮。痛经多因于瘀。瘀阻胞脉，经血不得畅下，不通则痛。瘀血可由气滞、寒凝所致。故经行腹痛一症，以气滞血瘀、寒凝血脉之证候最为常见。本方以蒲黄、五灵脂、田七活血化瘀止痛；木香行气止痛；延胡行气活血，亦有止痛之功；小茴香温经散寒；川芎养血活血调经；梅片芳香开窍，其性走窜，引药入于病所。全方活血而不伤正，祛瘀而不留邪，止痛效果确切。蒲黄、田七对子宫平滑肌有兴奋作用，有助于经血排出，使瘀血得去，通则不痛。

第十一章 常见病实用中医土方

【方三】 痛经松方

【组成】 当归，丹皮，白芍，延胡索，香附，乌药，郁金，莪术，红花，川芎，白芥子，徐长卿，制乳香，制没药

【治则】 理气活血，逐瘀止痛。

【证候】 气滞血瘀。

经期小腹胀痛拒按，经血不畅，血色紫暗成块，乳房胀痛，腰部酸痛，舌质紫黯或有瘀点，脉弦。

【按语】 本方重用当归、白芍、丹皮3味，当归味甘而润，辛香善于行血，活血调经止痛，为血家必用之药；肝喜条达，必以水涵之，故用白芍滋阴养血，调经止痛，一则柔肝涵木，二则防诸多辛温香窜之味耗散阴血之虞，又可止痛；丹皮清热凉血，活血祛瘀，使瘀滞散而气血流畅，对瘀血阻滞之证，都恃为要药。延胡索性温，主入气分，为血中气药，善于止痛。重用丹皮、当归活血化瘀，配白芍、延胡索理气止痛，标本兼治，为方中君药。气行血则行，辅以香附味辛能散，气香走窜，调经止痛，主入气分，行气之中兼行气中血滞，为气中血药；郁金辛苦性寒，主入血分，行血之中兼行血中气滞，为血中气药；乌药辛散温通，散寒行气以止痛。用莪术、红花、川芎、制乳香、制没药行气活血祛瘀，增强主药活血化瘀之功，其中莪术辛温偏于破气，血得温则行，欲其通也，必须温之，故用红花辛散温通，专入血分，活血行瘀，调经止痛，为妇科常用活血化瘀药；川芎辛散温通，既能活血，又能行气；乳香、没药二药并用，宣通脏腑，流通经络，为活血止痛要药。以上诸药直遏其势，增强君药活血祛瘀，理气止痛作用，为臣药。一味徐长卿祛风止痛，与当归相配可祛瘀血，与香附相伍可行气滞，为佐药；少许白芥子辛散温通而利气，可防丹皮苦寒留瘀助邪之虑，又助莪术加强搜剔积滞之力，使瘀滞得消，通则不痛，为使药。综观全方，选药精当，标本兼顾，配伍合理，不仅行血分瘀滞，而且解气分之郁结，使气血通畅，通则不痛。

【方四】 大七气汤《医宗金鉴》

【组成】 藿香10克，益智仁10克，三棱10克，莪术10克，桔梗6克，青皮10克，陈皮10克，肉桂6克，木香6克。

【治则】 活血化瘀，行气止痛。

【证候】 气滞血瘀。

每逢经期小腹胀痛剧烈，经量少，色紫黯有块，经行不畅，经前5～10天有胸胁胀闷，乳房胀痛，烦躁易怒等。

【按语】 大七气汤出于《医宗金鉴·症瘕积痞疮痕疝诸证门》，前人用该方治疗妇人一切症瘕随气上下攻筑疼痛者。张老取该方活血化瘀，行气止痛之功治疗气滞血瘀型痛经，其意在于方中三棱、莪术、青皮、陈皮、木香行气活血化

瘀止痛；藿香气味芳香能宣中解郁；与桔梗同用调畅气机，以助活血化瘀而止痛；益智仁温肾行阳退阴之药也，结合肉桂导引阳气，宣通血脉，使气血同行。观全方活血化瘀，行气止痛，调畅气血，气血调和则经行通畅无阻，自无疼痛。任脉通，冲脉盛方能"主胞宫"，"司血海"，经候调匀，阴阳合，方能受孕矣。每天1剂，7天为1疗程，每于经期或经前5~7天服用，服1~3疗程。如有胸胁乳房胀痛酌加郁金10克、柴胡10克；瘀血兼小腹冷痛加小茴香10克、艾叶5克；经行不畅加益母草18克。

【方五】 生地四物汤
【组成】 生地、赤芍各18~24克，当归9~15克，川芎9克，桃仁、丹皮各9~12克。
【治则】 和血养阴调经。
【证候】 郁热伤阴。

经行先期（或后期），经前心烦内热，口干唇燥，甚或口舌生疮（青年则痤疮加重），腹痛多在行经中末期开始，延至经后或单在经后腹痛为特点。经血量少质稠，或纯是紫黑血块，或伴有小便淋漓，窘急作痛。舌红少苔或薄黄苔，脉弦细而数。

【按语】 如热盛者，经前加山栀、黄芩各9~12克；中末期腹痛重者加香附18~24克；经期延后而腹痛在初、中期者，可加姜黄、元胡各9克；如口渴、唇裂舌焦或口舌生疮，而大便干结者，则合凉膈散（大黄、元明粉、黄芩、山栀各9克，连翘15克）。

【方六】 温经逐瘀汤
【组成】 小茴香，干姜，延胡索，当归，川芎，肉桂，赤芍，生蒲黄，香附，白芍，桃仁炒杜仲，陈皮，姜半夏，炙甘草
【治则】 温通散寒，化瘀止痛。
【证候】 寒凝血瘀。

经行腹痛，经量中等，色红，少量血块。每于行经第1~2天小腹疼痛剧烈，喜热熨，伴呕吐，舌红，苔薄白，脉细。

【按语】 本方由王清任少腹逐瘀汤加减而成，方中小茴香辛温芳香，善止疼痛；干姜温中逐寒，回阳通脉，能治疗经行下腹冷痛，四肢厥逆；延胡索活血化瘀，利气止痛，药理研究其有镇痛作用，并有中枢性镇吐作用；当归养血活血止痛，其挥发成分有抑制子宫痉挛的作用；川芎活血行气止痛，有中枢性镇静、镇痛作用；肉桂入血分，善散血分之寒，能温通经脉；赤芍活血祛瘀止痛，药理研究有镇静、镇痛作用；蒲黄行血消瘀；香附理气调经止痛，药理研究其能抑制子宫收缩，迟缓其紧张性，且能止痛；白芍补血敛阴，药理研究其对动物子宫平

滑肌有抑制作用，故可解痉，且能通过抑制中枢神经而达镇静、镇痛作用；桃仁破瘀行血。炒杜仲补肝肾，止腰痛，动物试验证明其能对抗垂体后叶素和乙酰胆碱引起的离体子宫的兴奋作用，并有镇静、镇痛作用；陈皮理气和胃止呕，动物试验表现为对胃肠道平滑肌的抑制作用，且能抑制子宫平滑肌；姜半夏降逆止呕，煎剂对试验动物有镇吐作用；甘草缓急止痛，调和诸药。

【方七】　张吉金经验方

【组成】　当归10克，川芎10克，延胡索10克，太子参15克，白芍药15克，吴茱萸10克，荜茇10克，藁本10克，香附10克，生姜3片，白芷10克，细辛8克，肉桂6克，甘草6克。

【治则】　温经散寒，祛瘀止痛。

【证候】　寒凝血瘀。

经前或经期小腹冷痛拒按，得热痛减，月经推后，量少，经色黯而有瘀块，面色青白，肢冷畏寒，舌黯，苔白，脉沉紧。

【按语】　在每次疼痛前3～5日开始服药，服至每次疼痛停止，每日1剂，水煎2次混合，分2次温服。痛经伴有月经不调者，应在治疗痛经的同时兼予调经。一般痛经的治疗应不少于3个月经周期。寒凝血瘀型痛经主要因经期产后，感受寒邪，或过食寒凉生冷，寒客冲任，胞脉气血更加壅滞，"不通则痛"，导致痛经。方中当归、川芎养血活血调经；肉桂温经散寒；太子参甘温补气，助肉桂通阳散寒；延胡索活血祛瘀止痛；吴茱萸、荜茇、生姜温里止痛；香附行血滞以调经止痛；白芷、细辛、藁本散寒止痛；白芍药、甘草缓急止痛。全方共奏温经散寒，祛瘀止痛之效。对寒凝血瘀型痛经，张老在常用的荜茇、吴茱萸、藁本止痛的基础上，加上自己的经验治痛经药白芷、细辛以散寒止痛，细辛量最大用至9克，这是张老几十年的临床经验，每获痊愈。

【方八】　止痛快一方

【组成】　当归12克，川芎10克，元胡12克，蒲黄（包）12克，五灵脂12克，乌药10克，小茴香6克，乳香9克，没药9克。

【治则】　活血化瘀，温经通脉，行气止痛。

【证候】　寒凝血瘀。

经期腹痛剧烈，月经量多，有血块，经行第1天小腹冷痛甚，伴恶心呕吐，血块排出后腹痛稍缓，舌黯苔白，脉细弦。

【按语】　绝大多数痛经患者，均有程度不同的瘀血存在，且青春期少女中以寒症为多。因此治疗上重在温化，寒得温则散，气得温则行，瘀得温则化。同时不应单纯止痛，强调求因为主。诸药相伍，使瘀血祛，新血生，冲任血流畅通，故通则不痛。

【方九】 温宫散

【组成】 当归，白芍，香附，肉桂，干姜，吴茱萸，荜澄茄，乌药，川芎，甘草，延胡索

【治则】 温宫散寒，通利血脉。

【证候】 寒凝血瘀。

经行少腹疼痛，喜暖喜按，得热痛减，经行不畅，经色紫黯夹血块，经期延长，淋漓不净，舌淡红，苔微白腻，脉沉涩。

【按语】 《景岳全书·妇人规》谓："若寒滞于经，或因外寒所逆，或素日不慎寒凉，致使凝结不行则留聚为痛。"经水者阴水也，喜温而恶寒，寒则血涩而阻胞脉，温则散寒而通血脉。若经期摄生不慎，寒气客于血室，血凝不行，胞脉痹阻，犹如天寒地冻，水凝成冰，不通则痛。寒凝血涩，寒则温之，治疗当以辛温大热之品。此谓："离空当照，阴霾自消。"温宫散寒，通血脉，促血行，胞脉通畅，痛经自愈。

经行乳胀

经行乳胀指每于经前几天甚或半月左右，出现乳房、乳头胀痛，甚则不能触及，似有硬结成有块，经净后症状消失者，是经行前后临床诸证颇为多见的病症。经行乳胀的病因病机，历代医家主要认为"乳房属胃，乳头属肝"，情绪不欢，肝气郁滞，木横脾土，所以经前有胸胁胀闷、乳房胀痛等情况。气机不畅，痰瘀阻滞，脉络欠通以及肝肾精亏，乳络失养为主因。

【方一】 定经汤

【组成】 菟丝子，熟地，当归，白芍，山药，茯苓，荆芥，柴胡

【治则】 滋肾养血，健脾疏肝。

【证候】 肝郁肾虚。

经行胸乳时时作痛，胸胁不适，腰酸肢软，头晕耳鸣，经来提前，舌红少苔，脉弦细数。

【按语】 肖慎斋说："调经莫如养血，而养血莫如滋水养火。"肾为水火之脏，是产生月经的本源，"滋水养火"也即滋补肾阴肾阳，使阴阳调和，以达到养血调经的目的。一般来说，肝为肾之子，子虚能盗母气，子充能令母实，补肾阴即养肝血。《傅青主女科》定经汤，即滋肾养血，健脾疏肝，根据"若欲通之，必先充之"的法则，傅氏说："此方舒肝肾之气，非通经之药也；补肝肾之精，非利水之品也。肝肾之气疏而通之，肝肾之精旺而水利，不治之治，正妙于治也。"此方所说之水，是指经水，非小水之谓。从其谓"非通经之药"一言，可知定经汤所治，并非攻伐去瘀通经之剂，但通过滋肾养血以达到通经之目的，

故曰"不治之治,正妙于治也。"

【方二】 徐升阳经验方
【组成】 柴胡8克,薄荷6克,当归10克,白芍12克,香附10克,枳壳12克,橘叶10克,木香10克,山楂12克,郁金12克,王不留行10克,牛膝10克,路路通10克,丹皮10克,栀子10克。
【治则】 疏肝解郁,行气通络。
【证候】 肝气郁结。
经行乳房胀痛,乳房结块,经行抑郁,躁怒,少腹胀痛,痛经等。
【按语】 上方为一剂饮片量,按此比例制丸,将橘叶、路路通、山楂三味煎汁浓缩至比重1:20(20℃)作为粘合剂,其他药低温干燥后粉碎过80目筛,混成均粉,将粘合剂拌药成丸,干燥打光入瓶备用。柴胡、香附、枳壳、木香入肝经气分,理气行滞;郁金、丹皮入肝经血分,行血化瘀通络;薄荷、丹皮、栀子清泻肝经之郁热;当归、白芍养血滋阴以柔肝;橘叶、路路通、王不留行,通乳络散结止痛;山楂、牛膝活血化瘀通络散结,诸药配伍,具有疏肝理气,清热化瘀,通乳散结止痛之功效。

经行咳嗽

月经来潮前后或值经期出现咳嗽,呈周期性发作者,称为经行咳嗽。本病多由脏腑功能失调所致。

【方一】 李祥云经验方
【组成】 炒荆芥9克,炒防风9克,光杏仁9克,炙紫菀9克,炙款冬9克,桑白皮9克,玉桔梗9克,法半夏9克,厚杜仲9克,菟丝子12克,川续断9克,桑寄生12克,罂粟壳9克,全胡桃(带壳打碎)3只,生姜3片
【治则】 疏风散寒,宣肺止咳,佐补肾纳气。
【证候】 外邪袭肺。
病起于时值经期,受冷感冒而致咳嗽,每次经前4~5天即喉痒,咳嗽,无痰,胸闷气急,形寒身楚,经净后咳嗽不治亦止,苔薄,脉细。
【按语】 肺为娇脏,为五脏六腑之华盖,风寒之邪犯肺,肺气失宣,失于肃降而为咳嗽,肺又能通调水道,输布津液,今肺受风寒之邪侵袭,水津不行则气急喘咳,患者喉痒,干咳,形寒身楚,为寒邪束表所致,故应疏风解表,宣肺散寒。《内经》云:"五脏六腑皆令人咳,非独肺也。"肾为气之根,主纳气;肺主呼吸。《医学三字经》云:"肺为气之主,诸气上逆于肺则呛而咳,是咳嗽不止于肺,而不离肺也。"病程已久由肺及肾,肾为藏精之脏,肾亏精气不能上滋

于肺，致肺阴不足而干咳，故治疗除宣肺外应加补肾之剂，患者每于经前咳嗽，经行时咳嗽加剧，说明此时冲任之脉由盛转虚，所以治疗时应加补肾益冲任药，同时还能起到补益肺气之功，选用止嗽散与寿胎丸之合方为基础方加减，加用胡桃补肾纳气，生姜为引经药，如此配伍既宣肺止咳治其标，又补肾纳气固气之根，两者相得益彰，病见速效。

经行胃脘痛

月经来潮前后或经期，出现上腹近心窝处疼痛，经净后逐渐减轻或消失，随月经来潮呈周期性发作者，称为"经行胃脘痛"。

【方一】 李祥云经验方

【组成】 当归9克，川芎4.5克，鸡血藤12克，香附12克，柴胡9克，枳壳6克，陈皮6克，白术12克，白芍药12克，延胡9克，熟地黄12克，益母草15克，茯苓12克。

【治则】 养血柔肝，调经止痛。

【证候】 肝胃失和。

经水将行，感胃脘作痛，小腹微胀，两乳作胀，心烦易怒，苔薄，脉细弦。

【按语】 每当经行即又胃脘痛亦然，说明经行时阴血下泄，全身阴血相对不足，肝为藏血之脏，藏血不足，则易致肝胃失和；再则肝郁易脾虚，脾统血失常，故而在前法四逆散的基础上应当增加当归、白芍药、熟地黄、鸡血藤等药补血养肝，该方以四物汤（当归、白芍药、川芎、熟地黄）补血养血调经；以逍遥散（当归、白芍药、柴胡、白术、茯苓等）疏肝解郁，健脾养血；以柴胡疏肝散（柴胡、白芍药、枳壳、川芎、香附等）疏肝解郁，活血止痛，加用益母草、鸡血藤养血调经。全方共奏疏肝养血，调经和胃之作用，经行畅，冲任血海充盛，肝脏得养，肝不犯胃，肝胃调和，故而胃痛止。

经行泄泻

经行泄泻，指月经每次来时，便出现大便泄泻，一般在月经干净后，大便即恢复正常。

【方一】 加减右归丸

【组成】 熟地24克，山药、枸杞子、鹿角胶、菟丝子、杜仲各12克，山茱萸、当归各9克，肉桂、制附子各6克。

【治则】 温阳补肾，填精补血。

【证候】 脾肾阳虚。

经水将行,大便溏泄,经行量多,色淡质薄,脘腹胀满,或五更泄泻,神疲肢软,腰酸,苔薄,脉濡缓或沉迟。

【按语】 若肝郁明显者去肉桂、制附子,加白芍15克、柴胡9克、陈皮12克以柔肝解郁;若久泻不止,中气下陷,加赤石脂15克、干姜6克、粳米12克以固涩止泻。右归丸出自《景岳全书》,具有温补肾阳,填精补血之功效,本方在原书主治"元阳不足,先天禀衰,以致命门火衰,不能生土,而为脾胃虚寒"的基础上减去"三泻"(茯苓、泽泻、丹皮),增加鹿角胶、菟丝子、杜仲、杞子而成,加强补益肾中阴阳的作用。培补肾中元阳,必须"阴中求阳",即在培补肾阳中配伍滋阴填精之品。方中肉桂、附子加血肉有情之鹿角胶均为温补肾阳,填精补髓之品,熟地、山茱萸、山药、菟丝子、枸杞、杜仲俱为滋阴益肾,养肝补脾而设,更加当归养肝,诸药配伍,共成温阳补肾,填精补血以收培补肾中元阳之效,用其辨证治疗经行泄泻,既温补脾肾之阳虚,又滋经行之精血受损。

【方二】 加减完带汤

【组成】 党参15克,淮山药15克,白芍药15克,白术15克,茯苓9克,车前子9克,覆盆子12克,菟丝子9克,当归9克,附子4.5克,桂枝9克。

【治则】 健脾抑肝,温阳止泻。

【证候】 脾肾阳虚。

经行时腹泻,大便溏薄,经量多如冲,色红夹血块,神疲乏力,头昏目花,时感腰酸,舌质淡苔薄,脉细。

【按语】 完带汤是脾胃肝三经同治之方,大补脾胃之气,又有舒肝之品,意在扶脾,同时加用附子、桂枝、菟丝子、覆盆子等温阳补肾药,以温煦脾肾之阳气。又因肾为胃之关,主司二便,脾肾阳气充盈,即能发挥正常功能,起到统血摄血,固摄止泻的作用。

经行荨麻疹

每临行经或经行期间,周身皮肤出现瘙痒,并起风疹团块,经净后渐退者,称为经行风疹块,本病多由风邪为患。

【方一】 凉血祛风汤

【组成】 生石膏15克,丹皮、玄参、黄芩、荆芥、防风、秦艽、柴胡、升麻、生姜各10克,桂枝、白芍、生地各12克,当归、桃仁、红花、甘草各6克。

【治则】 凉血祛风。

【证候】 血热。

每逢行经前四、五天，面部即出现风疹块，两侧面颊尤甚，轻则散见粉红色斑丘疹，重则往往融合成片，瘙痒难忍，尤其冬天冒风感寒则更甚。心烦懊恼，口微渴，舌质红，苔薄黄，脉数。经期过后两三天内风疹块逐渐消退，病情好转。

【按语】 药用生地、丹皮、玄参滋阴凉血，生石膏、黄芩清热泄火，共达清热凉血之功；荆芥、防风祛风解表，秦艽祛风除湿，柴胡、升麻解热透疹，共达祛风之效；桂枝、白芍、生姜、甘草取桂枝汤意，以求调和营卫；桃仁、红花、当归三药少许，以活肌肤血络之瘀滞。"凉血"则郁热得清，冲任调和；"祛风"则外风得除，邪不伤正。如此调治，阴阳平和，腠理固密，病终告愈。

【方二】 加味四物汤

【组成】 当归12克，赤芍18克，熟地24克，川芎12克，白蒺藜15克，白藓皮9克，地肤子18克，蝉蜕6克，白芷9克，泽兰18克，益母草24克。

【治则】 养血活血，祛风止痒。

【证候】 血虚。

每逢行经前四、五天，风疹频发，瘙痒难忍，入夜尤甚，月经多推迟，量少色淡，面色不华，肌肤枯燥，舌淡红，苔薄，脉虚数。

【按语】 疹块色白，遇冷加剧加桂枝9克、生姜片6克；疹块色深红，遇热痒甚加野菊花18克、地龙6克；经期易汗，汗后痒甚加黄芪18克、防风6克；大便干燥，疹块下肢为甚加怀牛膝18克、何首乌24克；夜间痒甚者加白僵蚕6克、酸枣仁24克。每于经行荨麻疹发病前3～4天服药，每个月经周期服药4剂，每日1剂，水煎分2次服。治疗3～5个月经周期观察疗效。《哈荔田妇科医案医话选》云："经行瘾疹因经血下脱，肌腠空虚，风邪外袭，郁于肌肤之故。"用四物汤养血活血；白芷、白藓皮解散باdu毒；白蒺藜、蝉蜕祛风止痒；泽兰、益母草活血利水消肿。现代医学认为经行荨麻疹为经行期暂时性神经、血管、内分泌失调而致皮肤黏膜小血管扩张，渗透性增强导致的一种局限性一过性皮肤反应。白藓皮、地肤子、蝉蜕等有明显抗过敏作用，当归、生地、益母草等有降低血管通透性，抗组胺及提高机体免疫力的作用。全方共奏养血活血，祛风止痒消疹之功。

经行发热

每逢经期或经行前后出现以发热为主证，经净后发热自然消退者，称为经行发热。以育龄期妇女多见，常伴发于盆腔炎、子宫内膜异位症等疾病。

【方一】 曹玲仙经验方
【组成】 柴胡9克,黄芩9克,太子参12克,炙甘草6克,羌、独活各9克,当归9克,白芍9克,川芎9克,桃仁12克,血竭6克,山羊血12克,徐长卿12克,川楝子9克,玄胡12克。
【治则】 疏肝清热,活血祛瘀。
【证候】 肝经瘀热。
经前或经期发热,腹痛,渐进性加剧,经色暗红有血块,舌苔薄花剥,质略红,脉弦细略数。
【按语】 由于患者体质不一,诊疗时固然应当辨其表里虚实,然而经行发热期,往往寒热虚实夹杂,且需时时顾及毋伤正气,治疗惟以和解为上策。若为外感所致,当以疏解和营,方用桂枝四物汤、桂枝柴胡汤加减;若为肝郁气滞化热所致,当和解清热,调气祛瘀,方用小柴胡汤、丹栀逍遥散随证加减;中气不足,营卫不和所致的经行发热,治以益气升阳,活血祛瘀,仿东垣甘温除大热法治之,用补中益气汤加减;若为瘀血阻滞积久化热,治以清热祛瘀,用桃红四物汤或桃核承气汤合小柴胡汤加减。

【方二】 李祥云经验方
【组成】 太子参15克,生地黄12克,熟地黄12克,北沙参12克,麦冬9克,玄参9克,地骨皮9克,黄芩9克,黄柏9克,丹皮9克,泽兰9克,泽泻9克,炒荆芥9克,桔梗4.5克。
【治则】 养阴清热,调经祛风。
【证候】 阴虚内热。
经前发热,头昏口干,不欲饮,恶寒身楚,神疲乏力,头痛腹痛,面色萎黄,唇红舌红,苔薄,脉细数。
【按语】 本方为两地汤加减方,方中生地黄、玄参、麦冬、地骨皮、白芍药为两地汤之主要组成,具有养阴清热之功,加太子参、熟地黄、沙参养阴补血填充血海;黄柏、丹皮凉血清相火;黄芩清上焦之热;泽兰活血调经;桔梗宣肺气,通调水道,为防阴生而水湿停滞,故加泽泻利水湿而不伤阴,加荆芥去血中之风,又起止血之功,有助于阴之复生。由于辨证精细,抓住要领,方药应用合度,阴复津生,虚热得清。

经行头痛

经行头痛是指每逢经期或经行前后一、二天,出现以头痛为主症,经后辄止者。头痛剧烈者伴有恶心呕吐、头胀目眩等症。

【方一】 消痛汤

【组成】 杭白芍 20 克，生甘草 6 克，全当归 10 克，明天麻 10 克，香白芷 10 克，大川芎 20 克，淮牛膝 10 克，制香附 10 克，双钩藤 20 克，僵蚕 15 克。

【治则】 调理气血，通经活络止痛。

【证候】 气滞血瘀。

经前或经行头痛甚或巅顶掣痛，痛如锥刺，经色紫黯有块，伴小腹疼痛拒按，胸闷不舒，舌质黯，或尖边有瘀点，脉细涩或弦涩。

【按语】 若肝郁化火型加丹皮、夏枯草、泽泻等，寒凝血瘀型加茺蔚子、乌药、红花；气血亏虚型加黄芪、枸杞子、熟地等。方中当归、川芎、牛膝、制香附调气行血，其中川芎是治疗经行头痛不可缺少的要药，尤其对肝郁寒凝血瘀所致的头痛，其效显著，一般用量以 20 克左右为好，但对气血亏虚型的头痛，药量不必过大，用 10 克左右即可；白芷、白芍、钩藤、天麻镇痉止痛；牛膝引血下行；甘草调和诸药。若前额阳明头痛者可加葛根；太阳穴痛者加用柴胡、蔓荆子；巅顶头痛者加吴茱萸；后脑勺痛者加羌活、藁本等，诸药共奏调气活血止痛之效。

经行吐衄

每次月经来潮前或正值经期，出现吐血或衄血或眼耳出血者，称为经行吐衄。吐血、衄血发作时，月经量明显减少，甚至无月经。经后逐渐停止，下次行经又再复发。这种现象又叫"倒经"、"逆经"，与西医的"代偿性月经"相似。

【方一】 止衄顺经方

【组成】 当归 10 克，大生地 10 克，白芍 10 克，怀牛膝 10 克，茜草 10 克，南北沙参（各）10 克，条芩 10 克，丹皮 10 克，黑芥穗 10 克，山茶花 10 克，泽泻 10 克。

【治则】 引血下行，止衄顺经。

【证候】 肝火上逆。

每届经期，鼻衄吐血，经量减少，伴有面赤咽干，心烦易怒，便结溲红等症。

【按语】 本方以顺经汤加味组成，取四物汤去川芎辛香上窜之弊，用以养血调经；牛膝引血下行；泽泻以泻火；南北沙参清肺胃之火兼养阴；茜草凉血止吐血，并祛瘀生新，下血调经；条芩清肺胃泻火；丹皮凉血活血散瘀，治吐衄；山茶花凉血散瘀，亦止吐衄；黑芥穗清热散瘀，炒黑止吐衄。本方主要清热泻火，止血行瘀，引血下行，不妄事止涩，否则经行不下而反致上逆。经量过少可加丹参；吐血较甚者加旱莲草；鼻衄较甚者加茅根肉；热甚者可加黄连；口渴者加川石斛；溲赤不畅者加车前子；大便不畅者加全栝楼；便秘腹胀者加生大黄。

经行淋痛

经行淋痛是指在经期或经行前后，出现小便淋漓涩痛，灼热不舒，尿频的病症。临床表现与内科的尿路感染、膀胱炎相类似。

【方一】 加味四物汤
【组成】 当归9克，川芎4.5克，鸡血藤12克，赤芍药9克，白芍药9克，香附12克，麦冬12克，生地黄12克，熟地黄12克，黄芩9克，黄柏9克，山栀9克，木通9克，瞿麦12克，淡竹叶12克，泽兰9克，泽泻9克。
【治则】 养阴清热，调经祛风。
【证候】 阴虚内热。

经前2~3天即小便淋痛，频数不畅，尿道有火辣刺激感，经行量中，小腹隐痛且胀，苔薄黄，脉细数。

【按语】 方中当归补血而养心，活血以调经；白芍药养血而柔肝，和里以止痛。当归配芍药，养血柔肝，调经止痛。赤芍药活血祛瘀，当归配赤芍药则活血调经止痛。生地黄清热凉血，熟地黄善于滋阴补血，与当归、白芍药合用，增强补血之力，是治疗一切血虚诸症的要药。本案生地黄、熟地黄合用，则增加清热凉血，补血滋阴的作用。

经行目赤肿痛

每当经前或经行之际，两目充血发红，甚至目痒、微痛、灼热感，这些症状伴月经周期而发作者，称为经行目赤肿痛，俗称"经行兔眼症"。该病发作每与经血来潮有关，经行时全身阴血相对不足，肝藏血不足，血虚肝旺，因肝开窍于目，肝旺化火，上乘于双目而致目赤肿痛。

【方一】 李祥云经验方
【组成】 当归12克，川芎4.5克，鸡血藤12克，黄芩、黄柏（各）9克，牡丹皮、丹参（各）9克，生地黄、熟地黄（各）12克，生大黄（后下）6克，菊花9克，薄荷（后下）3克，麦冬12克，杞子12克，知母9克。
【治则】 清肝泻火，养阴调经。
【证候】 阴虚肝旺。

每当月经将行时感觉双目发痒，大便干结，口干欲饮，两乳作胀，头微胀痛，苔薄，脉细。

【按语】 应标本兼治,既清泻肝火,又要养阴调经,方药以四物汤、知柏地黄丸、杞菊地黄丸等加减治疗,共奏养血滋阴,清肝泻火,养肝明目之功。以治本为主,兼明目凉血,方药对症,如鼓应桴则病愈。

经行疱疹

每逢月经来潮前2~3天皮肤瘙痒,出现疱疹、红斑或发生紫癜等。皮疹多发生于颜面、胸前、后背及四肢等部位,随着月经结束,皮疹和瘙痒症状便不治而愈。

【方一】 李祥云经验方
【组成】 当归9克,红花9克,赤芍药9克,牡丹皮9克,生地黄12克,地龙9克,僵蚕9克,炒荆芥9克,刺猬皮9克,连翘9克。
【治则】 清肝泻火,养阴调经。
【证候】 阴虚肝旺。
每于经前1周即两手先起红色斑疹,继则斑疹变为疱疹,由手部蔓延至肘关节处,疱疹满布于肘关节以下,瘙痒难忍,抓破后流出清水,日后结痂。如不治疗,在经净后疱疹亦会自行消退,瘙痒亦止,但留下紫褐色斑痕,斑痕消退较慢。然未等斑痕消退,下次经前1周疱疹再发。
【按语】 于经前至经行期内煎服,每日1剂,服7剂。经净后再以上方加紫浮萍9克、西河柳9克,以使斑疹尽快消退。在疱疹发作期间用香樟木100克煎水外洗,每日2次。方用桃红四物汤加丹皮、地龙、银花活血祛瘀,清热调理冲任,加僵蚕疏风,刺猬皮化瘀行气,紫浮萍、西河柳解毒透疹驱邪,用香樟木煎汤外洗起到活血止痒,清热退疹之效。

经行口糜

经行口糜指妇女每值临经或经行时,口舌糜烂,每月如期反复发作,经净后自愈的一种病症。本病主要由于阴虚火旺或胃热熏蒸引起,临床上应辨证施治。

【方一】 清胃汤
【组成】 生石膏,黄连,生地,丹皮,牛膝。
【治则】 清热泻火,荡涤胃热。
【证候】 胃火炽盛。
月经来潮前或经行之初,口舌糜烂,口中气臭,渴喜凉饮,大便秘结,小便黄赤,舌质红,苔黄厚,脉滑数。

【按语】 根据经络学说，胃肠属于阳明经，而冲脉又隶属于阳明。凡素常嗜食辛辣、油腻厚味，以致胃肠蕴热化火的妇女，月经来潮前或经行之初，由于冲脉气盛，夹胃火上逆，熏蒸于口，以致口舌糜烂。同时还见有口中气臭，渴喜凉饮，大便秘结，小便黄赤，舌质红，苔黄厚，脉滑数等胃热炽盛的症状。又由于热迫血行，所以月经大多提前量多，或淋漓不断。月经量多的，加栀子炭、小蓟炭；淋漓经行不畅的，加泽兰、刘寄奴、桃仁；腹胀的加广木香、炒枳壳等。

带下过多

带下病是指带下量增多或减少，色、质、气味异常，或伴有全身或局部症状者。带下明显增多者称为带下过多。经行前后、排卵期、妊娠期均有生理性带下增多。带下病以带下增多为主要症状，临床必须辨证与辨病相结合进行诊治。西医妇科疾病如阴道炎、宫颈炎、盆腔炎及肿瘤等均可见带下量多，应明确诊断后按带下病辨证施治，必要时应进行妇科检查及排癌检查，避免贻误病情。

【方一】 清化解毒汤
【组成】 黄柏、苍术、牛膝、石见穿、墓头回各10克，大黄6克，赤芍、山栀、鸡冠花、泽泻各12克，薏苡仁15克。
【治则】 解毒化浊。
【证候】 湿毒蕴结。
带下赤白相杂，亦有呈脓状，质粘稠，有腥臭味，阴部瘙痒，或肿痛，伴口苦粘腻，脘闷，小便频数，短赤，舌苔黄腻，脉濡数。
【按语】 采用清热利湿，化浊解毒之品，使热去毒清，胞脉无以蒸损致腐，带下自止。

【方二】 薏苡附子败酱散
【组成】 薏苡仁60克，熟附子6克，败酱草30克，蕺菜30克，红藤30克。
【治则】 清热解毒，利湿除带，佐以振奋阳气。
【证候】 阳虚湿毒。
素体较差，面色萎黄，神疲畏寒，带下黄白夹杂，进而如米泔状，直至带色黄绿如脓，其气腥臭，阴部瘙痒，尿少便溏，舌嫩红，苔薄黄而滑，脉滑略数。
【按语】 素体正虚阳弱，湿蕴不化，继而湿郁化热，致热毒带下黄绿如脓。柴老不囿于病名，谨守病机，借用仲景治肠痈"脓已成"的薏苡附子败酱散。方中重用薏苡仁、败酱草清热解毒利湿，以除脓性带下，佐以少量辛温的附子振奋阳气。该方仲景方后注有"顿服，小便当下。"小便利而气化行，则予湿毒以出路，，加入蕺菜、红藤以增强清热解毒之力，以期收效更捷。

【方三】　加味平胃散
【组成】　苍术，厚朴，陈皮，甘草，乌贼骨，荆芥穗，白芷，焦白术，半夏，猪苓，防风
【治则】　健脾燥湿，收涩止带。
【证候】　脾虚。
带下色淡白，量多而清稀，淋漓不断伴小腹坠胀，腰酸，肢重，乏力，舌质淡，苔白腻，脉细弱。
【按语】　白带多由脾虚失运，水泛为湿，湿浊流注于下焦，带脉失约而成。脾喜燥恶湿，主升，有运化水湿，输布津液的生理功能，若脾气虚弱或脾阳不振，则脾失健运，水湿不化，津液不能输布，湿从内生而湿浊流注下焦，带脉失约遂形成带下之症。湿之所生多由脾阳受损，运化失职而成，故治带下症，当先祛湿。平胃散辛开宣散，燥湿运脾，通调气机，升清降浊，黏腻重浊之阴邪得化，湿化脾健。荆芥、白芷、防风为风药，风能胜湿，且能升发脾阳。薏苡仁、猪苓、茯苓淡渗利湿，乌贼骨性味咸微温入肝脾肾三经。女子以血为本，虚则漏下赤白，乌贼骨入肝养血而除崩止带，能收敛固涩。若四肢不温，加桂枝以温运中阳，配伍白术、茯苓化气行水。全方以燥湿运脾为先，集补中、上升、渗下之品以祛湿强脾而脾运带止。

【方四】　健脾理带汤
【组成】　党参10克，白术30克，茯苓10克，炙甘草6克，陈皮6克，柴胡10克，山药30克，芡实30克，龙骨、牡蛎各15克。
【治则】　健脾理气，行气化湿。
【证候】　脾气虚弱。
神情萎靡，面足浮肿，心悸，纳滞，肢冷便溏，带有腥味而连绵不断，苔薄腻，脉虚濡。
【按语】　带下病不宜专以带下颜色分辨。首先与其他妇科病区分，如赤带则与崩漏分清，其他带下与淋浊分清。然后再分虚实。实症带下，一般有肝郁、湿热、风冷、痰湿等病因；虚症带下有脾气虚弱、肝肾亏损、肾阳衰微等。治疗法则总离不开疏肝解郁，健脾益气，养肝补肾等各种方法。

【方五】　加味苍白二陈汤
【组成】　半夏、陈皮、茯苓各9克，甘草6克，苍术、白术、升麻、柴胡各9克。
【治则】　燥湿化痰，升清降浊。

【证候】 湿阻中焦。

白带增多，色白，质稠如涕，小腹坠，腰痛，胸闷呕恶，舌质红，苔薄腻，脉沉弦软滑。

【按语】 方中苍术、白术健脾燥湿，半夏、陈皮、茯苓、甘草和胃化痰除湿，黄柏、苦参清利下焦湿热，牛膝利湿治腰痛；白茅根清热利尿，使湿热从小便出；升麻、柴胡升举下陷清阳，脾气升，胃气降，湿除热清则带自止；小便短而频数者，加滑石30克、车前草15克，以清热利尿。

【方六】 健补止带汤

【组成】 甘杞，淮山，鹿角霜，芡实，莲肉，银杏，当归，车前子

【治则】 补肾培元，固涩止带。

【证候】 肾虚。

带下稀薄，淋漓不断，头眩耳鸣，腰膝酸软，小腹有冷感，溲频数而清长，舌淡苔白，脉沉迟。

【按语】 肾主藏精气，司开阖，肾虚失固，不能藏精，或肾阳不足，命门火衰，脾失温煦，湿聚下注而为带下。《女科证治约旨》云："下焦虚寒，脐腹疼痛，痛而不已，遂致白带绵绵。"阳虚甚者加巴戟天、附子、淫羊藿、桑螵蛸；腰酸冷痛，加菟丝子、杜仲、桑寄生、续断。

【方七】 二妙散加味

【组成】 黄柏15克，苍术12克，生薏仁30克，牛膝10克，车前子12克（包），椿根皮15克，萆薢15克，泽泻18克，滑石15克（包），木瓜10克，蚕砂30克（包）

【治则】 清热燥湿。

【证候】 湿热。

带下量多，色黄质粘稠，气腥臭，阴道灼热，甚者瘙痒，胸闷纳少，腰酸腿重，肢体困倦，腹胀肠鸣，大便溏而不爽，小便短赤，舌质偏红，苔黄厚腻，脉滑数。

【按语】 本证系湿热下注，脾失健运，湿浊蕴积，久而化热。湿热下注故见带下色黄，粘稠，气臭秽，阴部灼热，脾虚湿浊内蕴，故胸闷纳呆，腹胀便溏，湿重故肢体困倦重着，腰酸腿软。带下量多，色黄夹赤气恶臭，腹痛者，加土茯苓30克、贯众15克、半支莲30克、白花蛇舌草30克，以加强清热解毒作用，主治宫颈炎、阴道炎、盆腔炎等。

【方八】 固气利湿汤

【组成】 黄芪，续椒，沙苑子，砂仁，苍术，黄柏，薏苡仁，萆薢，柴

胡，甘草等

【治则】 健脾益气升阳，舒肝固肾，清热除湿。

【证候】 气虚夹湿。

带下量多，淡黄或黄，质清稀如泡沫或稠厚如豆腐渣样，腥气臭秽，伴头昏、腰痛、倦怠乏力，舌淡红，苔白或白腻，脉濡虚。

【按语】 该方的创立基于妇科某些湿热引起的疾病，病情复杂，缠绵难愈，病症变化多端，虚实夹杂，若单纯清热除湿，显得势单力薄，难以奏效。本方既清热利湿又补脾肾，益气升阳，祛邪不伤正，固本不恋邪，适用于带下病。现代药理研究表明，固气利湿汤方中黄芪、黄柏均具有增强免疫、强壮机体的作用，具有广谱的抑菌抗菌能力。该方扶助正气，固本祛邪，临床对于久治不愈，损伤脾肾的带下病、淋证、阴痒以及妇科诸多疾患属于气虚夹湿者用之有特效。

恶阻

妊娠后出现恶心呕吐，头晕厌食，甚则食入即吐者，称为恶阻。恶阻多发生在妊娠6~12周，孕3个月后多能逐渐消失。如果在孕早期仅有恶心欲吐、择食、头晕、倦怠，是早孕反应，不属病态。恶阻与西医所称的"妊娠剧吐"相似，可互相参照。

【方一】 定呕饮

【组成】 当归9克，炒白芍6克，黄芩4.5克，苏梗5克，原春砂5克，煅石决明18克，茯苓9克，竹茹9克，桑叶9克。

【治则】 和胃止呕，降逆安胎。

【证候】 胃火逆冲。

妊娠恶阻，呕吐剧烈，头眩胸闷，纳呆口干，便结，肢疲无力，舌苔黄腻，脉弦数。

【按语】 恶阻一证其原因认为有血液阻滞、虚阳上越、胃虚、胃火逆冲或有痰食停滞等，与其他呕吐病证有别。所以治疗该证，首宜疏通血脉，辅助排泄正常，佐以和胃止呕，降逆安胎之品或兼以健胃化痰之法，方能奏效。方中用归、芍以养血和血，疏通停滞。石决明清虚火降逆，对于虚阳上亢，胃火逆冲之恶阻，在方中重用本品，屡试屡效。苏梗疏降滞气；春砂、陈皮理气宽胸，止呕健胃；黄芩、竹茹清热安胎，桑叶止晕眩，和以茯苓辅助排泄。综观全方，虽方药平淡，但结构严谨，药证相符。

【方二】 二汁饮

【组成】 韭菜汁、生姜汁（各等量），红糖适量

【治则】 和胃止呕。
【证候】 脾胃虚弱。

妊娠后呕吐恶心，不思饮食，神疲乏力。

【按语】 上二汁加适量红糖饮服，每日2次，每次服60毫升。主治妊娠恶阻，属脾胃虚弱型。

【方三】 生姜鸡肉汤

【组成】 生姜（带皮切片）60克，伏龙肝60克（煎取上清液煮鸡），童鸡1只

【治则】 补脾温胃，降逆止呕。

【证候】 脾胃虚弱。

妊娠恶心呕吐，不思饮食，神疲乏力，口淡，呕吐清涎，头晕，舌淡苔白，脉缓滑无力。

【按语】 本方遵《内经》"损者益之"之旨，以辛甘温之剂，补其中而升其阳。方中生姜性味辛温，系土中之根，兼地火之味，且因其味较胜，能化浊降逆，故被视为呕家之圣药。伏龙肝久经火炼，土味之甘已转为辛，土气之和已转为温，故其性味辛温。万物非土不生，人身五脏六腑非脾胃不养。本品能补脾胃，且能护胎。鸡肉甘温，补脾和胃，扶羸益气。三者合用有补脾温胃，降逆止呕，益气生血之功。应用205例，初孕者73例，第2孕次者60例，第3孕次者72例，恶阻见于妊娠1个月后84例，2个月后68例，3个月53例。服药1～2剂有效者87例，3～4剂有效者112例；4剂后未见效者6例，有效率为97%。

【方五】 芦根粳米粥

【组成】 鲜芦根150克，竹茹20克，粳米100克，生姜2片

【治则】 降胃热，止呕吐。

【证候】 肝火犯胃。

妊娠后，呕吐酸水或苦水，口苦口干，舌红，苔黄，脉弦滑。

【按语】 将芦根洗净切成段后与竹茹共煎，去渣取汁，入米煮粥，一沸后加生姜片共煮，粥熟去生姜，每日1剂。主治妊娠恶阻，属肝火犯胃型。

【方六】 安胎止呕汤

【组成】 人参10克，白术15克，茯苓10克，陈皮10克，砂仁10克，苏梗15克，黄芩6克，姜半夏12克，姜竹茹10克，知母15克。

【治则】 健脾和胃，清热降逆止呕。

【证候】 气阴两虚。

妊娠呕吐剧烈，精神萎靡，双目无神，语声低怯，舌质淡红，苔薄黄而干，

脉滑数。

【按语】 方中人参、白术、茯苓益气健脾，砂仁、陈皮、苏梗和胃理气，黄芩、知母清热降火，姜半夏、姜竹茹降逆止呕，使热清脾健则呕吐自止。恶阻重症，由于呕吐剧烈，往往不易受药，每致药入即吐，影响疗效，因此采取浓煎少饮频服，逐步取效。为了避免食入即吐，可用生姜 3 片与饭同煮，以减轻呕吐程度。舌苔厚腻者加藿香；腰酸或伴小腹疼痛者加杜仲、桑寄生、菟丝子；口干而渴者加麦冬、葛根、花粉；呕吐带血样物者加藕节炭；心烦不安者加炒枣仁。50 例患者，痊愈 28 例，占 56%；显效 16 例，占 32%，好转 4 例，占 8%，无效 2 例，占 4%，总有效率为 96%。

滑胎

堕胎或小产连续发生三次以上者，称为滑胎，又称数堕胎。西医称之为习惯性流产。

主要机理是冲任损伤，胎元不固，或胚胎缺陷，不能成形，故而屡孕屡堕。

【方一】 *滋肾育胎丸*

【组成】 菟丝子 240 克，川断 90 克，巴戟天 90 克，杜仲 90 克，熟地 150 克，鹿角霜 90 克，枸杞子 90 克，阿胶 120 克，党参 120 克，白术 90 克，无核大枣 50 克，砂仁 15 克。

【治则】 补肾益脾，养血固冲。

【证候】 脾肾双虚。

屡孕屡堕，甚至应期而堕，腰酸膝软，神疲乏力，舌质淡，苔薄白，脉滑尺脉沉弱。

【按语】 除熟地、阿胶、枸杞子、大枣肉外，各药共研细末，另将熟地、枸杞子反复熬煎，去渣以液溶化阿胶使之成稀糊状，另将大枣肉捣烂，将药末与药液及枣肉调匀，并加适量煮炼过的蜜糖，制成小丸，每日服 3 次，每次 6 克。方中以滋补肾阴肾阳为主，佐以补气健脾养血。其中菟丝子为主药，性味辛甘平，入肝肾二经，《名医别录》谓"治男女虚冷，添精益髓，去腰疼膝冷，能补肾益精固胎。"党参健脾补气；鹿角霜补元阳，生精髓；配以巴戟天、杜仲、川断补肾固冲；枸杞、熟地、阿胶养肝滋血；白术、大枣补气健脾；砂仁理气调中。全方肾、肝、脾、气血同治，以益冲任之本。本方曾通过动物实验证实能改善卵巢子宫的血流，从而促进卵巢子宫的生长发育，并使子宫内膜腺体分泌增加。又经贵阳中医学院证实菟丝子、川断有抗维生素 E 缺乏症的作用，而有利于孕卵的发育。治疗 133 例，治愈 126 例，成功率达 94.7%。

第十一章 常见病实用中医土方

【方二】 培育汤

【组成】 桑寄生12克，菟丝子12克，川断10克，炒杜仲10克，太子参10克，山药15克，山萸肉10克，石莲肉10克，芡实12克，升麻9克，大熟地10克，苎麻根10克，椿根皮10克。

【治则】 补气养营，固肾安胎。

【证候】 脾肾双虚。

屡孕屡堕，甚至应期而堕，腰痛如折，头晕耳鸣，夜尿频多，心悸气短，舌质淡，苔薄白，脉滑尺脉沉弱。

【按语】 历代医家对保胎看法各异，朱丹溪主张"大补气血"，叶天士亦认为"屡孕屡堕者由于气血不充"，傅青主有"安胎重脾肾，补其气不足，泄其火之有余"之说，张锡纯则认为"男女生育皆赖肾气作强，肾旺自能荫胎也"。本方抓住肾虚、气血亏损的病理特征，重用固肾健脾，补气养血药物治其本。因为妊娠多胎热，加椿根皮、苎麻根加强凉血止血之效治其标，使之补虚而不助胎热，清热而不损胎气。滋肾健脾法保胎，不但能使阴道出血停止，改善腹痛腰酸等症状，尚有维持妊娠黄体，改善滋养层功能，促使孕卵发育等作用。肾阳虚加补骨脂、鹿角胶；肾阴虚加女贞子、旱莲草、枸杞子、桑椹子、生地；血虚加当归、首乌、阿胶；阴虚血热减熟地，加地骨皮、黄芩、生地；气虚加生黄芪、党参、白术、炙甘草。

【方三】 安胎防漏汤

【组成】 菟丝子20克，覆盆子10克，川杜仲10克，杭白芍6克，熟地黄15克，潞党参15克，炒白术10克，棉花根10克，炙甘草6克。

【治则】 温养气血，补肾固胎。

【证候】 气血两虚。

屡孕屡堕，头晕目眩，神疲乏力，心悸气短，舌质淡，苔薄白，脉细弱。

【按语】 菟丝子辛甘平，覆盆子甘酸微温，二子同用，有补肾生精，强腰固胎之功；杜仲甘温，补而不腻，温而不燥，为肝肾之要药，能补肾安胎；当归、白芍、熟地，俱是补血养肝之品，肝阴血足，则能促进胎元的生发；党参、白术、棉花根甘温微苦，能健脾益气，升阳化湿，既有利于气血的化生，更能升健安胎；甘草甘平，调和诸药，益气和中，缓急止痛。全方有温养气血，补肾生精，固胎防漏之功。腰脊酸少、小腹胀坠疼痛，加桑寄生12克、川续断10克、砂仁壳3克、紫苏梗5克；阴道出血，量少色红，脉细数者，加荷叶蒂12克、苎麻根15克、黄芩10克、阿胶10克；如出血量多色红，宜减去当归之辛温，再加鸡血藤20克、旱莲草20克、大叶紫珠10克；出血日久，淋漓暗淡，腹部不痛者，加桑螵蛸10克、鹿角霜20克、花生衣30克、党参加至30克。习惯性流产属于祖国医学胎动不安、胎漏、滑胎的范畴。其起病原因，既有男女双方先天的因素，又有妇女本身虚、实不同，以本病而言，由于多次流产后，冲任及肾气多属亏损，故临床所见以虚证为多。本方着眼于肾虚，肾、脾、肝并治。未孕之前，预服此方3-6个月，能培养其根蒂；已孕之后，以此方随证加减，补养气血，固肾壮腰，自能足月顺产。

妊娠小便不通

妊娠期间，小便不通，甚至小腹胀急疼痛，心烦不得卧，称为妊娠小便不通。古名"转胞"或"胞转"。本病首见于《金匮要略》。

【方一】　苏忠德经验方

【组成】　当归、大贝母、泽泻、猪苓、苍术、苦参、黄柏、知母、阿胶各10克，肉桂、艾叶各5克，黄芪、茯苓各30克，刺蒺藜15克，玄明粉8克。

【治则】　滋阴补血，清除内热。

【证候】　血虚热郁。

妊娠期间，小便频数，发热，口渴，盗汗，舌红，少苔，脉细数。

【按语】　本方以《金匮要略》当归贝母苦参丸合《兰室秘藏》通关丸加减化裁而成。当归贝母苦参丸方：当归、贝母、苦参各4两（另方加滑石半两）。该方原为治疗妊娠血虚热郁所致的小便不利而设。方用当归活血润燥，贝母治热淋，乃治肺金燥郁之剂。肺是肾水之母，水之燥郁，由母气不化也。贝母非能治热，而是宣肺解郁，郁解则热散；非淡渗利水，而是理气散结，结通则水行。苦参长于治热，并能利窍逐水，佐贝母入膀胱以除热结。《金匮要略心典》云："小便难而饮食如故，知其血虚热郁，而津液涩少也。当归补女子诸不足，苦参入阴利窍除伏热，贝母能疗郁结，兼清水液之源也。"通关丸又名滋肾丸，出于《兰室秘藏》，主治不渴而小便闭，热在下焦血分。方由黄柏、知母各一两，肉桂五分组成。以上二方为基础，经过加减形成治疗小便不利的经验方。小便不利，宜从下焦考虑。下焦包括肾、膀胱、大肠等。病机不外气血阴阳不足或邪扰。肾与膀胱相表里，经云："膀胱者，州都之官，津液藏焉，气化则能出矣"。这个"气"，主要指肾气。肾气不足则小便难出，肾气不约则小便失禁。肾在下焦属阴，其用为阳，治当以阴中求阳之法。经验方以阿胶补肾中之阴，而以肉桂、艾叶、刺蒺藜、黄芪等补肾中阳气不足。其中刺蒺藜一味，既能补肾治遗精失尿，又能治劳作腰痛，正是阴中求阳之意。阴血不足而内热生，用当归贝母苦参丸，滋补阴血清除内热。贝母宣肺，具提壶揭盖之功。邪扰多指湿热困扰，或火热互结造成膀胱气化失司而见小便不利，湿热在下焦血分用通关散，水热互结用猪苓汤。鉴于临床多以二便不利互见，故以玄明粉通大便以实小便。经验方兼顾导致小便不利的各种因素，使邪得清，气得化，水得行，尿得通，所以获效者众。

妊娠身痒

孕妇在妊娠期间，尤其是妊娠早期，出现全身或局部性皮肤瘙痒，程度有轻有重，严重时令人坐卧不宁，难以忍受，称为妊娠身痒症。可表现为阵发性和持续性两种，常常是在白天工作紧张，或精神关注在别的事物的时候，瘙痒便轻或不痒，待到夜深人静欲眠时，瘙痒严重，且越抓越重，亦称之为妊娠痒疹或妊娠瘙痒症。

【方一】　当归饮子合二至丸加减方

【组成】　当归、粉丹皮、荆芥、防风各9克，川芎6克，白芍、生地、首乌、女贞子、白蒺藜、白藓皮各15克，旱莲草20克。

【治则】　养血润燥。

【证候】　血虚。

妊娠期间皮肤瘙痒严重、干燥，无疹或有疹，疹色淡红，日轻夜甚，或劳累时加重。瘙痒剧烈时坐卧不安，抓破皮肤流血，但无原发皮损。同时伴有心悸怔忡，烦躁失眠，面色㿠白，舌质色淡，脉沉细弦。

【按语】　由于孕妇素常体弱，属于血虚的体质，加之孕后血液下聚养胎，以致流向肢体肌肤的血液更显不足，肌肤得不到充分的滋润濡养，从而干燥瘙痒。单是血虚还不足以引发严重的瘙痒，必定虚中夹热（又称血燥），才会导致皮肤的瘙痒、干燥，甚至出现皮疹、皮肤脱屑。如果皮肤有风团块，去当归、川芎，加地肤子15克、浮萍12克；瘙痒夜甚烦躁不安者，加桑椹子、龙骨（先煎）各20克、山萸肉15克。

【方二】　复方犀角茵陈汤

【组成】　水牛角（先煎）30克，茵陈15克，鲜生地12克，丹皮9克，赤芍9克，鲜芦根9克，土茯苓9克，山栀9克，生苡仁15克，车前草9克，防风3克，绿豆30克，黑芝麻（包煎）30克。

【治则】　清热利湿，凉血解毒。

【证候】　湿热。

妊娠期间皮肤瘙痒严重，日轻夜甚，瘙痒剧烈时往往坐卧不安，抓破皮肤流血。同时伴有口苦口腻，胸闷纳呆，舌红，苔黄腻，脉滑数。

【按语】　方中水牛角合鲜生地、赤芍、丹皮、土茯苓等清解营血之热毒；茵陈苦平微寒，乃治黄疸之要药；加山栀、丹皮、大黄、车前草以加强清热，利肝胆湿热。清热解毒，利湿、攻里、利尿诸法并举，祛除气、营、血分之病邪，故取得较好临床效果。热毒盛加黄连、连翘各 4.5 克；腹胀、便秘加生大黄 3～4.5 克（后下）。治疗 34 例，按辨证分为两型，即湿热蕴结、气分实热型及阴血亏损、营血热毒型各 17 例，治疗 7 天为 1 疗程。以瘙痒缓解最快，随之睡眠改善；服药 8～9 天后，瘙痒、皮疹、睡眠不稳等症 96% 均已缓解，尚有 52% 黄疸未消退。湿热蕴结、气分实热型有效率为 100%，阴血亏损、营血热毒型有效率为 76.4%。34 例总有效率为 86%。

妊娠贫血

妊娠期间出现倦怠、乏力、气短、面色苍白、浮肿、食欲不振等，检查血红蛋白或红细胞总数降低，红细胞比容下降，称为妊娠贫血。相当于西医的妊娠合并贫血。在我国本病发病率为孕妇的 10%～20%，易在妊娠分娩、产褥时引发各种并发症，对胎儿也有不利影响。

【方一】 芪归二仙汤
【组成】 黄芪 50 克，党参 50 克，甘草 10 克，当归 20 克，补骨脂 20 克，仙茅 20 克，仙灵脾 20 克。
【治则】 益气养血补肾。
【证候】 气血两虚。
妊娠期间面色萎黄，四肢乏力，口淡纳差，腹胀便溏，舌淡胖，苔白，脉缓无力。
【按语】 治疗 1 例 29 岁患者，患再障 5 年，怀孕 5 个月，治疗前血红蛋白下降，经服中药配合输血，病情好转，血红蛋白上升，生产顺利。主治再生障碍性贫血合并妊娠。

产后发热

产后一、二日，由于阴血骤虚，常有轻微发热，不属病变。如果持续发热不减，伴有恶寒发热、头痛身痛等症者，称为产后发热。产后阴血骤虚，阳易浮散，腠理不实，营卫不固，六淫邪气，容易侵犯而发热。发热之因有三：一曰血虚，乃因产时失血过多，阴血暴虚，阳无所附，以致阳浮于外而发热。二曰血瘀，因产后恶露不尽，瘀血停滞，以致气机不利，营卫失调而发热。三曰外感，因产后气血两虚，营卫不和，腠理不密，风寒之邪乘虚而入，正邪相争而发热。

【方一】 龚志贤经验方
【组成】 川芎 12 克，当归 10 克，柴胡 12 克，黄芩 10 克，泡参 18 克，法

第十一章 常见病实用中医土方

半夏 10 克,陈皮 10 克,艾叶 6 克,炙甘草 6 克,大枣 10 克,生姜 10 克。

【治则】 调气血,和营卫,固正除邪。

【证候】 外感风寒。

产后恶寒发热,体温偏高,或汗出,或无汗,头晕目眩,甚则头项强痛,肢体酸疼,口干口苦,胃纳欠佳,或恶心呕吐,或血虚瘀滞,小腹疼痛,恶露不尽,舌苔薄白或白腻,寸口脉浮弱,尺候不足,或寸口脉微浮紧,或现革脉、芤脉。

【按语】 多因产后气血骤虚,卫外之阳不固,腠理不密,以致外邪乘虚而入。如汗出当风,则易感受风邪;如寒邪外袭,则易于伤寒;炎热之盛夏,如贪凉乘风,亦易外感风寒。如产后恶露不尽,瘀血停滞于内,以致气机不利,营卫失调,亦可发热。此方乃仲景之小柴胡汤合佛手散加味而成。小柴胡汤和解少阳,以解表邪,芎、归行血和血补血,陈皮理气健脾,艾叶温经散寒止痛。全方共奏和解表里,固正除邪之功。伤风者加炒荆芥穗 10 克、防风 10 克;伤寒者加苏叶 10 克;恶露不尽者去大枣,加益母草 25 克、醋炒香附 12 克;纳差者加谷芽 30 克。

【方二】 小柴胡汤加味

【组成】 柴胡 9 克,黄芩 10 克,党参 12 克,半夏 12 克,败酱草 15 克,生地 12 克,益母草 12 克,甘草 6 克。

【治则】 和解表里。

【证候】 邪在少阳。

产后寒热往来,烦躁或神情默默,少腹拘急痛,恶露淋漓不尽,严重者有神昏谵语。

【按语】 产后发热,均属虚人感邪。治宜和解表里,方中柴胡散邪透表,使半表之邪得以外宣;黄芩除热清里,使半里之邪得以内撤;半夏降逆和中;人参、甘草补正和中以祛邪;生地、败酱草、益母草清热解毒。应重视李时珍之"产后发热,首列柴胡"的说法。

【方三】 升陷汤

【组成】 黄芪 30 克,高丽参(另煎调冲)10 克,知母、山萸肉、乌梅各 12 克,当归、柴胡各 10 克,桔梗、升麻各 6 克,生牡蛎 30 克。

【治则】 培元敛气固脱。

【证候】 气随血脱。

难产出血较多,高热不退,面色苍白,气喘汗多,两目上视,血压低,心率快,左脉微弱不起。

【按语】 气随血脱至大气下陷,拟张锡纯之升陷汤加减,在升陷汤中加高丽参、山萸肉、乌梅、生牡蛎以培元敛气固脱。对气血骤虚或元气本亏，大气虚极下陷，气失固摄，元气上脱，阴火上冲之真寒假热暨气虚发热证的治验，其实是甘温除大热之法，而不拘泥于补中益气汤之方，在升陷汤中用敛肝猛将乌梅助人参、山萸肉、生牡蛎，挽回元气将脱之危。乌梅、山萸肉挽救元气将脱之功胜于人参。

【方四】 解毒通脉汤
【组成】 桃仁9克，大黄6克，水蛭6克，金银藤30克，生石膏24克，丹皮6克，连翘15克，栀子9克，黄芩9克，延胡索6克，赤芍6克，虻虫6克。
【治则】 活血化瘀，清热解毒，通脉止痛。
【证候】 湿毒热瘀。
产后发热，肢肿疼痛难忍，用于产后急性血栓性静脉炎。
【按语】 产后血栓性静脉炎，是由于寒湿阻络，恶露不下，毒邪逆窜经脉，气血壅滞，堵塞血脉，郁久化热而致。湿毒热邪瘀阻脉道，则见发热肢肿，疼痛难忍。脉道被瘀血所阻，此种瘀血均属死血，非一般活血药所能散。所以，以抵当汤为主，根据本病的特点加味组成本方。抵当汤中是以水蛭、虻虫为主要药。水蛭性苦平，《本草经百种录》中曾记载，"凡人身瘀血方阻，尚有生气者易治，阻之久则无生气而难治。盖血既离经，与正气全不相属，投之轻药则拒而不纳，药过峻又能伤未败之血，故治之极难。水蛭最喜食人之血而性又迟缓，迟缓则生血不伤，善入则坚积易破，借其力以攻积久之滞，自有利而无害也"。桃仁活血化瘀；大黄苦寒入血分，化瘀血，清解血分毒热；赤芍、丹皮清热凉血，活血破血。由于本病系因湿毒热邪瘀阻血脉所致，多见高热、患肢疼痛，故加用石膏、连翘、栀子、黄芩清热解毒而散结；金银藤不但能清热解毒，尚有通血脉活络的作用。另外仅用一味性平的延胡索行气活血止痛。完全针对产后急性栓塞性静脉炎的病理实质，既清热解毒，又活血通脉，且以清为主。只清不通则热毒不能解，只通不清，与热毒交阻的瘀血不能行，所以边清边通，使之湿毒热邪得以清解，瘀血死血得以活散。方中活血化瘀之剂，药虽不多但药力峻猛，又因虑其毒邪扩散蔓延，所以仅用一味行气止痛之剂，稍事通气以助血行即可。

产后身痛

产妇在产褥期内出现肢体关节酸楚、疼痛麻木、重着肿胀等症者称为产后身痛。本病发生的机理，主要是产后气血虚弱，经络失养，或寒湿之邪乘虚侵入机体，使气血凝滞而致。

第十一章 常见病实用中医土方

【方一】 清热除痹汤

【组成】 金银藤30克,威灵仙9克,清枫藤15克,海风藤15克,络石藤15克,防己9克,桑枝30克,追地风9克。

【治则】 清热散湿,疏风活络。

【证候】 湿热。

产后身疼,关节红、肿、灼痛,活动不利,烦闷,口干渴,脉滑,舌苔黄。

【按语】 本方主要由清热祛湿与疏风活络两大类药物所组成。方中金银藤、防己、桑枝清热除湿祛风,威灵仙、清风藤、海风藤、络石藤、追地风散风活络除湿,使清热除湿,散风活络而不伤正乃本方之特点。清热除湿药中,金银藤辛凉散热,又能清经络血脉中之热邪。散风活络除湿药中,威灵仙为祛风要药,其性好走,能通十二经,辛能散邪,故主诸风,咸能泄水,故主诸湿。此二药清热除湿散风力著,为本方之主药。用清风藤、海风藤、络石藤加强散风活络作用,防己苦辛寒走经络骨节间,能消骨节间之水肿。

【方二】 养血定痛汤

【组成】 黄芪、寄生、白芍各30克,当归、丹参(后入)、秦艽各15克,牛膝、透骨草各12克,桂枝9克,甘草6克。

【治则】 益气养血,祛风除湿,温经散寒,活络止痛。

【证候】 血虚。

产后身疼,全身骨、关节、肌肉酸软、麻木、疼痛、屈伸不利,伴神疲乏力,面色萎黄,口唇苍白,舌质淡,脉沉细。

【按语】 兼头晕目眩加女贞子、钩藤;怠倦乏力加太子参、大枣;心悸气短加酸枣仁、柏子仁;耳鸣多梦加五味子、核桃肉;阴虚盗汗加糯稻根、浮小麦;烦躁失眠加合欢皮、夜交藤;食欲不振加神曲、鸡内金;肩背痛加羌活、姜黄;上肢痛加丝瓜络、桑枝;下肢痛加防己、木瓜;关节红肿加水牛角、石膏,去桂枝;局部冷痛加玄胡、川乌,去甘草;游走疼痛加乌梢蛇、路路通;疼痛较剧加羚羊骨、三七、没药;屈伸受限加威灵仙、宽筋藤;腰膝酸软加杜仲、续断;肌肤麻木加鸡血藤、伸筋草;四肢不温加附子、干姜;舌红苔少加石斛、麦冬;冲任失调加刘寄奴、益母草、泽兰;白带增多加白术、山药、茯苓;证见风胜加防风、皂角刺;寒胜加独活、细辛;去丹参;湿胜加苍术、苡仁;热胜加忍冬藤、络石藤,去当归;痰胜加陈皮、僵蚕;瘀胜加桃仁、红花;肾阳虚加山萸肉、旱莲草、枸杞子;肾阴虚加菟丝子、巴戟天、骨碎补,久病体弱加熟地、阿胶、党参,去桂枝;病程较长加川芎、赤芍、地龙;反复发作加白花蛇、全蝎、蜈蚣。

产后恶露不绝

产后血性恶露持续 10 天以上仍淋漓不断者，称为产后恶露不绝。恶露即产后子宫内排出的余血浊液，初为暗红，继之淡红。西医所称的子宫复旧不良所致的晚期产后出血，可属本病范围。此外，人流术后、药流后及清宫术后阴道出血不止者，亦可参考本病辨证论治。

【方一】 奇效四物汤

【组成】 黄芪 30 克，熟地黄 30 克，当归 12 克，川芎 10 克，炒白芍 30 克，阿胶 12 克，炒艾叶 12 克，炒黄芩 15 克，炮姜 10 克，炙甘草 10 克，仙鹤草 30 克。

【证候】 气虚血瘀。

产后恶露过期不尽，量时多时少，色暗有块，小腹疼痛拒按，神疲懒言，四肢无力，舌质淡，脉沉涩。

【治则】 益气养血，凉血散瘀止血。

【按语】 奇效四物汤由补血止血良方胶艾四物汤加味组成。方中黄芪、熟地黄、当归、白芍、川芎、阿胶益气养血活血，调经止痛；炒艾叶、杜仲、炮姜、仙鹤草化瘀敛血止血；炒黄芩凉血散瘀止血，有活血通经，祛瘀生新之效；炙甘草益气并调和诸药。全方配伍虚实兼顾，标本兼治，药症相符。如腹痛较重可加炒蒲黄、炒灵脂；如流血量多，可加三七粉。86 例中痊愈 51 例，好转 32 例，无效 3 例，总有效率 96.51%。

【方二】 王自平阶梯疗法

【组成】 消瘀汤：当归、桃仁、红花、川芎、枳壳

缩宫止露汤：益母草、三七粉、蒲黄炭、茜草炭、贯众炭、枳壳

固本汤：川椒、熟地黄、枸杞子、杜仲、黄芪、白术、当归、白芍、香附、炙甘草

【治则】 活血祛瘀，缩宫止血，固本求源。

【证候】 气虚血瘀。

产后恶露过期不尽，量增多，色紫暗有血块，伴有头晕，神疲乏力，面色萎黄，腰膝酸困，少气懒言，小腹隐痛，饮食及睡眠差，舌质淡，苔白，脉缓弱。

【按语】 消瘀汤方中当归补血生肌，活血化瘀；桃仁、红花活血祛瘀，通调经脉；川芎辛散温通，既能活血，又能行气；枳壳行气宽中，引药入胞官。现代药理证实活血化瘀类中草药可通过改善微循环，增强子宫肌供血供氧，促进子宫肌及内膜损伤的修复与再生。本方重在行气活血，祛瘀生新，只需服 2～3 剂，

中病即止，不可滥用而伤正。

缩宫止露汤方中益母草苦泄辛散，入血分，善于活血祛瘀调经，为妇科经产要药，故有"益母"之名，李时珍称之为"治胎衣不下"之良药；三七既能止血，又可散瘀，止血而不留瘀，化瘀而不伤正；蒲黄甘平，入手足厥阴之血分，行血祛瘀以止血；茜草、贯众凉血化瘀，止血调经；枳壳行气活血，引药入宫；蒲黄、茜草、贯众皆以炭用，止血之功倍增。现代药理研究：益母草、蒲黄、茜草、贯众、枳壳等药物均含有多种兴奋子宫、加强宫缩的药理成份。子宫收缩一方面促进宫腔残留物的排泄，达到祛瘀生新而血止；另一方面可压迫血管而止血。本方重在缩宫止血，祛浊生新，3~5剂便可瘀浊去，恶露止。

固本汤方中川断、熟地黄、枸杞子、杜仲补血滋阴，益精填髓而固肾；黄芪、白术、炙甘草益气补中，燥湿和胃而健脾生血；当归、白芍、熟地黄补血养血，调补冲任；香附疏肝解郁，行气散结，调经止痛，"乃气病之总司，女科之主帅"，也可防补益药滞腻之弊。现代研究表明：治疗虚证之补益类药物，具有助消化，促吸收，加强机体代谢和组织修复再生，增强机体免疫力等多方面作用。全方重在补先后天之本，益气血生化之源，调补冲任，濡养胞宫，促进子宫复旧和恢复子宫的生理功能，从根本上解除病患。

产后小便不通

产后小便不通，指产后以排尿困难、少腹胀痛，甚则小便闭塞不通为主要临床表现的一种病症。如不及时治疗或治疗不当，容易招致不良后果，因水道闭塞，水气上侵脾胃，为胀为呕，或上逆犯肺，发生喘急，或流溢肌肤，而为浮肿，数日不通，甚或胀闷闭厥而危殆。

【方一】　自制方

【组成】　肉桂末1.2克（吞），车前子15克（包），生黄芪12克，冬葵子9克。

【治则】　益肾化气行水。

【证候】　肾气虚。

产后小便不通，小腹胀急疼痛，或小便色白而清，点滴而下，面色晦黯，腰膝酸软，舌质淡，苔白，脉沉细。

【按语】　方中肉桂禀天地之阳气，味厚性升，为阳中之阳药，通百脉而入下焦肝肾之经，为温补之品，能补命门之火不足，引火归源；车前禀土中之阴气，味甘性降，为阴中之阴药，入肝肾小肠之经，为行水泄浊之品，利小便而不泄气，强阴益精。二药合用，一温一寒，一升一降，相互促进，引火归源，温阳利水，使州都气化得行，则小便自通。所以用黄芪者，一是取其甘温益气，使肺脾之气旺，气能行水；二则仿丹溪治癃闭之探吐法。丹溪云："吾以吐法通小便，譬如滴水之器，上窍闭则下窍无从泻通，必上窍开而下窍之水出焉。"黄芪既能补益肺气，乃启水之上源，与肉桂、车前同用，开上达下，相辅相成，其效更显矣。若产后恶露未尽加当归、川芎；肾虚较甚加杜仲、牛膝、桑寄生；膀胱郁热加淡竹叶、木通、忍冬藤。

【方二】 补中五味汤

【组成】 黄芪，人参，白术，当归，升麻，柴胡，橘皮，甘草，银花，野菊花，紫花地丁，蒲公英，天葵子。

【治则】 益气扶正，清热化瘀。

【证候】 气虚血瘀。

产后小便不通，小腹胀急疼痛，或小便浑浊略带血丝，点滴而下，倦怠乏力，面色少华，舌质淡，苔白，脉弱或涩。

【按语】 产后尿潴留属中医学产后尿闭。产后多虚、多瘀已成为共识，然笔者观察产后尿潴留病人，多见有前后阴红肿等热象，《临床产科学》认为："产后会阴伤口局部的疼痛，引起尿道口的痉挛而影响排尿"是原因之一。故治用补中益气汤扶正以助气化，五味消毒饮加益母草以清热化瘀消肿而畅其道，气化复而通道畅故尿闭得解。

【方三】 益气利水汤

【组成】 黄芪10~15克，升麻5克，通草5克，桂枝5克，党参12克，车前草12克，益母草12克，当归12克，乌药10克，泽泻10克，白术10克，生焦谷芽各15克。

【治则】 益气扶中，活血利水。

【证候】 气虚。

适用于兼有舌淡，苔薄或舌体胖嫩，神疲乏力，少气懒言，脉细弱等气虚证的产后尿潴留患者。

【按语】 产后多瘀加鼠妇虫；消化不良加鸡内金；大便燥结加火麻仁；有热加白茅根；加强利尿加瞿麦、冬葵子。治疗52例，32例显效（服药1剂，小便恢复通畅，少腹胀痛等症状消失），10例良效（服药2剂，小便通畅，症状消失），7例有效（服药3剂，小便通畅，诸症消失），3例无效（服药3剂，未见小便通畅）。

产后乳汁自溢

产后乳汁未经婴儿吮吸而时时溢出，称为漏乳或乳汁自溢。

【方一】 加味补中益气汤
【组成】 黄芪15克,党参、白术各10克,陈皮、升麻、柴胡各6克,当归12克,蒲公英10克,甘草6克。
【治则】 益气固摄。
【证候】 气虚不固。
哺乳期乳房松软不胀或稍胀,不经婴儿吮吸而乳汁点滴而下。
【按语】 本病表现为产妇身体壮实,气血充盛,乳房胀满而溢,或已到哺乳时间,未行哺乳而乳汁自溢者。若断乳之期,因乳汁难断,时有溢乳者则为生理现象。其次要辨清虚实,或虚实兼夹之证。产妇两乳乳汁外溢,淋漓不断,但无结块与胀痛,属气虚不摄之证,故予补中益气汤,加入一味善入脾胃二经之蒲公英,以资益气固摄。

妇人脏躁

凡妇人精神忧郁,情志烦乱,哭笑无常,呵欠频作,称为脏躁。本病多由精血内亏,五脏失于滋濡所致。

【方一】 杨鉴冰经验方
【组成】 当归12克,白芍12克,柴胡9克,白术10克,茯苓12克,小麦30克,酸枣仁15克,甘草9克。
【治则】 健脾疏肝,养心安神。
【证候】 心神失养。
常感心中郁闷,善悲欲哭,胸肋胀闷,食后痞满不消,舌淡暗,苔白厚,脉细。
【按语】 方中重用小麦,认为小麦甘润养心,还主养肝气;甘草滋润缓和柔肝;白芍酸甘敛阴养肝血;柴胡疏理肝气兼具升清阳之效,与当归、白术、茯苓合用养血益脾,疏理气血,全方相配有甘润滋补,健脾疏肝,养心安神的作用。若胸闷烦躁者,可加川楝子、郁金、瓜蒌,入肝经而宽胸理气,且除虚烦;若哭笑无常,悲伤欲泣者加桔梗、陈皮、生龙牡宣肺化痰,安神定志;若头晕耳鸣,腰膝酸软,手足心热者加生地、枸杞等滋养肝肾;若心悸心烦不寐者加麦冬、阿胶、玄参、柏子仁养心安神。

【方二】 坎离既济方
【组成】 生地12克,黄连2克,柏子仁9克,朱茯苓12克,朱远志、九节菖蒲各5克,龙齿12克,天冬、麦冬各9克,淮小麦30克,生甘草、五味子各3克。

【治则】 滋水益肾，清心泻火。

【证候】 心肾失交。

更年期心烦意乱，时悲时怒，悲则欲哭，怒则欲狂，夜不安寐，梦多纷纭，烘热潮汗，心悸眩晕等。

【按语】 《医宗必读》李中梓谓："心不下交于肾，浊火乱其神明；肾不上交于心，精气伏而灵。火居上则搏而为痰，水居下则因而生躁。……故补肾而使之时上，养心而使之交下，则神气清明，志意常治。"药用生地、天冬、麦冬养阴益精以滋肾水；《黄帝内经》谓"心病宜食麦"，《千金方》谓"小麦养心气"，五味子能上敛心气，下滋肾水；远志能通肾水，上达于心，远志益智；茯苓能交心气，下及于肾；养心宁神，用朱砂拌炒以镇摄离火，下交坎水；菖蒲舒心气而畅心神，祛痰开窍；龙齿镇惊安神，固精养心；黄连清心泻火，配龙齿、朱砂则能使离火下降于坎水，坎离既济，神志安宁。

阴痒

妇女外阴及阴道瘙痒，甚则痒痛难忍，坐卧不宁，或伴带下增多者，称为阴痒，亦称"阴门瘙痒"。

【方一】 爽阴粉

【组成】 蛇床子30克，防风、白芷、川芎各9克，川黄柏30克，枯矾9克，土槿皮20克。

【治则】 清热利湿，杀菌止痒。

【证候】 湿热。

外阴及阴道瘙痒，甚则痒痛难忍，坐卧不宁，心烦易怒，胸胁满痛，口苦口腻，食欲不振，小便黄赤等。

【按语】 爽阴粉中蛇床子燥湿杀虫止痒，药理研究表明，本品具有明显的抗真菌、抗病毒、杀滴虫的作用及性激素样作用；黄柏清热燥湿，杀虫止痒；土槿皮杀虫止痒，散风除湿；枯矾解毒消肿，抑菌止痒；白芷、防风祛风止痒；川芎活血化瘀，祛风止痛。全方具有清热利湿，杀菌止痒的功能。对滴虫性阴道炎、霉菌性阴道炎反复发作者疗效颇佳。

功能失调性子宫出血

功能失调性子宫出血，简称功血，系指由于下丘脑－垂体－卵巢轴功能失调，而非为生殖道器质性病变所引起的，以月经失调为特征的异常性子宫出血。功血临床上可分为两类，即无排卵型和有排卵型功血，患者中70%与无排卵有

第十一章 常见病实用中医土方

关，20% 见于青春期，50% 以上发生在 45 岁以上的妇女，其余见于育龄期。

【方一】 滋阴固气汤

【组成】 熟地 20 克，续断 15 克，菟丝子 20 克，党参 20 克，黄芪 20 克，制首乌 30 克，白术 15 克，阿胶 12 克，炙甘草 10 克，牡蛎 30 克，岗稔 30 克，山萸肉 15 克。

【治则】 滋养肝肾，固气止血。

【证候】 脾肾气虚。

阴道出血量少，色淡红，质稀，腰膝酸软，头晕耳鸣，口淡纳差，面色无华，舌淡胖，苔白，脉沉细。

【按语】 熟地、续断、菟丝子、山萸肉滋养肝肾，党参、黄芪、白术、炙甘草补气健脾，首乌、岗稔、阿胶养血涩血，牡蛎镇摄收敛。全方兼顾肾、肝、脾、气血，以调理冲任，"澄源"以固本。适用于脾肾虚损，冲任不固，以致崩漏下血，淋漓不止，或暴崩之后，出血减少，而成漏下者。出血增多者，加海螵蛸、鹿角霜、赤石脂之类固摄止血药或炭类涩血药。

【方二】 补肾调经汤

【组成】 熟地 25 克，菟丝子 25 克，续断 15 克，党参 20 克，白术 15 克，杞子 15 克，黄精 25 克，金樱子 20 克，鹿角霜 15 克，桑寄生 25 克，制首乌 30 克，炙甘草 10 克。

【治则】 补肾健脾，养血调经。

【证候】 脾肾虚损。

崩漏，月经过多，月经先后不定期，经血已净，腰膝酸软，头晕耳鸣，口淡纳差，面色无华或面部、眼眶黯黑，舌淡胖或淡黯，脉沉细。

【按语】 熟地、菟丝子、金樱子、续断、鹿角霜滋肾补肾，杞子、黄精、首乌、桑寄生养血调经，党参、白术补气健脾，使肾气充盛，血气和调，冲任得固。预计排卵期间，可加温补肾阳之品如仙灵脾、补骨脂、巴戟、仙茅之类；腰痛甚者，加金狗脊、杜仲、乌药之类；月经逾期一周以上未潮者，加当归、牛膝以通经。

【方三】 加减归脾汤

【组成】 黄芪 30 克，白术 10 克，党参 15 克，当归 10 克，茯苓 10 克，甘草 3 克，蒲黄 10 克，五灵脂 10 克，益母草 30 克，仙鹤草 15 克，墨旱莲 30 克。

【治则】 补气摄血，止血固冲。

【证候】 脾虚。

崩漏量多，色红有血块，量少时如漏，色泽暗红，小腹隐痛，伴头昏周身乏力，食欲一般，舌淡，苔薄，脉细。

【按语】 采用归脾汤加减治疗崩漏，本着治崩必治中州的治法而达到止血目的。方中黄芪、党参、白术、茯苓、甘草均为补气健脾之主药；蒲黄、五灵脂活血止血，目的在于提高子宫肌壁张力，促进子宫内膜剥脱以利排出，减少局部充血，缩短血液凝固时间，使血量减少，达到止血不留瘀的目的；旱莲草凉血止血；仙鹤草收敛止血，配伍益气之品可加强补气止血的作用。全方合用以达补气摄血，止血固冲的目的。若气虚明显者重用黄芪、党参；血虚者加阿胶、首乌；阴虚血热者加生地、丹皮、黄芩；气滞血瘀者加香附、乌药、丹参、桃仁。

【方四】 固崩汤
【组成】 党参30克，炒白芍、杜仲炭、海螵蛸、川椒、熟地各15克，黄芪、鸡冠花各20克，阿胶（烊）、茜草、柴胡各10克，黑木炭3克（研，冲）
【治则】 补气健脾，养血调冲。
【证候】 脾虚。

崩漏量多，色淡，质稀，面色㿠白，神疲气短，周身乏力，小腹空坠，纳呆便溏，舌淡边有齿印，苔白，脉沉弱。

【按语】 脾虚便溏加土炒白术、山药；阴虚有热加旱莲草、白茅根、炒黄芩；气滞血瘀加益母草、三七粉。血止后去茜草、海螵蛸、黑木炭等，加益气补血药。治疗组210例，对照组47例，用妇康宁2片/日3次口服。均3个月为1疗程。结果：两组分别痊愈170、10例，好转23、19例，有效各13例，无效4、5例，总有效率98.1%、89.3%（$P<0.001$）。

【方五】 健脾止血汤
【组成】 黄芪30克，党参15克，白术10克，茯苓15克，当归10克，醋白芍15克，远志10克，炒酸枣仁15克，醋柴胡6克，升麻6克，黑地榆12克，阿胶10克，广木香6克，炙甘草6克，米醋120ml（晚煎）
【治则】 健脾益气，举陷止血。
【证候】 脾虚气陷。

淋漓漏下出血，色淡红质稀，小腹坠痛，食少便溏，气短乏力，舌质淡，体胖大，苔薄白，脉沉细无力。

【按语】 方中黄芪、党参、白术、茯苓、炙甘草健脾益气；醋柴胡、升麻升阳举陷，固脱止血，与黄芪、四君子汤配合，可增强统血摄血之力；阿胶、远志、炒酸枣仁养血止血，安神宁志；黑地榆配阿胶凉血止血；米醋酸涩收敛，可达迅速止血之目的。诸药合用，共奏健脾益气，举陷固脱，养血止血之功。若脾虚日久，土壅木郁，肝郁气滞腹痛者，加醋香附10克、延胡索10克、郁金10克以疏肝理气；气滞血瘀，出血色暗，夹有血块者，加三七粉3克（冲服），丹参 15 克以活血化瘀；气郁化火，肝火内盛者，加牡丹皮 10 克、栀子 10 克、川楝子 12 克以疏肝清热；脾虚湿盛，胸脘满闷，食少便溏者，加薏苡仁 30 克、泽泻 10 克、砂仁 8 克以健脾祛湿；脾肾阳虚，腹中冷痛，四肢不温者，加炮姜 5 克、制附子 10 克以温补脾肾；出血量多势急者，党参改为人参 10 克，加乌贼骨 15 克、茜草炭 10 克以益气固脱，收敛止血。

【方六】 柴松岩经验方

【组成】 生牡蛎 20～30 克，柴胡 3 克，白芍 10 克，生地黄 15 克，黄芩 10 克，椿皮 10 克，地骨皮 10 克，仙鹤草 12 克，益母草 6 克，侧柏叶炭 10 克。

【治则】 清热凉血，固摄安冲。

【证候】 血热。

经来无期，量少淋漓不尽或量多，血色鲜红，面颊潮红，烦热少寐，咽干口燥，便结，舌红，少苔，脉细数。

【按语】 大便干燥者加全瓜蒌 10～20 克，血海热盛，沸动不安之重症加寒水石 10～20 克。方中生牡蛎、黄芩、仙鹤草、侧柏叶炭清热凉血，固冲止血。椿皮、地骨皮清下焦之热而不伤阴。白芍、生地黄滋阴养血。益母草养血去瘀，现代药理研究发现，其煎剂对动物子宫有兴奋作用，与垂体后叶素相似。柴胡清热疏肝且有升提作用，但其兴阳启相火，大量应用易耗伤阴血，故用量要小，特别对青少年，不宜鼓动肾气者，用时尤加注意。全瓜蒌通便泻热以保阴。寒水石泻下焦实热，应中病即止，防止影响正常发育。柴老特别强调此药的应用与患者年龄的关系，指出对 7～8 岁生殖器官尚未发育或性早熟者，可以大量应用；对 10～12 岁近青春期的患者应用要慎重，防止过用影响其性发育；对大于 12 岁的青春期患者，非重症抢救不宜用，用量要小，时间宜短，中病即止。对于危重病人的抢救用药，寒水石的用量可加大至 30 克，一旦出血量减少，立即减量。

【方七】 李祥云经验方

【组成】 知母 9 克，黄芩、黄柏各 9 克，煅龙牡各 30 克，五倍子 4.5 克，炒槐花 9 克，乌贼骨 12 克，生茜草 4.5 克，党参 15 克，黄芪 30 克，泽兰、泽泻各 9 克，公英 30 克，椿根皮 15 克，牛角腮 9 克，鹿衔草 15 克，紫河车一条，大小蓟各 15 克，石榴皮 9 克。

【治则】 清热益气止血。

【证候】 气虚血热。

经来无期，量少淋漓不尽或量多，血色鲜红，头晕腰酸，心悸心烦，口干咽燥，大便干，小便赤，舌苔薄黄，脉细数。

【按语】 对于青春期无排卵性功血，卵巢功能发育不全，李教授认为，患者因长期出血不规则，量大，气血均已耗损。血去阴伤，阴虚生内热；气虚血流迟滞致瘀，血瘀也可化热。因长期经血淋漓，造成上行感染，形成子宫内膜炎，所以血热既是出血不止之因，也是其果。热不去，则血不止。法拟清热止血，药用知母、黄芩、黄柏、炒槐花、生茜草等。若不大补气血，出血也不易遏止，加入大剂量黄芪、党参、紫河车之类益气止血，再佐乌贼骨、石榴皮、五倍子、煅龙牡收涩止血，蒲公英、椿根皮清热解毒，共奏止血之效。补肾促进卵巢发育和促进排卵是治疗青春期功血的治本之法。

【方八】 功血饮

【组成】 金樱子15克，制何首乌15克，赤地利15克，荔枝壳15克，仙鹤草15克。

【治则】 清热祛瘀，固冲摄血。

【证候】 血瘀。

经来无期，量少淋漓不尽或量多，血色暗红有块，小腹疼痛，舌质紫暗或边有瘀点，脉弦细或涩。

【按语】 方中赤地利活血解毒，制何首乌补肾固冲，荔枝壳行气化瘀，金樱子、仙鹤草收敛止血固冲。脾虚型加党参、黄芪、白术；肾阳虚加仙茅、淫羊藿、炮姜；肾阴虚加女贞子、旱莲草、制黄精。

【方九】 李祥云经验方

【组成】 党参、黄芪、淮山药各15克，生地、熟地、怀牛膝、何首乌、杜仲、菟丝子各12克，山萸肉、升麻、白术、白芍、茯苓、香附各9克。

【治则】 调补肝肾，益气养血。

【证候】 肝肾亏虚。

经来无期，量少淋漓不尽或量多，血色淡红，腰酸膝软，面少华色，头晕目眩，舌质淡，苔薄白，脉弱。

【按语】 当归、香附、益母草、泽兰、失笑散、川芎等药物活血祛瘀，促进子宫内膜脱落和子宫收缩，以奏祛瘀止血之功；党参、黄芪、生地、熟地、首乌等补养气血；艾叶、阿胶温经养血，协助止血摄血。

【方十】 固冲补肾汤

【组成】 山药，仙灵脾，巴戟天，补骨脂，肉苁蓉，阳起石，熟地，枸杞子，山萸肉，桑螵蛸，云苓，炙甘草

【治则】 补益肾气，固冲止血。

【证候】 肾气亏虚。

经来无期，量少淋漓不尽或量多，血色淡红，腰酸膝软，面色晦暗，头晕目眩，舌质淡，苔白，脉沉弱。

【按语】 山药、仙灵脾、巴戟天、补骨脂益肾气；肉苁蓉、阳起石助肾阳，暖胞宫；熟地、枸杞子补肾精；山萸肉、桑螵蛸固肾气、涩肾精。云苓、甘草健脾益气。诸药配合，具有益肾涩精，固冲止血之效。阳虚有寒者，加附子炭、炮姜炭；心悸、汗多者，加煅龙牡、紫石英；夹瘀有血块者，加三七粉、莲壳炭。

高泌乳素血症

高泌乳素血症是一种常见的下丘脑-垂体-性腺轴疾患，是由于多种因素引起垂体前叶嗜酸性细胞分泌过多的泌乳素（PRL）所致，PRL升高可使下丘脑-垂体-性腺轴功能紊乱，临床上表现为：女性闭经、溢乳、不孕、月经稀发等。近年来随着放免测定技术的广泛应用，发现 HPRL 患者有逐年增多的趋势，因而受到国内外医学界的普遍关注。

【方一】 坤安丸
【组成】 菟丝子20克，仙茅、五味子、仙灵脾各10克，麦芽50克等
【治则】 补肾调肝。
【证候】 肝郁肾虚。

胸闷不舒，恶心欲吐，纳差食少，胸胁胀痛，少寐多梦，神疲乏力，腰膝酸软，畏寒肢冷，性欲淡漠，舌质淡，苔薄白，脉沉细或弦细。不孕、闭经溢乳、月经失调（量少、后期、经行乳胀痛）。

【按语】 坤安丸以仙茅、仙灵脾、菟丝子补肾为主药，五味子养血柔肝，调肝收敛，麦芽甘温消食下气，除胀回乳。本方重用麦芽、五味子，取其甘酸化阴之效。治疗组显效18例，好转37例，无效9例，总有效率达86.14%。其中不孕症患者有效25例，无效7例；闭经溢乳患者有效5例；无效2例；月经失调者有效25例。

【方二】 加味免怀散
【组成】 归尾20克，赤芍、白芍各12克，红花6克，川牛膝15克，柴胡5克，生甘草6克，夏枯草12克，白术12克，茯苓15克，谷麦芽各100克，炒芡实20克，丹皮6克。
【治则】 疏肝解郁，清热降逆。
【证候】 肝郁化火。

不孕、闭经溢乳、月经量少、后期、经行乳胀痛。胸闷不舒，胸胁胀痛，舌质淡，苔薄黄，脉弦数。

【按语】 此方乃免怀散合逍遥散加减而成。方中红花、当归、赤芍、川牛

膝为《济阴纲目》之免怀散，是回乳良方；柴胡、夏枯草、丹皮、白术、茯苓、炒芡实、川牛膝疏肝清热，健脾调冲，引血归经，大剂量谷麦芽健脾助运回乳。治疗45例，排卵率80%，受孕率75.56%。

【方三】　降乳饮

【组成】　生麦芽60克，丹参、益母草各30克，茯苓、当归、白芍、女贞子、旱莲草、川断各15克，泽兰、白术、香附、仙灵脾各12克，丹皮、栀子、柴胡、川牛膝、陈皮各9克。

【治则】　滋补肝肾，清肝解郁。

【证候】　肝郁肾虚。

闭经溢乳、月经量少、后期、经行乳胀痛。胸闷不舒，胸胁胀痛，舌质淡，苔薄黄，脉弦数。

【按语】　以本方治疗高泌乳素血症280例，总有效率达96.43%。

席汉氏综合征

席汉氏综合征是因为产后大出血、休克，引起脑垂体缺血、坏死，以致卵巢功能减退，子宫萎缩，继发闭经，伴有毛发脱落、性欲降低、全身乏力等一系列极度衰弱的综合症状。中医认为本病多是由于产时损伤，失血过多，造成血虚失养，肾气亏损，肾主生殖功能衰退，以致任脉不通，太冲脉衰少而致闭经不行。

【方一】　四二五合方

【组成】　熟地、牛膝、仙灵脾各12克，枸杞子15克，当归、白芍、覆盆子、菟丝子、五味子、车前子、仙茅各9克，川芎3克。

【治则】　补肾填精，养血益阴。

【证候】　肾精亏虚。

闭经，精神疲惫，腋毛及阴毛脱落，生殖器官萎缩，性欲减退，阴道分泌物减少，乳房萎缩等。

【按语】　本方由四物汤、二仙汤、五子衍宗丸三方合并而成。用四物汤养血疏肝；五子衍宗丸益肾气，补肾精；二仙汤助肾阳；牛膝引血下行；全方配伍，能够益肾气，填肾精，助肾阳，滋肝血。肾气充，肾精足，肝血盈，经水有源，则月经自复。方中可加黄芪15克、党参12克以补气；亦可配用紫河车、鹿茸等血肉有情之品以助药力。口干渴，五心烦热者加丹皮、龟板、鳖甲以清退虚热；形寒肢冷，大便溏泄，尿清长者加干姜6克、肉苁蓉、补骨脂各12克以温中健脾；头晕耳鸣者加女贞子12克、天麻10克，以益阴潜阳。

【方二】 席汉氏综合征经验方

【组成】 当归10克，川芎5克，熟地15克，菟丝子15克，枸杞子15克，女贞子10克，沙苑子10克，山萸肉10克，炙黄芪10克，白术15克，怀牛膝15克。

【治则】 滋肾填精，益气养血。

【证候】 精亏血虚。

闭经，精神疲惫，头晕眼花，面色萎黄，腋毛及阴毛脱落，生殖器官萎缩，性欲减退，舌淡，苔薄，脉沉缓或细弱。

【按语】 本方由四物汤合五子衍宗丸加减而成。当归、川芎、熟地滋肝养血；枸杞子、女贞子、山萸肉滋肾填精；菟丝子、沙苑子补益肾气；黄芪、白术益气生血；怀牛膝引血下行。全方配伍，具有滋肾填精，益气养血之功效。

四、儿科土方

支气管炎

支气管炎属中医咳嗽范畴，是小儿肺部疾患中的一种常见证候。临床上分为急性支气管炎和慢性支气管炎两类。急性支气管炎是指支气管粘膜的急性炎症可由病毒引起，也可由细菌如流感杆菌，肺炎双球菌和链球菌等引起，或者是病毒和细菌合并感染。慢性支气管炎是指反复多次的支气管感染，病程超过2年，每年发作时间超过2个月，有咳、喘、炎、痰四大症状，X线胸片显示间质性慢性支气管炎、肺气肿等改变。常继发上呼吸道感染，也可为麻疹、百日咳、流感等传染病的一种表现。好发于冬春季节。急性支气管炎由风邪袭肺、肺失宣畅、肃降失常所致，属外感咳嗽；慢性支气管炎多系素体虚弱，肺脾不足，痰浊内生，复感外邪，使肺的清肃失常而成，属于内伤咳嗽。

【方一】 止嗽散《医学心悟》

【组成】 桔梗6克，荆芥6克，紫菀10克，百部10克，白前10克，甘草6克，陈皮6克。

【治则】 止咳化痰，疏表宣肺。

【证候】 风寒咳嗽。

初起咳嗽频作，喉痒声重，痰白稀薄，鼻塞流涕，恶寒无汗，发热头痛，或全身酸痛，舌苔薄白，脉象浮紧。

【按语】 本方温润和平，温而不燥，润而不腻，散寒不助热，解表不伤正，既无攻击太过之虞，又无闭门留寇之势，随症加减临床疗效甚好。外感风寒通常可加杏仁、苏叶，如清涕多可加防风、白芷；痰多清稀可加法半夏、茯苓；咳嗽相对较轻者加蝉蜕、僵蚕；如果咳嗽相对较重则加海浮石、葶苈子；如咳嗽阵发、连声不止者再加地龙。

【方二】　宣消散（经验方）

【组成】　荆芥穗6克，麻黄6克，苏叶6克，薄荷6克，北杏仁6克，焦三仙各10克，番泻叶3克。

【治则】　健脾消积，宣肺止咳。

【证候】　风寒咳嗽。

咳嗽初起，外感风寒者。证见咳嗽频作，喉痒声重，痰白稀薄，鼻塞流涕，恶寒无汗，发热头痛，或全身酸痛，舌苔薄白，脉象浮紧。

【按语】　脾土肺金，为母子之脏，"肺为生痰之源，脾为贮痰之器"，小儿脾常不足，易生积滞，因而健脾运脾，消积导滞，子病治母，杜其生痰之源是小儿咳喘的重要治疗原则。临证应辨属虚属实，虚者健脾运脾兼以化痰消积，实者祛邪导滞参以止咳平喘。陈老治此虽亦运用宣肺化痰、止咳平喘等法，但始终不离乎调理脾胃之剂常将健脾运脾消积之法贯穿于整个病程的治疗之中。陈老认为：咳嗽之初，外邪束表，当发表祛邪，配用三仙、等运脾消积，少量番泻叶疏理肠胃气机，消食导滞，使表邪得散，积滞内消内外不相并，则病可速愈。

【方三】　自拟桑杏宣肺汤（经验方）

【组成】　薄荷10克，荆芥6克，浙贝母10克，大青叶10克，杏仁6克，桔梗6克，鱼腥草10克，前胡6克，枇杷叶6克。

【治则】　宣肺解表，苦寒泄热。

【证候】　风热咳嗽。

咳嗽不爽，痰黄粘稠，不易咯出，口渴咽痛，鼻流浊涕，伴有发热头痛，恶风，微汗出，舌苔薄黄质红，脉象浮数。

【按语】　方中薄荷、荆芥解表疏风，驱邪外出；大青叶苦寒清热；浙贝母、前胡、杏仁、桔梗解表化痰；鱼腥草、前胡、枇杷叶止咳化痰；若热重者，宜加金银花、连翘、黄芩、焦栀子。

【方四】　桑杏前桔汤（经验方）

【组成】　桑叶10克，杏仁10克，前胡10克，桔梗5克，陈皮5克，制半夏5克，炙百部10克，炙紫菀10克，炙款冬花10克，枇杷叶10克，甘草5克。

【治则】　宣肺利气，降逆止咳。

【证候】　风热咳嗽。

咳嗽，痰黄粘稠，咯痰不爽，口干，咽痛，鼻流黄涕，伴有发热，汗出，恶风，头痛，舌苔薄黄质红，脉象浮数。

【按语】 本方中应用桑叶、杏仁、桔梗为君药，宣通肺气，达邪外出；前胡、紫菀、款冬花、枇杷叶取其降逆止咳为臣，君臣相伍，肺得宣降，则咳嗽自平；百部为治咳要药，性温润和平，咳嗽无论寒热皆可用之，半夏、陈皮有化痰止咳之效，三味共济以止咳化痰、通利肺气为佐；甘草调和为使。诸药合用，共奏宣通肺气、降逆化痰止咳之效。

【方五】 苏葶四子化痰汤（经验方）
【组成】 苏子10克，葶苈子10克，莱菔子10克，桑白皮10克，旋复花10克，胆星6克。
【治则】 肃肺降逆，理气祛痰。
【证候】 痰多咳嗽。
咳嗽频频，痰滞，恶心，舌苔白腻或黄腻，脉滑。

【按语】 方中葶苈子泻肺消痰，为治痰多咳嗽之要药，泻肺而不伤正，只要确属实证即可大胆用之，剂量可用至10克左右，未发现任何副作用。苏子降气豁痰，莱菔子祛痰下气，桑白皮化痰止咳，以上四药合用，功效卓著。更兼旋复花、胆南星肃肺化痰，使气顺痰消则诸症自愈。

【方六】 消积散合银杏散
【组成】 焦三仙各10克，鸡内金10克，陈皮6克，炒扁豆10克，白果仁10克，小茴香6克，甜杏仁6克，麻黄6克。
【治则】 运脾消积，温化痰饮。
【证候】 痰多咳嗽。
咳嗽声重，痰多恶心，舌苔白腻，脉滑。

【按语】 《素问·咳论》云"五脏六腑皆令人咳，非独肺也"，各种原因引起的肺气升降失常均可导致咳喘，然小儿多责之脾胃功能失调这是由小儿生理特点所决定的。小儿若草木方萌，生机旺盛，所需各种营养成分较多而营养来源于脾胃，赖脾胃受纳运化功能来完成，故小儿脾胃负担较重。另一方面，小儿脏器稚嫩，脾常不足加之乳食不知自节，故易伤于乳食而形成积滞。陈和认为积滞作为病理产物，一方面阻碍脾胃气机，进而影响受纳运化功能，使积滞加重，形成恶性循环，久之脾虚不运聚湿生痰；另一方面积滞日久生热，灼津为痰，痰积互结，相互滋生，痰既成，咳喘生。

【方七】 麻杏苡仁温肺汤（经验方）
【组成】 麻黄6克，杏仁6克，生薏仁15克，细辛1克，干姜6克，白芥子6克，甘草6克。

【治则】　燥湿祛痰，温肺平喘。
【证候】　痰湿咳嗽。
咳嗽痰壅，色白而稀，胸闷纳呆，神乏困倦，舌质淡红，苔白腻，脉滑。
【按语】　本证非温不能散其寒，非宣不能开其壅，非降不能平其喘。故用自拟麻杏苡仁温肺汤治疗，药用麻黄、杏仁温开肺气，生薏仁温燥痰湿，细辛、干姜温化寒痰，芥子辛散温通，温肺祛痰，甘草止咳，调和诸药。方中所用之品多辛温燥热，若辨证无误则效如桴鼓。

【方八】　百麦润肺汤（经验方）
【组成】　百部 6 克，南沙参 15 克，北沙参 15 克，麦冬 15 克，百合 10 克，川贝 10 克，地骨皮 15 克，甘草 6 克。
【治则】　润肺化痰，益气养阴。
【证候】　阴虚燥咳。
干咳少痰或痰滞不爽，咽红充血，手心灼热，舌红苔薄，脉象细弦或细数。
【按语】　方中百部为润肺良药，但其味苦，小儿较难接受，故剂量一般不超过 6 克；南、北沙参、麦冬益气养阴；百合、川贝母润肺燥、清肺热；地骨皮除虚热；甘草止咳调和诸药。本方治疗气阴两虚之久咳甚为合拍。

支气管肺炎

支气管肺炎又称小叶性肺炎，为小儿时期常见的肺系统疾病之一。临床以发热、咳嗽、气促、鼻煽、肺部中小湿啰音为主要特征。四季均可发病，尤以冬春季节气温骤变时多见，好发于婴幼儿。本病属于中医肺炎喘嗽范畴。主要由于外邪犯肺，肺气郁阻，日久生热，炼津为痰，痰阻肺络，壅塞气道，不得宣通，致肺气上逆所成。

【方一】　小青龙汤加味《伤寒论》
【组成】　麻黄 6 克，桂枝 6 克，生白芍 6 克，细辛 3 克，清半夏 6 克，陈皮 3 克，紫菀 6 克，款冬花 6 克，前胡 6 克，五味子 3 克，甘草 3 克。
【治则】　辛温开肺，化痰止咳。
【证候】　风寒闭肺。
恶寒发热，无汗，呛咳不爽，呼吸气急，痰白而稀，口不渴，咽不红，舌质不红，薄白或白腻，脉浮紧，指纹浮红。
【按语】　咳喘不能平卧者加白芥子、炒卜子，此型慎用寒凉之品。

第十一章 常见病实用中医土方

【方二】 宣肺止喘汤（王烈教授自拟方）
【组成】 麻黄，杏仁，甘草，苏子，款冬花，清半夏。
【治则】 宣肺止喘。
【证候】 风寒闭肺。

恶寒发热，无汗，呛咳不爽，呼吸气急，痰白而稀，鼻塞流涕，苔薄白或白腻，脉浮紧，指纹浮红。

【按语】 用于肺炎之初，寒邪闭肺，其喘伴有寒象者。

【方三】 清肺汤加味（经验方）
【组成】 大青叶10克，桑白皮8克，川贝6克，紫菀6克，款冬花6克，杷叶6克，僵蚕3克，蝉蜕3克，甘草3克。
【治则】 辛凉开肺，止咳化痰。
【证候】 风热闭肺。

风温闭肺的轻证。发热恶风，咳嗽气促，微有汗出，口渴痰多，咽部红赤，舌苔薄白微黄，脉象浮数。

【按语】 热重加黄芩、大热加生石膏以清热化痰为主，不选涤痰之品。

【方四】 麻杏石甘汤加味《伤寒论》
【组成】 麻黄4.5克，杏仁6克，生石膏15-20克，甘草3克，板蓝根9-15克，黄芩、银杏、苏子、葶苈子各9克。
【治则】 清热宣肺，化痰止咳。
【证候】 风热闭肺。

风温闭肺的重证。证见高热不退，咳嗽频频，气急鼻煽，涕泪俱无，喉中痰鸣，口渴烦躁，面色红赤，小便黄少，大便不畅，舌苔黄，质红而干，脉象浮数而滑。

【按语】 毒热盛者，加大青叶、银花、蚤休、僵蚕，大便干结者加大黄。

【方五】 肺炎合剂（郑惠伯经验方）
【组成】 麻黄3克，杏仁5克，石膏30克，虎杖6克，银花15克，大青叶15克，柴胡10克，黄芩10克，鱼腥草20克，青蒿15克，贯众10克，紫河车5克，地龙5克，僵蚕10克，野菊花10克，甘草5克。
【治则】 清热解毒，开闭化痰。
【证候】 风热闭肺。

发热，咳嗽，喉间痰鸣，喘息甚则鼻煽，呼吸急促，唇绀，苔黄，脉浮数，指纹深红紫暗。

【按语】 方中麻黄、杏仁、石膏、甘草宣肺、开闭、清热；僵蚕、地龙、紫河车、虎杖清热解毒，祛痰止咳，活血行瘀通便，以促进肺部炎症的吸收；银花、大青叶、柴胡、黄芩、青蒿、贯仲、野菊花，清热解毒，以抗病原菌和病毒；鱼腥草清热解毒，配合地龙以利尿，消炎，消肿。本方源于《伤寒论》麻杏石甘汤，在原方基础上增加药物甚多，以求力大效宏。

【方六】 五子定喘汤加味（经验方）

【组成】 白芥子6克，炒卜子6克，葶苈子6克，牛蒡子6克，苏子6克，地龙6克，炙麻黄6克，杏仁6克，生石膏15克，川贝6克，甘草3克。

【治则】 清热泻肺平喘。

【证候】 痰热闭肺。

发热烦躁，咳嗽而喘，呼吸困难，气急鼻煽，口唇紫绀，面赤口渴，喉间痰鸣，声如拽锯，胸闷胀满，泛吐痰涎，苔黄质红，脉象弦滑。

【按语】 泻肺行水之葶苈子、白芥子等要中病即止，临床以喘促缓解为标准，不可久用，免伤正气。

【方七】 **麻杏石甘汤加葶苈大枣泻肺汤《金匮要略》**

【组成】 麻黄6克，杏仁6克，生石膏15克，桑白皮6克，浙贝6克，枸杞叶10克，鱼腥草15克，甘草3克。

【治则】 清热开肺，止咳化痰。

【证候】 痰热闭肺。

发热咳嗽，气喘鼻煽，口唇紫绀，面赤口渴，喉间痰鸣如拽锯，胸闷胀满，泛吐痰涎，苔黄质红，脉象弦滑。

【按语】 用于高热烦躁，咳嗽痰多者，可加瓜蒌、海浮石、天竺黄。

【方八】 清肺通腑汤（经验方）

【组成】 金银花10克，鱼腥草10克，黄芩9克，桔梗9克，瓜蒌12克，枳实10克，大黄8克，杏仁10克，甘草5克，芒硝3克。

【治则】 清肺化痰，解毒通腑。

【证候】 痰热闭肺。

发热烦躁，咳嗽而喘，呼吸困难，气急鼻煽，口唇紫绀，面赤口渴，痰鸣如拽锯，胸闷胀满，苔黄质红，脉象弦滑。

【按语】 清肺通腑汤中金银花、连翘、鱼腥草、黄芩、枳实、芒硝、大黄清热解毒，通腑泻热，以釜底抽薪，使热退咳喘腹胀缓解；瓜蒌、桔梗、杏仁宣肺化痰止咳；甘草调和诸药，具有提高机体免疫力作用。诸药合用，共奏清肺化痰，解毒通腑之功，收到了很好的治疗效果。咳剧痰多者，加川贝母6克、天竺黄3～5克；热重便秘者加桑白皮6～10克、山栀5－9克、芒硝3－6克。

【方九】　人参五味子汤加二陈汤（《幼幼集成》《太平惠民和剂局方》）

【组成】　人参6克，茯苓6克，白术6克，五味子3克，紫菀3克，款冬花3克，半夏6克，陈皮3克，甘草3克。

【治则】　健脾益气，止咳化痰。

【证候】　脾虚痰阻。

常见于慢性肺炎患者，症见低热起伏，长期咳嗽痰多，面色萎黄，神疲乏力，动则汗出，纳呆，便溏，舌淡，苔白滑，脉细软。

【按语】　脾虚痰盛患者，不可见痰化痰，当健脾益气，阻生痰之源。

【按语】　热盛者，加全瓜蒌、花粉等。

【方十五】　射干麻黄汤加减

【组成】　麻黄4.5克，射干9克，细辛3克，五味子、葶苈子、杏仁、苏子各6克，附片2克，鹅管石9～15克。

【治则】　温肾暖肺，降气平喘。

【证候】　肺肾虚喘息型。

此型多见于体质虚胖小儿，体温不甚高且喘憋较重者。系肺肾气虚，邪实闭肺所致，属喘憋性肺炎。

【按语】　四肢冰冷者，加桂枝；心率快，脉细数者，去麻黄加生脉散；喘不止者，加地龙；体温较高者，加板蓝根、银花、连翘；喘止痛缓者，酌加胡桃仁、补骨脂等。

支气管哮喘

支气管哮喘为儿科临床常见的呼吸道疾病，以发作性哮鸣、气喘、伴咳嗽及痰声为特征，具有反复发作、迁延难愈的特点，常在幼儿时期起病、男孩多于女孩，气候交接时发病率较高，反复发作。重型病人迁延日久，缠绵难愈，影响生长发育。部分病人可在青春期前后终止发作。属中医学"哮证"范畴。

中医认为本病病因是宿痰内伏于肺，脾肺肾三脏功能失调，复感外邪，饮食不当、冷暖失宜、情志不畅等诱因引触，痰随气升，气因痰阻，相互搏结，壅塞气道，肺失宣降即喘促哮鸣。由于诱发病因和病理反应的不同，故临床又有寒、热、虚、实的表现。

【方一】　麻杏石甘汤合三子养亲汤、二陈汤加减

【组成】　麻黄6克，杏仁6克，石膏15克，甘草6克，葶苈子15克，苏子6克，萝卜子10克，陈皮6克，半夏6克，茯苓10克。

【治则】　平喘化痰。

【证候】　发作期（风寒外束，痰热内蕴型）。

发作时，痰随气升，气因痰阻，相互搏结，阻塞气道，宣降失常，而见气息喘促。寒邪或风热使肺气闭塞，痰热内郁，使肺气上逆，出现痰阻气促。

【按语】　《证因脉治·哮喘》云："哮病之因，痰饮留伏，结成巢臼，潜伏于内，偶有七情之犯，饮食所伤，或外有时令风寒束其肌表，则哮喘之症作矣。"方中麻黄宣肺解表，石膏清泄肺热，两者相制为用，既能宣肺，又能泄热；苦杏仁降利肺气，与麻黄相配则宣降相因，合石膏则清肃协同；三子养亲汤以葶苈子易白芥子，加其泻肺平喘之力而存其降气消痰之功，并避免白芥子温热燥烈之性，适当配以地龙、桑白皮以泻肺平喘；"脾为生痰之源，肺为贮痰之器"，治痰多从脾肺论治，取二陈汤燥湿化痰，以酒制陈皮易橘红，既能理气化痰，又能调胃和中，减诸药苦口之味，尤适用于儿科；加用鹅管石、前胡、浙贝母等，共达祛痰之效。痰热之象明显者可加用黄芩、天竺黄、鱼腥草等清热化痰，或易二陈汤为温胆汤；兼有胸闷者加枳壳、厚朴宽胸理气；咳甚者加用旋覆花以降逆化痰止咳。邪去则正安，痰去则喘平。

【方二】　宣肺平喘汤加减（王霞芳经验方）

【组成】　炙麻黄、黄芩、紫菀、炙百部、橘皮、橘络各6克，杏仁、辛夷、姜半夏各9克，苍耳子、炙苏子、款冬、僵蚕各10克，炙甘草3克。

【治则】　宣肺降气，祛痰平喘。

【证候】　发作期（风寒外束，痰热内蕴型）。

素体痰多肺热的儿童，每因复感风寒致哮喘咳嗽，痰多黄稠难咯，气急难卧，舌苔黄腻，脉滑数。

【按语】　可加用葶苈子、莱菔子、广地龙以加强化痰通络、解痉平喘之功；若肺热重可加重黄芩；若鼻部症状较重可加辛夷、苍耳子、蝉衣；盗汗多者加用麻黄根。

【方三】　玉屏风散合二陈汤加减

【组成】　黄芪15克，白术10克，防风10克，陈皮6克，半夏6克，茯苓10克，甘草6克。

【治则】　培正固本。

【证候】　缓解期（缓则补肺脾肾，意在扶正）。

哮喘以宿痰内伏为痼疾，与素体肺、脾、肾三脏功能失调有关。小儿脏腑娇嫩、形气未充是其生理特点，其中尤以肺脾娇嫩、肾气未固为多见。

【按语】　玉屏风散以益气固表药为主，配伍少量祛风解表之品，补中寓散，固表不留邪，祛邪不伤正；二陈汤中的茯苓与玉屏风散中的白术都具健脾之力,且二陈汤还具有理气燥湿化痰功效,在固本的同时不忘祛邪;紫河车温肾补精、益气养血,现代医学研究表明其有提高机体免疫力功效,在缓解期可适当配伍以提高患儿体质。临床用药当视具体情况而有所侧重:若患儿自汗多,加用煅龙骨、煅牡蛎、浮小麦敛汗;若食欲不振,加神曲、麦芽、谷芽、山楂健胃助运;若喉中痰多,易二陈汤为温胆汤,加前胡、紫菀、鹅管石等以清宿痰;若余邪未尽、痰热明显,暂不用紫河车,恐血肉有情之品滋腻留邪。

【方四】 *柴胡疏肝散加味*

【组成】 陈皮醋炒、柴胡各6克,川芎、香附、枳壳麸炒、芍药各5克,炙甘草3克。

【治则】 疏肝理气,止咳平喘。

【证候】 肝郁气滞型。

症见咳嗽气喘,夜间咳甚,痰少难咯或无痰,胸闷胁胀,心悸少寐,舌质红,苔薄白,脉弦。

【按语】 因忧思、抑郁、恼怒等不良刺激而致肝失条达、气机不畅,从而影响肺失宣肃而致哮喘。肝喜条达,主疏泄而藏血,其经脉布胁肋,循少腹。因情志不遂,木失条达,肝失疏泄,而致肝气郁结。气为血帅,气行则血行,气郁则血行不畅,肝经不利,故见胁肋疼痛。《内经》说:"木郁达之",治宜疏肝理气之法。方中用柴胡疏肝郁为君药。香附理气疏肝,助柴胡以解肝郁;川芎行气活血而止痛,助柴胡以解开经之郁滞,二药相合,增其行气止痛之功,为臣药。陈皮、枳壳理气行滞;芍药、甘草养血柔肝,缓急止痛,为佐药。甘草兼调诸药,亦为使药之用。诸药相合,共奏疏肝行气,活血止痛平喘之功。

病毒性心肌炎

病毒性心肌炎是病毒侵犯心脏,引起局限性或弥漫性心肌炎性病变的疾病。临床小儿患者表现轻重悬殊,病程长短不一,轻者可无症状,重者可致心力衰竭、阿-斯综合征、猝死或转为慢性。中医学中尚无特定病名与本病相对应,辨证涉及温病、心悸、怔忡及胸痹。

【方一】 *玄参升麻汤加减*

【组成】 玄参10克,升麻10克,生甘草6克,桔梗10克,牛蒡子10克,山豆根10克,锦灯笼3克,紫丹参10克,苦参10克,蚤休10克,万年青10克。

【治则】 清热利咽。

【证候】 外邪袭表型。

小儿病毒性心肌炎初起阶段，常见发热，或微恶风寒，咽痛，咳嗽，胸闷，心率加快，舌苔薄白，舌尖红赤，脉象浮数。

【按语】 少阴经脉循喉咙，故咽喉为肺之通道，呼吸之门户，外邪留恋，热郁心肺，每从咽喉部位反映出来。病毒性心肌炎患儿在病程的发生、发展演变中，常出现急、慢性咽炎，扁桃体炎而加重心肌的损害，使病情辗转难愈。因此，临床上患儿常感咽痛或咽喉不利，有痰而咯吐不爽，或感音哑或无自觉症状而仅咽红或暗红时，为避免病邪留连，宜以清热利咽治法为主，常用玄参升麻汤加减。玄参、升麻清热解毒；生甘草、桔梗清利咽喉，牛蒡子、山豆根、锦灯笼解毒利咽；紫丹参、苦参、蚤休、万年青，养心调律。切忌酸涩补敛，强遏留邪，否则病毒愈陷愈深，肺卫之邪难泄，则作困兽斗。

【方二】 苍耳子散加减
【组成】 苍耳子6克，辛夷10克，薄荷10克，细辛3克，葱根10克，茶叶6克，丹参10克，苦参10克，蚤休10克。
【治则】 疏风通窍。
【证候】 外邪袭表型。

发热，或微恶风寒，咽痛，咳嗽，胸闷，心率加快，舌苔薄白，舌尖红赤，脉象浮数。

【按语】 鼻为肺窍，肺气畅利则呼吸通爽，嗅觉灵敏。外邪留连，肺气不宣，往往出现鼻塞不通，时流浊涕，嗅觉减弱，形成急、慢性鼻炎，鼻窦炎。病毒性心肌炎患儿亦常有此现象，缠绵不愈。因此临床时如遇长期鼻塞不通，流涕增多，发音共鸣障碍，说话重浊不清，口式呼吸，睡眠易醒，是为肺卫郁滞，邪浊扰窍所致，应以疏风通窍为主，可用苍耳子散加减。苍耳子、辛夷上通九窍，疏散风热；薄荷、细辛散风破结，清利头目；葱根升阳通气；茶叶能清火降浊，丹参、苦参、蚤休调心通络，则风热得散，清升浊降而留连之邪自去。

【方三】 宣白承气汤加味
【组成】 杏仁6克，石膏15克，黄芩10克，山栀10克，丹参10克，苦参10克，蚤休10克，万年青10克，瓜蒌10克，大黄10克。
【治则】 宣肺通腑。
【证候】 外邪袭表型。

小儿病毒性心肌炎初起阶段，常见发热，或微恶风寒，咽痛，咳嗽，胸闷，心率加快，舌苔薄白，舌尖红赤，脉象浮数。

【按语】 肺与大肠相表里，肺气清肃下行，大肠才能顺利通降，病毒性心肌炎病变之初，往往因肺气不利而发热，咳嗽，痰盛，呼吸喘促，腹部胀满，大便秘结，心悸不已，神烦不宁，脉来间歇，舌苔黄腻。由于热邪炼液，痰闭肺窍，扰动心神，急当宣肺清热，涤痰通腑，可用宣白承气汤加丹参、苦参、蚤休、万年青、黄芩、山栀等，方中杏仁、石膏、黄芩清热宣肺；山栀、丹参宁心除烦；苦参、蚤休、万年青调节心律；瓜蒌、大黄涤痰通下。此时不宜单用开肺之法，因痰热壅肺，肺气胀满，气机将绝，开之则愈促其肺气闭绝，犹如扬汤止沸，加重心阴耗损，不如釜底抽薪，急下存阴，通利大肠，适足减轻肺之壅塞，临床症候，因亦改善，但不宜久用，杀其势即可。

【方四】 栀子豉汤合半夏泻心汤加减

【组成】 淡豆豉10克，桔梗10克，黄芩10克，郁金10克，枳壳10克，山栀10克，蚤休10克，丹参10克，苦参6克，卷柏10克，半夏6克，干姜3克。

【治则】 清热化痰，宁心安神。

【证候】 痰热内阻型。

胸闷，咳嗽，气粗而咽喉不利，心悸而烦躁乏力，舌苔厚腻，脉象歇指。

【按语】 痰热阻肺，则宣降失司，故咽喉不利，咳嗽，气粗而胸闷。痰热内蒸，心神不能自持，则心悸而烦躁乏力，舌苔厚腻，出现脉象歇指。证属热伤心肌，扰动心神。应迅速阻止病邪内传加重病情，急宜清热化痰，宁心安神。淡豆豉、桔梗、黄芩清热利咽；郁金、枳壳、山栀、蚤休、丹参、苦参清热除烦，养心通窍；卷柏活血化瘀；半夏、干姜以清开中焦肺胃痰实，涤痰宁心。痰热得清，病势即缓，从而达到邪去正安的目的。淡豆豉、桔梗、黄芩清热利咽；郁金、枳壳、山栀、蚤休、丹参、苦参清热除烦，养心通窍；卷柏活血化瘀；半夏、干姜以清开中焦肺胃痰实，涤痰宁心。痰热得清病势即缓，从而达到邪去正安的目的。

【方五】 葛根芩连汤加减

【组成】 葛根12克，黄芩10克，黄连10克，陈皮10克，木香10克，厚朴10克，茯苓10克，苦参10克，卷柏10克。

【治则】 清化湿热，宁心安神。

【证候】 湿热扰心型。

心悸，心律失常，伴有身重，体倦，纳呆，腹涨，舌红苔黄腻，脉濡。

【按语】 湿困脾阳，则运化失司，加之患者素体虚弱，致湿蕴化热，形成湿热扰心，出现心悸，心律失常。若湿热蕴阻中焦熏蒸肝胆，肝失疏泄，胆液不循常道，泛溢熏染肌肤，出现黄疸。治宜清化湿热，宁心安神。葛根、黄芩、黄连清上焦之热；陈皮、木香、厚朴、茯苓健脾理气；苦参、卷柏清热燥湿，活血化瘀。

【方六】 炙甘草汤合生脉饮加减

【组成】 太子参10克，麦冬10克，五味子6克，炙甘草6克，桂枝6克，白芍10克，阿胶10克。

【治则】 益气养阴。

【证候】 气阴两伤。

心悸，面色无华，气短，自汗，盗汗，舌红，脉细而弱。

【按语】 血属于阴，久病血虚，不能养心则心悸，不能上荣于面则面色无华。心气虚弱，鼓动无力，气血不能正常运行则脉细而弱，气短，自汗，盗汗，耗散津液，邪盛正衰可导致心失所养。故丹溪谓："人之所主者心，心之所养者血，心血虚，神气不宁，故惊悸之肇端。"宜以益气养阴主之，常用炙甘草汤太子参、麦冬、五味子、炙甘草益气复脉；桂枝、白芍、阿胶温经通络，养阴补血；自汗加生龙牡、炒白术丹参、苦参；盗汗加黄芪、生熟地、黄连、黄芩、黄柏、当归。此期多为病久多汗，耗损心血津液，形成气阴两虚，当慎防心力衰竭。

【方七】 养阴护心汤

【组成】 党参10克，麦冬15克，五味子6克，桂枝6克，丹参10克，生地10克，苦参10克，白芍10克，炙甘草6克。

【治则】 益气养阴，护心安神。

【证候】 气阴两伤。

心悸，心烦，面色无华，气短，口燥渴，自汗，盗汗，舌红，脉细而弱。

【按语】 小儿病毒性心肌炎属于祖国医学的风温，心悸，怔忡，胸痹，心水等范畴，其病机主要是邪毒内舍于心，损伤心之气阴，心脉瘀阻方中党参补中健脾益气温阳扶正；麦冬，生地滋心阴，养心血，充血脉；五味子与白芍酸收敛阴，并宁心安神；炙甘草益心气，补脾气，以资气血生化之源；桂枝，丹参温心阳，通心脉；苦参燥湿利水通脉，诸药合用使阴血足而血脉充，阳气盛而心脉通，诸症得除。

【方八】 玉竹葛根宁心汤

【组成】 玉竹12克，麦冬10克，葛根10克，太子参10克，丹参10克，沉香3克，降香3克，酸枣仁10克。

【治则】 益气养阴，理气活血，宁心复脉。

【证候】 气阴两伤。

面色萎黄，胸闷心悸，活动后尤甚，喜叹息，夜寐不安，乏力，舌红，苔薄腻，脉细数。

【按语】 方取玉竹、麦冬养阴生津，现代药理证实有营养心肌、强心利尿之功；葛根外以解表祛邪，内以养阴生津，尤能升举清阳，现代药理提示其有扩张冠状动脉、保护缺血缺氧的心肌和抗心律失常的作用；太子参益气养阴；丹参活血化瘀、养血安神，并能增加冠脉血流量，有利于消除局部缺血、缺氧、炎症、疤痕引起的异位节律，改善心功能；沉香、降香理气宽胸，与葛根相伍，一升一降，相得益彰，使气机升降有序，则心悸、胸闷可除；枣仁养血宁心安神。全方动静结合，寓通于补，补不滋腻，通不伤正，气血兼顾。临证时，可根据不同病情化裁变通：胸闷较甚者，加郁金、枳壳、瓜蒌皮；夜寐不宁者，加茯神、柏子仁；纳食不香者，加生熟谷芽、鸡内金；有早搏，脉律不齐者，加苦参；体虚汗多者，加绵黄芪、煅龙牡、白术；脉缓者，加桂枝；兼有外邪如咽红、扁桃体肿者，加僵蚕、连翘、紫花地丁；平时可加服中成药玉屏风散及生脉饮口服液以扶正固本。

【方九】 桃红四物汤合血府逐瘀汤加减

【组成】 桃仁10克，红花10克，川芎10克，赤芍10克，乌药10克，郁金10克，枳壳10克，当归10克，生地10克。

【治则】 祛瘀通络，佐以调养气血。

【证候】 瘀血内阻型。

心悸动，胸憋闷、疼痛，舌有瘀斑，脉涩而不流利。

【按语】 瘀血停滞，心气受阻，痰浊凝聚，瘀血痹阻于心脉，心脉气血运行不畅，故出现心悸动，胸憋闷、疼痛，舌有瘀斑，脉涩而不流利。桃仁、红花、川芎、赤芍活血化瘀，通络止痛；乌药、郁金、枳壳宽胸理气；当归、生地养血柔肝，气行则血行。

尿崩症

尿崩症是指血管加压素又称抗利尿激素分泌不足（又称中枢性或垂体性尿崩症），或肾脏对血管加压素反应缺陷（又称肾性尿崩症）而引起的一组症群，其特点是多尿、烦渴、低比重尿和低渗尿。前者可见于任何年龄，通常在儿童期或成年早期发病，男性较女性多见，男女之比约2∶1。后者是一种少见的多尿，由于对血管加压素无反应所致。本病归属于中医学"消渴"的范畴。

【方一】 消渴方加减

【组成】 天花粉18－24克，川黄连6－12克，生地黄12－24克，葛根12克，麦冬10克，石斛10克，丹参10克，藕汁10克（冲）。

【治则】 清热养阴，生津止渴。

【证候】 肺胃燥热。

烦渴多次，口干舌燥，尿频量多，大便秘结，舌边尖红，苔薄黄，脉数。

【按语】 方中重用天花粉生津清热，佐黄连清热降火，生地黄、藕汁、沙参、麦冬养阴增液，石斛、葛根以加强生津止渴，加入丹参以活血化瘀、滋阴养血。可酌加石膏、知母兼清胃火。全方配伍可起到清肺热、生津液、止消渴的功效。如伴有多食易饥，大便干燥，苔黄，脉滑实有力者，可酌加石膏、知母。

【方二】 六味地黄汤加减

【组成】 生熟地各15克，山药15克，萸肉15克，丹皮10克，茯苓10克，麦冬12克，五味子10克，元参15克，花粉15克，五倍子10克，桑螵蛸15克，生甘草30克。

【治则】 滋阴固肾。

【证候】 肾阴亏虚。

尿频量多，口渴唇燥，五心烦热，舌质红，苔薄黄，脉沉细。

【按语】 本症的根本在于肾阴亏耗。而六味地黄汤加减具有较强的滋阴固肾之功效。由于紧扣病机，证法相符，故能取得满意疗效。

【方三】 自拟方

【组成】 白干参4.5克，麦门冬6克，生黄连1.2克，竹叶心6克，莲子心9克，淡附片3克，益智仁3克，覆盆子6克，菟丝子6克，龟板6克，青龙齿9克，桑螵蛸4.5克。

【治则】 清上固下，益阴和阳。

【证候】 肾阴亏虚。

尿频量多，口渴唇燥，五心烦热，舌质红，苔薄黄，脉沉细。

【按语】 本证多因久病肾中之火不足，阴阳失调。阴沉于下，气虚不纳则溲频多；阳浮于上，津液内耗，则夜烦口渴。

【方四】 金匮肾气丸加减

【组成】 附子（先煎）10克，肉桂6克，生熟地各20克，山药10克，丹皮10克，茯苓10克，菟丝子10克，金樱子10克，黄芪16克，甘草6克。

【治则】 温阳滋肾固涩。

【证候】 阴阳两虚。

小便频数，面色黧黑，形寒畏冷，饮一溲一，舌淡，苔白，脉沉细无力。

单纯性肥胖症

小儿肥胖症是指小儿体重超过按身高计算标准体重的20%。临床分为单纯性肥胖和症状性肥胖。本节只讨论前者。单纯性肥胖是由于摄入量过多，过多的热量转化为脂肪蓄积于体内所致。临床表现为均匀性肥胖，智力与性征发育正常，多见于学龄期儿童。

【方一】 温胆汤、平胃散加减

【组成】 姜半夏10克，陈皮6克，茯苓10克，枳实10克，竹茹6克，白术10克，莱菔子10克，生山楂10克，六一散（包煎）10克。

【治则】 化湿祛痰。

【证候】 痰湿内蕴。

素体肥胖，食欲尚振，伴有胸脘痞闷，有时喉间痰多，肢体沉重，倦怠乏力，舌质胖，苔薄白，脉滑。

【按语】 胸脘痞闷，加瓜蒌皮10克、枳壳6克；便秘，加生大黄（后下）6克、生决明子15克。

【方二】 香砂六君子汤加减

【组成】 白术10克，茯苓10克，姜半夏10克，陈皮6克，甘草6克，木香6克，砂仁（后下）3克，泽泻10克，厚朴10克。

【治则】 健脾燥湿。

【证候】 湿困脾胃。

嗜睡身重，纳谷欠佳，肢体倦怠，舌苔白腻，脉濡缓。

【按语】 嗜睡身重，加北秫米10克、石菖蒲10克；恶心，加竹茹6克、蔻仁（后下）3克。

【方三】 调胃承气汤加减

【组成】 生石膏（先煎）30克，知母10克，黄连3克，生大黄（后下）6克，焦山栀10克，芒硝10克，生地10克，甘草6克。

【治则】 清胃泻火。

【证候】 胃火炽盛。

胃纳特佳，喜食肥甘辛热之品，大便燥结，小溲短赤，舌质稍红，苔黄燥，脉滑数。

【按语】 便秘，加生决明子10克、瓜蒌仁10克；多食，加龙胆草10克、丹皮10克。

肝糖原累积症

肝糖原累积症是酶缺陷所造成的先天性糖原代谢紊乱性疾病，是常染色体隐性遗传病。多数病例由于缺乏葡萄糖-6-磷酸酶，6-磷酸葡萄糖不能形成葡萄糖，从而引起糖原累积于肝肾而致病。属中医"癥瘕"、"积聚"范畴。

【方一】　　加味健脾利肝汤（北京关幼波拟）

【组成】　　黄芪10克，当归6克，白芍10克，白术4.5克，扁豆10克，党参10克，地龙3克，赤芍10克，丹参10克，泽兰12克，乌梅3克，郁金3克，香附6克，僵蚕6克，紫草5克，鸡内金10克，王不留行10克，败酱草15克，炒谷芽10克。

【治则】　　健脾补气，养血补肝，活血化瘀，解毒散结。

【证候】　　肝脾两虚。

患儿平时喜卧，多汗，经常腹泻，每天便溏7~8次，带有不消化食物，尿清色淡。

【按语】　　肝糖原累积症，乃为一种先天性碳水化合物代谢异常性疾病，临床上较为罕见，目前西医尚无特殊的治疗方法。此病从其临床证候来看，与一般"虚损"或痞块癥积不同，与古代病名之"息积"、"伏梁"除了腹部有形积块以外，症状也不完全相同。《素问》中将其列为奇病，而本病较其更为奇。由于怪病多从痰入手，所以，从患儿的整体情况进行辨证，从痰论治而获效。方中虽无杏仁、橘红等狭义化痰之品，而是补血养肝，健脾补气，调理气血，活血化瘀。气顺则痰易清，血活则痰易化，不但能使已经瘀结的痰血消除化散，而且阻断生痰之源，治痰之妙乃在此也。

【方二】　　四君子合归脾汤

【组成】　　党参、黄芪、当归、丹参、龙骨、牡蛎、牡丹皮各15克，炙鳖甲、鸡内金、茯苓各9克，白术、石斛、枸杞子、生地黄、黄芩、白花蛇舌草各12克，炙甘草、法半夏各6克，沙参10克。

【治则】　　健脾柔肝，养阴活血，兼清利湿热。

【证候】　　肝郁脾虚，湿热内蕴。

腹胀，便溏，口干喜饮，舌红，苔薄黄，脉弦滑。

【按语】　　以健脾柔肝方法，方用四君子合归脾汤之意，配合养阴活血，清热利湿，调和营卫等法，辨证加减。方中以党参、茯苓、陈皮、法半夏、茯苓、白术益气健脾；少佐生地黄、枸杞子培补肝肾；疾病日久，气血津液运化失常，气滞则郁热内生，瘀血内结于胁下，形成痞块，故舌红、苔黄，口渴喜饮，皮肤瘀斑，腹内结块。治疗时兼顾血热及阴虚，结合清热养阴柔肝、活血软坚诸法。清热利湿则选用虎杖、黄芩、车前子、制大黄、白花蛇舌草等；养阴柔肝选用沙参、生地黄、石斛等养阴生津之品；活血凉血用虎杖、丹参、牡丹皮、当归、仙鹤草；软坚散结选用龙骨、牡蛎、鳖甲等。

【方三】 扶元散加减

【组成】 党参10克,白术10克,茯苓10克,熟地10克,黄芪10克,山药10克,当归10克,白芍10克,山萸肉10克,甘草6克。

【治则】 补益脾肾。

【证候】 脾肾虚弱。

形体矮小,体属虚胖,多汗无力,肌肉松软,食欲欠佳,大便稀薄,发育迟缓,肝脏肿大,舌苔薄白,脉细软。

【按语】 多汗,加龙骨(先煎)30克、碧桃干10克;纳呆,加鸡内金10克、谷麦芽各10克;形体矮小,加鹿茸(研吞)0.6克,河车粉(吞)0.9克;大便溏薄,加扁豆花6克,车前子(包煎)10克。

【方四】 补阳还五汤加减

【组成】 黄芪15克,当归15克,川芎10克,地龙10克,白芍10克,桃仁10克,红花10克,鸡血藤10克,甘草6克。

【治则】 益气活血。

【证候】 气虚血瘀。

自汗盗汗,反复感染疾病,大便溏薄,食欲不振,肝脾肿大,肝特大而坚实,据占右腹大部,呕吐恶心,舌质暗红,苔薄白,脉细涩。

【按语】 肝大坚实,加鳖甲(先煎)15克、丹参10克;呕吐,加姜竹茹6克、姜半夏10克;体虚无力,加党参10克、黄精10克、白术10克。

性早熟

性早熟是指女孩8岁以前,男孩10岁以前,过早出现第二性征。性早熟的出现是由于各种原因过早地解除了下丘脑促性激素释放激素的抑制,从而较早地启动了下丘脑-垂体-性腺轴的发育,或部分性激素的异常分泌使器官出现发育或成熟的表现。临床上分为真性、假性和不完全假性三类。本文是指真性性早熟中的特发性性早熟,女孩发病较男孩为高。中医对性成熟问题早有认识,认为在女性属于幼女经早。多由肾虚阴液不充、阴虚内热、扰动血室、肾失封藏所致。

【方一】 知柏地黄汤加减

【组成】 知母10克,黄柏10克,熟地10克,山萸肉10克,淮山药10克,茯苓10克,丹皮10克,泽泻10克,甘草6克。

【治则】 滋阴泻火。

【证候】 阴虚火旺。

月经提早来潮，男孩阴茎勃起，夜间泄精，形体较矮小，颧红唇赤，潮热盗汗，夜寐不安，口咽干痛，小溲短赤，大便秘结，舌质红，苔少，脉细数。

【按语】 心中烦热，加竹叶6克、莲子芯3克；潮热盗汗，加地骨皮10克、五味子6克、牡蛎（先煎）30克。

【方二】 柴胡疏肝散加减

【组成】 柴胡6克，枳壳6克，白芍10克，香附10克，川芎10克，五灵脂10克，当归10克，茯苓10克，龙胆草10克，甘草6克。

【治则】 疏肝理气清热。

【证候】 肝气郁结。

乳房发育提早、胀痛，情绪不稳，易怒，食欲不振，带下赤白，胸闷不舒，男孩痤疮，声音低沉，阴毛、腋毛生长，苔薄，脉弦。

【按语】 胸闷不舒，加郁金10克、川楝子10克；赤白带下，加椿根皮10克、旱莲草10克。

急性肾小球肾炎

急性肾小球肾炎是一种与感染有关的免疫反应性疾病，发病多与A组B型溶血性链球菌感染有关。临床以浮肿、血尿、尿少和高血压为主症。起病急骤，3～8岁为好发年龄，除少数有心力衰竭、高血压脑病、肾功能衰竭等并发症外，预后一般良好。本病属中医"水肿"阳水范畴。

【方一】 麻黄连翘赤小豆汤

【组成】 麻黄6克，连翘12克，赤小豆12克，杏仁9克，桑白皮12克，白茅根15克，银花12克，桑叶9克，蝉蜕9克，玉米须10克。

【治则】 疏风利水。

【证候】 风水袭表证。

水肿大都先从眼睑开始，继而四肢，甚则全身浮肿，来势迅速，颜面为甚，皮肤光亮，按之凹陷易起，尿少或有尿血，伴发热恶风，咳嗽，咽痛，肢体酸痛，苔薄白，脉浮。

【按语】 本证多见于小儿急性肾炎，病程较短，病位较浅，主要为外邪引发肺、脾、肾功能失调所致，治当以祛邪为主。本方宣肺利水，清热解毒。方中麻黄、杏仁宣畅肺气，开通毛窍；赤小豆、桑白皮、白茅根、玉米须利水除湿，凉血解毒，使湿去热孤；再以蝉蜕、桑叶透邪于外，银花、连翘清解内热。全方合用，宣肺利水，透邪达表，清利湿热，凉血解毒，发汗、利水之功兼而有之，是辨证治疗急性肾炎的效方。浮肿尿少者加茯苓、泽泻、车前子；眩晕加菊花、钩藤、石决明；血尿加小蓟、紫草、旱莲草；消除尿中白细胞加白花蛇舌草、半枝莲、败酱草；消除管型加当归、川芎、益母草；湿热偏盛加黄芩、滑石、甘草；湿困脾胃加苍术、厚朴、白蔻仁。

【方二】 越婢加术汤
【组成】 麻黄3克，石膏9克，甘草3克，白术6克，薏仁米9克，猪苓9克，防风6克，茯苓9克，泽泻9克，五加皮9克，生姜皮4.5克。
【治则】 宣风清热，淡渗利水。
【证候】 风水袭表证。

水肿先从眼睑开始，继及四肢，甚则全身浮肿，来势迅速，以颜面为甚，皮肤光亮，按之凹陷即起，尿少或有尿血，伴发热恶风，咳嗽，苔薄，脉浮。

【按语】 本证由风水，盖内有水气，外感风邪，风水相博，肺气不肃，水道不通，溢于肌表，故尿少身浮，溲赤兼热。治用越婢汤宣肺清热：肺为水之上源，肺气宣降，则水道通调；脾为湿土，脾虚不运，则水不行，故佐以白术、茯苓健脾和中，泽泻、薏仁淡渗利湿。古方今用，灵活加减，效如桴鼓。

【方三】 银翘散加减《温病条辨》
【组成】 银花20克，连翘20克，桔梗10克，薄荷10克，荆芥10克，金钱草15克，白茅根15克，地龙10克，益母草10克，泽泻10克。
【治则】 祛风清热，辛凉解表。
【证候】 风热犯肺证。

水肿、尿少、发热、口渴、咽红、乳蛾肿大、舌质红、苔薄黄、脉象浮数或滑。

【按语】 本证由外感风热之邪从口鼻皮毛而入，首先犯肺，肺失通调，气不化水，水液潴留，而致小便不利，水液泛滥而成水肿。水肿甚而胸满气促者，加葶苈子15克、猪苓15克、泽泻15克；小便短赤，加木通10克、海金沙30克；血尿明显，加焦山栀10克、生蒲黄10克。

【方四】 五味消毒饮合五皮饮
【组成】 金银花15克，野菊花12克，蒲公英12克，紫花地丁15克，紫背天葵6克，桑白皮9克，陈皮9克，茯苓皮12克，大腹皮9克，生姜皮6克。
【治则】 清热解毒，淡渗利湿。
【证候】 湿热内蕴证。

发热烦躁，小溲短赤，浮肿较轻，或见皮肤疮疡，舌质红，苔黄腻，脉象滑数。

【按语】 两方合用清热解毒利水。肿甚者，加车前草、滑石、利水消肿；

皮肤有疮疡者，加苦参、白鲜皮渗湿解毒；尿血明显者，加大蓟、小蓟、石苇、丹皮。

【方五】 自拟方（江育仁教授）
【组成】 浮萍、连翘、桑皮各9克，赤小豆、冬瓜皮、车前子各30克，大腹皮15克，陈皮、生姜皮、茯苓皮各6克。
【治则】 清热渗湿，解毒利水。
【证候】 湿热内蕴证。
发热烦躁，小溲短赤，浮肿较轻，舌红，苔黄腻，脉滑数。
【按语】 本证常见于疮毒内归患儿，或病程中期、后期，水肿减轻或消退之后，也可见于水肿持续阶段。小便赤涩加白花蛇舌草、石苇、金钱草清热利湿；皮肤湿疹加苦参、白鲜皮、地肤子燥湿解毒，除风止痒；大便秘结加生大黄泻火降浊；口苦心烦加龙胆草、黄芩泻火除烦。

【方六】 四苓散加减
【组成】 生白术4.5克，茯苓9克，猪苓9克，泽泻9克，车前草9克，童木通3克，宣木瓜6克，生薏米6克，生姜皮3.5克，白茅根9克，大蒜杆9克。
【治则】 健脾行水，清热利湿。
【证候】 湿热内蕴证。
发热烦躁，小溲短赤，浮肿较轻，舌质红，苔黄腻，脉滑数。
【按语】 本证水肿，属湿热困中，脾失健运，土虚水泛。丹溪有云："凡属脾虚不能制水，治当补中行湿利小便。"宗其法用四苓散以健脾行水、清热利湿，佐薏米、山药、茅根以甘淡渗湿，车前草、木通、木瓜以泻热利湿，大蒜杆、生姜皮，以健脾去秽，投之收效。

【方七】 急性肾炎2号方
【组成】 车前子、大小蓟、泽泻各8克，凤尾草、炒蒲黄各10克，蒲公英15克，白茅根30克。
【治则】 清热利湿、消炎退肿。
【证候】 湿热内蕴证。
发热烦躁，小溲短赤，浮肿较轻，或见皮肤疮疡，舌质红，苔黄腻，脉象滑数。
【按语】 血尿明显加琥珀末3克（冲），加旱莲草10克；伴有咽炎、扁桃腺炎、中耳炎者，加黄芩10克、清黛3克；咳嗽者加桑白皮6克、鱼腥草10克；头晕、血压高者加怀牛膝10克、夏枯草10克。

肾病综合征

原发性肾病综合征为儿童期多见的肾脏疾病,以全身明显浮肿、大量蛋白尿、低蛋白血症、高胆固醇血症为其临床特点。本病在中医古代文献中属于"水肿"篇的阴水范畴,认为是脾肾阳虚、水湿停蓄所致。由于脾虚不能运化水液,肾虚不能温化水液,以致水湿潴留,溢于肌肤而发病。

【方一】 *五草汤加减*

【组成】 车前草12克,玉米须15克,白茅根12克,益母草15克,白花蛇舌草10克,丹参6克,紫珠草10克,蝉蜕6克,连翘10克,银花12克,甘草5克。

【治则】 清热解毒,利水祛湿。

【证候】 湿热蕴结。

证见皮肤感染,咽红咽痛,口干口苦,多汗,烦躁易怒,食欲亢进,小便短赤,大便秘结,舌质红赤,舌苔黄腻,脉象滑数。

【按语】 宋国维教授从临床实践出发,以活血化瘀为基本原则,结合清热、行水及益气等治疗方法辨证施治,把握祛邪与扶正的偏重酌情选用,使很多患儿取得了真正意义上的康复。

【方二】 *补中益气汤合五苓散加减*

【组成】 黄芪、党参各9-15克,白术6克,淮山药15克,广陈皮4.5克,茯苓、猪苓、泽泻10克,玉米须、白茅根各20克,葫芦壳15克,甘草3克。

【治则】 益气健脾利水。

【证候】 脾虚湿困。

全身浮肿,倦怠乏力,肢体困重,胸闷纳呆,腹胀,大便溏薄,舌胖质淡,苔白腻,脉象濡细或沉细无力。

【按语】 腹胀尿少者,加大腹皮、车前子;喘者加炙麻黄,胸闷纳呆者,加薏米仁、枳壳;呕吐者,加姜半夏。

【方三】 *自拟方*

【组成】 苏梗叶各5克,茯苓、川厚朴、猪苓、泽泻、抽心葫芦各10克,陈皮、半夏、白术、六曲各9克,太子参、麦冬各10克,知母9克。

【治则】 健脾利湿,佐以疏风清热。

【证候】 脾虚湿困。

全身浮肿,倦怠乏力,肢体困重,胸闷纳呆,腹胀,大便溏薄,舌胖质淡,苔白腻,脉象濡细或沉细无力。

【按语】 《内经》云:"诸湿肿满,皆属于脾。"小儿脾常不足,每因饮食不节、寒温失调而伤其脾气,或外湿浸渍,脾失升降之职,遂致三焦气化不利,脾病水能制水,下流乘肾,肾失开阖之用而见肾病诸症。针对小儿肾病病机特点,以为病虽在肾,治应在脾,以调后天而补先天。故以健脾化湿以治本,兼以疏风清热以治标。方中苏梗叶辛温开腠以发其汗,兼以理气和中;厚朴、六曲、陈皮、白术以祛湿化浊,健运中宫;茯苓、泽泻、抽心葫芦、猪苓甘淡渗湿,以利其便;太子参益气健脾以固其本;佐知母、麦冬等,旨在养阴清热,以顾胃阴。

【方四】 肾病合剂
【组成】 苏梗叶、太子参、白术、茯苓、甘草、厚朴、枳壳、抽腰葫芦、泽泻、知母、麦冬、黄精。
【治则】 健脾利湿。
【证候】 脾虚湿困。

全身浮肿,神疲倦怠,肢体困重,胸闷纳呆,腹胀便溏,舌胖质淡,苔白腻,脉濡细或沉细无力。

【按语】 方中苏梗叶辛温开腠以发其汗,太子参、白术、云苓、甘草、川朴、枳壳,借其香燥疏利,以健运中宫,祛湿化浊,重用抽腰葫芦,泽泻甘淡渗湿以利小便,又以知母、麦冬、黄精等味顾护里阴;以上诸药共奏健脾利湿,燥润相济之功,贯穿治疗肾病整个过程,但可根据不同证候,随证加减。

【方五】 补阳还五汤
【组成】 黄芪、茯苓各15克,红花、赤芍、当归各12克,山萸肉、牡丹皮、泽泻各10克,桂枝、制附子各6克。
【治则】 补肾活血利水。
【证候】 肾虚血瘀。

全身浮肿,面色黧黑,腰膝酸软,畏冷,尿少,尿频,或尿中混浊,舌暗红或舌有瘀斑,苔薄白,脉沉缓或细涩。

【按语】 有热象去桂枝、附子,加白茅根、黄柏;尿蛋白多加赤小豆、石苇等。

【方六】 固精丹合乌龙丹
【组成】 固精丹(由益智仁3分、石菖蒲5分、乌药3分、金樱子5分、芡实4分、黄芪5分、鸡内金3分等组成),乌龙丹(由乌蛇2分、地龙3分、

全蝎1分、蜈蚣1分、白花蛇0.15分、莪术3分、丹参5分、太子参5分、鳖甲3分、枸杞子4分组成）

【治则】 补肾固精，活血化瘀。

【证候】 肾虚血瘀。

全身浮肿，面色黧黑，腰膝酸软，畏冷、尿少、尿频，舌暗红或舌有瘀斑，苔薄白，脉沉缓或细涩。

【按语】 小儿正气亏虚，抵抗力不足，补肾固精，健脾利水，可有效地固摄精微，控制尿蛋白，故以固精丹以固护肾气；活血化瘀，以动求静，故以乌龙丹以活血化瘀，且活血化瘀常贯穿于本病治疗的始终，可有效改善高凝状态及微循环。水肿严重加用温阳利水的浮平散（党参3分，白术3分，附子2分，大毛3分，商陆1分，石苇2分，茯苓3分等）。

【方七】 黄芪鹿参汤

【组成】 生黄芪30克，鹿角胶6克，红参6克，鹿含草15克，肉苁蓉10克，炒白术6克，枸杞子10克，淫羊藿6克，生姜3片，大枣3枚。

【治则】 培土温肾。

【证候】 脾肾阳虚。

全身高度浮肿，面色㿠白，倦怠乏力，心慌心跳，腰酸畏冷，腹胀，尿少、尿频，大便溏薄，舌胖质淡，苔薄白或无苔，脉象沉缓或沉细无力。

【按语】 尿清短少加椒目3克，桂枝3克；大便溏泄加炒山药15克，煨肉蔻6克；肢体冰冷，畏寒心悸者，加熟附子10克，肉桂3克；腹肿甚加玉米须15克，冬瓜皮15克；血尿加旱莲草15克，鱼鳔珠10克，当归10克，去生姜、淫羊藿。

【方八】 真武汤加减

【组成】 制附子、桂枝各6克，白术、补骨脂各12克，茯苓15克，泽泻10克。

【治则】 健脾补肾，温阳利水。

【证候】 脾肾阳虚。

全身高度浮肿，面色㿠白，倦怠乏力，心慌不安，腰酸畏冷，腹胀，尿少、尿频，大便溏薄，舌胖质淡，苔薄白，脉象沉缓或沉细无力。

【按语】 湿滞加生薏苡仁、黄柏；尿蛋白多加山药、黄芪、金樱子。

【方九】 四君子汤加减

【组成】 党参、陈皮、白术各10克，黄芪、山药各15克，防己、桂皮各8克。

【治则】 健脾益气利水。

【证候】 肺脾两虚证。

全身浮肿，面色㿠白，倦怠乏力，多汗，易感冒，纳呆腹胀，大便溏薄，舌胖质淡，苔薄白或无苔，脉象沉缓或沉细无力。

【按语】 阴虚加生地、知母、地骨皮；腹胀纳差加焦三仙、川朴、槟榔。

【方十】 补肾合剂加减

【组成】 苏梗，叶太子参，白术，云苓，甘草，川朴，枳壳，知母，麦冬，黄精，羌活，独活，前胡，藿香。

【治则】 健脾益气。

【证候】 肺脾两虚证。

全身浮肿，神疲面㿠，乏力，多汗，易感冒，纳呆腹胀，大便溏薄，舌胖质淡，苔薄白，脉象沉缓或沉细无力。

【按语】 从临床看脾胃气虚，易感时邪，导致肾病水肿复发，是这一时期的特点，故治疗当以健脾益气为主。方中苏梗叶辛温开腠以发其汗，太子参、白术、云苓、甘草、川朴、枳壳借其香燥疏化，以健运中宫，祛湿化浊，又以知母、麦冬，黄精等味顾护里阴；羌活、独活、前胡、藿香祛湿健脾；以上诸药共奏健脾利湿，燥润相济之功。

尿路感染

尿路感染是指细菌侵入泌尿道（如尿道、膀胱、输尿管、肾）所引起的感染。常见的病原菌有大肠杆菌，其次为变形杆菌、产气杆菌及副大肠杆菌等。小儿时期以女孩较多见，且易反复感染。本病属于中医学"淋证"、"腰痛"范畴。临床上分为急性和慢性两种。急性期大多数由于湿热下注、膀胱气化失常；慢性期则常有脾肾两虚、正虚邪恋的症状。

【方一】 龙胆泻胆汤加减

【组成】 龙胆草6克，山栀10克，黄芩10克，柴胡10克，生地10克，泽泻10克，车前子（包煎）10克，木通6克，甘草梢6克，甘露消毒丹（包煎）10克。

【治则】 清肝利胆，退热除湿。

【证候】 急性尿路感染（肝胆郁热）。

寒热往来，烦躁不安，口苦呕恶，食欲减退，小便短赤，舌质红，苔薄黄或黄腻，脉弦数。

【按语】 发热甚，加大青叶15克、蒲公英15克；胸胁胀痛，加延胡索10

克、枳壳6克、丹参10克；呕吐，加姜竹茹6克、黄连3克；小便混浊，加萆薢10克、黄柏10克；便秘，加生大黄（后下）6克、厚朴6克。

【方二】 八正散加减
【组成】 萹蓄10克，瞿麦10克，木通6克，车前子（包煎）10克，滑石（包煎）16克，泽泻10克，甘草梢6克，山栀10克，银花10克，连翘10克。
【治则】 清热燥湿，利水通淋。
【证候】 急性尿路感染（膀胱湿热）。
发热恶寒，尿频、尿急、尿痛，腰酸乏力，或腹胀腰痛，舌质红，苔黄或白腻，脉濡数。
【按语】 尿痛明显，加土茯苓15克、紫花地丁10克；有结石，加石苇10克、海金沙10克、金钱草15克；血尿，加琥珀粉（冲）3克、茅根30克、茜草10克。

【方三】 知柏地黄汤加减
【组成】 知母6克，黄柏10克，丹皮10克，茯苓10克，泽泻10克，山药10克，生地10克，银花10克，连翘10克，女贞子10克，旱莲草10克。
【治则】 滋阴补肾，清热燥湿。
【证候】 慢性尿路感染（肾阴不足）。
低热盗汗，腰酸疼痛，头晕耳鸣，咽干唇燥，小便涩痛，舌红少苔，脉弦而数。
【按语】 尿频尿急，加滑石（包煎）15克、通草10克；头晕耳鸣，加枸杞子10克、菊花10克；腰膝酸软，加牛膝10克、川断10克、杜仲10克；夜寐不安，加夜交藤15克、合欢皮10克。

【方四】 香砂六君子汤加减
【组成】 党参10克，白术10克，茯苓10克，甘草6克，木香8克，陈皮6克，生地10克，山萸肉10克，泽泻10克，补骨脂10克，车前子（包煎）10克，砂仁（后下）6克。
【治则】 健脾补肾，利水化湿。
【证候】 慢性尿路感染（脾肾两虚）。
面目浮肿，神疲困倦，腰酸乏力，少腹坠胀，小便短涩，舌质淡，苔薄白，脉沉细无力。
【按语】 少腹拘急，加桂枝6克、乌药10克；浮肿，加黄芪10克、防己10克、大枣5枚；胸闷纳少，加神曲10克、佛手10克、谷芽10克。

癫痫

癫痫是由多种原因引起的阵发性、暂时性的脑功能失调,因脑部神经元异常的超同步化放电而引起。多数发作时口吐白沫或喉中发出异声,故俗称"羊痫风"。中医学称其为"痫证",认为先天禀受胎气,家族有痫、遗传小儿、生后而痫。或因小儿惊后成痫,或顽疾闭窍,或瘀血闭窍等,均可发而成痫。

【方一】 惊痫丸

【组成】 钩藤15克,白附子6克,石菖蒲15克,雄黄、青礞石各12克,甘草、陈胆星、天麻各15克,羌活24克,朱砂6克,广郁金9克,天竺黄15克,沉香6克,水连4.5克,全蝎、茯神、僵蚕、橘红各15克,明矾、檀香末各30克。

【治则】 熄风镇惊。

【证候】 发作期-惊痫。

突然惊恐意乱,不能自制,吐舌惊叫,面色时红时白,或有昏倒,苔薄舌红,脉弦滑。

【按语】 方系无锡曹氏儿科治疗小儿癫痫的有效验方。曹颂昭主任治癫痫,多宗此方之意,从心、肝、脾三经入手,重在化痰熄风镇惊,但药味有所精简。

【方二】 定癫丸《幼幼集成》

【组成】 节菖蒲9克,云茯苓10克,法半夏9克,太子参10克,陈皮、胆星各9克,炒白术6克,知母5克,全当归6克,龙齿10克,朱砂0.5克(冲)

【治则】 理气健脾,豁痰熄风。

【证候】 发作期-风痫。

发作时神昏,双目上视或斜视,面色红赤,手指抽动,颈项强直,苔薄白,脉弦滑。

【按语】 方意旨在若头晕目眩重者,加天麻以疏肝风;夜寐汗出者,加糯稻根、浮小麦、龙骨、牡蛎以敛液止汗、滋阴潜阳;胃不思纳者,加朴花、佛手、荷梗以调和胃气。

【方三】 定痫豁痰汤

【组成】 明天麻,钩藤,茯苓,地龙,制天虫,炒白芍,郁金,陈皮,陈胆星,当归

第十一章 常见病实用中医土方

【治则】 熄风定痫，豁痰通窍活血。

【证候】 发作期－痰痫。

发作时痰浊壅盛，喉间痰鸣，口角流涎，瞪目直视，神昏，痴呆，面色无华，手足抽搐不明显，舌苔白腻，脉弦滑。

【按语】 方中明天麻熄风定痫止痉；钩藤平肝熄风、镇痉止搐；制天虫祛风化痰、定痫镇痉；地龙祛风定痫通络；陈胆星祛痰热、止惊痫（此药历代医家论述较多，认为此乃治痫之要药。如《婴童百问》曰："南星调猪胆汁少许啖之则效"。）；辰茯苓健脾化痰，宁心定痫；当归、白芍和血活血；郁金清心解郁，行气破瘀；陈皮理气解郁，宽中化痰。临床运用时需根据具体病情加味，如痰涎壅盛阻塞气道者，加竹沥、半夏、天竺黄、浙贝、化橘红以顺气化痰；若食积内滞，舌苔厚腻不食者，加神曲、楂炭消食导滞；若惊惕不宁，时有惊叫者，加紫贝齿、白蒺藜宁心镇惊；如有外伤史，血滞心窍者，加川芎、丹参以活血祛瘀。

【方四】 涤痰汤《儿科准绳》

【组成】 节菖蒲、云茯苓9克，太子参10克，胆星、法半夏、橘红、青果各9克，琥珀0.5克（冲），竹茹5克。

【治则】 益气安神、豁痰熄风。

【证候】 发作期－痰痫。

发作时痰浊壅盛，喉间痰鸣，口角流涎，瞪目直视，神昏，痴呆，面色无华，手足抽搐不明显，舌苔白腻，脉弦滑。

【按语】 若苔黄便秘，痰声漉漉者，加瓜蒌、川连、郁金以清心涤痰，开胸散结；面色白，汗出偏虚者，可重用太子参或潞党参以扶其正；若情绪急躁，肝经热盛者，可加钩藤、生石决明以镇肝熄风。

【方五】 通窍活血汤加减

【组成】 川芎10克，赤芍10克，桃仁10克，红花6克，老葱10根、鲜姜3片，红枣5枚，麝香（冲）0.3克，黄酒1匙。

【治则】 活血化瘀，通窍定痫。

【证候】 发作期－瘀血痫。

多有外伤及产伤史，发作时抽搐，神昏窍闭，面黄肌瘦，舌紫少津，脉细涩。

【按语】 神昏抽搐，加石菖蒲10克、远志10克；舌黄肌瘦，加黄芪10克、党参10克；舌紫，加丹参10克、三七粉（吞服）3克。

【方六】 六君子汤加减

【组成】 党参15克，茯苓10克，白术10克，半夏10克，陈皮10克，山药 10 克，远志 10 克，石菖蒲 10 克等。

【治则】 健脾化痰。

【证候】 休止期－脾虚痰盛。

病程日久，越发越重，神疲乏力，面色无华，时作眩晕，食欲欠佳，大便稀薄，舌淡，苔薄白，脉细软。

【按语】 脾胃虚弱，水谷无以化生气血，故神疲乏力，眩晕纳呆，面色无华，大便稀薄。脾虚生痰，痰随气逆，故时发癫痫。本方健脾益气化痰。大便稀薄者，加山药、扁豆健脾益气；眩晕，舌淡者，加黄芪、龙眼肉、红枣补益气血；为防止癫痫时作，加钩藤、天麻、天竺黄、胆南星平肝熄风，化痰定痫。

【方七】 大补元煎加减

【组成】 熟地 15 克，山药 10 克，山萸白 10 克，杜仲 10 克，黄精 10 克，枸杞子 15 克，人参 10 克，龟板胶 10 克。

【治则】 滋养肝肾，填精补髓。

【证候】 休止期－肝肾阴虚。

症见抽搐频发，年深日久，时时眩晕，面色晦暗，两目干涩，健忘失眠，智力减退，腰酸腿软，大便干燥。舌红，苔少，脉细数。

【按语】 时作抽搐者加牡蛎、鳖甲；大便干燥者加何首乌；兼心脾不足者，合用紫河车丸。

脑积水

脑积水是指脑脊液积聚于脑室或蛛网膜下腔而致囟门不能应期闭合，头颅日渐增大，头缝开解等症。本病中医称之为"解颅"、"囟填"等，其产生原因与先天不足、后天失调及外感时邪有关，主要病机为肾虚脾弱，水湿内停，水邪痰热上犯，聚于颅内，导致头颅增大，颅囟骨缝开解，不能闭合。

【方一】 自拟方

【组成】 羚羊角粉 0.2 克（冲服），钩藤 10 克，僵蚕 10 克，蝉衣 3 克，姜黄 10 克，制大黄 10 克。

【治则】 熄风通络，利水消积，升清降浊。

【证候】 风水相结，上犯脑窍。

头颅增大，头缝增宽，头皮光急，青筋显露，烦躁易哭，舌质红，苔薄白，脉滑。

【按语】 肾虚明显者加熟地 10 克，山萸肉 10 克，泽泻 10 克；小便不利或小便短赤者加猪苓 10 克，茯苓 10 克、车前子（包煎）10 克；神志昏愦者加菖蒲 10 克、郁金 10 克、气虚血亏者加黄芪 15 克、当归 10 克；气滞血瘀者加赤芍 10 克、丹参 15 克；食滞内停者加鸡内金 10 克，焦三仙各 10 克。

【方二】 通窍活血汤加减
【组成】 赤芍、川芎、桃仁、红花各 3 克，茯苓 24 克，泽泻、川牛膝、丹参各 6 克，红枣 3 枚，生姜 3 片，老葱 3 寸，麝香 0.09 克（冲服）
【治则】 活血化瘀，利水降浊，醒脑通窍。
【证候】 气血停滞，颅脑水瘀。

患儿头颅膨大畸形，青筋暴露，两目下视，视弱或失明，或聋哑、失语、语迟，智能低下，神情呆滞，四肢瘫痪，二便失禁等。

【按语】 临床应根据不同证情，灵活化裁。一般茯苓、川牛膝用量宜重；瘀象重者加用三七粉冲服。对于先天性解颅可加鹿角胶、桑寄生等药以补肾填精；抽搐者加钩藤、僵蚕、羚羊角（先煎），若羚羊角缺无者可用山羊角代之；因外伤所致者可加苏木、血竭、西红花等药。

【方三】 补肾地黄丸加减
【组成】 熟地 10 克，泽泻 10 克，丹皮 10 克，山萸肉 10 克，牛膝 10 克，山药 10 克，茯苓 10 克，鹿角胶（烊冲）10 克，桂枝 6 克，龟版（先煎）15 克。
【治则】 补肾益髓。
【证候】 肾气亏损。

囟门宽裂，颅缝开解，头颅日见增大，头皮光亮，青筋暴露，目珠下垂，面色㿠白，神志呆钝，或见五心烦热，舌质淡或红，苔少，脉细弱或细数。

【按语】 肾虚髓热，加知母 6 克、黄柏 6 克、牛骨髓 15 克；眼球震颤，加枸杞子 10 克、菟丝子 10 克、菊花 6 克；四肢拘急，加钩藤 10 克、羚羊角粉（吞服）1.5 克。

【方四】 附子理中汤合五苓散加减
【组成】 人参 6 克，白术 15 克，干姜 6 克，附子 3 克，猪苓 10 克，茯苓 10 克，泽泻 9 克，桂枝 3 克。
【治则】 健脾祛湿，通阳利水。
【证候】 脾虚水泛。

面色萎黄，精神倦怠，囟门宽大，颅缝开解，头皮光亮，青筋显露，呕逆，躁扰，食欲不振，腹胀便溏，舌淡苔腻，脉缓而弱。

【按语】 脾虚食滞加山楂、焦麦芽；呕吐加半夏、竹茹、生姜；脑室梗阻者加丹参、桃仁、川芎、地龙等。

【方五】 犀角清络饮加减

【组成】 犀角（水牛角代）9克，生地9克，连翘9克，灯心草6克，丹皮10克，赤芍10克，桃仁6克，菖蒲6克。

【治则】 清热解毒，化瘀通络。

【证候】 热毒壅积。

面赤唇红，心烦躁扰，囟门高张，颅缝开解，头颅日见增大，头皮光亮，青筋显露，尿赤便秘，舌红苔黄，脉数。

【按语】 大便秘结者加生大黄；抽搐反复者加全蝎、钩藤、僵蚕，脑室梗阻者加水蛭、麝香、冰片等。

脑性瘫痪

脑性瘫痪是指颅内非进行性病变所引起的运动功能障碍，可伴有不同程度的智能迟缓。其运动障碍可分为痉挛、运动障碍（锥体外系）、共济失调和混和等型。中医称"五软"、"五迟"，多由先天禀赋不足、肝肾亏损、精血虚衰、筋骨痿弱或后天失调、护理不当、气血不足而引起四肢痿软无力或强直痉挛。

【方一】 调气和血汤

【组成】 党参、丹参、赤白芍、淮山药各12克，川牛膝、木瓜、五加皮各10克，甘草3克。

【治则】 益气和血。

【证候】 肝脾不足。

自出生后，多卧少动，项强不柔，抱起时两腿伸直、内旋，生长发育迟缓，步态不稳，动作笨拙，多为硬瘫，面黄形瘦，精神倦怠，少气懒言，舌淡，苔薄，脉细无力。

【按语】 方中党参、淮山、甘草补脾肺之气，或加黄芪入心脾肺，大补其气，气旺行血；丹参入心肝，行血化瘀，安神宁心；赤芍入肝脾，通顺血脉，二味行血而无攻破伤气之弊，血行则可载运其气。配伍白芍入肝脾酸收，使诸药行而有守，且白芍、甘草酸甘化阴养血柔肝舒筋；川牛膝、木瓜、五加皮皆入肝肾，有通经行血祛瘀，除湿强健筋骨作用。诸药相伍有益气行血，行守相济，五脏调和，气化血生，充养肌肉筋骨之功，使"足受血而能步，掌受血而能握，指受血而能摄"（《素问·五脏生成篇》）。若患儿以五软为主，则加黄芪大补其气；若兼颤抖、仰头，手足强硬不灵，则重用白芍15克、加全蝎1克、僵蚕6克柔肝熄风。厌食纳呆加楂曲各6克，麦芽15克消食运脾；便溏加白术、茯苓各10克健脾燥湿止泻；语言不利加菖蒲3克以化痰开窍宁心；自汗、盗汗则加浮小麦固表止汗。

第十一章 常见病实用中医土方

【方二】 地黄饮子加减

【组成】 山萸肉、熟地、枸杞、骨碎补、川杜仲、肉苁蓉、茯苓、桑寄生、石菖蒲、远志、五味子各9克，甘草3克。

【治则】 补益肝肾，填精充髓，活血通络。

【证候】 肝肾亏损。

生长发育迟缓，精神呆滞，智力迟钝，天柱骨无力，头项倾斜，不能抬举，手足筋骨软弱或痉挛，不能握举站立，舌淡苔白，脉细弱。

【按语】 本方既补阳又补阴，治肝肾又疗四肢不收，强筋壮骨。若阴虚者加麦冬、生地、元参；脾胃虚加党参、白术、黄芪；腱反射亢进加白芍、木瓜、何首乌；语言或听力障碍加丹参、赤芍；下肢障碍加牛膝；上肢障碍加桑枝。

【方三】 虎潜丸

【组成】 虎胫骨15克，牛膝10克，陈皮9克，白芍6克，熟地黄10克，锁阳10克，当归10克，知母10克，黄柏10克，龟板15克，干姜6克，羯羊肉30克。

【治则】 补肾养肝。

【证候】 肝肾亏损。

生长发育迟缓，精神呆滞，智力迟钝，头项无力，倾斜，不能抬举，手足筋骨软弱或痉挛，不能握举站立，舌淡苔白，脉细弱。

【按语】 此证是因肝肾阴虚，精血不足，筋骨不强所致，故用知母、黄柏、熟地黄、龟板，滋阴壮水；当归、白芍、牛膝养血补肝而强筋；虎骨健骨，锁阳益精润燥，陈皮利气；干姜通阳；羊肉大补精血；使精血受益，肝肾得补，筋骨自然强壮，身壮复正。

【方四】 补中益气汤加减

【组成】 黄芪10克，当归10克，党参10克，茯苓10克，升麻6克，柴胡6克，白术10克，甘草6克。

【治则】 益气健脾，温中补阳。

【证候】 脾胃虚弱。

面色萎黄，少气懒言，肌肉瘦削，四肢痿弱，手不能举，足不能立，涎出不禁，舌常伸出，咀嚼无力，舌质色淡，脉细弱。

【按语】 兼有肝肾不足，加熟地10克、山药10克、补骨脂10克；智力迟钝，加石菖蒲10克、益智仁10克、丹参10克。

轻微脑功能障碍综合征

轻微脑功能障碍综合征又称小儿多动症，是一种较常见的儿童行为障碍综合征。患儿智力正常或接近正常，活动过多，注意力不集中，情绪不稳定，冲动任性，并有不同程度学习困难。在学龄儿童中的发病率高达5%～10%。

【方一】 生脉散合安神定志丸加减
【组成】 西洋参，麦冬，五味子，生地黄，玄参，黄芪，天冬，柏子仁，酸枣仁，远志。
【治则】 益气养阴，宁神定志。
【证候】 心肾两亏。

智力发育迟缓，自控能力差，多动，注意力不集中，学习成绩不佳，梦多，或遗尿，舌苔薄，脉缓。

【按语】 肾为先天之本，生髓充脑，肾虚则脑失所养，记忆力欠佳，注意力不集中，或遗尿等。心气不足，心阴受损，心火易旺而多动欠安，自控力差，梦多。梦多，加枣仁10克、首乌10克；遗尿，加益智仁10克、乌药10克、五味子6克；烦躁易动，加钩藤15克、珍珠母（先煎）30克；气血不足，加黄芪10克、当归10克、熟地10克、党参10克。

【方二】 自拟方
【组成】 生石决明30克（先煎），珍珠母15克（先煎），杭菊花10克，杭白芍12克，生地黄10克，枸杞子10克，女贞子10克，旱莲草10克，当归10克，石菖蒲10克，川郁金10克，百合10克，钩藤15克（后下），川楝子10克。
【治则】 滋养肝肾，舒肝理气。
【证候】 肾虚肝亢。

脾气倔犟，易激动，冒失，注意力不集中，手足多动，五心烦热，盗汗，大便秘结，舌苔薄，舌质红，脉细数。

【按语】 神情郁闷者，加柴胡、郁金、菖蒲舒肝理气；纳呆便溏者，加云茯苓、白术、荷叶等健脾升清阳之药。

【方三】 知柏地黄汤加减
【组成】 知母6克，黄柏10克，生地10克，山萸肉10克，山药10克，丹皮6克，茯苓10克，泽泻10克，钩藤15克，女贞子10克，牡蛎（先煎）30克，白芍10克。
【治则】 滋阴柔肝，补肾潜阳。
【证候】 肾虚肝亢。

脾气倔犟，易激动，冒失，注意力不集中，手足多动，五心烦热，盗汗，大便秘结，舌苔薄，舌质红，脉细数。

【按语】 肝肾阴血不足,加生熟地各10克、菟丝子10克、首乌10克;夜寐不安,加枣仁10克、远志10克;脾气急躁,加石决明(先煎)15克、天麻6克;便秘,加生大黄(后下)6克。

【方四】 归脾汤合甘麦大枣汤加减
【组成】 茯苓9克,白术6克,黄连9克,酸枣仁9克,太子参9克,当归9克,远志6克,甘草6克,浮小麦9克,五味子9克。
【治则】 养心健脾,益气安神。
【证候】 心脾不足。

神思涣散,注意力不能集中,神疲乏力,形体消瘦或虚胖,多动而不暴躁,言语冒失,做事有头无尾,睡眠不熟,记忆力差,伴自汗盗汗,偏食纳少,面色无华,舌淡嫩,苔少或薄白,脉虚弱。

【按语】 心主神明,脾主思,心脾两虚,故思想不集中,记忆力差,睡眠不熟,语言冒失。脾虚肝旺,故多动不静,做事有头无尾。脾虚运化不健,故纳呆食少,形瘦或虚胖,自汗盗汗。脾虚生化乏源,则面色无华,舌淡嫩。若思想不集中者,加益智仁、龙骨养心敛神;睡眠不熟者,加五味子、夜交藤养血安神;记忆力差,动作笨拙,苔厚腻者,加半夏、陈皮、石菖蒲化痰开窍。

【方五】 黄连温胆汤加减
【组成】 黄连6克,胆南星9克,龙骨15克,牡蛎15克,石菖蒲12克,半夏5克,陈皮6克,茯苓9克,竹茹9克,枳实9克,甘草6克。
【治则】 清热化痰,宁心安神。
【证候】 湿热内蕴,痰火扰心。

多动多语,烦急多怒,任性冲动,难以制约,神思涣散,注意力不集中,胸闷纳呆,痰多,口苦口渴多饮,便干溺赤,舌苔黄腻,脉滑数。

【按语】 方中黄连、胆南星清热化痰、清心除烦为君;加龙骨、牡蛎、石菖蒲以镇静安神、醒脑开窍为臣,更能加强君药清心开窍之功;佐枳实、陈皮、半夏燥湿化痰、理气宽中,茯苓、甘草健脾渗湿以祛生痰之源,且半夏辛温又能佐制黄连、胆南星苦寒之性;使以甘草调和诸药,生姜、大枣和脾胃且制半夏之毒。烦躁者加龙胆草4克、钩藤9克、竹叶4克、麻仁9克;喉间痰鸣重者加天竺黄9克、胆南星6克、僵蚕9克。

神经衰弱

神经衰弱是成人神经官能症的常见类型。但在少年儿童也不少见,主要表现为睡眠障碍。年龄越大症状越接近成人,症状较成人简单。长期精神活动过度紧张，使大脑皮层的兴奋和抑制过程发生功能失调是发病的主要原因，多见于学龄期儿童。中医称"不寐"、"心悸"等。

【方一】 温胆汤加减

【组成】 法夏9克，茯神9克，焦栀9克，郁金6克，石菖蒲6克，鲜竹茹12克，枳壳6克，炒枣仁10克，黄连6克，龙齿9克，琥珀9克（冲服），浙贝10克，夜交藤10克，远志12克，山楂9克。

【治则】 解郁化痰，清热宁神，和胃降逆。

【证候】 痰热中阻。

昼夜不眠，恶梦纷纭，如有鬼神作祟，不敢闭目，喉间粘痰，咯之不出，恶心欲呕，双眼红赤，眼周发黑，不欲饮食，精神不振，舌质红，苔黄厚腻，脉弦滑有力。

【按语】 方中半夏燥湿化痰，降逆和胃止呕；茯苓淡渗利湿；健脾化痰；陈皮辛香理气，和胃降逆，祛痰化浊；生姜味辛性温，温胃散寒止呕；竹茹性凉，清胃化痰止呕，二药相伍，互相制约，使其药性平和而降逆之功效倍增；枳实苦寒，破气降逆消痰；甘草和中健脾。诸药合用，具有除湿化痰、清胆和胃、降逆止呕之功。

【方二】 麦味地黄丸、交泰丸加减

【组成】 麦冬10克，五味子10克，生地10克，山萸肉10克，山药10克，丹皮6克，泽泻10克，茯苓10克，黄连1.5克，肉桂粉（吞）0.9克。

【治则】 滋阴泻火，养心安神。

【证候】 心肾不交。

头晕、头痛，夜寐欠安或不寐，烦渴梦多，急躁易怒，胸口发热，大便干结，舌质红，苔黄、脉细数或细弦。

【按语】 夜寐不安，加朱砂安神丸（包煎）10克；头晕头痛，加天麻10克、钩藤（后下）10克；便秘，加麻仁10克、当归10克；五心烦热，加知母10克、黄柏10克。

【方三】 归脾汤加减

【组成】 党参10克，黄芪10克，白术10克，砯茯神10克，枣仁10克，龙眼肉10克，木香6克，当归10克，远志10克，甘草6克，大枣5枚

【治则】 养心健脾，宁心安神。

【证候】 心脾两虚。

思睡而不易入睡，注意力不集中，学习成绩不佳，甚者健忘，少气懒言，食欲不振，心悸，便溏，舌质淡，苔薄白，脉细软无力。

【按语】 心悸，加白芍 10 克、龙齿（先煎）15 克；纳少便溏，加扁豆 10 克、苡仁 10 克、焦谷麦芽各 10 克；阳气不足，加肉桂（吞服）1.5 克、干姜 6 克。

肝豆状核变性

肝豆状核变性为常染色体隐性遗传病，与铜代谢障碍有关。常在 6-12 岁之间出现症状，亦可在青年期发病。中医称"肝风"、"黄疸"、"癥瘕"等，多由先天禀赋不足，不能滋养肝阴而肝风内动，或饮食失节，湿热内蕴，蕴久化火而热极生风，或湿热浸淫下肢，筋脉失养而致经络不利。

【方一】 复脉汤加减
【组成】 生地 15 克，白芍 10 克，麦冬 10 克，阿胶（烊冲）10 克，钩藤 15 克，枸杞子 10 克，珍珠母（先煎）15 克，鸡子黄（冲）1 枚。
【治则】 滋阴潜阳，柔肝熄风。
【证候】 肝风内动。
构语不清，四肢颤动，步态不稳，全身痉挛，或伴有流涎，目不能闭，便秘，舌红苔黄，脉弦数。
【按语】 语言困难，加菖蒲 10 克、制南星 10 克；热盛，加生石膏 15 克、白蒺藜 10 克，便秘，加生大黄（后下）10 克。

【方二】 涤痰汤加减
【组成】 半夏 10 克，陈皮 6 克，茯苓 10 克，枳实 6 克，竹茹 10 克，陈胆星 10 克，生熟苡仁各 15 克，制大黄 6 克，甘草 6 克。
【治则】 清热化痰，活血通络。
【证候】 痰热阻络。
流涎，四肢僵直，反复抽搐，言语、咀嚼困难，伴纳差，恶心呕吐，便秘，舌红苔黄腻，脉滑数。
【按语】 四肢颤动频作，加钩藤 15 克、杭菊 6 克、白蒺藜 10 克；恶心呕吐，加苍术 10 克、生姜 3 片；言语不清，加菖蒲 10 克、远志 10 克；舌有瘀点，加丹参 15 克、当归 10 克。

【方三】 三妙丸加减
【组成】 黄柏 10 克，苍术 10 克，牛膝 10 克，生石膏 30 克，桑枝 10 克，威灵仙 10 克，茵陈 15 克，桑寄生 10 克，玄参 10 克，茯苓 10 克，丹参 15 克。
【治则】 清利湿热，疏通经络。

【证候】　湿热侵淫。

流涎，步态不稳，四肢颤动，关节挛缩，时发瘾疹，黄疸，肋痛，肝脾肿大，尿赤，便秘或溏泻，舌红苔黄腻，脉濡数。

【按语】　黄疸，加山栀 10 克、郁金 10 克、土茯苓 15 克，肝脾肿大，加桃仁 6 克、红花 6 克、五灵脂 6 克；关节挛缩，加熟地 10 克、菟丝子 10 克、鸡血藤 12 克。

营养性缺铁性贫血

营养性缺铁性贫血是指体内因缺乏生血所必需的铁剂，使血红蛋白的形成不足，以致造血功能低下的一种病证，尤以婴幼儿发病率最高。中医称之为"血虚"、"萎黄"等。系由小儿先天禀赋不足，脏腑娇嫩，脾胃运化功能较弱，水谷精微不得吸收；或喂养不当，辅食添加不及时，营养来源匮乏；或久病体弱，腹泻日久，以及长期低热，使得营养物质大量消耗，导致贫血。两岁以内小儿发病率较高。

【方一】　*八珍汤加减《正体类要》*

【组成】　当归 5 克，太子参 5 克，鸡血藤 10 克，熟地黄 5 克，黄芪 5 克，白术 5 克，白芍 5 克，鸡内金 5 克，茯苓 5 克，炙甘草 3 克。

【治则】　益气养血。

【证候】　气血不足。

面色萎黄或苍白，口唇甲床色淡，哭声低微，神疲乏力，少气懒言，舌质淡，苔薄白，脉细弱。

【按语】　本证乃因喂养不当，脾胃严重虚损，生化乏源，气血亏虚，不能濡养脏腑百骸所致。方中太子参、熟地黄、黄芪、鸡血藤为主，甘温益气养血补血；茯苓、白术健脾燥湿，当归、白芍养血和营，炙甘草和中益气，鸡内金消食化积力强，又能健胃，并可缓解熟地黄的腻滞。全方合用，共奏健脾益气、养血补血之功。若脾虚不运，食少便溏，腹胀明显，去当归、熟地黄，酌加陈皮 3 克、木香 6 克、砂仁 3 克健脾理气；脾虚肝旺而夜寐不安、惊惕者，加钩藤 6 克、酸枣仁 9 克；若气虚不摄，见鼻衄、皮肤瘀斑等出血症状者，加仙鹤草 10 克、藕节 10 克。

【方二】　*自拟方*

【组成】　北芪 6～10 克，首乌 8～12 克，黄精 5～8 克，圆肉 8～12 克，鲜猪肝、肾各 20～30 克。

【治则】　益气养血。

【证候】 气血不足。

面色萎黄,唇甲色淡,哭声低微,神疲乏力,少气懒言。舌淡,苔薄白,脉细弱。

【按语】 中医认为"气为血之帅",补血必须先补气,气盛则血自生。方中北芪健脾补气,首乌益肾补血,黄精养肝补血,元肉健脾气养心血,辅以富含铁质的鲜猪肝等品,本组诊治正是药证相吻,故能收到良好疗效。

【方三】 异功散加减《小儿药证直诀》
【组成】 党参9克,茯苓9克,炒白术9克,炙甘草6克,陈皮3克,山药12克,鸡内金9克,炒扁豆9克,焦三仙各9克。
【治则】 健运脾胃,益气养血。
【证候】 脾胃虚弱。

面黄无华,或㿠白不泽,食欲不振,纳少运迟,四肢乏力,或有腹泻便溏,唇舌色淡,脉弱。

【按语】 方中党参甘温益气补中为主;脾喜燥恶湿,脾虚不运则每易生湿,辅以白术健脾燥湿,茯苓健脾渗湿,扁豆健脾化湿;加之山药平补脾胃,鸡内金健胃消积,陈皮健脾理气,更以鸡血藤补血行血,甘草甘温和中。全方温而不燥,补而不腻,有健运脾胃,益气生血之功。若脾胃虚寒,肢冷,腹痛喜按,完谷不化,加干姜3克、吴茱萸3克;若积滞化热,见口臭、日晡潮热、手足心热、苔厚腻,去鸡血藤、山药,加槟榔6克、山楂9克、胡黄连3克;若有虫积,酌加槟榔9克、榧子12克、使君子9克等。

【方四】 健脾补血汤(经验方)
【组成】 黄芪15克,黄精15克,当归10克,熟地10克,白芍10克。
【治则】 健脾益气,滋阴养血。
【证候】 脾胃虚弱。

面黄无华,或苍白不泽,神疲乏力,饮食减少,或有腹泻便溏,唇舌色淡,脉弱。

【按语】 方中黄芪、黄精补脾养胃;当归养血;熟地滋阴补血;白芍养血敛阴,五种药物配伍,具有健脾益气,滋阴养血的作用。

【方五】 理中汤、四物汤加减(《伤寒论》、《仙授理伤续断秘方》)
【组成】 党参6克,干姜3克,白术6克,白芍10克,当归6克,川芎3克,甘草6克。
【治则】 健脾和胃养血。
【证候】 脾胃虚弱。

面黄无华，或苍白不泽，食欲不振，纳少乏力，头晕心悸，或有腹泻便溏，唇舌色淡，脉弱。

【按语】 食欲不振者加生谷稻芽、神曲。

【方六】 *归脾汤加减《济生方》*

【组成】 党参10克，黄芪10克，白术10克，当归20克，芍药10克，熟地10克，龙眼肉10克，枣仁10克，陈皮6克，木香6克，甘草6克，大枣5枚

【治则】 补脾养心，益气生血。

【证候】 心脾两虚。

面色萎黄或苍白，发黄稀疏，神疲倦怠，语音低微，眩晕，心悸气短，唇口粘膜苍白，指甲色淡，舌质淡胖，苔薄，脉虚细。

【按语】 夜寐不安，加柏子仁10克、远志10克；纳少运迟，加砂仁（后下）8克、焦楂曲各20克。

【方七】 *左归丸加减《景岳全书》*

【组成】 熟地黄15克，山药9克，枸杞子9克，山茱萸9克，菟丝子9克，龟甲（先煎）15克，银柴胡9克，茯苓9克，女贞子9克，旱莲草9克，鸡血藤15克，炙甘草3克。

【治则】 滋养肝肾，补益精血。

【证候】 肝肾阴虚。

面白颧赤，潮热盗汗，目眩耳鸣，腰膝酸软，指甲枯脆，肌肤不泽，或见皮肤瘀斑，舌红少津，脉细数。

【按语】 本方重用熟地黄为主，甘温滋肾以填真阴；辅以枸杞子、山茱萸、鸡血藤、龟甲养肝血，滋肾阴，菟丝子、女贞子、旱莲草益肝肾，补阴血；以山药补益脾阴而固精，茯苓、炙甘草益气健脾。诸药合用，共奏滋肾养肝、补益阴血之功。若低热盗汗明显者，酌加地骨皮9克、银柴胡9克、青蒿9克、鳖甲12克清虚热；虚火迫血妄行而见出血者，酌加牡丹皮9克、赤芍9克、生地黄9克、水牛角12克、仙鹤草9克凉血止血；肝阳上扰清窍而见头晕目眩较重者，加菊花9克、钩藤6克，石决明12克等。

【方八】 *右归丸加减《景岳全书》*

【组成】 熟地黄12克，山药9克，菟丝子9克，枸杞子9克，炒白术9克，淫羊藿9克，补骨脂3克，党参9克，黄芪9克，鸡内金9克，陈皮3克。

【治则】 温补脾肾，益气养血。

【证候】 脾肾阳虚。

面色㿠白或苍白，口唇淡白，畏寒肢冷，消瘦或浮肿，少气懒言，精神萎

靡，舌质淡胖，脉沉细。

【按语】 方用熟地黄、甘温滋肾以填精，此本阴阳互根，于阴中求阳之意；淫羊藿、补骨脂、菟丝子温补肾阳，党参、黄芪甘温补脾益气。枸杞子、当归养肝补血，山药补脾阴，炒白术、鸡内金健脾止泻，鹿角胶温阳益精，陈皮健脾理气以防腻滞。

【方九】 *当归建中汤、肾气丸加减（《千金翼方》、《金匮要略》）*

【组成】 当归6克，白芍6克，桂枝3克，制附片3克，生地6克，生山药10克，云苓10克。

【治则】 健脾和中，温补肾阳。

【证候】 脾肾阳虚。

面色㿠白，口唇色淡，畏寒肢冷，神疲懒言，消瘦或浮肿，少气，舌质淡胖，脉沉细。

【按语】 四肢水肿者加苡米、泽泻。

再生障碍性贫血

再生障碍性贫血是一种由多种病因引起的骨髓造血功能障碍所导致的一种全血功能减少综合征，以大年儿童为多见。中医称"内伤虚劳"、"血枯"、"血证"等。本病涉及心、肝、脾、肾等多个脏器，由于患儿脾胃不足，水谷精微化生不充，气血生化无源，髓海失荣，不能奉心化赤为血，致使心血亏虚。血不荣于面，则面色萎黄，肝肾同居下焦，气血亏虚，肾精不足，肝失所养，造成肝、脾、肾三脏运化失司，可见到病人面色苍白无华，气虚乏力，食欲不佳，腰膝酸软等症。

【方一】 *人参养荣汤加减《三因集一症证方论》*

【组成】 红参（另煎）6克，黄芪15克，白术10克，熟地10克，白芍10克，茯苓10克，鸡血藤30克，仙鹤草30克，当归10克，远志6克，陈皮6克，甘草6克。

【治则】 益气健脾养血。

【证候】 气血两虚。

面色萎黄或苍白，心悸气短，神疲倦怠，眩晕乏力，唇口粘膜苍白，舌淡苔薄，脉虚细。

【按语】 易感冒，加防风6克、红枣5枚。

【方二】　大补元煎加减《景岳全书》

【组成】　熟地10克，山药10克，杜仲10克，枸杞子10克，当归10克，山萸肉10克，生晒参（另煎）6克，北沙参10克，女贞子10克，旱莲草10克，玄参10克，丹皮6克，甘草6克。

【治则】　滋养肝肾，补益精血。

【证候】　肝肾阴虚。

五心烦热，盗汗，眩晕耳鸣，腰膝酸软，夜寐欠安，或见皮肤瘀斑、鼻衄、齿衄，指甲枯脆，舌红少苔，脉细数。

【按语】　血热妄行，加生地10克、地榆10克、藕节10克；气不摄血，加黄芪15克、仙鹤草30克；血尿，加琥珀屑（冲）0.5-1克；鼻衄，加黄芪10克、茅根15克；龈衄，加白及6克、生石膏（先煎）30克。

【方三】　六味地黄丸、四物汤加减（《小儿药证直诀》、《仙授理伤续断秘方》）

【组成】　熟地10克，山茱萸10克，生山药10克，丹皮10克，当归10克，川芎3克，白芍10克。

【治则】　养血滋阴，补益肝肾。

【证候】　肝肾阴虚。

五心烦热，盗汗，眩晕耳鸣，腰膝酸软，饮食纳差，形体瘦弱，面色萎黄，夜寐欠安，或见皮肤瘀斑、鼻衄、齿衄，指甲枯脆，舌红少苔，脉细数。

【按语】　夜寐不安者加枣仁、夜交藤；烦躁者加莲心；鼻衄、齿衄者加茜草、仙鹤草。

【方四】　左归饮加减《景岳全书》

【组成】　熟地30克，太子参、山药、首乌各20克，枸杞子、茯苓、炙龟板各12克，山茱萸、知母各10克，陈皮、肉桂、砂仁、黄柏各6克，炙甘草4克，猪脊髓40克。

【治则】　滋补肝肾，益肾填精。

【证候】　肝肾阴虚。

五心烦热，盗汗，眩晕耳鸣，腰膝酸软，夜寐欠安，面色萎黄，或见皮肤瘀斑、鼻衄、齿衄，舌红少苔，脉细数。

【按语】　便血加生地榆、三七粉、仙鹤草、茜草，大便秘结加柏子仁，口干加麦冬、五味子。

【方五】　十全大补汤加减《太平惠民和剂局方》

【组成】　红参（另煎）6克，黄芪15克，白术10克，党参10克，当归10

克，茯苓10克，熟地15克，芍药10克，附子（先煎）6克，肉桂3克，鸡血藤15克，鹿角胶（烊冲）10克。

【治则】 温补脾肾，益气养血。

【证候】 脾肾阳虚。

面色苍白如腊，形寒肢冷，腰酸乏力，食少便溏，自汗盗汗，甚则精神萎靡，浮肿或消瘦，少气懒言，多部位出血，舌淡体胖，苔薄，脉沉细或细弱。

【按语】 腰酸乏力，加补骨脂10克、杜仲10克、仙灵脾10克；多部位出血，加三七粉（冲）3克，或吞服云南白药1克；浮肿，加干姜3克、泽泻15克。

【方六】 *右归饮加减《景岳全书》*

【组成】 鹿茸粉2克（分冲），熟地30克，附片、肉桂、炙甘草各5克，山药、黄芪、肉苁蓉、菟丝子各20克，山萸肉、鹿角胶、枸杞子、杜仲、当归各10克。

【治则】 健脾益气，温肾助阳。

【证候】 脾肾阳虚。

面色苍白，腰膝酸软，食少纳呆，乏力懒言，畏寒肢冷，自汗盗汗，甚则精神萎靡，浮肿或消瘦，少气懒言，舌淡体胖，苔薄，脉沉细或细弱。

【按语】 全身乏力加黄精、女贞子，腹泻加肉豆蔻，牙龈、鼻及皮下出血加仙鹤草、刘寄奴，食谷不香加冬瓜子、焦三仙。

【方七】 *补中益气汤、肾气丸加减（《脾胃论》、《金匮要略》）*

【组成】 黄芪10克，附子6克，白术10克，陈皮10克，当归10克，生山药30克，熟地10克。

【治则】 温阳散寒，益肾健脾。

【证候】 脾肾阳虚。

面色苍白如腊，形寒肢冷，腰酸乏力，食少便溏，自汗盗汗，甚则精神萎靡，浮肿或消瘦，少气懒言，多部位出血，舌淡体胖，苔薄，脉沉细或细弱。

【按语】 伴有水肿者加泽泻、云苓；自汗者加浮小麦；便溏者加伏龙肝、赤石脂。

特发性血小板减少性紫癜

特发性血小板减少性紫癜是儿科常见的出血性疾病之一，尤以学龄儿童较为多见。以皮肤出现出血点及青紫瘀斑为主要症状，可伴有鼻衄或齿龈出血，常见呕血或黑便，多为口鼻出血时咽下所致，发生胃肠道大出血者并不多见，约1%

患者出现颅内出血，成为本病的主要致死原因。属中医学"血证"、"肌衄"、"葡萄疫"等范畴。

【方一】　银翘散、荆防败毒饮加减

【组成】　银花10克，连翘10克，荆芥6克，防风10克，川芎3克，茅根15克，板蓝根10克，紫草10克。

【治则】　疏风清热，凉血止血。

【证候】　风热伤络。

起病较急，紫癜反复发作，以小腿及臀部为多，颜色较鲜明，伴有瘙痒，或发热偶有腹痛，关节肿痛，尿血等症，舌红，苔薄黄，脉浮数。

【按语】　风热之邪外感，内窜血络而发为紫癜，风邪善行数变，故伴瘙痒，且反复发作。热为阳邪，故紫癜色泽鲜明。风热与湿邪、瘀血相搏，结于关节，郁于肠间，故关节肿痛，腹痛。风热灼伤下焦血络，故有尿血。瘀点、瘀斑较多者加仙鹤草，鼻衄者加藕节、侧柏。

【方二】　清瘟败毒饮加减《疫疹一得》

【组成】　生石膏（先煎）30克，知母6克，水牛角（先煎）30克，生地10克，玄参10克，丹皮10克，赤芍10克，黄连3克，山栀6克，黄芩10克，竹叶6克，连翘10克，桔梗3克，甘草6克。

【治则】　清热解毒，凉血化斑。

【证候】　血热妄行。

起病急骤，皮肤粘膜广泛出血，多有鼻衄、齿衄，壮热面赤，烦躁，舌红绛，苔黄燥，脉弦数或滑数。

【按语】　出血严重，加藕节炭10克、地榆炭10克、茜草炭10克、三七粉（吞服）3克；鼻衄，加十炭丸（包煎）10克；便秘，加生大黄（后下）6克。

【方三】　犀角地黄汤、清营汤加减（《备急千金要方》、《温病条辨》）

【组成】　银花9克，连翘9克，紫草9克，生地9克，丹皮9克，赤芍9克，川军6克，芦茅根各15克。

【治则】　疏风清热，凉血止血。

【证候】　血热妄行。

起病急，皮肤粘膜广泛出血，并伴有鼻衄、齿衄，壮热面赤，烦躁，舌红绛，苔黄燥，脉弦数。

【按语】　方用方用银花、连翘、芦根疏风清热以止痒；紫草、丹皮、赤芍、生地、茅根以凉血止血，活血化瘀；川军泻热通便，共奏疏风清热，凉血止血之功，故收效明显。

第十一章 常见病实用中医土方

【方四】 犀角地黄汤加减（《备急千金要方》）
【组成】 犀角5克，生地黄20克，白芍10克，丹皮9克，甘草10克，侧柏15克，牛膝10克。
【治则】 清热解毒，凉血止血。
【证候】 血热妄行。
起病急骤，皮肤粘膜广泛出血，多伴鼻衄、齿衄、壮热面赤，烦躁，舌红绛，苔黄燥，脉弦数或滑数。
【按语】 本证多见于疾病早期，热毒内伏，迫血妄行，渗于肌腠，故有瘀点或瘀斑，色较鲜红。血上出清窍故鼻衄，损伤胃络则齿衄，损伤肠腑则腹痛，灼伤下焦膀胱血络故尿血。本方凉血清热。衄血者，加黄芩、白茅根清肺凉血；尿血者，加小蓟、血余炭、旱莲草凉血止血；腹痛便血者，加生大黄凉血解毒；出血过多，突然出现面色苍白，四肢厥冷，汗出脉微等气阳衰脱证者，急予生脉散、独参汤或参附汤救治。

【方五】 大补阴丸加减《丹溪心法》
【组成】 生地10克，丹皮10克，玄参10克，知母6克，龟版（先煎）15克，女贞子10克，旱莲草10克，茜草根10克，侧柏叶10克，阿胶（烊冲）10克，甘草6克。
【治则】 滋阴降火，凉血止血。
【证候】 阴虚火旺。
皮肤瘀斑时发时止，兼有鼻齿衄血，低热盗汗，心烦不宁，口燥咽干，潮热，舌红少津，脉细数。
【按语】 低热，加鳖甲（先煎）10克、地骨皮20克；盗汗，加五味子6克、牡蛎（先煎）30克。

【方六】 归脾汤加减《济生方》
【组成】 党参、当归、白芍各9克，黄芪15克，熟地12克，阿胶、鹿角霜、萸肉、补骨脂各9克，仙鹤草30克，陈皮6克。
【治则】 补气摄血。
【证候】 气不摄血。
紫癜反复出现，瘀点或瘀斑色较淡，病程长，面色萎黄，神疲乏力，纳差食少，眩晕心悸，或有便血，舌淡红，苔薄白，脉细软。
【按语】 纳呆食少，加谷麦芽各10克；便血，加灶心土（包煎）30克、附子（先煎）3克。

【方七】　八珍汤加减《正体类要》

【组成】　人参 3 克，白术 10 克，云苓 15 克，当归 10 克，白芍 10 克，熟地 10 克，川芎 3 克，甘草 10 克。

【治则】　益气健脾，养血止血。

【证候】　气不摄血。

紫癜反复出现，瘀点或瘀斑色较淡，病程长，神疲乏力，纳差食少，面色萎黄，眩晕心悸，或有便血，舌淡红，苔薄白，脉细软。

【按语】　面色苍白者加阿胶；鼻衄、便血者加茜草、地榆。

【方八】　胶景健脾摄血汤

【组成】　阿胶、党参、当归、熟地各 10 克，制首乌、黄芪各 12 克，黄精、景天三七、槐花炭、炒白术、莲子肉、山药各 15 克。

【治则】　益气健脾。

【证候】　气不摄血。

紫癜反复出现，瘀点或瘀斑色较淡，病程长，面色萎黄，神疲乏力，纳差食少，眩晕心悸，或有便血，舌淡红，苔薄白，脉细软。

【按语】　方中黄芪、党参、黄精、白术、山药、莲子肉健脾益气；当归、白芍、制首乌、熟地、阿胶摄血养阴；景天三七、槐花炭止血化瘀。若血热者加广角、生地各 10 克，丹皮、黄芩炭各 8 克；血瘀气滞者加土大黄、红花各 5 克，桃仁 6 克，丹参、蒲黄各 10 克；肝肾虚损加女贞子、枸杞、桑椹子、枣皮各 10 克。

白血病

白血病是白细胞系统原始细胞恶性增生性疾病，是小儿恶性肿瘤中发病率最高的疾病，临床主要表现为发热、贫血、出血，多数病人伴有肝脏淋巴结肿大，末梢血及骨髓中出现大量原始及幼稚细胞。本病分为急性和慢性两大类，小儿绝大多数为急性白血病。中医称"血证"、"癥积"、"血虚"等。

【方一】　清营汤加减《温病条辨》

【组成】　水牛角（先煎）30 克，生地 15 克，丹皮 10 克，生石膏 30 克，赤芍 10 克，玄参 10 克，紫草 15 克，大青叶 15 克，白花蛇舌草 30 克，山慈菇 10 克。

【治则】　清营凉血解毒。

【证候】　毒入营血。

壮热，鼻衄，齿衄，皮肤紫癜，瘀斑或便血，伴头痛，心烦神昏，舌红少津，苔黄，脉弦数。

【按语】 热盛，加知母6克、柴胡6克；出血，加藕节炭10克、焦山栀10克。

【方二】 *清白汤*

【组成】 白花蛇舌草12克，大青叶12克，半枝莲12克，金银花12克，紫草12克，龙葵10克，生地15克，牡丹皮10克，赤芍10克，夏枯草12克，连翘10克。

【治则】 清热、解毒、凉血、散瘀散结。

【证候】 毒入营血。

皮肤紫癜，有瘀斑，鼻衄，齿衄，或便血，壮热，伴头痛，心烦神昏，舌红少津，苔黄，脉弦数。

【按语】 口腔溃疡，牙眼肿痛，加黄连5克，玄参10克。出血严重，属于热毒迫血妄行者，加煅人中白10克，紫珠12克，大黄炭10克，白茅根10克或用鲜生地30克打汁冲服。高热不退，加羚羊角（研末冲服）3克或健康幼童小便送服安宫牛黄丸。头痛、骨关节疼痛剧烈者，加全蝎3克，地龙10克。出现抽搐，加天麻10克，钩藤10克，石决明30克。肝脾及淋巴结肿大加牡蛎30克，昆布12克，玄参10克。有化疗副作用、骨髓抑制加人参6克，黄芪15克。恶心、呕吐加陈皮10克，竹茹10克，半夏6克。

【方三】 *清瘟败毒饮加减《疫疹一得》*

【组成】 生石膏30克，生地10克，栀子6克，赤芍10克，玄参10克，连翘10克，丹皮10克，白茅根15克。

【治则】 清热解毒，凉血化瘀。

【证候】 毒入营血。

皮肤紫癜，瘀斑或便血，壮热，鼻衄，齿衄，伴头痛，心烦神昏，舌红少津，苔黄，脉弦数。

【按语】 出血甚者加侧柏、三七粉，肝脾淋巴结肿大者加乳香、没药、三棱、莪术。

【方四】 *八珍汤加减*

【组成】 党参10克，白术10克，川芎6克，芍药10克，丹参10克，当归10克，茯苓10克，黄芪15克，甘草6克。

【治则】 益气养血。

【证候】 气血两亏。

面色萎黄或苍白，神疲乏力，眩晕心悸，气短，肢冷便溏，舌淡，苔薄白腻，脉细数。

【按语】 肢冷便溏，加附子（先煎）3克、干姜3克；眩晕无力，加仙灵脾10克、补骨脂10克、龟版10克。

【方五】 自拟方
【组成】 天蓝苜蓿、墓头回各15～20克，龙葵10～15克，紫河车（装空心胶囊服）1～3克，黄芪、女贞子、旱莲草、半枝莲、白花蛇舌草各15～20克，太子参、当归、生地黄各10～15克，茯苓、白术各5～10克。
【治则】 益气养阴，解毒化瘀，健脾和胃。
【证候】 气阴两亏。

面色灰暗，眩晕乏力，五心烦热，腰膝酸软，盗汗自汗，口腔溃疡，舌淡，苔花剥，脉细数。

【按语】 此期邪毒虽渐退，正气已受损，热毒内郁日久，势必耗气伤阴；水不涵木，肝肾阴血俱亏；虚火滋生，内热熏蒸，湿热内蕴，脾胃受损，运化失常，气逆不降。此时标本同病，病情仍重，容易感受客邪。

【方六】 三才封髓丹加减
【组成】 党参20克，天冬10克，山慈菇10克，丹参10克，枸杞子10克，生地10克，鬼臼15克，白花蛇舌草15克，甘草6克。
【治则】 益气养阴消热。
【证候】 气阴两亏。

面色灰暗，眩晕乏力，五心烦热，腰膝酸软，盗汗自汗，口腔溃疡，舌淡，苔花剥，脉细数。

【按语】 低热自汗，加鳖甲（先煎）15克、黄柏10克；纳食呆滞，加砂仁（后下）3克、神曲10克。

【方七】 四君子汤、大补阴丸加减
【组成】 人参3克，云苓10克，白术6克，炙甘草10克，熟地10克，龟板15克，黄柏6克，知母10克。
【治则】 益气养阴，活血荣络。
【证候】 气阴两亏。

面色晦暗，眩晕乏力，五心烦热，腰膝酸软，盗汗自汗，舌淡，苔花剥，脉细数。

【按语】 自汗盗汗者加浮小麦、五味子，午后潮热者加地骨皮、鳖甲。